新文京開發出版股份有限公司

NEW WCDP

新世紀・新視野・新文京－精選教科書・考試用書・專業參考書

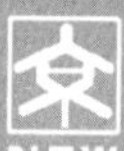

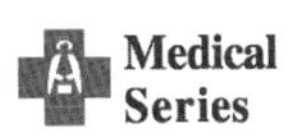

全方位護理
應考e寶典

書中QR碼
下載試題

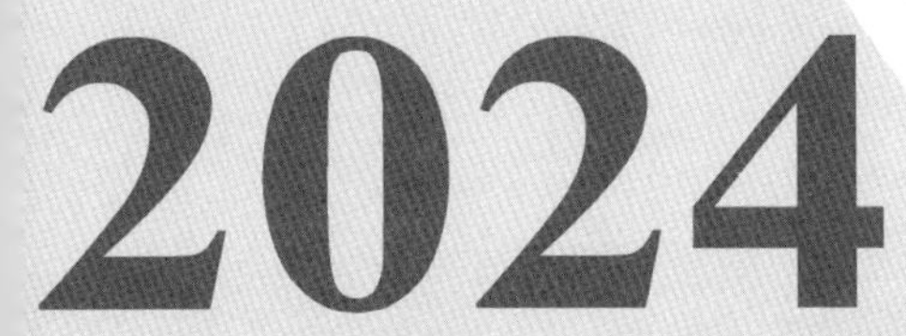

必勝秘笈 考前衝刺

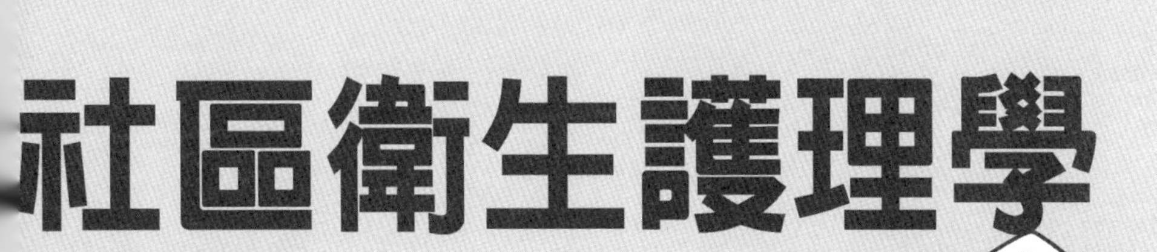

社區衛生護理學

陳美滿◎編著

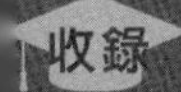

護理師國考試題｜助產師國考試題

★ 護理、助產相關科系升學及執照考試專用

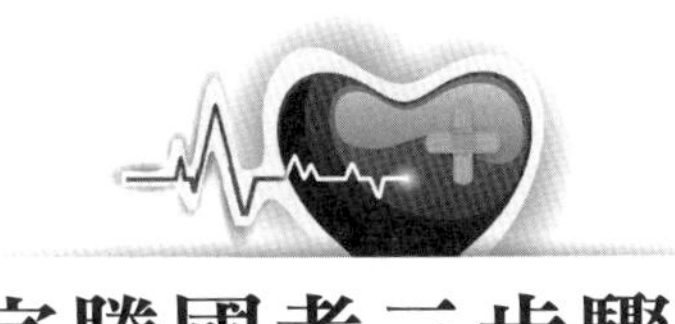

完勝國考三步驟

按照下面三個步驟練習，《全方位護理應考e寶典》就能幫你在考前完整複習，戰勝國考！挑戰國考最高分！

✔ Step 1　**了解重點**

詳讀「重點彙整」**黑體字國考重點**，學會重要概念。♥標示點出命題比例，考前先知得分區。

✔ Step 2　**訓練答題技巧**

讓專家為你解析考題，藉由「題庫練習」歷屆考題，複習考試重點，找到自己的弱點。

✔ Step 3　**模擬試題**

考前的實戰練習，讓你應考更得心應手。

覺得練習不足嗎？《全方位護理應考e寶典》還**收錄歷屆考題QR code**，不管是「升學、考照、期中期末考」，《全方位護理應考e寶典》永遠能幫你在最短時間內，做好最佳的準備！

考選部於2022年啓動國家考試數位轉型發展及推動計畫，將國家考試擴大為電腦化測驗，以順應數位化趨勢。有關國家考試測驗式試題採行電腦化測驗及各項應考注意事項請至考選部應考人專區查詢。

應考人專區 QR code 

❤ 新文京編輯部祝你金榜題名 ❤

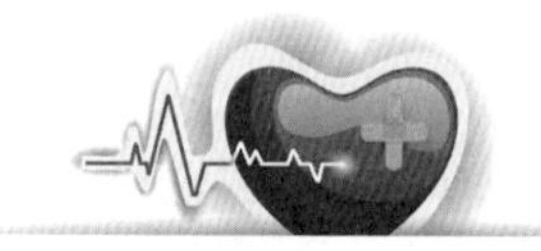

編·者·簡·介

| 陳美滿 |

學歷　亞洲大學健康產業管理學系博士

　　　國立台灣大學公共衛生研究所碩士

經歷　國立台北護理學院講師、健康中心組長

　　　中華民國職業衛生護理協會監事、常務理事

　　　慈濟護理技術學院護理學系、國立空中大學、

　　　大葉大學通識教育中心兼任講師

　　　台中科技大學健康管理學院護理學系兼任助理教授

現職　國立中正大學高齡跨域創新研究中心辦公室主任

CONTENTS 目錄

掃描QR code

或至https://reurl.cc/GpXXOG下載題庫

緒　論

出題率：♥♡♡

- 社區衛生護理的定義與目的
  - 社區衛生護理的定義
  - 社區衛生護理的目的
- 社區衛生護理的發展演進
  - 社區衛生發展史
  - 社區衛生護理發展史
- 社區衛生護理的範圍與特性
  - 社區衛生護理業務範疇
  - 社區衛生護理特性
- 社區衛生護理的未來展望
- 社區衛生護理人員的角色與功能
- 世界衛生組織(WHO)簡介

Community Health Nursing

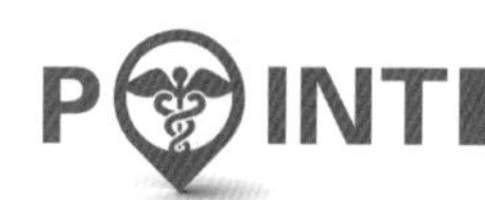

重點彙整

1-1 社區衛生護理的定義與目的

一、社區衛生護理的定義

1980 年美國護理學會(American Nurses' Association, ANA)對社區衛生護理所下定義為：「**綜合護理與公共衛生實務**，並應用於維持與促進民眾健康的服務工作。其內容完整廣泛且具連續性，**非局限於特定疾病診斷或特殊年齡層個案，而是將群體視為一個整體**，以會影響整體健康的個人、家庭及團體為護理服務對象，運用健康促進、健康維持、衛生教育、健康管理、協調合作及**持續性照顧**的整體性服務，促進全民健康。」

二、社區衛生護理的目的

1920 年美國文士樂(Winslow)提出：「公共衛生是一種**預防疾病、延長壽命、增進身心健康與效能**的科學與藝術。透過**有組織的社區力量來從事環境衛生、傳染病管制及個人衛生教育**；並組**織醫護事業**，使疾病得以獲得早期診斷與治療，進而發展社會機構，以保證社會上每個人均有足以維持健康的生活水準，使每一位國民都能實現其健康與長壽的天賦權利。」

1-2 社區衛生護理的發展演進

源於公共衛生的推展，由公共衛生護理對貧困病人的照顧，進而延伸至以家庭為單位的照護體系，在社會變遷發展中形成以社區為重心的健康照護。社區衛生演進順序可整理為：**環境衛生→傳染病防治→預防醫學→促進健康**與長壽。

一、社區衛生發展史

◆ 國外社區衛生發展史

1. 西元前期：因迷信和宗教強調個人衛生、居家環境衛生、傳染病病人隔離。醫學之父－希波克拉提斯(Hippocrates)開始以明確觀察的系統性方法治療疾病，並提出環境對健康的影響。羅馬帝國接續希臘下水道系統的設置，成就社區衛生史上重要的環境衛生工程。
2. 中世紀時期：公共衛生的黑暗時期。因「黑死病」－鼠疫而發展控制傳染病「隔離」與「檢疫」防治策略。
3. 文藝復興時期：公共衛生的理性時期。顯微鏡的發明揭開致病微生物存在的事實；**英國以死亡登記首開衛生統計序幕**；職業病概念被提出；金納(Edword Jenner)發明牛痘疫苗預防天花。
4. 公共衛生發展期：公共衛生的昌明時期。細菌說建立疾病治療的醫療模式；**英國國會首通過「公共衛生法案」**。
5. 新公共衛生史：1902 年泛美衛生組織成為第一個國際衛生機構。1946 年**世界衛生組織(WHO)於日內瓦成立，訂 4 月 7 日為「世界衛生日」**。

◆ 國內社區衛生發展史

日治期間**成功的防疫工作來自於環境衛生改善**的措施：(1)設置自來水；(2)興建下水溝；(3)推行住宅改良；(4)強迫清潔居家環境。臺灣光復後公共衛生發展可分 4 期：

1. 建立期(1945~1970)：建立地方衛生行政組織體系，基層衛生工作網成果豐碩。**1965 年世界衛生組織將臺灣列為「瘧疾根除地區」**，在 1952 年時臺灣開始成立婦幼衛生委員會，並在 1959 年改組為婦幼衛生研究所，於此時**積極進行婦幼保健**的工作，並為因應**高出生、低死亡造成的人口快速起飛的成長壓力**，於1964 年時成立了家庭計畫推行委員會，開始**推行家庭計畫**以減緩人口壓力。

2. 擴張期(1971~1985)：**1971 年行政院衛生署**（現衛生福利部）**成立**，為中央衛生主管機關。為均衡醫療資源分布，1983 年於偏遠區域衛生所成立「群體醫療執業中心」，並設「基層保健服務中心」，推展綜合性保健護理業務－慢性病居家照護及老人保健個案管理；1985 年實施「籌建醫療網計畫」。
3. 整合期(1986~1994)：1987 年「行政院環境保護署」及「行政院勞工委員會」成立；1990 年全國醫療保健網第二期計畫實施，建立緊急、精神病及慢性病醫療服務網；1994 年 7 月通過「全民健康保險法」。
4. 全民健康保險期(1995~)：**1995 年 3 月實施全民健康保險法**。

過去 40 年來，有關我國公共衛生重要成就包括**平均餘命延長、死亡率降低、醫事人力與設施的提升**。

二、社區衛生護理發展史

◆ 國外社區衛生護理發展史

1. 第一位訪視護理人員為新約聖經提及的聖非比(St. Phoebe)，至貧困家戶中照顧病人。
2. 1859 年英國**威廉．勒斯朋**(William Rathbone)於利物浦創立「**地段訪視護士會**」，著重家庭疾病護理與衛生教育，被視為現代公共衛生護理創始者。
3. 1893 年**麗蓮．伍德**(Lillian Wald)在紐約提供專業護理服務，被譽為「**美國現代公共衛生護理鼻祖**」。

4. 1970 年露絲・弗里門(Ruth Freeman)提出了「社區衛生護理(community health nursing)」的名詞。

5. 1990 年斯普瑞利(Spradley)區分社區衛生護理發展（表 1-1）。

表 1-1 社區衛生護理的發展

時間	服務對象	服務內容	服務提供者
地段護理 (1860~1900)	**貧病個體**	治療性護理為主，開始注意預防	以慈善捐獻為主要經費來源，大多由未受護理教育的婦女以自願團體或政府機構提供服務
公共衛生護理 (1901~1970)	以**家庭**為導向，有需求之民眾	治療並積極疾病預防	公共衛生護理成為大學護理系必修課程，政府機構主導，少數自願團體配合
社區衛生護理 (1971~)	以**群體**為導向，整個**社區**	健康促進，疾病預防	各學科整合護理業務，政府輔導參與，民間團體及獨立開業團體合作

◆ 國內社區衛生護理發展史

1. 1925 年北平協和醫院成立「第一公共衛生事務所」。
2. 1947 年籌劃臺灣地區衛生所工作網，社區衛生護理人員從事工作。
3. 1953 年中央衛生實驗院及農復會培育公共衛生護理人才。
4. 1964 年台北護專開設夜間部公共衛生護理科。
5. 1965 年我國公共衛生護理教育步入正軌。

6. 1988 年，行政院科技顧問會議為強調公共衛生護理以社區整體為對象，將兩者視為同一名詞：「社區護理是**以維護及提升社區民眾健康為目的**的護理工作與公共衛生工作的綜合體，**以『家庭』為單位**，應用其『廣泛性』、『整體性』及『持續性』的服務，對全社區個人、家庭及團體提供之護理服務。」

1-3 社區衛生護理的範圍與特性

一、社區衛生護理業務範疇

1. 1982 年 Marla S. White 提出公共衛生護理概念模式主要內容為：
   (1) 實作優先順序為預防(prevention)、保護(protection)、促進(promotion)。
   (2) 實作措施
      A. 教育：提供個案衛生資訊改變態度與行為，例如乳房自我檢查。
      B. **工程：應用科學技術方法控制危險因子免除大眾受害**，例如飲水中加氟。
      C. 強制：以強制法律規則迫使大眾施行以達有益健康結果，例如菸害防制法。
   (3) 實行範圍為醫院以外的所有社區場所，如家庭、學校、工廠；實作對象自個人、家庭、群體、社區至全世界。
2. 我國行政院衛生署（現衛生福利部）1988 年第十次科技顧問會議中，將社區衛生護理涵蓋衛生所（室）護理、學校衛生護理與職業衛生護理三大層面，其業務內容詳見表 1-2。

表 1-2 社區衛生護理涵蓋的三大層面

衛生所（室）護理	學校衛生護理	職業衛生護理
1. 評估及發現家庭健康問題	1. 學校師生健康問題之篩檢與追蹤	1. 職業傷病及一般傷病之緊急處理與追蹤
2. 協助家庭了解及接受健康問題	2. 學校師生意外傷害之緊急處理	2. 負責勞工預防接種及保健有關事項
3. 提供家庭所需之護理服務	3. 負責學校師生預防接種工作	3. 負責勞工健康檢查有關事項
4. 提供家庭促進健康之資訊	4. 協助學校衛生工作之推展	4. 協助勞工衛生教育之策劃與實施
5. 增進個人與家庭發展處理健康問題的能力		5. 提供勞工健康問題之諮詢
6. 評估及確立社區護理需要		

二、社區衛生護理特性

1. 強調**以人口族群為焦點**；以族群為單位；以管理與組織為策略。
2. **提供以社區為導向的服務。強調夥伴關係及跨領域合作。**
3. **重點多元化，包含三段五級預防工作。著重預防疾病、延長壽命、促進身心健康**，以**健康促進、疾病預防為主要工作目標，而非治癒性的照護。**
4. 以「個案」而非「病人」稱呼護理對象，**鼓勵個案和案家做自我健康管理。**
5. **著重個案管理服務**，針對出院個案或門診個案，提供其**預防性、治療性、復健性之持續性醫療保健服務，協助其維持病情平穩、預防症狀復發、病情惡化以及減低再住院率**，同時增強其獨立性或社會適應等身心復健目標。

6. **個案管理時間長；服務層面較廣**。

7. **有較高自主性及獨立性**。

8. 綜合性和分科性社區衛生護理推行方式比較如表 1-3 所示。

表 1-3 社區衛生護理推行方式比較

	綜合性社區衛生護理	分科性社區衛生護理
實施方式	採「**地段管理**」不分科護理方式。由地段護理人員負責該地段與健康有關之一切問題，包括社區護理診斷、計畫、執行與評價；服務對象包括各年齡層、各社會階層及各種現存或潛在健康問題。**為我國目前衛生所採用方式**	依護理業務特性分配工作，每位護理人員負責一特定業務。如婦幼保健、家庭計畫等。多因迫於地方上的急切需要，或因人力、財力、物力之限而採用
優 點	1. **易與家庭建立專業性人際關係及取得信任感** 2. **較能滿足民衆的健康需求** 3. 較節省護理人力 4. 可避免對家庭構成干擾 5. 較能**以「家庭」整體為中心**來考量健康需要	易專精，成為該項護理專家
缺 點	不易專精。護理人員要有能力尋求資源，並做轉介及追蹤結果	1. 不易與個案建立專業性人際關係 2. 不易滿足民眾整體健康需求 3. 較浪費護理人力 4. 易對家庭構成干擾 5. 不易以「家庭」整體為中心來考量健康需要

1-4 社區衛生護理的未來展望

1947 年世界衛生組織(WHO)界定社區衛生護理工作三大守則：(1)有以促進社區健康為己任的責任感；(2)以照顧弱勢族群為優先；(3)要能與個案合作，共同計畫評值所需健康服務。

未來展望為：

1. 繼續保持預防保健重要功能。
2. 與社區結合執行社區健康計畫。
3. 在長期照護功能扮演更積極角色。
4. 有效推廣健康生活型態。
5. 與社區成為夥伴。
6. 建立完善通報系統。
7. 朝「與社區共同照護」方向發展。

1-5 社區衛生護理人員的角色與功能

1. 健康服務提供者：有系統的發現個案、評估問題、執行計畫、提供照護、評價成果。
2. 個案管理者：需**具有 4~6 年護理相關工作經驗、良好的溝通能力**，以扮演協調及整合資源的角色，**於適當時機傳達個案的健康需求**。另外，美國護理學會建議擔任個案管理者，應具有**學士以上**學位。**個案管理者可提供評估、計畫、服務、協調及監控的健康照護**，以符合個案多重、持續與協調性的照護需求。例如社區衛生護理人員在家訪中確認 DM 個案飲食狀況，並與門診醫師聯絡其藥物控制狀況，使個案得到最佳照護。
3. 健康教育諮詢者：**養成民眾保健的觀念**，應用教學原則，提供個案諮詢，協助健康判斷能力。

4. 策略發展研究者：依據服務成果，進行研究並協助發展健康策略。
5. **溝通協調代言者**：協調各專業間合作團隊，整合應用社區資源營造健康環境，例如**提供輕度失智家屬有關預防走失指紋捺印、瑞智學堂及失智家屬支持團體等資訊**。
6. **健康倡議者**：即**健康代言者**，社區護理人員**鼓勵民眾實施健康生活**，為維護**弱勢群體**的健康權益，協助其**爭取應有的補助**，並在適當時機**傳達此群體需求**，作為研擬健康政策之參考，**以促進全民之健康**。例如社區衛生護理人員帶領社區中殘障人士團體，共同向里長爭取里內公共建築的無障礙設施；社區護理師製作「遊民的一日」影片於媒體播放，以**提升大眾對弱勢群體健康的認知**。
7. 健康顧問：**培養個案獨立做決定的能力**。當有社區民眾遭遇健康問題而無法獨立下判斷時，可擔任**顧問**的角色。
8. **在災難照護時，社區衛生護理人員負責災難現場救護、到院前救護及災後社區照護**。

1-6 世界衛生組織(WHO)簡介

1945 年聯合國國際機構會議，中華民國與巴西共同主張應建立一個新的國際衛生組織，1948 年世界衛生組織憲章獲聯合國批准正式生效，**定義健康為生理、心理及社會的完全安寧狀態，不僅是免於疾病與殘障**。並認為享受盡可能獲得的健康標準是每個人的權利之一，不因種族、宗教、政治信仰、經濟及社會條件而有所區別。第一屆世界衛生大會於 1948 年召開，之後每年召開 1 次，為世界衛生組織最高權力機構，主要任務為審議工作報告、規劃預算、接納新會員國及討論其他重要議題。

1978 年，**阿拉木圖**(Alma-Ata)第 30 屆世界衛生大會決議，**透過基層醫療保健服務以達成「全民均健**(health for all)**」的目標**，社區衛生護理人員被賦予更大的使命以提供社區民眾**可用性**(available)、**可近性**(accessible) 及**可接受性**(acceptable) 的基層保健醫療服務。換言之，**使全民能平等地接受健康照護服務**：(1)更多政治參與以達到社會平等；(2)各部門間有效的合作與協調；(3)加強健康專業人員的參與和投入；(4)**健全基層醫療保健**。

2009 年 5 月 22 日，我國以「中華台北」名義及觀察員身分出席第 62 屆世界衛生大會。**國際衛生的參與著重於實質目的**，以改善國人健康、**促進疾病防治**為主，**可取得國際衛生之即時資訊及援助，合作議題包括災難防治及應變等**。

聯合國高峰會在 2015 年 9 月針對 2000 年「千禧年發展目標」(The Millennium Development Goals,MDGs)未能達成的部分，發布了**《翻轉我們的世界：2030 年永續發展方針》**(Sustainable Development Goals, SDGs)，提出了 17 項**永續發展目標**及 169 項追蹤指標，作為 2030 年以前，成員國跨國合作的指導原則。17 項目標分別為：(1)消除極端貧窮；(2)消除極端饑餓；(3)**確保健康及促進各年齡層的福祉**：如**透過預防與治療，將非傳染性疾病的未成年死亡人數減少 1/3、消除可預防之新生兒及 5 歲以下兒童死亡率、產婦死亡率少於十萬分之 70、衛生福利部國民健康署成立青少年好漾館**；(4)確保高品質教育；(5)促進性別平等；(6)水資源永續管理；(7)確保人人負擔得起的永續能源；(8)人人有良好工作，促進永續經濟成長；(9)建立韌性的基礎建設，工業化，並加速創新；(10)**減少國內及國家間不平等**；(11)促使永續城鎮；(12)確保負責任的消費及生產模式；(13)氣候變遷對策；(14)保育及永續利用海洋資源；(15)維護陸地生態系統的永續管理；(16)促進社會公平、正義與和平；(17)活化永續全球夥伴關係。其中**社區護理人員可在改善弱勢易感族群健康提供專業貢獻**。

QUESTION 題庫練習

1. 社區衛生護理人員在家訪中確認DM個案飲食狀況，並與門診醫師聯絡其藥物控制狀況，使個案得到最佳照護。該護理人員發揮了哪一項最主要的角色功能？(A)照護提供者 (B)評價者 (C)健康代言者 (D)個案管理者。 (99專高一)

   解析 個案管理者可提供評估、計畫、服務、協調及監控的健康照護，以符合個案多重、持續與協調性的照護需求。

2. 社區衛生護理人員帶領社區中殘障人士團體，共同向里長爭取里內公共建築的無障礙設施，上述護理人員扮演的角色和功能為何？(A)照護提供者 (B)健康代言者 (C)教育者 (D)管理者。

   解析 (A)照護提供者的角色工作內容如提供醫療服務、協助復健等；(C)教育者的角色工作內容為提供衛教；(D)管理者的角色工作內容如病歷管理、安排健檢等。 (99專高二)

3. 有關社區護理特色的敘述，下列何者錯誤？(A)對象包括社區中生病和健康的人 (B)須給予個案終生照護 (C)鼓勵個案和案家做自我健康管理 (D)重點多元化，包含三段五級預防工作。

   (99專高二)

4. 社區護理人員為維護弱勢群體的健康權益，協助其爭取應有的補助，並在適當時機傳達此群體需求，以作為研擬健康政策之參考，此時，社區護理人員扮演的角色為：(A)倡議者 (B)個案管理者 (C)協調者 (D)照護提供者。 (99專普一、專高二)

5. 有關社區衛生護理的功能敘述，下列何者正確？(1)養成民眾保健的觀念 (2)負責民眾的疾病診斷與治療 (3)鼓勵民眾實施健康生活 (4)促進全民之健康。(A) (1)(2)(3) (B) (1)(2)(4) (C) (1)(3)(4) (D) (2)(3)(4)。 (100專高一)

   解析 促進和維持民眾的健康。

解答： 1.D 2.B 3.B 4.A 5.C

6. 有關社區護理發展史的敘述，下列何者正確？(A)服務對象由早期的貧病民眾到今日的社區整體 (B)護理的類型一直是以個案為中心的全人照顧 (C)服務的項目由早期只有治療到今日預防治療並重 (D)組織結構中從早期到今日均以政府機構為核心。

   解析 (A)對象：貧病民眾→有需要之民眾或家庭→社區整體；(B)類型：個案→家庭→群眾；(C)服務項目：治療→治療與預防並重→健康促進；(D)組織結構：自願團體為主，一些政府機構→政府機構為主，一些自願團體→自願團體、政府機構、獨立開業團體皆有。 (100專高二)

7. 有關弱勢群體(vulnerable population groups)之敘述，下列何者正確？(A)這個群體因為個人體質而容易得到某種特定疾病，例如遺傳性精神分裂症 (B)這個群體因為居住環境而容易得到某種特定疾病，例如烏腳病者居住於含汞汙染地下水之區域 (C)這個群體由於自然環境因素或天災而導致健康問題，例如臭氧層破壞造成皮膚癌 (D)較其他群體更容易受到風險因子的影響而產生不良後果，例如遊民是失業者中無法克服經濟受挫的群體。

   (100專高二)

8. 公共衛生歷史演進的重點，依序為何？(1)預防醫學 (2)傳染病防治 (3)環境衛生 (4)健康促進。(A) (1)(2)(3)(4) (B) (2)(3)(1)(4) (C) (3)(2)(1)(4) (D) (3)(2)(4)(1)。 (101專高一)

9. 個案管理流程包括篩選個案、評估整體性需求、擬訂計畫、連結服務資源、監測服務及評價服務成效等，下列哪一項在此流程中不需考量？(A)案主或案家的喜好(preference) (B)案主或案家的經濟能力 (C)與服務資源間的溝通協調 (D)個案管理師之喜好。 (101專高一)

解答： 6.A 7.D 8.C 9.D

10. 社區衛生護理人員在災難照護角色與功能的敘述，下列何者正確？(A)社區衛生護理範疇以衛生所、學校與職場衛生為主，不包括災難現場救護 (B)社區衛生護理人員負責災難現場救護、到院前救護及災後社區照護 (C)社區衛生護理人員只能臨機應變的提供照護 (D)社區衛生護理人員不參與空中救護。

(101專高一)

11. 關於國際衛生參與的描述，下列何者錯誤？(A)可取得國際衛生之即時資訊及援助 (B)可促進疾病防治 (C)獲得國際聲譽重於實質目的 (D)合作議題包括災難防治及應變。 (102專高一)

解析 國際衛生參與應著重於實質目的，以改善國人健康。

12. 社區衛生護理照護模式的轉變趨勢為何？(A)個體導向→群體導向→家庭導向 (B)個體導向→家庭導向→群體導向 (C)家庭導向→個體導向→群體導向 (D)群體導向→家庭導向→個體導向。

(102專高一)

13. 顏媽媽為精神病患，顏爸爸去世多年，唯一兒子是家庭經濟來源。一年前兒子因酗酒車禍，頭部受傷被公司解雇失業中，一家已經有1年未繳健保費遭鎖卡。近日顏媽媽幻聽幻覺情況嚴重，沒錢就醫。為解決顏媽媽的健保費問題，社區衛生護理師可運用的政府協助措施中，下列何者錯誤？(A)轉介里長代為繳納健保費 (B)向區公所申請特定弱勢者補助健保費 (C)向衛生福利部中央健康保險署辦理分期攤繳保險費 (D)申辦重大傷病卡獲得免部分負擔優惠。 (103專高一)

解析 社區衛生護理人員功能之一為協助弱勢團體爭取應有的補助，而非代為繳納弱勢團體需支付的相關補助費用。

14. 衛生所公共衛生護理師在社區健康管理中，最能發揮的獨特角色為：(A)社區物理環境維護 (B)社區流行病學研究 (C)提供社區健康服務 (D)評價與監測衛生政策成效。 (103專高一)

解析 社區衛生護理的特性：提供以社區為導向的服務。

解答： 10.B 11.C 12.B 13.A 14.C

15. 社區護理師協調機構與提供服務者間的聯繫，為個案爭取相關資源，其扮演的角色為何？(A)協調者 (B)評估者 (C)監督者 (D)代言者。 (103專高二)

解析 社區護理人員鼓勵民眾實施健康生活，為維護弱勢族群的健康權益，協助其爭取應有的補助，其角色功能為健康代言者。

16. 有關綜合性社區衛生護理方式之敘述，下列何者正確？(A)護理師依疾病特性分配工作 (B)需耗費較多護理人力 (C)為地段管理不分科之護理方式 (D)強調由特殊領域專家提供服務。

解析 (A)護理師依地域特性分配工作；(B)耗費較少護理人力；(D)由一般社區護理師服務。 (103專高二)

17. 王先生是中風個案，社區護理師發現個案雖然知道自我復健的重要性，也可正確執行自我復健，但卻常說忘記或太累而不執行，護理師宜運用下列哪一項護理措施協助個案持續復健？(A)轉介給復健師 (B)請家人為其做被動運動 (C)進行記憶訓練 (D)與個案簽訂護理契約。 (104專高一)

18. 弱勢群體健康常受社會、環境、生活型態等多重因素影響，社區護理師提供服務的策略何者最不適當？(A)與社會福利機構保持密切聯繫 (B)採個案管理模式 (C)主動發現個案 (D)發展緊急醫療。 (104專高一)

19. 下列何項作法最符合社區衛生護理師推動衛生福利部所提「健康是您的權利、保健是您的義務」之精神？(A)以地毯式家戶拜訪 (B)民眾共同參與衛生計畫 (C)推薦健康食品 (D)參與發展生物科技的可能性。 (104專高二)

20. 懷特(White, 1982)提出的社區衛生護理師的實務措施中，應用科學技術的方法控制環境中的危險因子，以免除大眾受到危害，是屬於：(A)教育(Education) (B)工程(Engineering) (C)強制(Enforcement) (D)個案管理(Case management)。 (105專高二)

解答： 15.D 16.C 17.D 18.D 19.B 20.B

解析 White提出的實務措施分別為教育、工程及強制；教育代表是提供個案衛生資訊改變其態度與行為（如乳房自我檢測）、工程代表是使應用科學技術方法控制危險因子免除大眾受害（如飲水中加氟）、強制則是以強制法律的規範來迫使大眾施行以達有益健康的結果（如菸害防制法的設立）。

21. 社區衛生護理師在社區為民眾進行糞便潛血篩檢，若結果為陽性，下列何項處置最適當？(A)繼續觀察有無解血便 (B)告知結果正常無需擔心 (C)轉介醫院做大腸鏡檢查 (D)轉介有腫瘤科醫院進行切除。 （105專高二）

解析 糞便潛血僅為大腸癌的一個徵兆，社區衛生護理師無法藉此診治，應轉介個案進一步檢查。

22. 有關遊民個案管理的策略，下列何者錯誤？(A)與其他專業人員協調合作 (B)聯繫地區民意代表協助 (C)強制送至遊民收容所 (D)評估可用之資源。 （105專高二）

解析 (C)應維護弱勢群體的健康權益應協助其爭取應有的補助。

23. 歷史上社區衛生護理發展的最初模式為：(A)地段護理 (B)安寧護理 (C)公共衛生護理 (D)社區衛生護理。 （106專高一）

解析 地段護理發展於1860~1900年，公共衛生護理於1900~1970年，社區衛生護理為1970年迄今。

24. 社區衛生護理師為培養個案獨立做決定的能力，但在社區民眾面臨健康問題而無法獨立下判斷時，可擔任的角色為：(A)觸媒者(catalyst) (B)顧問(counselor) (C)教育者(educator) (D)協調者(collaborator)。 （106專高一）

25. 有關世界衛生組織(WHO)的描述，下列何者錯誤？(A)目前總部設於瑞士日內瓦 (B)臺灣在2012年再度成為正式會員國 (C)倡導促進人民衛生為政府之職責 (D)主張享有健康是人類的基本權利。 （106專高一）

解析 臺灣目前非WHO會員國。

解答： 21.C 22.C 23.A 24.B 25.B

26. 社區衛生護理師協助弱勢族群爭取其應有的健康服務，並在適當時機傳達其需求，進而促成健康政策之擬定，此角色為：(A)倡議者 (B)個案管理者 (C)協調者 (D)照護提供者。 (106專高一)

解析 (B)提供個案評估、計畫、協調及監控的健康照護；(C)協調各專業的合作團隊，並整合應用社區資源來營造健康環境；(D發現個案、評估問題、執行計畫、提供照護、評價的過程。

27. 社區衛生護理師在遊民庇護所及貧民住宅區促成醫療診所的設置，是屬於何種個案管理策略的應用？(A)提高健康照顧的可負擔性 (B)協助其發展自我網絡 (C)提供社會互助 (D)提高健康照護的可近性。 (106專高一)

解析 護理師協助遊民及貧民達成建設醫療診所，是增進了就醫可近性。

28. 社區衛生護理師為弱勢個案族群爭取所需服務，促成相關政策之立法，是屬於何項角色的發揮？(A)倡議代言者 (B)溝通協調者 (C)個案管理者 (D)策略發展者。 (106專高二)

解析 (B)協調各專業間的合作而稱之；(C)依據個人專業提供評估、計畫、服務、協調及監控的健康照護來輔助個案而稱之；(D)依據提供服務的成果來作研究分析擬定更佳的健康策略而稱之。

29. 有關國民政府接收以來，衛生所健康服務重點的變遷順序，下列何者正確？(1)婦幼衛生及家庭計畫 (2)基層保健醫療服務 (3)傳染病防治 (4)健康促進：(A) (1)(2)(3)(4) (B) (2)(3)(1)(4) (C) (3)(1)(2)(4) (D) (3)(2)(1)(4) 。 (106專高二補)

解析 (3)1945~1960年於各地設立衛生所，以撲滅傳染病為主要目標，1965年被WHO宣布為瘧疾根除地區，(1)1952~1959年及1964年分別成立婦幼衛生研究所及家庭計畫推行委員會以減緩高出生、低死亡導致人口快速成長的壓力，(2)1971年衛生署正式成立，建立基層保健醫療的服務，(4)1995年施行全民健康保險，正式邁入健康促進、預防醫學的階段。

解答： 26.A 27.D 28.A 29.C

30. 社區衛生護理師對遊民群體的健康照護內容，下列敘述何者錯誤？(A)會同環保機關於遊民集散地進行清潔及消毒 (B)結合醫療院所安排精障的遊民進行治療 (C)強制遊民接受愛滋病篩檢 (D)連結民間機構提供遊民民生必需品。 (106專高二補)

解析 遊民並非愛滋病高風險族群，且基於尊重人權之觀點，護理師無法強制遊民接受愛滋病篩檢。

31. 有關社區衛生護理的特性，下列敘述何者錯誤？(A)強調以人口群體為焦點(population focused)的護理 (B)服務層面廣泛 (C)主要工作目標為疾病照護 (D)以管理與組織為策略。 (106專高二補)

解析 (C)主要工作目標為社區居民的健康促進與疾病預防。

32. 為社區老人爭取無障礙運動休閒設施，是展現社區衛生護理師的何種角色？(A)教育者(educator) (B)評值者(evaluater) (C)代言者(advocate) (D)研究者(reseacher) 。 (106專高二補)

解析 社區衛生護理師為維護弱勢團體的健康權益，協助其爭取應有補助此一行為是屬於健康代言者或健康倡議者的角色。

33. 有關社區衛生護理師運用個案管理的敘述，下列何者錯誤？(A)提供個案多重需求的照護 (B)有效控制成本，配合個案環境協助發揮照護最大功能 (C)必要時協助轉介或協調，以解決獨居長者的健康問題 (D)積極協助問題解決，減少個案自我照顧。

解析 增進個案自我照顧能力才能減少問題的發生。 (106專高二補)

34. 為落實保障、尊重遊民基本人權，並考量地域差異性下，提供適切的服務與輔導措施，協助遊民生活重建與適應，遊民收容輔導係採三階段式服務，不包括下列何者？(A)回歸服務 (B)緊急服務 (C)過渡服務 (D)穩定服務。 (107專高一)

解答： 30.C 31.C 32.C 33.D 34.A

35. 社區護理師蒐集資料時發現，該社區嬰兒死亡率較其他社區低，但某一少數弱勢族群嬰兒死亡率特別高。當社區護理師基於社會正義(social justice)決定社區健康問題的優先順序時，下列何者正確？(A)應以社區大多數的民眾利益為優先，故該社區嬰兒死亡率的問題應排序較後 (B)應確保社區中弱勢族群的健康問題優先於一般民眾，故該族群嬰兒死亡率的問題應優先處理 (C)社區中弱勢族群的嬰兒死亡率高通常與其文化或健康行為有關，和資源的提供較無關係，故該社區嬰兒死亡率的問題應排序較後 (D)弱勢族群的問題通常很複雜且爭議較多，為避免造成社會對立與誤解，應將該社區嬰兒死亡率的問題排序較後。 (107專高一)

36. 何者適合列為個案管理對象？(1)高醫療費用病人 (2)自然產產婦 (3)重複住院病人 (4)子宮肌瘤手術病人 (5)換肝手術病人。(A) (1)(2)(3) (B) (2)(3)(4) (C) (3)(4)(5) (D) (1)(3)(5)。 (107專高一)

37. 社區衛生護理可分為綜合性(generalized)與專科化(specialized)兩種方式推展，有關綜合性社區衛生護理的敘述，下列何者錯誤？(A)容易與個案及家屬建立專業性人際關係 (B)較能以家庭為中心，整體考量其健康需要 (C)服務對象僅限於社區中特殊族群 (D)為地段管理不分科之護理方式。 (107專高二)

解析 (C)服務對象包括各年齡層、各社會階層。

38. 社區衛生護理師扮演的代言人(advocate)角色，下列敘述何者最適當？(A)於適當時機傳達案家的健康需求 (B)與團隊共同合作解決案家健康問題 (C)依個別需要及特質以適合方式予護理指導 (D)進入案家並盡力促使案家進行適度的改變。 (107專高二)

39. 在聯合國所提出的2030永續發展目標(sustainable development goals, SDGs)中，社區護理人員可提供下列哪一項專業貢獻？(A)消除極端貧窮與饑餓 (B)促進性別平等 (C)改善弱勢易感族群健康 (D)確保環境的永續性。 (108專高一)

解答： 35.B 36.D 37.C 38.A 39.C

40. 有關臺灣公共衛生照護重點的變遷順序，下列何者正確？(1)家庭計畫 (2)婦幼衛生 (3)人口老化 (4)傳染病防治。(A) (1)(2)(4)(3) (B) (2)(1)(4)(3) (C) (4)(1)(2)(3) (D) (4)(2)(1)(3)。 (108專高一)

41. 有關社區衛生護理的發展，下列敘述何者錯誤？(A)以社區整體為對象，鼓勵民眾自主自立 (B)社區衛生護理的層面涵蓋公共衛生護理、學校衛生護理、職業衛生護理、長期照護機構及醫療機構社區護理等 (C)社區衛生護理發展階段是由公共衛生護理發展至地段護理 (D)「社區衛生護理師認證」是為提昇護理師社區健康照護能力。 (108專高二)

解析 (C)由地段護理發展至公共衛生護理、社區衛生護理。

42. 有關衛生所護理師執業範疇之敘述，下列何者錯誤？(A)家戶健康管理 (B)中老年病防治 (C)食品衛生稽核與查驗 (D)癌症防治。 (109專高一)

43. 社區護理師將有健康問題的家庭收案並建卡，針對所擬訂的護理計畫，提供護理服務和指導。這是扮演下列何種角色？(A)代言人(client advocate) (B)諮商者(counselor) (C)監督者(supervisor) (D)個案管理者(case manager)。 (109專高二)

44. 有關聯合國的「永續發展目標」(Sustainable Development Goals, SDGs)之敘述，下列何者錯誤？(A)透過預防與治療將非傳染性疾病的過早死亡人數減少2/3 (B)消除可預防之新生兒及5歲以下兒童死亡率 (C)產婦死亡率少於十萬分之70 (D)應重視國際與國內的健康不平等。 (110專高一)

解析 (A)透過預防與治療，將非傳染性疾病的未成年死亡人數減少1/3。

45. 護理師發現社區有行動不便的獨居老人，無法自行就醫，於是她向轄區里長爭取安排社區志工陪病就醫，下列何者較能描述護理師的角色功能？(A)照護提供者 (B)個案管理者 (C)代言人 (D)教育者。 (110專高一)

解答： 40.D 41.C 42.C 43.D 44.A 45.C

解析 (C)作為個案代言人護理師應為弱勢族群爭取所需的健康服務、應有的補助，傳達此族群需求。

46. 有關社區衛生護理之特性，下列何者正確？(1)有較高的自主與獨立性 (2)個案管理的時間較長 (3)工作目標是限制殘障與復健 (4)服務層面較廣。(A) (1)(2)(3) (B) (1)(2)(4) (C) (1)(3)(4) (D) (2)(3)(4)。 (111專高一)

解析 (3)社區衛生護理的最終目標為健康促進與維持及疾病預防。

47. 根據聯合國所訂定之2030永續發展目標(Sustainable Development Goals)，消除可預防的新生兒以及五歲以下兒童死亡率，為下列哪一項目標的範疇？(A)減少國內及國家間的健康不平等 (B)實現性別平等，並賦予婦女權力 (C)確保永續消費及生產模式 (D)確保健康及促進各年齡層的福祉。 (112專高二)

48. 有關社區衛生護理的特性，下列何者最不適當？(A)社區護理強調夥伴關係及跨領域合作 (B)社區護理之工作範疇較多元化 (C)社區護理強調醫療治療之成效 (D)社區護理提供照護措施自主性高。 (112專高二)

49. 社區護理師提供輕度失智家屬有關預防走失指紋捺印、瑞智學堂及失智家屬支持團體等資訊，請問社區護理師扮演下列何種角色？(A)代言人 (B)協調者 (C)流行病學者 (D)環境改變者。 (112專高二)

解析 (B)協調整合社區資源。

50. 有關基層醫療保健之社區與醫療服務原則，下列何者最不適當？(A)可近性(accessibility) (B)可接受性(acceptability) (C)可用性(availability) (D)穩定性(stability)。 (113專高一)

解析 WHO阿拉木圖(Alma-Ata)宣言強調落實基層保健醫療，社區衛生護理人員被賦予提供社區民眾可用性、可近性及可接受性的基層保健醫療服務。

解答： 46.B 47.D 48.C 49.B 50.D

51. 衛生福利部國民健康署成立青少年好漾館與WHO之SDGs中，哪一個議題最為相關？(A)消弭貧窮(No poverty) (B)良好健康與福祉(Good health and well-being) (C)優質教育(Quality education) (D)永續城市與社區(Sustainable cities and communities)。

（113專高一）

解析 我國健康促進學校計畫健康幸福校園階段（2022~2023 年）即為因應聯合國永續發展目標(SDGs)中健康與福祉的理念所制定。

52. 社區護理師製作「遊民的一日」影片於媒體播放，以提升大眾對弱勢群體健康的認知，是屬於何種角色的展現？(A)組織動員者 (B)代言者 (C)需求評估者 (D)協調者。 （113專高一）

解答： 51.B 52.B

健康照護體系與健康政策

出題率：♥♡♡

我國現行衛生行政組織體系
- 中央衛生行政機關
- 直轄市衛生主管機關（衛生局）
- 縣市衛生主管機關（衛生局）
- 鄉、鎮、市衛生所
- 群體醫療執業中心

健康照護體系
- 架構體系
- 健康政策的制定
- 醫療體系的特色
- 醫療網

全民健康保險

健康政策
- 健康政策的發展課題
- 國民保健計畫
- 2025 衛生福利政策白皮書
- 健康照護升值白金方案

Community Health Nursing

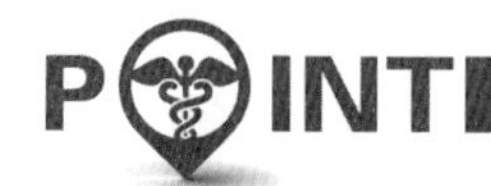

重點彙整

2-1 我國現行衛生行政組織體系

依衛生福利部公布之資料，我國衛生行政組織體系如圖 2-1 所示。

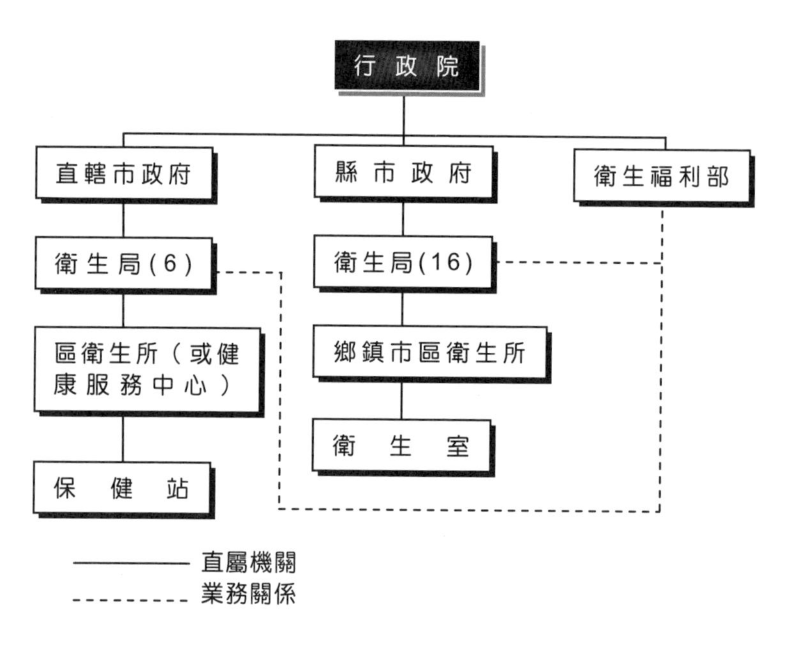

圖 2-1 我國現行衛生行政組織體系圖

一、中央衛生行政機關

1. **衛生福利部**：為中央最高衛生行政機關，**負責全國衛生行政事務，並對各級地方衛生機關負有業務指導、監督和協調的責任**（圖 2-2）。

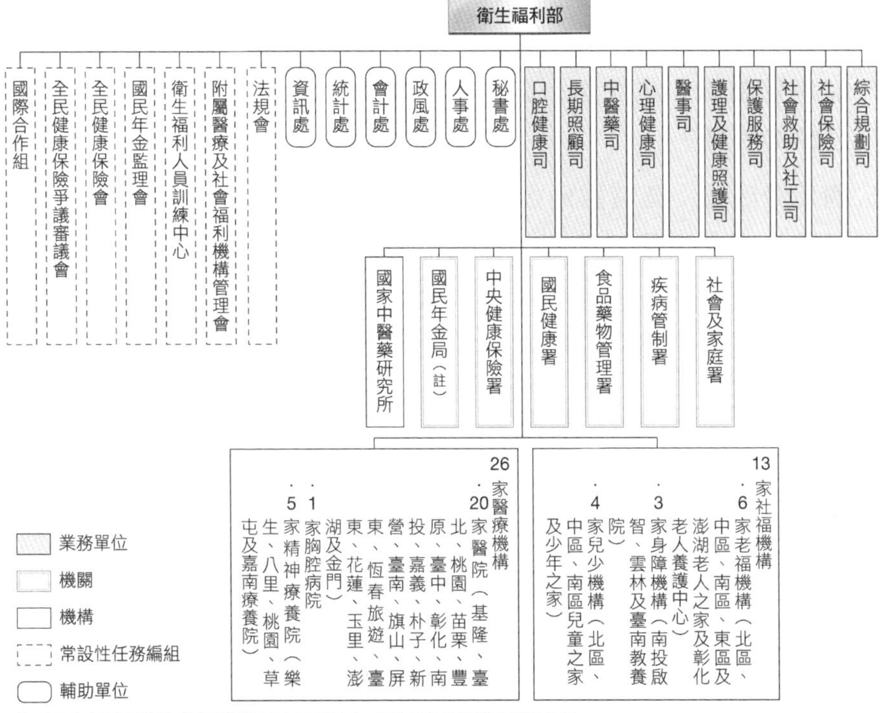

註：國民年金局暫不設置，衛福部組織法明定其未設立前，業務得委託相關機關（構）執行。

圖 2-2　行政院衛生福利部組織圖

資料來源：衛生福利部（2023，12 月 6 日）．*行政組織圖*。http://www.mohw.gov.tw

2. **護理及健康照護司：專責長期照護體系的發展**，強化護理及助產業務，提升**原住民族**及**離島地區健康照護品質**，提供全民更優質之健康照護服務。

3. 長期照顧司：2018 年為整合長期照顧業務，成立長期照顧司，提供從支持家庭、居家、社區到住宿式照顧之多元連續服務，建立以社區為基礎之長照服務體系。

4. **心理健康司及口腔健康司**：前者**負責心理健康促進、毒品成癮，後者負責口腔衛生**。

5. **疾病管制署：成立之宗旨為建立現代化的防疫體系，免除國人疫病的威脅**。

6. **國民健康署：負責婦幼衛生與慢性病防治**。2011 年發布「**新住民懷孕婦女未納健保產前檢查補助計畫**」，以規範有關外籍配偶補助項目及基準，經多次修正，現**外籍配偶設籍前未納健保之產前檢查，每胎以補助 14 次為上限**。

二、直轄市衛生主管機關（衛生局）

共六大直轄市；包括臺北市、新北市、臺中市、臺南市、高雄市、桃園市。直轄市衛生局由直轄市政府直接管轄，負責督導各區衛生所或健康服務中心，負責衛生事務規劃、輔導與評值。

三、縣市衛生主管機關（衛生局）

各縣市衛生局分屬縣市政府所轄，業務督導由衛生福利部執行。包括金門縣及連江縣，目前共有 16 個縣市衛生局。

四、鄉、鎮、市衛生所

1. 鄉、鎮、市**衛生所為臺灣基層保健服務的體系運作之主軸**。設於縣（市）衛生局之下，其功能依各鄉鎮差異稍有不同：
   (1) **都市地區衛生所：以預防保健工作為主**，如臺北市。
   (2) 一般鄉鎮衛生所：以預防保健工作為主、醫療工作為輔，如宜蘭縣鄉鎮衛生所。
   (3) **偏遠地區衛生所**（含山地、離島）：**醫療業務與預防保健服務並重**。

2. 衛生所掌理事項：菸害防制、婦幼衛生、社區健康營造、**門診醫療**、行政相驗、**預防接種**、監測通報、**傳染病防治**、**精神病人管理**、**長期照護**、緊急醫療、**四癌篩檢（大腸癌、口腔癌、子宮頸癌、乳癌）**等。
3. 由於鄉村之醫療資源較不足，要達到均健的目標，宜提升基層保健醫療為策略。衛生福利部推行基層醫療保健工作包括**加強衛生所硬體設備、提升衛生所服務品質、推行綜合保健服務。**

五、群體醫療執業中心

設置於鄉鎮衛生所內，主要在**服務偏遠山區或離島等醫療資源缺乏地區的民眾**。**在群體醫療執業中心之下設有「基層保健服務中心」**，配置兩名護理人力，以提供當地整體性的護理服務。

2-2 健康照護體系

一、架構體系

1. 我國健康政策行動方針：普及健康知識、促進健康行為、養成健康習慣、塑造健康環境、打造健康臺灣，其策略為各縣市衛生局所需結合轄內社區、職場、學校及醫療機構等共同行動。
2. **健康照護體系**應具治理、財務、創造資源、提供服務的功能，並具**可用性**(available)、**可近性**(accessible)、**可獲得性／可接受性**(acceptable)、**全民參與**(full participation)等特性。
3. 我國目前健康照護體系分為**公共衛生預防保健服務**（護理人員擔任公共衛生服務人員的角色）、**急性醫療服務**、**中期照顧服務**（護理人員擔任臨床照護者的角色）、**復健及後續性照護服務**（護理人員擔任居家護理師的角色）等四大層面（圖 2-3）。

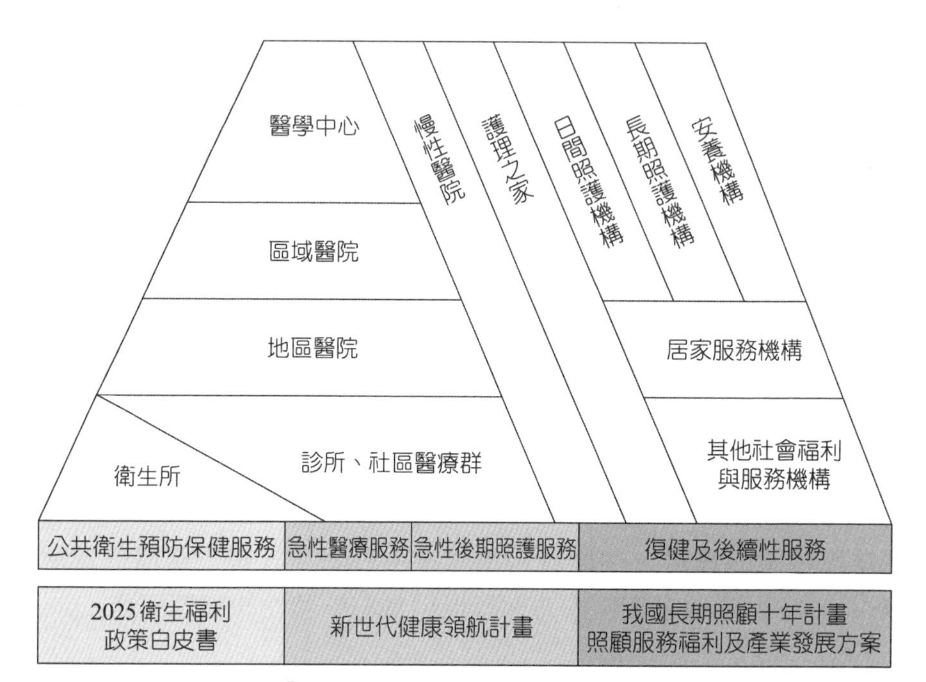

圖 2-3　我國的醫療照護體系

資料來源：衛生福利部（2020，01 月 03 日）．*中華民國 108 年版衛生福利年報*。http://www.mohw.gov.tw

二、健康政策的制定

1. 健康政策是指「直接影響民眾健康或影響醫療服務體系運行的相關公共政策」，其制定是由政府立法，並隨著社會人口結構與生活型態的改變而調整。健康服務的主流已漸趨轉型，方向如下：
   (1) 健康促進工作：包括菸害防制、健康體適能促進、藥物濫用、國民健康飲食與營養、心理衛生、衛生教育等。
   (2) 健康維護專題：包括職業安全衛生保健、意外事故傷害預防、視力保健、口腔保健、聽力保健等。
   (3) 預防保健特區：包括婦幼衛生、傳染病感控與防治、癌症防治、中老年慢性病預防保健與長期照護等。

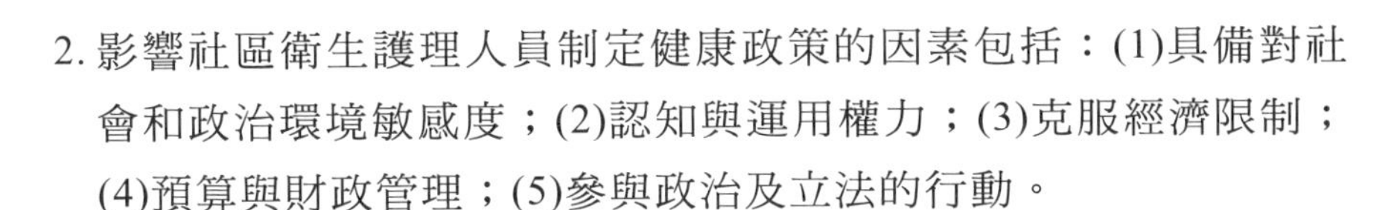

2. 影響社區衛生護理人員制定健康政策的因素包括：(1)具備對社會和政治環境敏感度；(2)認知與運用權力；(3)克服經濟限制；(4)預算與財政管理；(5)參與政治及立法的行動。
3. **參與制定健康政策**為社區護理人員服務易感性群體最好的方式。
4. 依據 Bullock 等人於 1993 年定義政策制定的過程包含以下 6 步驟：(1)**發現／形成問題**→(2)**排定議程**→(3)**發展政策草案**→(4)**立法通過政策**→(5)**執行政策**→(6)**評值政策**。

三、醫療體系的特色

如封閉式醫院服務體系、民營為主、醫院門診量龐大、病人自由選擇就醫，不強制轉診，**缺乏合理的垂直分級轉診制度、有醫療網計畫、醫院評鑑是以病人安全為方向、以三段預防原則規劃照護體系**。

四、醫療網

目的：(1)均衡醫療資源，人力設施合理成長；(2)充實特殊醫療體系；(3)提升基層醫療服務品質。其規劃**建立分級醫療作業制度與轉診系統，期使醫療資源分布均勻，使用合理**。在偏遠山地或離島設立群體醫療執業中心，提升偏遠鄉鎮民眾醫療資源與醫療品質，改善資源分布不均、醫療保健體系缺乏整合的現象。

1. 第六期計畫(2009~2012)：為**新世代健康領航計畫**，執行策略及方法包括規劃合理劃分醫療區域、**建構整合性社區健康照護網絡**、強化醫院角色任務與功能、**發展中期照護服務模式、推動我國長期照顧十年計畫**、發展國際醫療衛生交流與推動醫療服務國際化、建構智慧型醫療照護環境，輔導診所試辦電子病歷系統實作推廣等。

2. 第七期計畫(2013~2016)：為開創全民均等健康照護計畫，其執行策略及方法包括完備健康照護體系、強化醫療資源及照護支援體系、醫事人力規劃與推展全人照護訓練制度、確保醫療照護品質、健全法規制度以因應醫療體系變革等。

3. 第八期計畫(2017~2020)：為社會發展計畫，執行策略及方法包括新定位健康照護體系、發展多元或特殊族群友善就醫環境、全面提升緊急醫療救護體系與網絡、改善醫事人員執業環境並充實醫事人力、建立以病人安全為核心價值之醫療體系、建立領先國際趨勢之法規制度、推動智能醫療。

4. 第九期計畫(2021~2024)：強化醫療照護體系對於未來全球環境趨勢及國內社會結構變遷等挑戰之應變能力，持續保障全體國民均能享有周全性(comprehensive)、持續性(continuity)及協調性(coordinated)的健康照護服務。整體目標如下：(1)提升醫療資源之運用效能及合理分配；(2)建構以人口群為中心之整合照護網絡；(3)強化醫療應變能力及偏鄉離島醫療照護；(4)持續改善醫事執業環境；(5)創造具韌性且智能的醫療照護體系。

2-3 全民健康保險

1. 源起：**目的為增進全體國民健康**，屬於**社會保險**而非社會福利。**依被保險人經濟能力計費**，強調**財務獨立**。

2. **特色**：
   (1) 由政府經營，採**單一保險人制度**（中央健康保險署）。
   (2) 採總額支付制度。
   (3) **強制納保，保險費由被保險人、雇主及政府共同分擔**。強制納保可避免逆選擇(adverse selection)情形，但**可能發生被保險者傾向過度使用醫療服務之道德危害**(moral hazard)。

(4) 保險給付提供預防保健、傷病醫療、復健綜合性服務。

(5) 除特殊對象外，門診、住院及藥品費用訂有**部分負擔**（**以達使用者付費之原則**，但重大傷病、分娩、預防保健服務、山地離島就醫者可免除）。

(6) **二代健保**除收取一般保費，對經常性薪資外的 6 種所得，亦**加收補充保費**（非調整保險費率），**另建置「健康存摺」系統，與長照保險無縫接軌，並推動健康醫療雲**。

3. 收入來源：主要來自於**被保險人、雇主及政府共同分擔的保險費**，少部分為外部財源挹注，包括**保險費滯納金、公益彩券盈餘分配收入、菸品健康福利捐**等補充性財源。

4. **保險對象及其投保單位**：凡中華民國國民，在臺灣地區設戶籍**滿 6 個月以上，依法參加全民健保，被保險人所負擔的眷屬數最多計算到 3 人**；領有臺灣居留證件之非本國籍人士，在臺灣居留滿 6 個月，也應參加健保。全民健保為**強制性的社會保險**，將**保險對象分為六類**（表 2-1），作為保險費計算的基礎。

5. 全民健保給付範圍：**無關疾病的治療或易濫用的醫療項目及器材、義齒裝置則不予補助**。給付範圍包括住院、牙醫、門診（含急診）、中醫、檢驗檢查、處方藥品（含科學中藥）、居家護理、**安寧療護、日間照護、預防保健**等。健保給付的預防保健服務內容詳見表 2-2。

6. 現行健保困境與改革規劃：現行健保困境包括財務失衡日趨嚴重、保費負擔不甚公平、健保收支缺乏連動、資源配置缺乏機制、醫療資訊不夠公開、支付標準不甚合理。全民健康保險法修正案（二代健保）已於 2013 年 1 月 1 日開始施行。

表 2-1 現行健保制度保險對象分類及其投保單位

類別	保險對象		投保單位
	本人	眷屬	
第1類	1. 受僱者（含外籍勞工） 2. 公務人員、公職人員、私校教職員 3. 雇主 4. 自營業主 5. 專門職業及技術人員自行執業者	1. 配偶 2. 直系血親尊親屬 3. 二親等內直系血親卑親屬未滿 20 歲或滿 20 歲無謀生能力或仍在學就讀	所屬機關、學校、公司、團體或個人
第2類	職業工會會員、外雇船員	同第 1 類眷屬	所屬的工會、船長公會、海員總工會
第3類	農民、漁民、水利會員或年滿 15 歲實際從事農漁業者	同第 1 類眷屬	農會、漁會、水利會
第4類	義務役軍人、軍校軍費生、在卹遺眷	無	國防部指定之單位
	替代役役男	無	內政部役政署
	矯正機關之收容人	無	法務部指定之單位
第5類	合於社會求助法規定的低收入戶成員	無	戶籍地的鄉（鎮、市、區）公所
第6類	1. 榮民、榮民遺眷家戶代表 2. 其他地區人口	同第 1 類眷屬	戶籍地的鄉（鎮、市、區）公所

表 2-2 健保給付的預防保健服務內容

項 目	時 程
孕婦產前檢查 （共 14 次）	1. **妊娠第 8 週及第 12 週，給付兩次** 2. **妊娠 16~28 週每月檢查一次，給付四次** 3. 妊娠 29 週以後，**給付八次** 4. 其他：(1)超音波檢查：第 1 次：妊娠第 8~16 週、第 2 次：妊娠 20 週前後、第 3 次：妊娠第 32 週後；(2)妊娠第 12 週：B 型肝炎(HBsAg、HBeAg)、德國麻疹(Rubella)；(3)妊娠第 24~28 週：貧血檢驗、妊娠糖尿病篩檢；(4)妊娠第 32 週前後：梅毒檢查(VDRL)；(5)**妊娠第 35 週至未達第 38 週前：產前乙型鏈球菌篩檢**；(6)母乳衛教指導費：每次產檢給付 20 元，共可補助 14 次；(7)孕婦產前健康照護衛教指導：每次給付 100 元，共可補助 2 次，第 1 次於經醫師診斷、確認懷孕後至妊娠未滿 17 週，第 2 次於妊娠第 29 週以上
新生兒聽力篩檢服務	出生 3 個月內之本國籍新生兒補助一次
兒童衛教指導服務	7 歲以下兒童給付 7 次
兒童預防保健服務 （**7 歲以下適用**）	1. **未滿 1 歲 6 個月給付四次**，每次間隔 2~3 個月 2. 1 歲 6 個月至未滿 **2 歲**給付**一次** 3. 2 歲至未滿 3 歲給付**一次** 4. 3 歲至未滿 7 歲給付**一次**
兒童牙齒塗氟保健服務	1. 牙醫師專業塗氟處理、一般性口腔檢查、衛生教育 2. **未滿 6 歲，每半年補助一次** 3. **未滿 12 歲**低收入戶、身心障礙者、原住民族地區及偏遠、離島地區，**每 3 個月補助一次**
兒童臼齒窩溝封填服務	國小一、二年級學童（施作年齡條件為 72 個月≤就醫年月－出生年月≤108 個月）
成人預防保健「健康加值」方案	1. 身體檢查（聽力、視力、口腔檢查）、健康諮詢、血液檢查、尿液檢查 2. **40~65 歲每 3 年給付一次**；超過 65 歲每年給付一次 3. 罹患小兒麻痺且年齡在 35 歲以上者，每年補助一次 4. **55 歲以上原住民，每年補助 1 次**

註：癌症篩檢服務，詳見第 9 章表 9-7。

資料來源：衛生福利部國民健康署。

7. 山地離島地區醫療給付效益提升計畫：2007 年 3 月開辦**增進偏遠地區就醫便利性**及**平衡醫療資源計畫**，該計畫的三大宗旨為：(1)藉由較具彈性的支付方式，鼓勵醫療院所在一定收入的保障下，提高至山地離島地區進行醫療服務的意願；(2)協調整合平地的醫療院所、山地離島地區衛生所或診所，共組醫療合作團隊，增加醫療服務，減低當地居民就醫的困難與不便；(3)透過醫療資源的整合及當地居民的意見參與，全面改善山地離島地區的醫療服務品質。**「人人有健保，各個享醫療」**是該計畫的**終極目標**。
8. 2017 年 3 月推動分級醫療及電子轉診資訊平台運用，開放各層級醫療院所使用「電子轉診平台」，**主要目的是為強化一般診所與醫院或其他診所的分工與合作**，以利提升**轉診效率**及**醫療服務品質**。

2-4 健康政策

一、健康政策的發展課題

2016 年 8 月召開的全國衛生與健康大會，提出把「**將健康融入所有政策(health in all policies)**」的概念，**所有公共政策皆應將健康效益納入考量**，朝「全方位健康照護，確保全民健康」之目標。發展課題為：

1. 改造全民健康照護體系，提升照護品質。
2. 營造健康生活，提高自主管理。
3. 強化防疫體系，免除疫病威脅。
4. 強化藥物食品管理，保障民眾安全。

5. 發展醫藥科技、推動生技與健康資訊產業。

6. 推展國際衛生事務，加入世界衛生組織。

平等主義認為每個人價值平等，應該接受平等對待。而**健康不平等**(health disparities)**是健康政策面臨之挑戰，此現象並不局限於未開發國家**，於歐盟各國亦會發生。**不同國家常採用不同策略改善健康不平等，醫療的平等強調過程的平等與實質的平等**。

二、國民保健計畫

1. 推動國家健康風險評估基礎工作，研訂國家健康風險評估準則，並規劃特定物質、介質引起健康風險之監測及相關研究與評價。

2. 推動職業傷病通報及防治資訊系統，健全職業傷病醫療服務網絡。

3. 針對各族群（職場、家庭）進行健康體能促進宣導，提高國人規律性活動之人口比例。

4. 推廣各年齡層事故傷害防制與安全促進，有效減少危險因子之健康危害。例如**考量老年人口特性，將「老人防跌」列入工作重點**。

5. 推動青少年健康知能促進，設置青少年親善與保健門診，落實青少年性教育與生育保健工作。

6. 建構慢性病完整照護體系，透過糖尿病共同照護網、社區心血管疾病防治、腎臟疾病保健推廣體系、氣喘學童及中老年個案追蹤管理模式，提升民眾自我照護能力及品質。

7. 整合現有健保署、縣市政府及現有預防保健服務項目，推動整合性預防保健服務，並結合相關管理系統，落實異常個案轉診與追蹤服務。

8. 擴大新生兒先天性異常篩檢項目，推動品質保證方案，健全篩檢異常個案轉介及確診服務。
9. 透過產前遺傳諮詢服務網絡、社區孕產婦健康管理、優質之母嬰親善環境，提供孕產婦完整之健康照護服務。
10. 規劃外籍與大陸配偶之健康照護服務，以提供普及、多元化的生育服務。
11. 透過教育宣導，提升生育意願，緩解我國人口結構改變之壓力，達成「維持合理人口成長與結構」目標的策略，例如**維持合理出生率**、**提高人口素質**、**誘導人口合理的分布**、衡量人口、經濟、社會發展所需，**訂定適宜之移民政策**。

三、2025 衛生福利政策白皮書

承接 2006 年衛福部委託專家學者研擬「2020 健康國民白皮書」的兩項重要總體目標：**延長國人健康平均餘命及促進國人健康平等性**後，因應經濟的發展、社會結構的改變、疾病型態的變化、人口老化的加速、社會安全的保障及長照服務需求的提升，以及 2013 年衛政與社政組織整併成立衛生福利部的關係，制訂新的政策白皮書做為 2025 年全民健康平等的施政藍圖。以**建立個人健康行為、重塑健康服務體系、健全健康保險及年金制度、完善社會福利支持系統與創新資訊科技與擴展國際參與**等五大篇為主軸，盼能達成**「共享生活幸福平等，全人全程安心健康」之最終目標**。。其中**對於健全社會安全及綿密弱勢照顧體系方面的做法或成就有：(1)發展積極性社會救助，強化脫貧機制；(2)完備急難救助機制，落實弱勢照顧；(3)建構社區互助網絡，加強社會救助通報；(4)強化勸募督導與管理，擴大照顧服務量能**。

四、健康照護升值白金方案

2009 年行政院核定衛生福利部所提之「健康照護升值白金方案」，以「一三七」（即一個白金方案、三大主軸產業、七項體系強化）（表 2-3），做為醫療產業整體策略規劃和執行準則，期能提升國人生活品質，營造健康相關產業發展環境，以提供全民一個優質健康生活環境。

表 2-3 健康照護升值白金方案之主軸產業和體系

主軸產業	體　系
服務產業	醫療照護體系、長期照護體系
加值產業	養生保健服務、智慧臺灣醫療服務、醫療服務國際化、國家衛生安全
製造產業	生技醫藥產業

QUESTION 題庫練習

1. 下列何者為社區護理人員服務易感性群體最好的方式？(A)參與制定健康政策 (B)安排機構安置 (C)提供就業服務 (D)給予金錢補助。 (99專高二)

   解析 對於易感性群體參與制定健康政策，可預防、發現健康問題，早期治療。

2. 鄉村之醫療資源較不足，要達到均健的目標，在鄉村宜提升哪方面醫療為策略？(A)家庭醫學醫療 (B)新科技醫療 (C)醫院醫療 (D)基層保健醫療。 (99專普一)

3. 公共政策對於弱勢群體之關注重點不包括下列何者？(A)提升照護的可近性 (B)提升宗教信仰以協助心靈支持 (C)減少貧富差距 (D)提升公共衛生護理師之文化敏感度。 (100專高一)

4. 健康不平等(health disparities)是健康政策面臨之挑戰，下列敘述何者錯誤？(A)健康不平等通常發生在未開發國家 (B)平等主義認為每個人價值平等，應該接受平等對待 (C)醫療的平等強調過程的平等與實質的平等 (D)不同國家常採用不同策略改善健康不平等。 (101專高一)

   解析 健康不平等不局限於未開發國家，如於歐盟各國亦會發生。

5. 有關「2020健康國民白皮書」中兩項重要總體目標，下列何者正確？(1)延長國人健康平均餘命 (2)促進國人健康平等性 (3)減少醫療成本 (4)發展專科醫療。(A) (1)(2) (B) (3)(4) (C) (1)(3) (D) (2)(4)。 (101專高一)

6. 我國將「老人防跌」列入健康政策工作重點，主要是考量下列哪一個影響因素？(A)社會變遷 (B)經濟發展 (C)醫事人力 (D)人口特性。 (101專高二)

解答： 1.A 2.D 3.B 4.A 5.A 6.D

7. 關於衛生所公共衛生護理師執業範圍的描述，下列何者錯誤？(A)預防接種與傳染病預防 (B)慢性病個案管理 (C)協助門診之衛生教育 (D)食品衛生稽查與檢驗。（101專高二）

解析 食品衛生稽查與檢驗為衛生稽查員之執業範圍。

8. 目前臺灣醫療衛生體系現況的敘述，下列何者錯誤？(A)有醫療網計畫 (B)垂直分級轉診功能完善 (C)醫院評鑑是以病人安全為方向 (D)以三段預防原則規劃照護體系。（101專高二）

解析 缺乏合理的垂直分級轉診制度。

9. 行政院衛生署民國100年對弱勢族群之成人預防保健服務對象，下列何者正確？(A) 55歲以上原住民，每年可檢查1次 (B)罹患小兒麻痺且年齡在55歲以上者，每年可檢查1次 (C) 45歲以上原住民，每年可檢查1次 (D)罹患小兒麻痺且年齡在35歲以上者，每2年可檢查1次。（101專高二）

解析 罹患小兒麻痺且年齡在35歲以上者，每年可檢查1次。

10. 為達成「維持合理的人口成長與結構」的目標，下列哪一個策略較不合宜？(A)維持合理出生率 (B)提高人口素質 (C)誘導人口合理的分布 (D)放寬移民配額。（101專普一）

解析 須衡量人口、經濟、社會發展所需，訂定適宜之移民政策。

11. 醫療網規劃中，建立分級醫療作業制度與轉診系統之目的為何？(A)期使醫療資源分布較均勻，使用較合理 (B)避免健康醫療化，減少醫療專制 (C)促進醫療自由競爭，降低專業人員的負擔 (D)醫療資源升級，擴充人民的需求。（102專高二）

12. 偏遠地區之醫療資源較不足，為達全民均健的目標，在偏遠地區之重要健康保健策略應為：(A)急重症醫療 (B)醫院醫療 (C)專科醫療 (D)基層醫療保健。（102專高二）

解析 醫療網為均衡醫療資源在偏遠山區或離島設立群體醫療執業中心，其下設有基層保健服務，以提供當地整體性的護理服務。

解答： 7.D 8.B 9.A 10.D 11.A 12.D

13. 為保障山地、離島偏遠地區之基層保健醫療服務，政府的工作重點為何？(1)辦理巡迴醫療 (2)培育醫護人力 (3)改善並充實醫療器材與設備 (4)興建各式醫療機構：(A) (1)(2)(3) (B) (1)(2)(4) (C) (1)(3)(4) (D) (2)(3)(4)。（103專高一）

解析 山地及離島偏遠地區因地理環境特殊，就醫資原及健康照護屬於相對弱勢，應訓練及培養當地專業能力、補助當地硬體設備、巡迴醫療。

14. 有關預防性健康服務的內容，下列何者錯誤？(A)預防接種 (B)家庭計畫 (C)職業安全與衛生 (D)性病防治。（103專高一）

解析 職業安全與衛生屬於保護健康服務。

15. 為落實基層醫療保健，社區及醫療服務應符合的原則，下列何者錯誤？(A)積極性(active) (B)可用性(available) (C)可近性(accessible) (D)可接受性(acceptable)。（103專高二）

解析 健康照護體系應具可用性、可近性、可獲得性（可接受性）及全民參與等特性。

16. 下列何種制度措施乃政府實質提升基層醫療服務品質的作法？(A)平均分布設置區域醫院 (B)偏遠地區設置群體醫療執業中心 (C)建置醫師專科化制度 (D)規劃醫學中心購置精密醫療儀器。（104專高一）

17. 2012年衛生福利部公告，針對原住民成人預防保健方案，下列何者正確？(A) 55歲以上原住民每年補助1次 (B) 55歲以上原住民每半年補助1次 (C) 45歲以上原住民每年補助1次 (D) 45歲以上原住民每半年補助1次。（104專高一）

18. 為讓經濟弱勢之困苦的人，免於因疾病致無法獲得全民健康保險，政府自2009年起持續對特定弱勢者補助健保費，現今的補助對象，下列何者錯誤？(A) 70歲以上中低收入老人 (B)低收入戶 (C) 55歲以下之無職業原住民 (D)失業勞工及眷屬。（104專高二）

解析 (C)原住民補助需年滿55歲。

解答： 13.A 14.C 15.A 16.B 17.A 18.C

19. 臺灣基層醫療保健服務體系是以下列何者為主軸運作？(A)衛生局 (B)區域醫院 (C)衛生所 (D)診所。 (104專高二)

解析 衛生所是臺灣地區基層保健服務體系運作之主軸，並於群體醫療執業中心下設有「基層保健服務中心」。

20. 有關我國健康照護體系中的服務，下列何者強調民眾在死亡前得到生命的尊嚴？(A)公共衛生及預防保健服務 (B)緊急救護服務 (C)急性醫療服務 (D)復健及後續性服務。 (105專高一)

21. 護理師向立法委員溝通遊說法案，促進立法，是屬於政策制定過程的哪個步驟？(A)排定議程(policy agenda) (B)發展政策(policy formulation) (C)通過政策(policy adoption) (D)執行政策(policy implementation)。 (105專高二)

22. 有關我國所推動之「厝邊好醫師，社區好醫院」區域共同照護網絡之敘述，下列何者錯誤？(A)加強衛生所社區健康評估功能，提升基層醫療資源有效利用 (B)建置在地化的社區醫療照護網絡，落實雙向轉診功能 (C)建立每個家庭都有家庭醫師制度，提升照護品質 (D)鼓勵地區醫院與基層醫師合作，成立社區聯合執業團隊。 (106專高一)

解析 關於此一區域共同照護網絡的推動，是健保署於2017年3月開放各層級醫療院所使用「電子轉診平台」，主要目的是為強化一般診所、醫院或其他診所的分工與合作，為能提升轉診效率及醫療服務品質，而非是依照不同家庭的需求而設置醫療服務或資源。

23. 全民健康保險為自給自足、自負盈虧之社會保險，以隨收隨付制維持短期財務平衡，其收入來源下列何者正確？(1)保險對象、雇主及政府共同分擔之保險費 (2)菸品健康福利捐 (3)公益彩券盈餘分配之收入 (4)企業捐款。(A)僅(1) (B)僅(1)(2) (C)僅(1)(2)(3) (D) (1)(2)(3)(4)。 (106專高二)

解析 目前全民健保的保險財務收入主要來自於被保險人、雇主及政府共同分擔的保險費，少部分為外部財源挹注，包括保險費滯納金、公益彩券盈餘分配收入、菸品健康福利捐等補充性財源。

解答： 19.C 20.D 21.B 22.C 23.C

24. 衛生福利部為改善山地離島地區醫療不足與就醫不便問題，規劃有能力、有意願的醫療院所，至山地離島地區提供定點或巡迴醫療服務，此計畫名稱為何？(A)地方養成醫事人員培育及返鄉服務計畫　(B)原住民醫療或社會福利資源計畫　(C)部落及社區健康營造計畫　(D)全民健康保險山地離島地區醫療效益提升計畫(Integrated Delivery System, IDS)。（106專高二）

25. 配合0~7歲兒童疫苗接種時程，我國全民健康保險規劃補助幾次兒童預防保健門診？(A) 5　(B) 7　(C) 10　(D) 14。（106專高二）

解析 兒童預防保健於未滿1歲6個月給付4次，再於1歲6個月至未滿2歲、2歲至未滿3歲及3歲至未滿7歲時各給付一次，共給付7次。

26. 原住民族地區及偏遠離島地區未滿6歲兒童，可以多久執行一次牙齒塗氟的處置？(A)每1個月　(B)每2個月　(C)每3個月　(D)每6個月。（106專高二補）

解析 未滿6歲兒童，政府每半年（6個月）補助一次塗氟，原住民族地區及偏遠離島地區則為每3個月補助一次。

27. 根據2015衛生福利部年報，下列敘述何者不是臺灣人口結構現況？(A)幼年人口比率降低　(B)人口性別比例＞100　(C)老年人口比率上升　(D)青壯年比率上升。（107專高一）

解析 (B)由於外配移民之故，臺灣自2013年的99.96持續下降。

28. 我國全民健康保險採全民強制納保制度，可能導致被保險者傾向過度使用醫療服務所造成的問題稱為下列何者？(A)逆選擇(adverse selection)　(B)道德危害(moral hazard)　(C)權益危害(right hazard)　(D)自由選擇(free option)。（108專高一）

29. 有關全民健康保險的敘述，下列何者正確？(1)是一種社會保險制度 (2)其基本理念不包含危險共同分擔 (3)就診時需繳付部分負擔費用 (4)納保率超過99%，醫療院所特約率超過九成 (5)其主要財源來自公益彩券及菸品健康福利捐。(A)(1)(3)(4)　(B)(1)(4)(5)　(C)(2)(3)(4)　(D)(2)(3)(5)。（108專高一）

解答：　24.D　25.B　26.C　27.B　28.B　29.A

解析 (2)其理念即全民共同分擔風險的精神；(5)健保財務主要來自於保險對象、雇主及政府共同分擔的保險費收入，少部分為外部財源挹注，包括公益彩券盈餘、菸品健康福利捐分配收入等。

30. 衛生福利部中央健康保險署2015年決議二代健保的描述，下列何者錯誤？(A)健保費率調降、補充保險費率調高 (B)建置「健康存摺」系統 (C)與長照保險無縫接軌 (D)推動健康醫療雲。 (108專高二)

解析 (A)二代健保除了一般保費外，另新增補充保費，並不是指保險費率的調整。

31. 根據2025衛生福利政策白皮書中，對於健全社會安全及綿密弱勢照顧體系方面的做法或成就之敘述，下列何者錯誤？(A)發展積極性社會救助 (B)建構社區互助網絡 (C)完備急難救助機制 (D)強化國際交流服務。 (108專高二)

32. 有關全民健保之兒童牙齒塗氟的補助對象，下列何者錯誤？(A) 5歲王小弟 (B) 7歲劉小妹 (C) 10歲原住民張小弟 (D) 10歲身心障礙廖小妹。 (109專高一)

解析 (B)未滿6歲的兒童每半年可接受一次免費牙齒塗氟保健服務；(C)(D)低收入戶、身心障礙、原住民族地區、偏遠及離島地區學童每3個月1次免費牙齒塗氟。

33. 有關群體醫療執業中心之敘述，下列何者錯誤？(A)設立之目的為提供山地、離島以及偏遠地區民眾較好的醫療服務品質 (B)該中心設於當地的私人診所內 (C)該中心以門診業務為主 (D)其設置標準為人口數在10萬人以下的鄉鎮。 (109專高一)

解析 該中心之醫師由附近醫院醫師或公費生分發擔任，其他業務所需人力由衛生局指定當地衛生所兼辦，並非私人診所。

34. 有關政府對偏鄉醫療照護提供之措施，下列何者正確？(A)朝「病人動，醫師不動」的方向努力 (B)建構偏鄉數位資訊醫療照護網絡及電子病歷 (C)基層醫療院所支援陸海空緊急醫療後送 (D)積極新建離島醫學中心。 (109專高二)

解析 (A)補助所屬偏遠離島地區充實醫師人力計畫；(D)在澎湖醫院與金門醫院設立心血管照護中心、澎湖醫院化療中心。

解答： 30.A 31.D 32.B 33.B 34.B

35. 有關全民健保之敘述，下列何者錯誤？(A)屬於強制性的社會保險制度 (B)基本理念為危險共同分擔 (C)採財務獨立制，自給自足 (D)未繳交保費者，健保卡即被鎖卡。 (109專高二)

36. 王太太，49歲，無吸菸與嚼檳榔史，未曾做過任何篩檢，依據全民健保預防保健服務範圍，她可接受哪些篩檢項目？(1)成人預防保健「健康加值方案」 (2)子宮頸癌篩檢 (3)乳癌篩檢 (4)大腸癌篩檢 (5)口腔癌篩檢。(A) (1)(2)(3) (B) (1)(2)(5) (C) (2)(3)(4) (D) (3)(4)(5)。 (110專高一)

解析 (4) 50~74歲以上民眾每2年檢查一次；(5) 30歲以上有嚼檳榔或吸菸者、18歲以上有嚼檳榔原住民，每2年一次。

37. 有關健全健康照護體系的主要目的，下列何者錯誤？(A)民眾可以得到適當的健康服務之可用性(available) (B)民眾可以配合政府的衛生政策之可主動性(active) (C)民眾可以容易取得健康促進、特殊保護、篩檢與預防服務之可近性(accessible) (D)符合民眾的健康需求與型態之可接受性(acceptable)。 (110專高二)

解析 健康照護體系應具有可用性(available)、可近性(accessible)、可獲得性／可接受性(acceptable)、全民參與(full participation)等特性。

38. 有關現行衛生福利部組織之敘述，下列何者正確？(A)國民健康署主要負責發展長期照護體系，提升原住民族與離島地區健康照護品質 (B)護理及健康照護司主要負責規劃推動生育健康、婦幼健康、癌症、心血管疾病及其他非傳染病防治 (C)疾病管制署成立之宗旨為建立現代化的防疫體系，免除國人疫病的威脅 (D)心理及口腔健康司主要負責青少年網路成癮以及齲齒防治與促進口腔衛生。 (110專高二)

解析 (A)負責婦幼衛生與慢性病防治；(B)負責發展長期照護體系，強化護理及助產業務，提升原住民族及離島地區健康照護品質；(D)負責心理健康促進、毒品成癮及口腔衛生。

解答： 35.D 36.A 37.B 38.C

39. 有關全民健康保險預防保健服務的敘述，下列何者錯誤？(A)兒童預防保健服務共計7次，7歲以下兒童適用，包含身體及發展檢查及衛生教育指導 (B)孕婦產前檢查共計10次，若發現德國麻疹抗體陰性之孕婦可提供免費的德國麻疹疫苗注射 (C)成人預防保健「健康加值」服務40歲至64歲每3年1次，65歲以上、55歲以上原住民及35歲以上罹患小兒麻痺者每年1次 (D)30歲以上女性可免費每年進行子宮頸抹片檢查。 (110專高二)

解析 (B)德國麻疹疫苗有致畸胎性，懷孕婦女禁止注射。

40. 未滿1歲6個月的兒童，全民健保提供幾次兒童預防保健服務？(A) 1次 (B) 2次 (C) 4次 (D) 7次。 (110專高二)

41. 有關健康融入所有政策(health in all policies)的概念，下列敘述何者正確？(A)強調健康部門推動健康促進的責任 (B)強調健康部門制訂健康政策的責任 (C)所有公共政策皆應將健康效益納入考量 (D)健康部門必須制訂完善周延健康政策。 (111專高一)

42. 劉小姐，50歲，其可使用的全民健康保險中的預防保健服務，下列何者正確？(1)每年一次的成人健康檢查 (2)每3年一次的成人健康檢查 (3)每2年一次的婦女子宮頸抹片檢查 (4)每2年一次的乳房攝影檢查。(A) (1)(3) (B) (2)(3) (C) (1)(4) (D) (2)(4)。

解析 (1) 40~64歲每3年一次；(3) 30歲以上婦女免費每年一次子宮頸抹片檢查。 (111專高一)

43. 全民健康保險大幅減低就醫者的經濟負擔，造成民眾因而可能隨意使用過多的醫療服務，此現象為下列何種危害？(A)經濟危害(economic hazard) (B)道德危害(moral hazard) (C)社會危害(social hazard) (D)制度危害(system hazard)。 (111專高二)

解答： 39.B 40.C 41.C 42.D 43.B

44. 王女士，45歲，山地原住民女性，平時沒有抽菸、飲酒習慣，從沒參加社區健康篩檢活動，今天第一次參加篩檢。下列何者為其可使用的公費篩檢項目？(1)成人預防保健服務 (2)子宮頸癌篩檢 (3)大腸癌篩檢 (4) B、C型肝炎篩檢 (5)乳癌篩檢 (6)口腔癌篩檢。(A) (1)(2)(4)(5) (B) (1)(2)(5)(6) (C) (1)(3)(5)(6) (D) (2)(3)(4)(6)。 (111專高二)

解析 (3)健保提供50~75歲民眾每2年1次；(6) 30歲以上有嚼檳榔（含已戒檳榔）或吸菸者、18歲以上有嚼檳榔（含已戒檳榔）原住民，每2年1次。

45. 有關現行全民健康保險之敘述，下列何者正確？(1)多元保險人制度 (2)實質納保率99%以上 (3)強制性的社會保險 (4)公辦公營模式 (5)被保險對象分為十大類。(A)僅(1)(2)(3) (B)僅(2)(3)(4) (C)僅(3)(4)(5) (D) (1)(2)(3)(4)(5)。 (112專高一)

解析 (1)為單一保險人制度，即中央健保署；(5)被保險人分為六大類。

46. 負責辦理原住民族及離島地區之部落社區健康營造補助計畫規劃及推動事項，為衛生福利部哪一單位的業務？(A)社會保險司 (B)保護服務司 (C)護理及健康照護司 (D)心理健康司。

(112專高一)

47. 有關擬定原住民健康政策之敘述，下列何者最適宜？(A)強調以改善部落成人健康與工作能力為主 (B)主要考量疾病特性及預防，不需考量文化與傳統 (C)上小學後再開始紮根健康意識與健康行為 (D)人才訓練須融入文化敏感度。 (112專高一)

48. 有關2025衛生福利政策白皮書之敘述，下列何者正確？(1)推動總目標為共享生活幸福平等，全人全程安心健康 (2)以消除健康不平等為努力的方向 (3)以重塑健康服務體系及創新資訊科技為推動策略 (4)致力於拓展國際參與。(A)僅(1)(2) (B)僅(1)(3)(4) (C)(2)(3)(4) (D)(1)(2)(3)(4)。 (112專高二)

解答： 44.A 45.B 46.C 47.D 48.D

49. 有關全民健保給付項目，下列何者錯誤？(A)預防保健 (B)安寧療護 (C)慢性精神病 (D)義齒裝置。 (112專高二)

解析 (D)健保不給付假牙。

50. 有關全民健康保險的敘述，下列何者正確？(1)屬強制性社會保險 (2)主要收入來源為保險費 (3)被保險人所負擔的眷屬數最多計算到3人 (4)除特殊對象外，採部分負擔制。(A)僅(1)(2)(3) (B)僅(1)(2)(4) (C)僅(2)(3)(4) (D)(1)(2)(3)(4)。 (112專高三)

51. 有關我國基層醫療保健的主要服務內容，下列何者最不適當？(A)治療罕見疾病 (B)傳染病防治 (C)推動四癌篩檢 (D)執行疫苗接種。 (112專高三)

解答： 49.D 50.D 51.A

MEMO

流行病學概論與生命統計

出題率：♥♥♥

流行病學概論
- 流行病學的定義及發展演進
- 流行病學的範圍
- 流行病學的應用
- 流行病學研究方法

生命統計
- 意　義
- 常用指標及意義
- 統計圖的種類

臺灣人口問題

Community Health Nursing

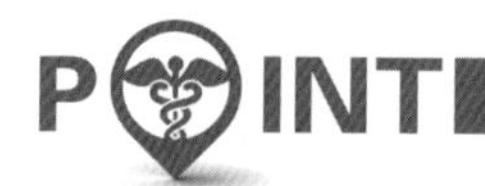

重｜點｜彙｜整

3-1 流行病學概論

一、流行病學的定義及發展演進

(一) 定　義

研究族群之健康狀態和健康事件之分布狀況及其決定因素，並應用研究成果以控制健康問題的學問。

1. 健康狀態指的是生理、心理或社會上的正常狀況，以及疾病、傷害、殘障、死亡等失調現象的存在與否（有或無的靜態現況）。
2. 健康事件指的是疾病、傷害、殘障、死亡等現象的發生與否（由無變有的動態機轉）。
3. 分布狀況：**人群**(who)、**時間**(when)、**地方**(where)、**什麼疾病**(what)。
4. 決定因素：**為什麼**(why)、**如何**(how)防治疾病、傷害、殘障、死亡發生（流行病學又稱為研究**六個 W** 的學問）。

(二) 發展演進

1. 2,000 年前 Hippocrates 提出環境和人類疾病的關聯。
2. 1662 年由 John Graunt 所報告的死亡分析資料將統計概念應用在流行病學上。
3. William Farr 透過婚姻狀態、職業等因素分析疾病及死亡資料，其對目前健康指標及生命統計的應用具有極大貢獻。
4. 1747 年 James Lide 發現壞血病和維生素 C 之間的關係。

5. John Snow (1813~1858)提出霍亂和汙水間的關聯性。

6. 1923 年 Joseph Goldberger 發現維生素 B 與癩皮病之間的關聯。

二、流行病學的範圍

流行病(epidemics)是指某事件的發生率超過正常的期望值，例如目前臺灣癌症發生率及死亡率遠高於從前，所以癌症為目前的流行病；臺灣近視發生率遠高於世界其他國家，所以臺灣流行近視。流行病具下列特徵：

1. **可以是任何一種疾病或傷害**。
2. **發生數目超過正常期望值**（期望值可因時、地而不同）。
3. **無地理範圍或特殊時間的限制**。

流行病依疾病所流行的地區，進一步區分為：

1. 大流行(pandemic)：**疾病發生在許多國家或市鎮而影響大多數人**。如 **2009 年的 H1N1 新型流感**和 2019 年的嚴重特殊傳染性肺炎(COVID-19)。
2. 散發性(sporadic)：病例零星的分散某地或某時段。如在臺灣發現第一個本地民眾罹患黃熱病，對臺灣而言屬散發性流行病。
3. **地方性**(endemic)：疾病或病原經常存在某地區。如嘉義、臺南**近海鄉鎮的烏腳病**和竹東地區的甲狀腺腫大。

三、流行病學的應用

凡是牽涉與人有關的研究，也就是以人體健康情形做為依變項或依變數(dependent variable)時，都可使用流行病學探討。**熟悉流行病學與生命統計資料，分析與運用相關健康數據以監測社區計畫成效，屬於社區護理師應具備的以實證為基礎的能力**。

(一) 描述社區疾病型態

利用「率」的不同型式，說明疾病型態在不同人、時、地的分布狀況並加以分析。

◆ 測量值的使用

1. 分率(proportion)：某特定健康狀態／所有可能狀態。其決定因子不單純，因分母可由不同事件或狀態所組成，**較常被應用在行政決策上**。
2. 比或比例(ratio)：兩不同狀態或事件的比值。其分子與分母各為不同的事件或狀態，決定因子更複雜，在病因研究上較少被利用，如**依賴人口指數**（即**扶養比(dependency ratio)**）。
3. 比率(rate)：某事件／（狀態×時間）。為流行病學上最常用的工具之一，如**盛行率及發生率**。
4. 持續期(duration)：（狀態×時間）／某事件。

◆ 盛行率(Prevalence Rate, P)

在某特定時間族群中具有某狀態或特質的人，占全體族群的百分比。**盛行率沒有單位**，其值介於 0 與 1 之間。依其時間的不同可區分為點盛行率(point P)及期盛行率(period P)。變動因素包括：(1)疾病或某狀況的嚴重度；(2)疾病或某狀況的持續期；(3)新的個案發生數。**盛行率通常未能提供在因果關係上的強烈證據，但在評估健康需求及健康服務的計畫籌擬階段為一重要的資料**。

$$\text{點盛行率}=\frac{\text{某時間點上現存得病人數}}{\text{某時間點上族群的所有人口數}}\times 1{,}000$$

$$\text{期盛行率}=\frac{\text{某段時間內現存得病人數}}{\text{某段時間內族群的所有人口數}}\times 1{,}000$$

若疾病的發生很穩定，則盛行或推算率＝發生率×疾病發生時間。

◆ 發生率(Incidence Rate, I)

某段觀察時間內，**單位時間中所有可能發生某特定事件的人發生該事件的機率**，其值不可能小於 0，但也無上限。強調在時間的過程中新發生個案數的多寡。**發生率適合用來推估單位時間內罹患疾病的可能性比率，以及做致病因子的探討**。

$$發生率=\frac{該段時間內新發病人數}{某段時間內原本沒有但可能罹患某疾病的所有人口數}\times 1{,}000$$

其決定因子包括：

1. 所有已知會造成該事件的因素。
2. 分子與分母的準確度。
3. 誘發期長短的考量。
4. 觀察對象的體質特性。
5. 觀察對象所接觸的環境空間。
6. 觀察對象之生活習慣。

◆ 累積發生率(Cumulative Incidence Rate, CI)

某世代族群或某固定族群的人，經過某段觀察時間後，發生某事件（疾病）的人口占該世代族群人口總數的比率，也稱危險度(risk)。因此沒有單位，值介於 0 與 1 之間，故報導 CI 時，須說明其觀察期間。當疾病或事件的發生機率很小時，累積發生率幾乎可等於發生率乘以年齡層距之總和。

$$累積發生率=\frac{該段時間內新發病人數}{進入觀察過程初始未發病的族群個案總數}\times 1{,}000$$

◆ 不同頻率測量方法間的關係

1. 盛行率受發生率及疾病持續期長短的影響。當某疾病（或事件）盛行率極低且隨時間變化不顯著（即該疾病或事件呈穩定狀況下）時，盛行率可粗估為：
   因 $\frac{P}{1-P}=I\times D$，當 $1-P=1$ 時，$P=I\times D$（平均值）
2. 累積發生率受發生率及觀察時間長短的影響。發生率則常因年齡組成不同而改變。當疾病或事件的發生機率很小時，或觀察時間極短的情況下，累積發生率幾乎可作為發生率的粗估。

◆ 率的比較

不同族群進行比較時，常因年齡結構不同造成判斷誤差，為增加比較性，應採標準化換算。

1. **直接標準化：消除人口組成（如年齡、性別）的影響，可以用來比較兩地的死亡或罹病情形而衡量出其衛生水準**。步驟為選定標準化人口（可採比較族群總和或選定固定值）→各族群依原有族群年齡別比率，乘以標準人口，計算出期望值→各族群各自將依標準人口計算出的各年齡層期望值總和除以標準人口，可得標準化比率。
2. **間接標準化**：可以表示人口因某種原因所造成的損失情形，故**可作為公共衛生評估、規劃及施政計畫的指標**。步驟為選定年齡層標準率→族群依原有族群年齡層人口數，乘以年齡層標準率，計算出期望數→族群將觀察到的實際總數除以期望總數，可得標準化比。

(二) 研究疾病自然史

藉由觀察疾病或事件在不同年齡、性別或地理區域的不同結局（康復、死亡或併發症等），可以得知疾病發展的時間。

◆ 疾病自然史

在疾病過程沒有外界特殊措施介入情況下，隨時間經過的歷程。

1. **易感受期**(susceptible stage)：此時**疾病雖然還未發生，但是危險因子**(risk factors)**已經存在**。像是生物性病原的感染、血膽固醇含量的升高、吸菸與酗酒的習慣、家庭變故與缺乏親情、身體過於肥胖等，分別使得一個人罹患傳染病、冠狀動脈心臟病、癌症、情緒障礙、糖尿病的機率大大地提高。又如子宮頸癌的危險因子包括性生活開始的早、性對象複雜、子女數多、年齡大及種族等。
2. **臨床前期**(preclinical or presymptomatic stage)：此時**致病因子已在人體產生病理變化，但還沒有臨床症狀、徵候出現**，也就是這階段產生的體內變化，都是低於臨床診斷水平(clinical horizon)而無法察覺，此期最能**透過篩檢早期發現身體病理變化**。如動脈粥狀硬化，又如子宮頸癌臨床前期即為子宮頸異型上皮的出現。
3. **臨床期**(clinical stage)：此時**生理或心理的結構（機能）已有明顯變化，臨床上可察覺疾病的症狀與徵候**。如子宮頸出血的現象即為子宮頸癌臨床期的表徵。
4. 殘障期(disable stage)：疾病發展到臨床的階段，有些病人會痊癒復原，有些卻會產生或長或短的後遺症，而受到暫時性或永久性的行動限制或喪失。像汽、機車肇事造成的臥病或殘障、腦血管病變造成的半身不遂或植物人狀態。
5. 死亡(death)：疾病的一再惡化，即使得殘障病人終告死亡。死亡有時候並非原發性疾病所造成，而是導因於合併症或續發性疾病的不治。

(三) 探討危險因子與致病機轉

利用流行病學相關科學，根據現有的資料，擬訂假說來解釋疾病的分布，再依特殊設計的研究方法，檢定假說的正確性。

◆ 致病模式

1. **三角致病模式**(epidemiological triangle)：將**宿主**、**病原和環境**視為疾病產生的主要原因。如果任何一個要素產生改變，破壞了原有的平衡，將導致疾病的發生。主要用於解釋**傳染性疾病，偏重對病原的強調。例如嚴重特殊傳染性肺炎(COVID-19)，或是社區衛生護理人員在社區中發現流感人數有增加，且有時、地聚集現象，最適合用此模式調查致病機轉**。
   (1) **病原**：是指一種活的或死的元素、物質，或一種力量。在適當的**環境**內，經與**有感受性的人體**有效的接觸後，其存在或缺乏成為引發病變或維持病變的刺激物。可分為：
   A. **化學性致病原**：指來自體外之化學物質，且對人體之健康有害，或產生於體內之化學物質，即由於人體內某部分組織新陳代謝異常時所產生之物質。
   B. **物理性致病原**：如溫度、濕度、氣壓、放射線、噪音、電、機械的力量等。
   C. **生物性致病原**：包括**非傳染性**者；如某些花粉、植物、血清等，也就是所謂之過敏原(allergen)。
   D. **傳染性**者：如多細胞動物（蠕蟲類、昆蟲類）、原生動物（阿米巴）、細菌、病毒等。
   (2) 宿主：與人體相關特性如下：
   A. 傳染力或侵入力：**傳染力**是指活的致病原侵入宿主體內且能生存和繁殖之能力；其在非活的致病原方面的相對名稱即為**侵入力**。

B. 致病力與毒力：**致病力**為致病原引起宿主組織反應之能力；**毒力**為所致之反應程度之計測。

C. 抗原性：即致病原進入人體後引發身體產生抗體之力量。

(3) **環境**：指疾病傳播的途徑或所處的周遭地域，可能的環境因子包括溫度、濕度、高度、擁擠度、居家環境、飲用水質、噪音、空氣汙染等。若環境狀態改變，如食用水汙染、環境髒亂等，則可能提高罹病的機會。

2. **網狀致病模式**(web of causation)：MacMahon 等人所提出，強調疾病的發生，是由錯綜複雜的關係鏈交織而成之因果網促成。**多用於探討慢性病，最能解釋弱勢群體健康問題發生的原因**。

3. **輪型致病模式**(epidemiological wheel)：Mausner 等人所提出，說明**宿主與周圍環境間不停互動**的真實性，又稱**「生態模式」**。輪軸代表宿主，**軸心**是**遺傳基因**，環繞宿主四周的是環境因素，每一部分對於疾病的影響比例會因疾病種類而異，包括：

(1) **生物環境**：傳染病原、感染窩數、散播媒介、動植物等。

(2) **社會環境**：風俗習慣、社會文化、政治經濟等。

(3) **物理環境**：光、熱、空氣、水、放射線、化學物質、聲波、壓力等。

4. 螺狀致病模式(epidemiological spiral)：以輪型致病模式為基礎，除認為疾病的產生，源自宿主與環境間的交互作用外，加上疾病發展的時間向度，與宿主的易感受性與環境暴露因子間形成動態交互影響。

(四) 解釋特殊流行現象

利用流行病學收集相關的資訊，分析解釋疾病發生的原因。

(五) 醫療保健工作的計畫設計與效益評估

◆ 三段五級預防

1. 初段預防：**主要在促進健康**（第一級）、**特殊保護**（第二級），針對**易感受期**而設。藉著改變個人的易感受性，或是降低曝露於病原的機率，以達到避免危險因子發生作用的目的。如**與愛滋病人討論家庭計畫或育兒計畫**。
   (1) **促進健康**(health promotion)：目的在於促進宿主身心健全、以期抵抗各種病原的可能侵襲，現所用方法以**衛教**居多。
   (2) **特殊保護**(specific protection)：目的為**針對特定疾病，採行各種防護保健措施**，以避免或減少該疾病發生。包括**攝取特殊營養、戴口罩、預防注射、職場使用護具、環境衛生改善**。
2. 次段預防：**早期診斷和治療**，針對**症狀臨床前期或臨床期之疾病早期**發展而設，藉著早期診斷和適當治療來防患或阻滯臨床前期和臨床初期的變化，偏重在**篩檢調查**等工作，如**子宮頸抹片篩檢、產前檢查**。
   (1) **篩檢**是指對外表健康的個體所進行的偵測，以了解其個人未知的健康缺失情形。進行篩檢時，安全為首要條件，對象為**接受健康服務的人，而非已被診斷篩檢出的個體**。
   (2) 篩檢的效度指標：效度是指檢定的結果和實際有病或無病的情況相吻合的程度，可由**敏感度**(sensitivity)和精確度（又稱**特異性**(specificity)）來表示。**敏感度係指實際有病而篩檢結果為陽性的比率**（又稱真陽性率）；而**精確度則指實際沒病而篩檢結果為陰性的比率**（又稱真陰性率）（表 3-1）。成功的篩檢計畫之特性為**有效的、迅速的、無害的**。
      A. **陽性預測值：檢驗結果為陽性情形下，真正罹病的數據**。
      B. **陰性預測值**：檢驗結果為陰性情形下，真正無病的數據。

(3) 族群盛行率不變，篩檢工具之特異性較敏感性對陽性預測值提升影響程度大。**若篩檢工具條件不變，族群盛行率高則陽性預測值高**。

(4) **成效**(yield)：是指利用篩檢檢定找出原先以為沒病，而實際有病的人數。

表 3-1 篩檢的效度指標

篩檢結果	患病狀況	
	有	**無**
陽性	a	c
陰性	b	d

敏感度 $= \dfrac{\text{有病而檢查結果呈陽性反應者}}{\text{有病的人}} = \dfrac{a}{a+b}$

精確度（特異性）$= \dfrac{\text{沒病而檢查結果呈陰性反應者}}{\text{沒病的人}} = \dfrac{d}{c+d}$

假陽性率 $= \dfrac{\text{沒病而檢查結果呈陽性反應者}}{\text{沒病的人}} = \dfrac{c}{c+d} = 1 - \text{精確度}$

假陰性率 $= \dfrac{\text{有病而檢查結果呈陰性反應者}}{\text{有病的人}} = \dfrac{b}{a+b} = 1 - \text{敏感度}$

陽性預測值 $= \dfrac{\text{有病且檢查結果呈陽性反應者}}{\text{檢定結果呈陽性反應者}} = \dfrac{a}{a+c}$

陰性預測值 $= \dfrac{\text{沒病且檢查結果呈陰性反應者}}{\text{檢查結果呈陰性反應者}} = \dfrac{d}{b+d}$

3. 末段預防：主要在**限制殘障**（第四級）、**復健**（第五級），藉著臨床治療的方法，使發病的病人早日痊癒康復，或是使殘障的病人因復健而恢復健全的機能。

(1) **限制殘障**(disability limitation)：使臨床病例不再惡化成暫時性殘障，或是使殘障者不繼續惡化或永久性殘障，如**至社區藥局接受免費用藥指導與處方箋領藥**、受傷肢體的物理治療與職能治療皆是。

(2) **復健**(rehabilitation)：使遭受永久殘障的病人，**恢復自立自主的能力，減少對他人的依賴**，能在社會上扮演正常的角色。

健康促進	特殊保護	早期診斷 適當治療	限制殘障	復　健
1.加強衛生教育 2.提高生活水準 3.良好的營養補充 4.正當休閒和適當運動 5.良好的就業及工作環境 6.正常個性的發展 7.改善環境衛生 8.性教育與婚姻指導 9.遺傳優生諮詢 10.婚前健康檢查與定期身體檢查	1.按時接受預防接種 2.注意個人衛生 3.利用環境衛生知識 4.職業傷害的保護 5.預防意外 6.給予**特殊營養** 7.避免接觸致癌物質 8.慎防接觸過敏原 9.高危險群的照顧	1.個人或團體中尋找病例 2.實施篩檢 3.選擇性檢查，其目的在： (1)預防和治療疾病的進行 (2)預防病源傳播 (3)預防出現合併症 (4)減少殘障的可能性	1.完全治療 2.住院診治 3.居家照顧及療養 4.防止病情惡化及限制殘障、死亡	1.心理、生理及社會適應、發揮最大能力 2.職能復健 3.完全就業 4.長期照顧
第一級預防	第二級預防	第三級預防	第四級預防	第五級預防
初段預防		次段預防	末段預防	
病理前期		病理期		
無症狀期／易感受期		臨床病徵期		殘障期／死亡期

圖 3-1　疾病自然史與三段五級預防

四、流行病學研究方法

(一) 描述流行病學（研擬與篩選）

透過對特定族群健康事件與狀態資料的收集、處理及描述。其資料來源包括：(1)戶口普查；(2)生命統計（衛生統計）；(3)死亡診斷書；(4)出生證明書；(5)傷病資料登錄資料的處理－以人、時、地三大特徵分別描述。

1. 人的因素：年齡、性別、民族團體、社會經濟地位、職業、婚姻狀況、家庭因素（家庭大小、排行、母親生育年齡、雙親是否健在等）。

2. 時的因素
   (1) 短期流行：又稱短期波動、點流行，指一群人因幾乎同時曝露在相同的感染源下，而發生「短時間」內（數小時到數個月的期間）罹病人數突然顯著增加的現象。例如食物中毒、急性傳染病。
   (2) 長期趨勢：指罹病率或死亡率經過一段時間（可能數年、亦可能數十年）的變化情形。
   (3) 週期變動：指罹病或死亡現象的循環起伏情形。循環的週期以季節性變動最為重要，例如腦血管疾病常發生於冬天，而溺水意外常發生於夏季。
   (4) 時間聚集：指病例之發生特別集中在某一段時間。例如因懷孕引起的精神病大多數在分娩後 4 週內發病。

3. 地的因素
   (1) 劃分區域之依據：自然地緣（依地形或氣候劃分之區域，較利於病因或死因的探討）、行政區域（依行政需要而加以劃分之區域，利於資料的收集及衛生行政工作）。

(2) 依地區而做的流行病學描述比較

A. 國際比較：國際間的疾病率和死亡率的比較，可評估各國衛生保健工作的優劣好壞，也可研究致病因子的作用機轉。

B. 國內比較：都市和鄉村的比較是最常見的類型之一。

C. 小地區分析：常用「**點圖法**」將研究區域內罹病或死亡個案的發生地點，用點在地圖上標示出來，有助於了解環境因素與疾病間的關係，並做為衛生計畫，提供醫療保健服務的基礎。

(二) 分析流行病學（辨明與修訂）

1. 斷代研究法（調查研究法）：目的在於了解研究族群中的變項分布型態及其間的相關性。若以探討吸菸與肺癌相關為例，則為同時調查研究對象的吸菸狀況與是否罹患肺癌的情形。

2. 縱貫研究法

(1) **回溯研究法**（**個案／病例對照研究法**(case-control study)）：在探討曝露資料與健康事件的關係時，首先**選擇一組具有健康事件的個體**（即個案組，cases），且為了比較，**再選定一組不具健康事件的個體**（即對照組，controls），然後分別調查兩組之中，曝露在某危險因子的比率是否有差異，**可算出勝算比**(odds ratio)，並依此判斷健康事件的發生是否與曝露在某狀態下有關。例如**發現社區少數居民罹患少見的傳染病或罕見疾病，為找出可能的危險因子**，可採用此法。

(2) **追蹤研究法**（**世代研究法**(cohort study)）：又可區分為「同時性世代追蹤研究法」與「回溯性世代追蹤研究法」，其調查方向是**順著時間軸探索了解曝露組與非曝露組的健康事件分布發生情形，能描述疾病之自然史，探討因果關係，探討婦女懷孕期間使用藥物和胎兒畸型的因果關係**。主要研究議題皆為「**將會發生什麼(What will happen?)**」。前者的研究起始於**原始世代的選定**，調查區分曝露資料後，隨時間軸的方向追蹤研究對象健康事件的發生情形；後者的研究開始於**健康事件的調查**，再回溯過去已建立的曝露狀況歷史檔案資料，而後加以比較曝露組與非曝露組健康事件**發生的比率**。在世代追蹤研究中，可以藉由**曝露組與非曝露組健康事件發生率的比值（即相對危險性，relative risk, RR），來判斷曝露與健康事件間的關係**。相對危險性的公式為：

$$相對危險性(RR)=\frac{曝露組的發生率}{非曝露組的發生率}$$

A. **若 RR > 1**：表示曝露組的健康事件發生率大於非曝露組，因此推論此曝露可能為健康事件的危險因子。

B. **若 RR = 1**：表示曝露組的健康事件發生率與非曝露組相當，因此推論此曝露不太可能為健康事件的危險因子。

C. **若 RR < 1**：表示曝露組的健康事件發生率小於非曝露組，因此可以推論此曝露可能為健康事件的保護因子。

表 3-2 分析流行病學的優缺點比較

	斷代研究法	回溯研究法	追蹤研究法
優點	1. 經濟、省時 2. 可同時調查多種變項，包括不同疾病特質與暴露因子	1. 經濟、省時 2. 不需太多的研究對象 3. **適合研究潛伏期長或較罕見的疾病案例** 4. 可針對一個疾病，探討造成此疾病的多種危險因子	1. 確立因果關係時的證據較其他觀察研究法來的強而有力 2. 較能避免因研究對象記憶偏差導致錯誤的分類 3. 可**提供研究者觀察疾病自然史**一個很好的機會 4. 可探討一個危險因子能導致多少種不同的疾病 5. 能估算疾病的發生率及相對危險性

表 3-2 分析流行病學的優缺點比較（續）

	斷代研究法	回溯研究法	追蹤研究法
缺點	1. 無法證明自變項與依變項間的因果時序關係 2. 只能找出現存的疾病案例	1. 對已發生的危險因子之暴露狀況，常會缺乏客觀的記錄 2. 較可能出現訪談誤差的情況 3. 較難找到適合的對照組	1. **耗時、不經濟，較不適合用在需要較多研究對象的罕見疾病或是潛伏期長的疾病** 2. 因需耗時追蹤發病時間，可能會面臨研究對象的流失、疾病診斷標準改變及暴露資料改變等時間因素造成的問題

(三) 實驗流行病學（實證與確定）

常用來評估介入或治療方案的有效性，與觀察型的分析流行病學最大的不同是，實驗流行病學的研究設計可以對選定的研究對象進行人為操作，常以隨機方法將研究對象分派至實驗組（或治療組、介入組等）抑或是控制組，再觀察與調查後續健康事件的發展情形。

1. **臨床隨機試驗**(clinical trial)：其研究對象為個人，在選定研究對象並徵得同意後，將他們**隨機分派**至實驗組進行新療法或介入措施，並對控制組進行安慰劑(placebo)或控制措施，最後再分別追蹤比較兩組後續健康事件的發生情形，以推論新療法或介入措施是否對該健康事件有所影響，**適合探討因果關係**。常伴隨雙盲(double blind)設計。
2. 社區隨機試驗(community trial)：例如評估甲、乙兩社區民眾在某段時間內戒菸成功的比率，以評估衛生教育措施的有效性。

表 3-3 實驗流行病學的優缺點比較

	臨床隨機試驗	社區隨機試驗
優點	1. 較能控制研究情境 2. 可避免或降低其他因子干擾自變項與依變項間之關係	可以直接評估行為的改變對疾病發生率的影響
缺點	1. 可能會產生人為的研究情境，所得結果不一定符合現實所需 2. 可能會有道德倫理上的問題 3. 現實狀況會很難全面掌握去控制研究對象會不會依照研究計畫進行試驗步驟	1. 操縱精密度較低 2. 較難控制不同團體、社區內的種族組成或年齡分布等狀況 3. 若實行的團體或社區流動率高，介入活動成效就會比較差

(四) 因果關係的判定

透過各式流病調查及分析方法，理解或澄清某危險因子的致病機轉，及致病過程中所扮演的角色為何。判定危險因子與疾病間的因果關係條件有：(1)相關的強度(strength of association)；(2)劑量效應關係(dose-respnse effect)；(3)**相關的一致性**(uniformity of association)：如果因果關係存在，我們會預期在不同的研究與不同的族群中應該可以發現一致的結果，如**不同的研究團隊進行抽菸與肺癌關係的研究，結果皆發現抽菸與肺癌發生有顯著的關係**，因此推論抽菸可能是導致肺癌的危險因子；(4)**正確的時序性**(temporality of association)；(5)符合現存的生物知識(biological plausibility)；(6)相關的特定性(specificity of association)。

在因果關係中，因必須發生在果之前，也就是說研究對象在發病前一定要先有暴露於危險因子中的過程，故在判定因果關係時，**正確的時序性是判定因果關係的必要條件**。

3-2 生命統計

一、意　義

針對人口出生、死亡、疾病、結婚、離婚及遷居等生命動態事項，以統計方法從事有系統的研究分析與應用。使社區衛生護理人員了解社區民眾健康狀況，作為護理措施之參考。

二、常用指標及意義

1. 粗死亡率 $= \dfrac{\text{一年內總死亡數}}{\text{年中人口總數}} \times 1{,}000$
   (1) 死亡率在公共衛生上遠比出生率重要。例如當某地平均餘命延長、粗死亡率降低，則須注重老年人之健康問題。
   (2) 此率僅提供死亡概況，不能作為比較兩地衛生水準的依據，因其會受人口年齡組成的影響。
2. **新生兒死亡率** $= \dfrac{\text{一年內未滿 4 週（28天）之新生嬰兒死亡總數}}{\text{當年出生之活產總數}} \times 1{,}000$
   (1) 新生兒死亡占所有嬰兒死亡大部分，但易因遺漏登記而被低估。
   (2) 新生兒死亡主因產前或非傳染性的先天因素所致，故此率可**用以評估產前檢查的成果或作為先天畸形的指標**。
3. 新生期後嬰兒死亡率 $= \dfrac{\text{一年內出生超過4週至未滿1歲之嬰兒死亡數}}{\text{當年出生之活產總數}} \times 1{,}000$
4. **嬰兒死亡率**：每年 **1,000 位**活產嬰兒中未滿 1 歲即死亡之數目。即新生兒死亡率＋新生期後嬰兒死亡率。

$$\text{嬰兒死亡率} = \frac{\text{一年內未滿1歲之嬰兒死亡總數}}{\text{當年出生之活產總數}} \times 1{,}000$$

(1) 此率和新生兒死亡率一樣易因漏報而低估，造成我國的嬰兒死亡率比歐美先進國家為低。1994 年起，因出生通報作業流程的施行，我國嬰兒死亡率即有上升之趨勢。

(2) 一歲內之嬰兒抵抗力較弱，易受環境中各種不利因素侵襲，為**評估婦幼衛生保健工作成效的最佳指標**。

5. **年齡別死亡率** $= \dfrac{\text{一年內某一年齡組之死亡總數}}{\text{該年齡組年中人口總數}} \times 1{,}000$

(1) 此率可看出不同年齡層死亡可能性的差異。

(2) 此率已消除人口組成中年齡結構不同所引起的偏差，可以和其他地區人口中同一年齡層的年齡別死亡率作直接比較。

6. **原因別死亡率** $= \dfrac{\text{某一年內由於某一原因死亡之總數}}{\text{該年年中人口總數}} \times 100{,}000$

由此可知某死因對國民生命的威脅性，故可作為**國家、社會、經濟和衛生等政策規劃的綜合指標**，如十大死因依 WHO 疾病分類的死因選碼準則定義，以死亡原始病因作為統計依據。

7. **孕產婦死亡率**：為原因別死亡率之一，係指在懷孕期間或懷孕期間終止後 42 天之婦女死亡數，由任何與懷孕有關或因懷孕而加重之原因所導致之死亡均包括在內。但由事故或偶發原因所致者除外。

$$\text{孕產婦死亡率} = \frac{\text{一年內因懷孕所致之孕產婦死亡總數}}{\text{一年內之活產總數}} \times 100{,}000$$

(1) 此率的分母原為懷孕婦女總數，計算時以一位活嬰來代替一位孕產婦較為方便具體。

(2) 此率可反映婦女在產前的各種衛生、醫療狀況，是否按時接受產前檢查、生產環境是否適當、是否由合格人員接生等，為**國家婦幼衛生指標**之一。

8. **致死率**：如公式所示，可用來表示**疾病的嚴重度，有助於評估疾病的治療預後。疾病狀態穩定時，與發生率相乘可計算死亡率。**

$$致死率=\frac{某段時間內因某疾病死亡的人口數}{族群內所有得到某疾病的人口總數}\times 100$$

9. **粗出生率** $=\frac{一年內之活產總數}{年中人口總數}\times 1{,}000$

(1) 此率為概括指標，能指出人口經由出生而增加的相對速度。

(2) 此率無法比較不同人口組成地區的出生水準，因其未考慮各地區不同的性別、年齡等會影響生育情形的人口組成因素。

10. **粗自然增加率**：如公式所示，粗出生率減去粗死亡率即得之。

$$粗自然增加率=\frac{一年內之活產總數-一年內之死亡總數}{年中人口數}\times 1{,}000$$

11. **育齡婦女一般生育率**：一年內每 1,000 位育齡婦女平均之活產數（我國育齡婦女是指 15~49 歲者）。**可看出一國婦女的生育能力**。

$$一般生育率=\frac{一年內之活產總數}{15\sim49歲育齡婦女之年中人口總數}\times 1{,}000$$

12. **育齡婦女年齡別生育率**：一年內每 1,000 位某年齡組婦女之平均之活產數，常用的組距為 5 歲，如 15~19 歲、20~24 歲等。育齡婦女的年齡不同，其生育力亦不同，故欲真正**比較兩地區婦女的生育能力**應比較同一年齡層婦女的年齡別生育率。此率**可用來評估是否有節育之需求，是提供家庭計畫工作推展的重點依據**。

$$育齡婦女年齡別生育率=\frac{一年內某年齡組婦女之活產數}{某年齡組婦女年中人口總數}\times 1{,}000$$

13. 育齡婦女總生育率：假定某一年的育齡婦女年齡別生育率維持不變的情況下，推計每 1,000 位婦女（亦可計算每位婦女）在一生中可能有多少個活產。
    (1) 此率是指每 1,000 位婦女從 15 歲起按照目前各年齡層的生育率水準生育，在無死亡情況下一直生育到 49 歲時，共生幾個活產。
    (2) 此率即各單歲組年齡別生育率的總和，可比較兩個地區的生育能力，為**國家衛生水準和社會福利制度情形的敏感指標**。亦用來**評估未來人口增加的潛能**。

    總生育率＝年齡別生育率的總和×年齡別組距之年數

    ＝全年 15~49 歲之年齡組別生育率的總和×5

14. **毛繁殖率**：以女嬰計算而得之年齡別生育率總和，換言之，僅以女嬰計算之總生育率。

$$\text{毛繁殖率}=\frac{\text{一年內活產之女嬰總數}}{\text{育齡婦女年中人口總數}}\times 1{,}000$$

$$=\frac{\text{一年內活產女嬰總數}}{\text{一年內出生總數}}$$

15. 零歲平均餘命：在各年齡死亡率不變之下，某一出生嬰兒存活的年數，用以了解醫療保健水準狀況。
16. 性比例：指男性對女性人數之比值。即 $\frac{\text{男性人數}}{\text{女性人數}}\times 100$ 而得。**若比值小於 1 代表女性多於男性**；反之亦然。
17. **依賴人口指數（扶養比）**$=\frac{\text{0~14歲人口數}+\text{65歲以上人口數}}{\text{15~64歲人口總數}}\times 100$
    (1) **生產力人口是指 15~64 歲人口**，**扶養比是 0~14 歲、65 歲以上人口占生產力人口的比例**。此指數可**測量人口年齡結構對人口扶養的負擔程度**，而**反映出一個國家的經濟負擔狀況**。

(2) **扶養比與國家的貧富成反比**。扶養比在 50%以下常為富庶國家；扶養比在 90%以上則多屬貧窮地區。

18. 潛在生命年數損失：各年齡預期可活存年數為（70－死亡時之年齡）×該年齡死亡人數之和。

19. 平均生命年數損失：$\frac{\text{潛在生命年數損失}}{\text{該死因之死亡人數}}$

20. **社會增加率**：為遷入率與遷出率之差，用於**了解遷移所造成的人口變化**。

21. **生命指數**(vital index)：是指某一時期的出生人數與死亡人數之比，或是出生率與死亡率之比。**適合了解一個國家人口成長的趨勢**，生命指數**大於** 100 代表該國家為人口**正成長**，反之則是負成長，等於 100 代表零成長。

三、統計圖的種類

1. 曲線圖：利用**線條**升降和上下，表示事物的發展變化和趨勢。
2. 條形圖：**次數分配表示**，常用於質性資料或資料離散不相關時，如各類疾病的死亡率等。
3. 平面圖：又稱**面積統計圖**，反應**結構比重**的統計現象，可以圓形、方形、扇形等方法表示。
4. 統計地圖：以**地點**方式說明各地區重要生命事項的分布情形。

3-3 臺灣人口問題

目前臺灣面臨到的人口問題包括**少子化**、**人口老化**及**移民急遽增加**等。若任此問題持續演變，趨勢所至，既不利社會、經濟之發展，對國家整體國力的提升亦將產生嚴重的影響。有關人口政策綱領的基本理念如下：

1. 實施人口教育，培養尊重生命情操，促進家庭功能，營造有利生育、養育之環境，推動嬰幼兒照顧及保護責任。
2. 強化生育保健，提升國民體能、改善國民營養，推動身心健康，提升國民教育及品德水準，加強文化建設，並發展多元教育，提升國民就業能力。
3. 建立完整社會安全網，提供兒童、少年、婦女、老人、身心障礙者、原住民族及其他弱勢者之完善社會福利。
4. 推動環境保護及永續發展，落實生活、生態、生產之平衡，並實施國土規劃，促進人口合理分布。
5. 衡量國內人口、經濟、社會發展所需，訂定適宜之移民政策。

QUESTION 題庫練習

1. 護理師想知道某縣市癌症的地理分布狀況，適合使用下列何種方法？(A)描述性流行病學 (B)分析性流行病學 (C)實驗性流行病學 (D)社區試驗。 (103專高一)

解析 (B)為分析危險因子與致病機制的探討；(C)評估醫藥保健工作計畫設計與效益；(D)比較兩社區進行社區介入計畫以了解某項健康事件介入後的改變。

2. 下列哪一生命統計指標是屬於比例(ratio)？(A)依賴人口指數 (B)十大死因 (C)嬰兒死亡率 (D)總生育率。 (103專高一)

解析 依賴人口指數又稱扶養比，可測量人口年齡結構對人口扶養的負擔程度。

3. 下表為幸福社區某年的年中人口資料：遷入人數：8；遷出人數：12；出生總數：9；死亡總數：5；活產總數：8，該社區之生命指數(vital index)是：(A) 80% (B) 91.42% (C) 180% (D) 166.66%。 (103專高一)

	總計（人數）	男（人數）	女（人數）
0~4歲	30	18	12
5~14歲	82	42	40
15~44歲	316	158	158
45~49歲	42	22	20
50~64歲	106	58	48
65~74歲	20	8	12
≧75歲	26	10	16
總計	622	316	306

解析 生命指數是某一時期的出生人數與死亡人數之比，故為9÷5=1.8×100%=180%。

解答： 1.A 2.A 3.C

4. 社區衛生護理師如要了解在社區中推動走路對民眾健康體能的影響，下列哪種方法最適當？(A)橫斷性調查法 (B)回溯性個案對照法 (C)前瞻性世代追蹤法 (D)個案研究法。 （103專高一）

解析 前瞻性世代追蹤法常用於調查區分曝露資料後，隨時間軸的方向追蹤研究對象健康事件的發生情形。

5. 下列有關生命統計中，發生率及盛行率的敘述，何者正確？(A)發生率乃指調查期間所有人口中所有個案所占的比率 (B)發生率乃指調查期間易感人口中新發生個案所占的比率 (C)疾病盛行率以舊個案為分子計算 (D)疾病盛行率以新個案為分子計算。 （103專高一）

解析 (A)發生率乃指調查期間新個案數的多寡；(C)(D)疾病盛行率以現存得病人數（新個案加舊個案）為分子。

6. 每年推廣老人流感疫苗接種的業務，屬於三段五級預防中的哪一級？(A)健康促進 (B)特殊保護 (C)早期治療 (D)早期診斷。

解析 特殊保護目的在於針對某項特定疾病進行預防措施，以減少該疾病發生。 （103專高一）

7. 某骨質密度篩檢之敏感度(sensitivity)為87%，其代表的意義為何？(A)篩檢結果為陽性個案中，有87%有骨質疏鬆 (B)87%的骨質疏鬆個案，篩檢結果為陽性 (C)87%的骨質疏鬆個案，篩檢結果為陰性 (D)篩檢結果為陰性個案中，87%沒有骨質疏鬆。

解析 敏感度為罹病的人且檢查結果為陽性者。 （103專高一）

8. 下列何種指標最適合做為國家社會、經濟和衛生政策的綜合指標？(A)盛行率(prevalence rate) (B)粗死亡率(crude mortality rate) (C)原因別死亡率(cause-specific mortality rate) (D)致死率(fatality rate)。 （103專高二）

解析 由此率可得知某一死因對國民生命的威脅性，故可作為國家、社會、經濟與衛生的綜合指標。

解答： 4.C 5.B 6.B 7.B 8.C

9. 2009年的H1N1新型流感被世界衛生組織列為何種流行？(A)散發性流行(sporadic) (B)連鎖傳染流行(progressive epidemic) (C)地方性流行(endemic) (D)大流行(pandemic)。 (103專高二)

解析 (D)大流行為疾病發生在許多國家而影響大多數人的流行病。

10. 下列何種研究設計，最適合探討揮發性有機物(volatile organic compounds, VOCs)的暴露與人體癌症發生間之因果關係？(A)臨床試驗研究(clinical trial) (B)社區介入研究(community intervention) (C)橫斷式研究(cross-sectional study) (D)回溯性世代研究(retrospective cohort study)。 (103專高二)

解析 回溯性世代研究可探討暴露資料與健康事件的關係。

11. 某地區年中人口數為10萬人，該地區肝癌病患為1,000人，全年內死亡總人數為500人，其中因肝癌死亡為30人，該地區肝癌致死率為何？(A) 3‰ (B) 30‰ (C) 5% (D) 50%。 (103專高二)

解析 致死率=某段時間內因此疾病死亡的人口數÷族群內所有得到某疾病的人口數×100=30÷1,000×100=3%=30‰。

12. 粗出生率需以何者為分母計算之？(A)該年活嬰總數 (B)該年生育年中人口數 (C)該年活嬰加死嬰總數 (D)該年年中全人口數。 (104專高一)

解析 粗出生率=一年內之活產總數÷年中人口數×1,000

13. 為了解某核電廠員工癌症發生率是否高於整個社區族群，最適合選擇下列何種世代進行比較？(A)其他核電廠員工 (B)社區所有人口 (C)核電廠員工家屬 (D)社區中其他工廠員工。

解析 題目詢問的為該病症之發生率是否高於「整個社區族群」，並未指定特定族群，故選項應為B。 (104專高一)

14. 張太太二度中風，右半身癱瘓，長期臥床，社區護理師建議家屬的下列作法中，何者是屬於第三段預防？(A)定期帶張太太出國旅遊 (B)讓張太太注射流感疫苗 (C)定期讓張太太做子宮頸癌篩檢 (D)教導家人每天為她做全關節運動。 (104專高一)

解析 第三段預防重點在限制殘障與復健。

解答： 9.D 10.D 11.B 12.D 13.B 14.D

15. 十大死因是根據哪一種統計指標排序？(A)原因別死亡率 (B)疾病致死率 (C)標準化死亡率 (D)年齡別死亡率。 （104專高一）

解析 據衛福部統計說明顯示，因死因統計較符合公共衛生之疾病預防及國際比較目的，故我國係依WHO疾病分類的死因選碼準則定義，以導致死亡的原始病因作為統計依據。

16. 某社區4,000人，15~49歲婦女1,000人，該年出生嬰兒有30人，其中活嬰25人，請問該社區一般生育率為千分之多少？(A) 20 (B) 25 (C) 30 (D) 55。 （104專高一）

解析 一般生育率=一年內活產總數÷15~49歲育齡婦女之年中人口數×1,000=25÷1,000×1,000=25。

17. 假設有920名動態生活型態者及880名靜態生活型態者參與5年計畫，此期間有40名動態生活型態者及118名靜態生活型態者初次被診斷罹患A疾病。這些參與者在此期間A疾病發生率為：(A) 0.177 (B) 0.134 (C) 0.088 (D) 0.043。 （104專高一）

	有 A 疾病	無 A 疾病	
動態生活	40	880	920
靜態生活	118	762	880

解析 發生率=該段時間內新發病人數÷某段時間內原本沒有但可能罹患某疾病的所有人口數×1,000=(40+118)÷(920+880)×1,000=0.088。

18. 在塑膠公司服務的陳護理師，某日員工張先生來到健康中心，描述他被醫師診斷有高血壓且需服用藥物，但目前已無症狀或任何不適，是否還要繼續服用降血壓藥物？陳護理師表示需要繼續規律服用，其依據的概念為何？(A)早期預防 (B)早期復健 (C)特殊保護 (D)限制殘障。 （104專高一）

解析 請患者繼續服藥控制病情以防惡化屬第四級預防。

解答： 15.A 16.B 17.C 18.D

19. 下列何項衛生統計指標最適合用來作為懷孕婦女及新生兒照顧是否良好的指標？(A)嬰兒死亡率 (B)新生兒死亡率 (C)週產期死亡率 (D)孕產婦死亡率。 （104專高二）

解析 新生兒死亡主因產前或非傳染性的先天因素所致，故此率可用以評估產前檢查的成果或作為先天畸形的指標。

20. 與病例對照研究法相較，下列何者為前瞻性世代研究的缺點？(A)暴露資料的時序不易掌握 (B)資料收集易發生回憶偏差 (C)追蹤對象容易流失 (D)因果關係判別較不明確。 （104專高二）

解析 是一種觀察性研究方法，需順著時間軸探索了解研究對象的健康事件發生情形，因為時間長，所以追蹤對象易流失。

21. 甲社區老年人居多，該年死亡人數有50位，另乙社區則青年人居多，但該年死亡人數亦是50位，下列有關兩社區死亡率的敘述，何項正確？(A)甲社區老人死亡率高於乙社區 (B)乙社區青年人死亡率高於甲社區 (C)甲乙社區死亡率相同 (D)無法直接比較。 （104專高二）

解析 計算死亡率需了解總人口數，在資料不足的情況下無法比較。

22. 社區中人口數、人口密度及人口的健康狀況等資料，應藉由何種方法收集最適當？(A)滾雪球法 (B)生態研究法 (C)文獻資料收集 (D)社會指標法。 （104專高二）

解析 (D)為收集衛生統計報告、地方調查報告、相關機構的記錄等。

23. 下列何者屬於社區傳染病防治措施第二段預防？(1)實施預防接種 (2)進行衛生教育 (3)主動發現個案 (4)使民眾早期接受治療。(A) (1)(2) (B) (3)(4) (C) (1)(3) (D) (2)(4)。 （104專高二）

解析 實施預防接種及進行衛生教育為初段預防。

24. 某縣教育局與衛生局共同針對縣內國中、高中學校全體師生，嚴格規範要求師生騎或乘坐機車戴安全帽，以減少事故傷害，此措施是預防概念中的哪一項？(A)限制殘障 (B)健康促進 (C)特殊保護 (D)早期診斷早期治療。 （104專高二）

解析 預防意外屬於初段預防中的特殊保護。

解答： 19.B 20.C 21.D 22.D 23.B 24.C

25. 新生兒後期嬰兒死亡率的計算，其分母為：(A)一年內活產總數 (B)胎齡滿28週活產數 (C)未滿1週新生兒總數 (D)全年中人口數。 (104專高二)

解析 新生兒死亡率=一年未滿4週之嬰兒死亡數÷當年出生之活嬰總數×1,000

26. 依據三段五級預防，下列何者屬於中老年預防保健「特殊保護」措施？(A)接種流感疫苗 (B)大腸直腸癌篩檢 (C)規律運動 (D)居家照護。 (104專高二)

解析 (B)實施篩檢屬於次段預防中的「早期診斷、適當治療」措施；(C)規律運動屬於初段預防的「健康促進」措施；(D)居家照護屬於末段預防的「限制殘障」措施。

27. 社區護理人員收集社區的特性、人口特性及社區資源等資料，是收集「5W」的哪一個W的資料？(A) What (B) Who (C) When (D) Where。 (104專高二)

解析 Who=人群、When=時間、Where=地方、What=什麼疾病。

28. 針對200人進行流感快篩試驗，結果顯示有40人為陽性反應，160人為陰性反應，陽性反應中有36人證實罹患流感，陰性反應中有132人證實未罹患流感，有關此流感快篩試驗的敘述，下列何者正確？(A)特異性(specificity)=132/160 (B)特異性=4/132 (C)敏感度(sensitivity)=36/64 (D)敏感度=36/40。 (105專高一)

解析 敏感度=有病而檢查結果呈陽性反應者÷有病的人=36/(160－132+36)=36/64。

29. 病例對照研究中，為了要探討特定危險因子與疾病的關係，下列何種對象最適合做為病例組？(A)新發病者 (B)疾病復發者 (C)久病未癒者 (D)得病後行為驟變者。 (105專高一)

30. 焊接作業場所，工人需接受角膜檢查，此作法乃三段五級預防措施的哪一項目？(A)預防過敏原 (B)環境改善 (C)早期篩檢 (D)去除致癌因子。 (105專高一)

解答： 25.A 26.A 27.A 28.C 29.A 30.C

解析 三段五級中的篩檢是指對外表健康的個體所進行的偵測以了解其個人未知的健康缺失情形。

31. 下列哪一項工作是社區衛生護理師在傳染防治上的初段預防工作？(A)疫情調查 (B)實施衛生教育 (C)早期發現病例 (D)門診或防疫局追蹤治療。 （105專高一）

解析 (A)(C)為次段預防；(D)為末段預防。

32. 臺灣目前的人口現況，下列何者錯誤？(A)人口趨勢為標準化死亡率逐年升高 (B)新移民課題日益重要 (C)人口成長緩慢 (D)65歲以上人口占總人口的比率超過10%。 （105專高一）

解析 人口趨勢為標準化死亡率逐年下降。

33. 以家庭戶訪視的方式了解某社區65歲以上居民骨質疏鬆盛行率，可能造成何種偏差？(A)訊息偏差 (B)診斷偏差 (C)選樣偏差 (D)干擾偏差。 （105專高二）

解析 盛行率代表是在某特定時間族群中具某狀態或特質的人占全體族群的百分比；然而，家庭訪視的意義主要是依家庭個別情形來提供實際的指導，故在族群樣本選取的部分可能會有誤差。

34. 有關世代研究(cohort study)特徵的敘述，下列何者錯誤？(A)可探討危險因子與疾病的關係 (B)可計算危險因子的相對危險性(relative risk) (C)提供研究者觀察疾病自然史的機會 (D)為研究罕見疾病最經濟、省時的研究方法。 （105專高二）

解析 世代研究法最大的缺點就是在於耗時及費錢，若一個疾病的發生率不高（罕見疾病），就更需要相當多的研究對象，將會更加耗費時間及金錢。

35. 判定某危險因子與某疾病之因果關係，下列何者為必要條件？(A)劑量效應關係 (B)相關的特異性 (C)正確的時序性 (D)符合現存生物知識。 （105專高二）

解析 在因果關係中，因必須發生在果之前，也就是說研究對象在發病前一定要先有暴露於危險因子中的過程，故在判定因果關係時，正確的時序性是判定因果關係的必要條件。

解答： 31.B 32.A 33.C 34.D 35.C

36. 「安心托兒所」護理師教導全體小朋友均衡飲食及充分睡眠，以增進健康的重要，是屬於預防醫學中之何種行為？(A)初段預防第一級 (B)初段預防第二級 (C)次段預防第三級 (D)三段預防第四級。 (105專高二)

解析 (A)初段預防第一級主要為促進健康；(B)初段預防第二級為特殊保護；(C)次段預防第三級為早期診斷、適當治療；(D)三段預防第四級為限制殘障。

37. 假設有920名動態生活型態者及880名靜態生活型態者參與一項5年期計畫，此期間有40名動態生活型態者及118名靜態生活型態者初次被診斷罹患A疾病，如下表：

類別	有A疾病	無A疾病	總計
動態生活型態者	40	880	920
靜態生活型態者	118	762	880

這些動態生活型態者在此期間的A疾病發生率為：(A) 0.155 (B) 0.134 (C) 0.045 (D) 0.043。 (105專高二)

解析 發生率=該段時間新發病人數÷某段時間內原本沒有但可能罹患某疾病的所有人口數=40÷920=0.043。

38. 有關因果關係的判斷敘述，下列何者錯誤？(A)具正確的時序性(temporality of association) (B)具高的相對危險性(relative risk) (C)符合現存的生物知識(biological plausibility) (D)呈現劑量效應關係(dose-response effect)。 (106專高一)

解析 判定因果關係條件主要有：(1)相關的強度；(2)劑量效應關係；(3)相關的一致性；(4)正確的時序性；(5)符合現存的生物知識；(6)相關的特定性。

解答： 36.A 37.D 38.B

39. 社區衛生護理師對1,000位65歲以上居民進行血膽固醇篩檢，發現其中250人的血膽固醇值超過正常，經過1年，再邀請這1,000位受檢者回診，發現有300人的血膽固醇值超過正常，下列敘述何項正確？(A)第一次篩檢血膽固醇過高的盛行率為25% (B)第二次篩檢血膽固醇過高的發生率為30% (C)血膽固醇過高的期盛行率為55% (D)血膽固醇過高的發生率為50%。 (106專高一)

解析 (B)(D)發生率為300−250/1,000=5%；(C)第二年盛行率為30%。

40. 社區評估時收集人口組成，並繪製成人口結構圖，可以提供何種訊息？(A)年齡層分布 (B)社會增加率 (C)自然增加率 (D)人口密度。 (106專高一)

解析 (B)(C)需收集遷入、遷出、出生人數等資料；(D)需收集社區面積資料。

41. 致病模式中之網狀模式較適合用來解釋何種疾病的特性？(A)傳染病 (B)急性病 (C)慢性病 (D)遺傳病。 (106專高一)

解析 網狀致病模式強調疾病的發生是由於許多因素交織而成而引發的，多用於探討慢性疾病，並最能解釋弱勢群體健康問題發生的原因。

42. 易感性群體的形成常是多因子交互作用的結果，下列何者屬個人生物(biological)因子？(A)基因缺陷 (B)單親家庭 (C)社會支持 (D)貧窮。 (106專高一)

解析 依據輪狀致病模式理論說明宿主與周圍環境不停互動的真實性，又被稱為「生態模式」，輪軸代表的宿主，其軸心為遺傳基因，環繞宿主四周的是環境因素；依據題目選項來看，(B)(C)(D)皆屬於環境因素。

43. 在社區整合式篩檢中，利用糞便潛血檢查以篩檢出可能罹患大腸癌的社區居民，在三段五級預防工作中屬於哪個段級？(1)第一段 (2)第二段 (3)第三段 (4)第一級 (5)第二級 (6)第三級。(A) (1)(4) (B) (2)(5) (C) (3)(6) (D) (2)(6)。 (106專高二)

解答： 39.A 40.A 41.C 42.A 43.D

解析 糞便潛血檢查屬於特殊體檢，因此為第二段第三級早期發現早期治療的範疇。

44. 某社區正流行登革熱，在4月1日調查1,000人，其中有100人證實已被感染到登革熱，在6月1日調查同一群人口，又另確認出100人感染到登革熱，有關此社區的登革熱流行狀況，下列何者正確？(A)點盛行率為20% (B)期盛行率為20% (C)累積發生率為10% (D)累積盛行率為20%。 (106專高二)

解析 (A)點盛行率為10%；(C)累積發生率為11.11%；(D)盛行率只有點盛行率及期盛行率，沒有累積盛行率。

45. 有關流行病學中所謂的「流行病」，下列何者正確？(A)疾病的發生數目比前一年多 (B)疾病的發生數目，超過正常期望值 (C)疾病的發生數目，超過所有存在的病例數 (D)疾病的死亡人數，超過過去死亡人數。 (106專高二)

解析 流行病的定義是指某地區的病例數超過正常的期望值。

46. 生命統計中，常用到比例(ratio)，下列何者不包含在內？(A)性別比 (B)扶老比 (C)依賴人口指數 (D)發生率。 (106專高二)

解析 比例(ratio)是兩個事件的之比值，發生率屬於分率(proportion)，通常以百分率表示。

47. 有關平均餘命之敘述，下列何者錯誤？(A)指假設目前各年齡層的死亡率不變，則該年各年齡層預期將可再生存的年數 (B)為一項真實統計數值 (C)統計學上是以零歲的平均餘命作比較 (D)我國平均餘命逐年上升中。 (106專高二)

解析 平均餘命是從一個人現在的年齡算起，預期可以繼續存活的平均年數，因此不是實際統計數字。

48. 下列何種流行病學的設計，最適合探討遺傳與疾病之關係？(A)雙胞胎研究 (B)移民比較研究 (C)追蹤性研究 (D)國際間之比較。 (106專高二補)

解析 只有(A)研究與基因遺傳較有關聯。

解答： 44.B 45.B 46.D 47.B 48.A

49. 以下有關三段五級的概念，下列敘述何者錯誤？(A)教導民眾認識公共場所的逃生路徑為次段預防 (B)健康飲食指導為初段預防 (C)教導增加老人下肢肌力運動為初段預防 (D)教導高血壓老人按時服藥為次段預防。 (106專高二補)

解析 (A)應屬第一段第一級之健康促進。

50. 一個國家的生命指數(vital index)大於多少，即代表該國家為人口正成長國家？(A) 1 (B) 10 (C) 50 (D) 100。 (106專高二補)

解析 一個國家的生命指數大於100即代表該國家為人口正成長國家，反之則是負成長，如剛好等於100則代表該國家成長為零。

51. 根據疾病致病「三角模式」，民眾落實「巡、倒、清、刷」以預防或降低登革熱疫情，是著重於哪一因素？(A)致病原 (B)環境 (C)宿主 (D)遺傳。 (106專高二補)

52. 有關癌症篩檢工具的敘述，下列何者正確？(A)篩檢結果若為陽性即表示個案確實已經罹患癌症 (B)篩檢工具的信度很高表示測量結果很準確，測量結果和真實情形一致 (C)選擇篩檢工具時需同時考量信度和效度 (D)好的篩檢工具信度和效度都需達100%。 (106專高二補)

解析 (A)有偽陽性的可能；(B)信度是篩檢工具的可靠性，指同一工具對同一對象篩檢兩次以上所得結果的一致性，效度是與實際病況的吻合程度；(D)無論多良好的篩檢工具，都並非全然無誤。

53. 某疾病發生率在男性是女性的5倍，但是該疾病的盛行率在性別上並無差異，造成此現象最可能的原因為：(A)男性接受治療比率較女性高 (B)該疾病的致死率男性較女性高 (C)女性罹患該疾病之病程較短 (D)導致此疾病之危險因子在男性中的比率較高。 (107專高一)

解答： 49.A 50.D 51.B 52.C 53.B

54. 有關標準化比率之描述，下列何者較不適當？(A)是運用統計方法，調整過經濟結構而來 (B)是一個假想比率 (C)可用來做國與國之間的整體比較 (D)為了比較兩個以上團體間的比率，所推算出來的比率。 （107專高一）

解析 (A)調整不同比較團體在人口結構上的差異，所計算出來的總和性指標。

55. 下列何者，可作為一個國家用來評估婦幼衛生保健工作實行成效的最佳指標？(A)嬰兒死亡率(infant mortality rate, IMR) (B)粗死亡率(crude death rate, CDR) (C)新生兒死亡率(neonatal mortality rate, NNMR) (D)孕產婦死亡率(maternal mortality rate, MMR)。

解析 嬰兒的抵抗力較弱，易受級並侵擾，因此一個國家的富幼保健工作成效端視該國嬰兒死亡率的高低。 （107專高一）

56. 臺灣某縣市15歲以上的性比小於100，代表的意義為何？(A)15歲以上男性死亡人數多於女性 (B)15歲以上女性死亡人數多於男性 (C)15歲以上男性多於女性 (D)15歲以上女性多於男性。

（107專高二）

57. 有關病例對照研究法(case-control study)與世代研究(cohort study)的比較，下列何者錯誤？(A)世代研究的成本高於病例對照研究法 (B)世代研究較適合用於研究潛伏期較長的疾病 (C)病例對照研究法無法計算相對危險性(relative risk) (D)病例對照研究法所用的樣本數相對較少。 （107專高二）

解析 世代研究耗時、不經濟，不適合用於潛伏期長的疾病。

58. 應用流行病學方法判定因果關係時，哪項是必要條件，否則無法成立？(A)劑量效應(dose-response effect) (B)相關的一致性(uniformity of association) (C)符合現存的生物知識(biological plausibility) (D)正確的時序性(temporality of association)。

（107專高二）

解答： 54.A 55.A 56.D 57.B 58.D

59. 每1,000位育齡婦女平均所生的女嬰數，稱之為：(A)粗出生率(crude birth rate, CBR) (B)粗（毛）繁殖率(gross reproduction rate, GRR) (C)一般生育率(general fertility rate, GFR) (D)總生育率(total fertility rate, TFR)。 (107專高二)

60. 以三段五級的觀點，對易孳生登革熱病媒蚊的環境進行投藥，是屬於登革熱防治的何種預防？(A)初段預防之特殊保護 (B)初段預防之改善環境衛生 (C)次段預防之消毒 (D)末段預防之感染控制。 (107專高二)

61. 為服務轄區之失智長者，下列何種指標最適合作為規劃社區關懷據點數目的依據？(A)發生率 (B)盛行率 (C)死亡率 (D)致死率。 (108專高一)

解析 盛行率是該地區疾病負荷量的重要指標，在評估健康需求及健康服務的計畫籌擬階段為一重要的資料。

62. 當PM2.5指數過高時，社區衛生護理人員衛教社區居民外出需戴口罩，此作法乃三段五級預防模式的哪一項？(A)健康促進 (B)特殊保護 (C)早期治療 (D)限制殘障。 (108專高一)

63. 下列何種案例是屬於三段五級預防模式中第二段預防工作？(A) 45歲的婦女加強鈣質攝取 (B)班上同學被診斷為開放性肺結核，而自己去接受胸部X光篩檢 (C)中風病人經急性醫療服務後，接受復健治療 (D)每個人應每年接受體檢。 (108專高一)

解析 (A)良好的營養補充為初段預防；(C)為末段預防的復健；(D)為初段預防。

64. 下列何項統計數值為決定家庭計畫推展之依據？(A)一般生育率(general fertility rate, GFR) (B)粗出生率(crude birth rate, CBR) (C)年齡別生育率(age-specific fertility rate, ASFR) (D)總生育率(total fertility rate, TFR)。 (108專高一)

解析 年齡別生育率主要用來評估是否有節育需求，為家庭計畫推展依據；或用於比較兩地婦女的生育能力。

解答： 59.B 60.AB 61.B 62.B 63.B 64.C

65. 有關流行病學的敘述，下列何者正確？(A)是精準醫學中的一門學科 (B)是研究族群健康狀態、疾病分布狀況及致病因子的一門學科 (C)探討三W (what、where、who) (D)分析性流行病學是主要探討「引起疾病的生理性原因」。 (108專高一)

66. 欲了解社區中罕見疾病的危險因子，下列何種流行病學方法最適合？(A)全面普查 (B)臨床實驗研究 (C)回溯性病例對照研究 (D)前瞻性世代研究。 (108專高二)

67. 下列何者是用來比較國家公共衛生與醫療進步最敏感與評估婦幼衛生工作推展成效的指標？(A)癌症發生率 (B)粗出生率 (C)疾病致死率 (D)嬰兒死亡率。 (108專高二)

68. A、B兩國之年齡標準化死亡率(standardized death rate)相同，但A國之粗死亡率(crude death rate)卻大於B國，下列原因何者最有可能？(A) A國之老年人口較B國多 (B) A國之老年人口較B國少 (C) A國性比高於B國 (D) A國性比低於B國。

解析 標準化死亡率＝各年齡別死亡率×標準組年齡別人口數之總和／標準組總人口數，是為了能不受年齡、性別等影響，比較不同族群間的死亡率而計算。A、B標準化死亡率相同代表兩國人民死亡機率一樣，在假設兩國年中人口數相同的前提下，可知A國的死亡數較B國多，而年齡老化又是死亡的主要原因，因此可以推論A國老年人口較多。 (108專高二)

69. 關於實驗流行病學中的臨床試驗(clinical trial)，下列何者正確？(1)隨機分派(random assignment)是必要條件 (2)適合探討因果關係 (3)以團體或社區為研究對象 (4)最大缺點為容易產生回憶偏差。(A) (1)(2) (B) (2)(3) (C) (3)(4) (D) (1)(4)。

解析 (3)描述流行病學以團體層次為研究對象，社區臨床試驗則應用於社區民眾；(4)個案對照研究法易有回憶偏差。 (108專高二)

解答： 65.B 66.C 67.D 68.A 69.A

70. 某研究想探討嚼檳榔與口腔癌是否有相關，研究者找了50位口腔癌患者及50位無口腔癌患者，並詢問是否有嚼檳榔。根據上述的病例對照研究資料，下列敘述何者正確？(A)可算出勝算比(odds ratio) (B)可算出相對危險性(relative risk) (C)可得到口腔癌發生率(incidence rate) (D)可提供疾病自然史的資料。（108專高二）

71. 依照三段五級防治工作，高血壓個案至社區藥局接受免費用藥指導與處方箋領藥等服務，此項措施屬於哪一層次？(A)第一級健康促進 (B)第二級特殊保護 (C)第三級早期診斷與治療 (D)第四級限制殘障。（108專高二）

72. 欲了解社區中75歲以上腦中風死亡率，應調查哪些資料？(1)年中總人口數 (2)年中75歲以上總人口數 (3)全年75歲以上死亡人數 (4)全年75歲以上腦中風死亡人數。(A) (1)(2) (B) (1)(4) (C) (2)(4) (D) (3)(4)。（109專高一）

解析 腦中風死亡率＝全年75歲以上腦中風人死亡口數／族群內所有人口數×1,000

73. 為預防罹患糖尿病，注意營養攝取、建立運動習慣及定期健康檢查是屬於三段五級的哪一級？(A)早期診斷 (B)特殊保護 (C)限制殘障 (D)促進健康。（109專高一）

74. 有關流行病學研究法的描述，下列何者正確？(A)世代研究法(Cohort study)可探討疾病的發生率 (B)生態研究法(ecological study)可計算疾病的相對危險性 (C)橫斷研究法(cross-sectional study)可探討疾病的因果時序 (D)病例對照法(case-control study)以研究對象是否暴露某危險因子為起始點。（109專高一）

解析 (B)用以比較各個族群暴露率與疾病率的相關性；(C)暴露與結果資料同時收集，無法作因果時序之推論；(D)研究暴露在某危險因子的比率是否有差異。

解答： 70.A 71.D 72.C 73.D 74.A

75. 不同廠牌的流感快篩試劑的品質檢測中，A廠牌檢測的敏感度為90%，特異度為95%；B廠牌的敏感度為97%，特異度為86%。下列敘述何者正確？(A) A廠牌可正確檢驗流感病毒感染個案較B廠牌多 (B) A廠牌可正確檢驗流感病毒感染個案較B廠牌少 (C) A廠牌可正確檢驗無罹患流感病毒感染個案較B廠牌少 (D)需要知道此流感病毒感染的盛行率，才能推估哪個廠牌可檢驗出較多的陽性個案。 (109專高一)

解析 敏感度為可正確判斷罹病者的能力，特異度為可正確判斷未罹病者的能力。

76. 某學者找無罹患過敏性鼻炎的學童，居住於高濃度二氧化硫環境的學童視為暴露組，居住在二氧化硫濃度為環境背景值的學童當非暴露組，追蹤6年後分析二組學童罹患過敏性鼻炎的相對危險性(relative risk)為3.0，請問最合適的推論為：(A)此暴露可能為健康事件的保護因子 (B)此暴露不太可能為健康事件的危險因子 (C)此暴露可能為健康事件的危險因子 (D)暴露組的過敏性鼻炎發生率低於非暴露組的過敏性鼻炎發生率。 (109專高一)

解析 相對危險性＞1表示暴露組的健康事件發生率大於非暴露組，因此推論此暴露可能為健康事件的危險因子。

77. 有關依賴人口指數(dependent index)的敘述，下列何者錯誤？(A)又稱為扶養比(dependency ratio) (B)是一個比率(rate) (C)扶老比＋扶幼比 (D)（0~14歲人口＋65歲以上人口／15~64歲人口）×100。 (109專高一)

解析 (B)是一個比例(ratio)，為兩數相除的比值，分子可不包含在分母內。比率的分子包含在分母內，如出生率、死亡率等。

78. 孕期婦女加強葉酸攝取是屬於三段五級預防措施的何項層級？(A)第一級 (B)第二級 (C)第三級 (D)第四級。 (109專高二)

解析 屬於第二級預防特殊保護之給予特殊營養。

解答： 75.B 76.C 77.B 78.B

79. 某城市的生命統計指標顯示，粗出生率為16‰，遷入率為24‰，粗死亡率為4‰，遷出率為14‰，其社會增加率為何？(A) 10‰ (B) 12‰ (C) 22‰ (D) 40‰。 (109專高二)

解析 社會增加率＝遷入率－遷出率＝24－14＝10‰

80. 欲得知18~65歲民眾發生慢性腎臟病的危險因子，下列何種研究方法短時間內可得到結果？(A)生態研究法(ecological study) (B)橫斷研究法(cross-sectional study) (C)世代研究法(cohort study) (D)病例對照法(case-control study)。 (109專高二)

解析 (A)用以比較各個族群暴露率與疾病率的相關性；(B)了解研究族群中的變項分布型態及其間的相關性；(C)比較暴露組與非暴露組在一段時間追蹤後的疾病發生率；(D) 探討判斷健康事件是否與某危險因子有關。

81. 有關流行病學世代研究法(cohort study)，下列何者較適當？ (1)適合研究罕見致癌因子 (2)能描述疾病之自然史 (3)能探討因果關係 (4)可能出現訪談誤差(interview bias)。(A) (1)(2) (B) (1)(4) (C) (2)(3) (D) (3)(4)。 (110專高一)

82. 有關愛滋病的三段五級防治原則，下列敘述何者錯誤？(A)初段預防：與愛滋病人討論家庭計畫或育兒計畫 (B)初段預防：鼓勵孕婦接受產前檢查 (C)次段預防：鼓勵伴侶接受檢驗 (D)三段預防：使用抗愛滋病毒藥物組合的「雞尾酒療法」。 (110專高一)

解析 (B)篩檢、選擇性檢查等屬於次段預防。

83. 以本國居民及移居海外之華僑進行鼻咽癌比較研究，較可能找出何種因子的影響？(A)醫療因子 (B)法規制度因子 (C)遺傳因子 (D)環境因子。 (110專高一)

解答： 79.A 80.D 81.C 82.B 83.D

84. 社區護理師在教導民眾預防三高的護理指導時，下列何者錯誤？(A)每週至少累計150分鐘的中度運動 (B)慎選食物烹調方式，避免油煎或油炸食物 (C)多攝取低纖維食物，有助於延長膽固醇的吸收時間 (D)建議降低高膽固醇食物的攝取量。 (110專高一)

解析 (C)膳食纖維可吸附膽固醇，使之快速通過腸道，減少吸收。

85. 熟悉流行病學與生命統計資料，分析與運用相關健康數據以監測社區計畫成效，是屬於社區護理師應具備的何種能力？(A)社區、群體與家庭能力 (B)個案照顧管理能力 (C)管理能力 (D)以實證為基礎的能力。 (110專高一)

86. 健康里於該年7月1日總人口數3,000人，育齡婦女有450人，該年活產嬰兒60人，下列健康里的粗出生率(crude birth rate,CBR)何者正確？(A) 150‰ (B) 133‰ (C) 20‰ (D) 0.13‰。 (110專高二)

解析 $\text{粗出生率}=\frac{\text{一年內之活產總數}}{\text{年中人口總數}}\times 1{,}000=\frac{60}{3{,}000}\times 1{,}000=20‰$。

87. 承上題，健康里的一般生育率(general fertility rate,GFR)，下列何者正確？(A) 150‰ (B) 133‰ (C) 20‰ (D) 0.13‰。

(110專高二)

解析 $\text{一般生育率}=\frac{\text{一年內活產數}}{\text{育齡婦女年中人口數}}\times 1{,}000=\frac{60}{450}\times 1{,}000=133‰$。

88. 社區護理師宜根據流行病學的方法學進行健康議題之評估，下列敘述何者正確？(A)某社區的登革熱屬於地方性(endemic)疾病事件 (B)南臺灣曾發生過的烏腳病屬於大流行(pandemic) (C)食物中毒在流行病的時間上屬於散發性(spordic) (D)某事件的發生率超過其正常期望值，即符合流行病(epidemic)的條件。

解析 (A)地方性個案數較其他地區呈現經常性的高；(B)大流行是世界各地皆超過正常期望值；(C)散發性是單獨發生或散布範圍廣。

(110專高二)

解答： 84.C 85.D 86.C 87.B 88.D

89. 某職場對460名員工進行糞便潛血篩檢，結果呈現陽性反應的有80名，此80名員工到醫院進一步檢查確診為大腸直腸癌為30名，另對陰性反應者380名進行確認，350名確認為無大腸直腸癌，關於此疾病篩檢何者正確？(A)敏感度(sensitivity)為37.5% (B)特異性(specificity)為87.5% (C)偽陽性率(false positiverate)為50.0% (D)偽陰性率(false negativerate)為12.5%。 (110專高二)

解析 故30名真陽性，50名偽陽性，350名真陰性，30名偽陰性。(A)敏感度＝真陽性／真陽性＋偽陰性＝50%；(C)偽陽性率＝50/80＝62.5%；(D)偽陰性率＝30/380＝7.9%。

90. 下列哪一項指標，最能反映一個國家的經濟負擔狀況？(A)依賴指數 (B)平均餘命 (C)社會增加率 (D)孕產婦死亡率。

解析 國家的經濟負擔狀況可藉由扶養比（即依賴人口指數）得知。

(111專高一)

91. 某護理師欲探討罕見病例的危險因子，下列何種研究方法最適當？(A)生態研究法(ecological study) (B)世代研究法(cohort study) (C)橫斷研究法(cross-sectional study) (D)病例對照法(case-control study)。 (111專高一)

92. 針對200位民眾進行慢性腎臟病篩檢，發現原本有40位慢性腎臟病患者經篩檢後20位呈陽性，而原本160位健康者經篩檢後有140位呈陰性，此次篩檢工具的敏感性(sensitivity)為何？(A) 20% (B) 30% (C) 50% (D) 87%。 (111專高一)

解析 敏感度＝真陽性／（真陽性＋偽陰性）＝20÷(20＋20)＝50%

93. 有關依賴指數(dependency ratio)的敘述，下列何者錯誤？(A)又稱扶養比 (B)是指65歲以上老年人口占生產力人口的比例 (C)數值越高表示生產力人口的負擔愈重 (D)生產力人口是指15~64歲人口。 (111專高二)

解析 (B)是0~14歲、65歲以上人口占生產力人口的比例。

解答： 89.B 90.A 91.D 92.C 93.B

94. 某社區共有5,700位居民運用某子宮頸癌篩檢工具，發現原本2,500名子宮頸癌的個案經篩檢後有500名呈現陽性，2,000名呈現陰性；而原本3,200健康者經篩檢後有1,600名呈現陽性，另1,600名呈現陰性結果，此篩檢工具的陽性預測值為何？(A) 20% (B) 23.81% (C) 44.44% (D) 50%。 (111專高二)

解析 陽性預測值＝真陽性／（真陽性＋偽陽性）

＝500/(500+1,600)×100=23.81%

95. 下列何項生命統計指標可做為評估國家、社會、經濟和衛生等政策規劃的綜合指標？(A)社會增加率 (B)人口成長率 (C)原因別死亡率 (D)育齡婦女總生育率。 (111專高二)

解析 (A)是一個國家或地區遷入、遷出人口的增減；(B)是自然增加與社會增加率的總和；(D)用以評估未來人口增加的潛能，為國家衛生水準和社會福利制度情形的敏感指標。

96. 根據資料顯示，出血型登革熱的病例中有15~50%會死亡。15~50%代表的意義為何？(A)死亡率 (B)致死率 (C)原因別死亡率 (D)死亡相對危險性。 (111專高二)

97. 根據三段五級疾病預防概念，下列何者屬於特殊保護的層級？(1)婚前健康檢查 (2)均衡飲食 (3)職場使用護具 (4)疫苗接種 (5)性教育。(A) (1)(2) (B) (2)(3) (C) (3)(4) (D) (4)(5)。

解析 (1)(2)(5)屬於第一級健康促進。 (111專高二)

98. 下列何者最適合用來解釋嚴重特殊傳染性肺炎(COVID-19)的致病模式？(A)三角模式 (B)輪狀模式 (C)生態模式 (D)網狀模式。 (111專高二)

99. 不同的研究團隊進行抽菸與肺癌關係的研究，結果皆發現抽菸與肺癌發生有顯著的關係，因此推論抽菸可能是導致肺癌的危險因子，這是依據下列何項條件所判定的因果關係？(A)相關的程度 (B)劑量效應關係 (C)相關的一致性 (D)相關的特定性。

(112專高一)

解答： 94.B 95.C 96.B 97.C 98.A 99.C

100. 有關流行病學研究方法的敘述，下列何者較不適宜？(A)臨床試驗法(clinical trial)能證明自變項與依變項的因果關係 (B)生態研究法(ecological study)是以族群為單位而非以個人為研究對象 (C)橫斷性研究法(cross-sectional study)較適用於不會隨時間改變的危險因子 (D)世代研究法(cohort study)經費成本通常比病例對照研究法(case-control study)低。 (112專高一)

101. 有關三角致病模式的要素，下列何者正確？(1)壓力 (2)環境 (3)病原體 (4)宿主。(A) (1)(2)(3) (B) (1)(2)(4) (C) (1)(3)(4) (D) (2)(3)(4)。 (112專高一)

解析 (1)在網狀致病模式中，壓力可能為其多重致病因子之一。

102. 下列哪一階段的疾病自然史，最能透過篩檢早期發現身體病理變化？(A)易感受期(stage of susceptibility) (B)殘障期(stage of disability) (C)症狀前期(stage of presymptomatic disease) (D)臨床期(stage of symptomatic disease)。 (112專高一)

103. 某研究欲探討過去5年暴露於空氣汙染的環境與肺癌之關係，收集1,000位肺癌及1,000位無肺癌個案進行分析，這是屬於下列何種研究方法？(A)病例對照法(case-control study) (B)世代研究法(cohort study) (C)生態研究法(ecological study) (D)橫斷研究法(cross-sectional study)。 (112專高一)

解析 病例對照法會選定一組具有健康事件的病例組，以及不具健康事件的對照組，兩者進行研究比較。

104. 社區護理師利用敏感度(sensitivity) 80%，特異度(specificity) 94%的大腸癌篩檢工具，篩檢社區民眾是否罹患大腸癌，下列敘述何者正確？(A)篩檢為陽性的個案中，有80%的人會被確診為大腸癌 (B)參與篩檢的個案中，有80%的人會被確診無大腸癌 (C)未罹患大腸癌個案中，有94%的人會被篩檢為陰性 (D)篩檢為陰性的個案中，有94%的人會被確診無大腸癌。 (112專高一)

解答： 100.D 101.D 102.C 103.A 104.C

解析 敏感度是罹患該病的人中，有多少人被正確診斷出該疾病（陽性）；特異度是沒有罹病的人，有多少人被正確診斷出沒有罹患該疾病（陰性）。

105. 社區護理師發現某社區成人健康檢查，結果有60%的受檢者身體質量指數(BMI)超過27 kg/m^2，下列何項護理指導內容最不符合第一段預防策略？(A)建議接受口服葡萄糖耐受試驗 (B)避免攝取高升糖指數的食物 (C)維持理想體重的方法 (D)避免久坐與靜態生活。 (112專高一)

解析 (A)屬於次段第三級預防的早期診斷。

106. 設置免費注射器與回收盒及保險套供應箱，是屬於三段五級預防的哪一層次？(A)初段第一級預防 (B)初段第二級預防 (C)次段第三級預防 (D)次段第四級預防。 (112專高一)

解析 初段第二級預防為提供特殊保護。

107. 有關篩檢工具的敘述，下列何者正確？(A)敏感度與特異度是代表篩檢工具的信度 (B)當提高工具的敏感度，也會同時提高工具的特異度 (C)陽性預測值為真正罹患疾病的人當中，篩檢為陽性的比率 (D)當工具的敏感度與特異度不變，疾病盛行率愈高時，陽性預測值愈高。 (112專高二)

108. 依據三段五級預防模式，下列何者屬於COVID-19防治之特殊保護措施？(1)利用快篩發現個案 (2)實施疫苗注射 (3)確診者早期接受治療 (4)戴口罩 (5)患者出院後追蹤管理 (A)(1)(2) (B)(1)(3) (C) (2)(4) (D)(4)(5)。 (112專高二)

解析 (1)(3)為早期發現、早期治療。

109. 調查社區失智症失能盛行率，最適合應用於下列何種情況？(A)推估死亡率 (B)評估死亡原因 (C)探討致病因子 (D)規劃醫療設備及人力。 (112專高二)

解答： 105.A 106.B 107.D 108.C 109.D

110. 欲了解一段時間內，某地區人口群體被新診斷出COVID-19之比率，是屬於何種生命統計？(A)盛行率 (B)發生率 (C)死亡率 (D)致死率。 (112專高二)

解析 盛行率常與發生率混淆，盛行率是得病人數在整個人口數中所占比率；發生率是指該段期間新發生的得病人數在所有人口數所占之比例。

111. 關於個案對照研究法(case-control study)何者正確？(A)研究一開始已有個案 (B)適合用來探討非罕見疾病 (C)對照組應採隨機取樣 (D)可獲得疾病的發生率。 (112專高二)

112. 有關新生兒死亡率之敘述，下列何者正確？(A)一年內每1,000個年中人口中未滿1歲之死亡嬰兒人數 (B)一年內每1,000個活產嬰兒中未滿1歲之死亡嬰兒人數 (C)一年內每1,000個活產嬰兒中出生未滿4週之死亡嬰兒人數 (D)一年中每1,000個活產嬰兒中出生滿4週至未滿1歲之死亡嬰兒人數。 (112專高三)

113. 以糖尿病篩檢工具對300人進行篩檢，結果顯示26個糖尿病人中有16人為陽性反應，274個沒有糖尿病人中270人為陰性反應。此篩檢工具的敏感度為何？(A) 16/26 (B) 10/26 (C) 16/20 (D) 4/274。 (112專高三)

解析 敏感度是真正罹病的人中，正確診斷出罹患該病比率。

114. 張先生近來被子女發現會忘記一些日常事情，醫師診斷為輕型認知障礙症(Mild Neurocognitive Disorder)，家人不放心他白天一人在家，共照個管師與個案和家人商議後，轉介他至其居住所在的巷弄據點，於是張先生每週有三個早上會自己騎車至據點活動與吃午餐。這樣的措施是屬於：(A)初段預防的健康促進 (B)次段預防的早期篩檢 (C)次段預防的早期治療 (D)三段預防的限制殘障。 (112專高三)

解析 C級－巷弄長照站可提供喘息服務、預防失能或延緩失能惡化、促進社會參與等功能。

解答： 110.B 111.A 112.C 113.A 114.D

115. 有關疾病發生率的敘述，下列何者最適當？(A)通常以比例(ratio)方式呈現 (B)指某一時間內，族群中現存的病例數 (C)可推算罹病的可能性或致病因子 (D)最適合用來規劃長期醫療設備、人力配置的參考。 (113專高一)

解析 (A)以比率(rate)呈現；(B)發生率是指某段時期內新發生某一疾病的人口比例；(D)可用來測定某段時間內某疾病發病的風險。

116. 欲探討婦女懷孕期間使用藥物和胎兒畸型的因果關係，下列何種研究方法最合適？(A)臨床試驗(clinical trial) (B)描述性調查法(descriptive survey) (C)橫斷式研究法(cross-sectional study) (D)世代追蹤研究法(cohort study)。 (113專高一)

解析 (D)此法將選定的研究世代依照暴露危險因子與否區分為暴露組與非暴露組，追蹤研究對象一段時間，比較暴露組與非暴露組疾病發生的差異。

解答： 115.C 116.D

MEMO

健康促進與衛生教育

CHAPTER 04

出題率：♥♥♥

- 健康促進概念
  - 健康的影響因素
  - 健康促進的定義及發展過程
  - 健康促進理論模式
  - 健康促進介入措施
- 衛生教育基本概念
  - 衛生教育的定義
  - 衛生教育的目的
  - 衛生教育的需要性
- 衛生教育理論模式
  - PRECEDE-PROCEED 模式
  - 跨理論模式
- 衛生教育原則與方法
  - 教學活動設計原則
  - 教學步驟
  - 常用教學方法
- 衛生教育的評價
- 社區衛生護理人員的角色功能
  - 衛生教育領域上
  - 健康促進工作上

Community Health Nursing

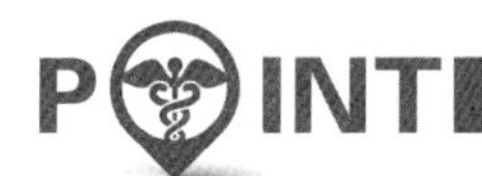

重|點|彙|整

4-1 健康促進概念

一、健康的影響因素

1974 年加拿大的福利衛生部長拉利德(Lalonde, H. M.)提出影響健康的四大因素：**醫療體系、遺傳、環境及生活型態**，並以**生活型態占最大比例**。

二、健康促進的定義及發展過程

(一) 定　義

「健康促進」對象為**全體民眾**，是個人增加對健康的控制與改善健康的過程，是整體性的社會、政治過程，包含**增強個人技巧和能力的行動**、改變社會環境和經濟狀況，減輕對人類或個人健康影響的行動。「疾病預防」的對象為**疾病高危險群**，是改變個體的易感受性或降低病原或危險因子的暴露等，避免疾病發生。

(二) 世界衛生組織對健康促進概念發展過程

1. 1978 年阿拉木圖宣言：重申健康是人類的基本權利，此為社區衛生護理最重要的指引。
2. 1986 年**渥太華憲章：首度提出健康促進概念，強調增進民眾掌控其健康的影響因素及改善其健康。五大行動綱領包括：建構健康公共政策、創造支持性環境、強化社區行動力量、發展個人技能（如舉辦健康飲食講座）、重新定位健康照護服務（提升成人戒菸比率，鼓勵醫療院所提供戒菸門診）**。
3. 美國在《2030 年健康人民》提出了 355 個核心目標，其中含有五項影響健康的社會決定因素，包括教育普及與品質、健康照護可近性與品質、鄰里與建築環境、社會和社區背景及經濟穩定。

(三) 國內健康促進發展

1. 起源於 1989 年由衛生署發表「臺灣地區人口突破兩千萬時的省思」揭開健康促進運動。1990 年召開全國衛生行政會議，研訂臺灣 2000 年國民健康目標。
2. 2015 年推動社區健康營造計畫，以**健康議題**作為導向，推動菸酒檳榔防制、肥胖防治、健康老化及安全促進等。
3. 2025 衛生福利政策白皮書：以建立個人健康行為、重塑健康服務體系、健全健康保險及年金制度、完善社會福利支持系統與創新資訊科技與擴展國際參與等五大篇為主軸，盼能達成「共享生活幸福平等，全人全程安心健康」之最終目標。
4. **健康識能**(health literacy)：是一個人在取得健康資訊，並在了解資訊後做出評判及運用健康資訊的能力，也是民眾賦權(empowerment)的表現過程。WHO 將健康識能定義為：「對基本健康資訊及醫療服務的取得、理解及應用能力」，故**健康識能程度越高，對預防保健服務的利用率就越高**。方法包括：(1)**鼓勵健康照護機構致力讓民眾易於獲取與應用健康資訊與服務**；(2)**善用 eHealth、新媒體傳播健康資訊，以提升健康識能**；(3)**透過社區、學校、職場、醫院等場域，以傳播健康識能**，如提升懷孕新住民的健康識能方式為：(1)**提供雙語的媽媽健康手冊**；(2)**鼓勵參加國小國語班學習中文**；(3)**鼓勵參加新住民媽媽教室**。

三、健康促進理論模式

1. **健康信念模式**：1958 年提出，強調**個人預防性健康行為的預測**，認為個體藉由對疾病可能帶來的自覺利益與自覺障礙的衡量與比較，影響其執行健康行為的決定。影響**個體感受疾病威脅**的因素如圖 4-1：

(1) **個體的認知**：包含對疾病易感染性的認知（例如**因為遺傳的傾向，將來我會和父親一樣罹患糖尿病**）和對**疾病嚴重性的認知（如擔心再次中風會坐輪椅或需人照顧）**。

(2) **修正因素**：

A. 年齡、性別、種族、社經階層、對某疾病的知識等。

B. 感受到該疾病的威脅。

C. **行動的線索：藉由他人的提醒採取特定預防性健康行為，包含大眾傳播媒體**、醫護人員、里長、家人或朋友等。

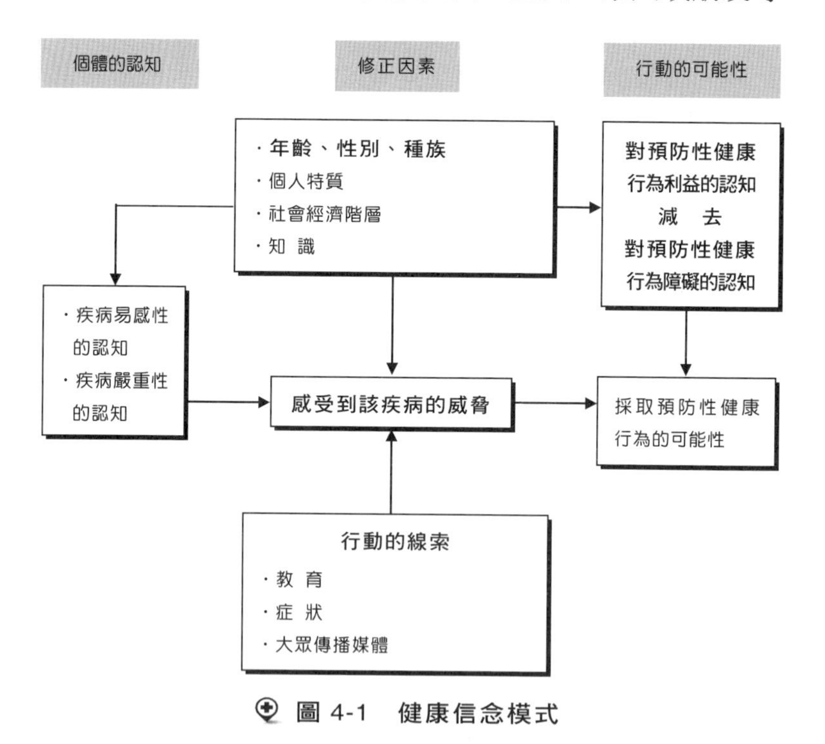

圖 4-1 健康信念模式

(3) **行動的可能性**：包含「對預防性健康行為利益的認知」和「**對預防性健康行為障礙的認知**」，例如護理師聯絡衛生單位提供行動醫療車協助，在工作場所設立子宮頸抹片站，減少員工對抹片檢查之障礙。

2. Pender **健康促進模式**：於 1975 年提出，以統合建構期望及社會學習理論概念為基礎，融合護理學與行為科學的健康促進模式，有下列三要項（圖 4-2）：

(1) **個人特質和經驗**：包含先前相關的行為、**個人因素**、**生物心理社會因素**（例如**我和我父親一樣有高血壓**）。

(2) **與行為特異性相關的認知和情感**：包含自覺行動利益、自覺行動障礙、**自覺自我效能**（例如**我知道我可以做到，並達成計畫的目標**）、行動相關感受、人際間的影響：規範和模式、情境的影響：選擇、需求特質、審美觀。

(3) **行為的結果**：包含立即性競爭的需求（低控制）和喜好（高控制）、健康促進行為、個人採取行動的承諾。

3. Battie **健康促進模式**：於 1991 年提出，其理論闡述健康促進的過程是由介入的對象（水平軸）與介入策略（垂直軸）來決定，主張健康促進活動有四個層面：

(1) **健康說服**（層面一）：介入對象為**個人**，介入策略是以**權威**的方式進行，如透過專業醫護人員說服癮君子戒毒。

(2) **制訂法規**（層面二）：介入對象為**團體**，介入策略是以**權威**的方式進行，如制訂菸酒相關的罰鍰規定與規範廣告內容。

(3) **個人諮商**（層面三）：介入對象為**個人**，介入策略是以**協調**的方式進行，此時的專業人員扮演推動健康促進的角色，以專業協助個案建立健康的需求或協助發展相對應的技巧。

(4) **社區發展**（層面四）：介入對象為**團體**，介入策略是以**協調**的方式進行，如專業人員輔助社區團體或民眾增進解決問題的能力。

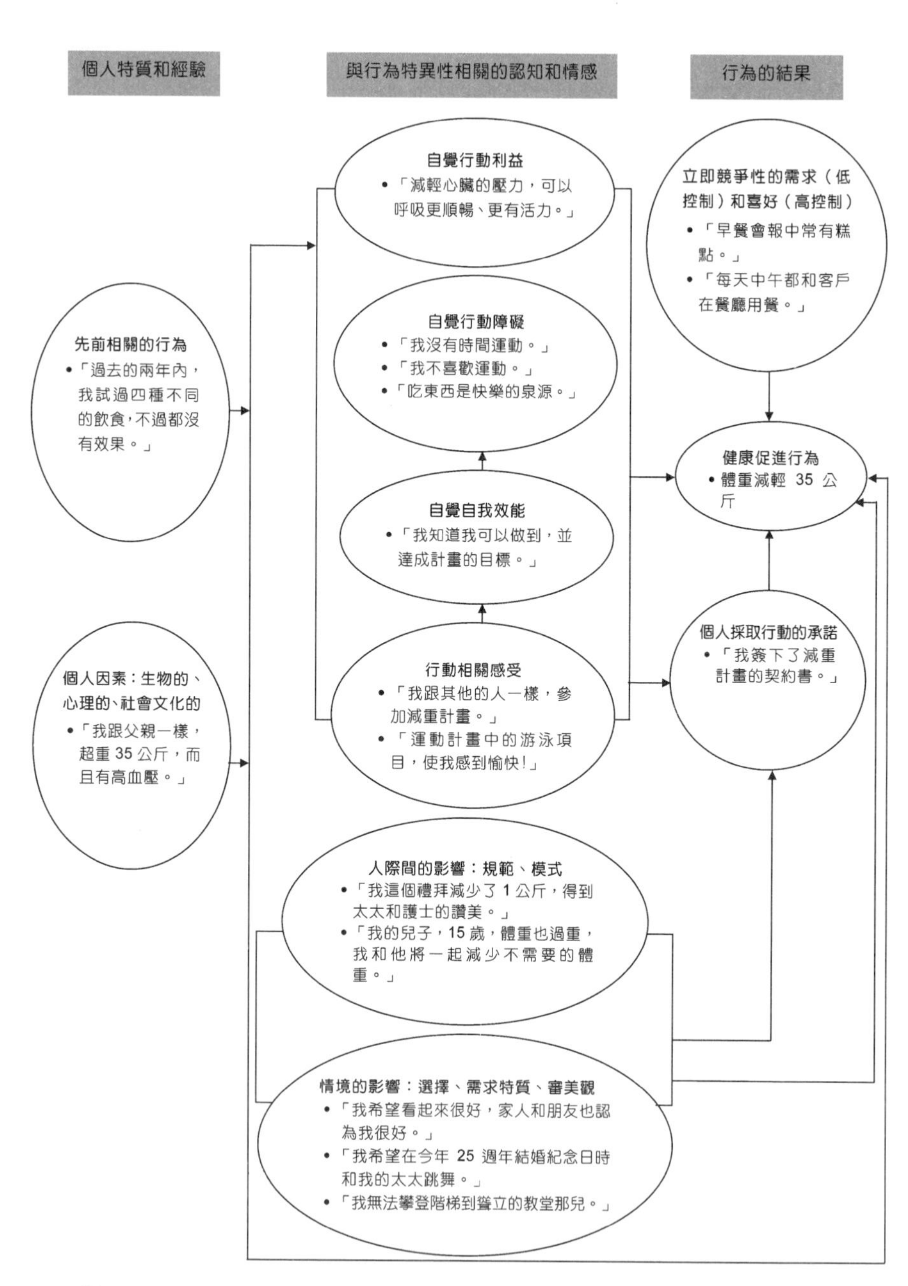

圖 4-2 Pender 健康促進模式的應用－以「減重行為」為例

四、健康促進介入措施

2005 年 Naidoo 和 Wills 提出健康促進介入措施可分為五類：

1. 醫療：如檢查、篩檢、疫苗、戒菸、飲食療法、疾病預防等。
2. 教育：提供健康知識。
3. **賦權**：是由下至上的策略；健康促進者提供知識，爭取較佳且能控制的環境，協助個案發展能力和技巧，由個案主動參與解決健康問題。例如某社區推展「蟲蟲特攻隊」，由社區里長及里民共同計畫並執行社區中登革熱防治相關活動。
4. 行為改變：運用正（負）增強、代幣、示範等方法。
5. **社會改變**：是由上至下的策略，藉由**法規**來進行，例如政府制定騎車戴安全帽、酒醉駕車罰則，以維護交通安全的政策，或制定原住民族工作權保障法來促進原住民就業機會。

4-2 衛生教育基本概念

一、衛生教育的定義

衛生教育的最終目的，是將一般健康知識透過教育的力量來改變民眾的健康行為。在知行合一的原則下，增進人們的健康知識(knowledge)、培養良好健康態度(attitude)、改善不良衛生習慣，進而實踐(practice)健康的生活。在三段五級的預防模式中屬於初段預防。

二、衛生教育的目的

1. 提供民眾對健康的正確概念，**體認健康為一有價值的社會資產**。
2. **培養民眾對健康的責任感**，能主動解決與改善健康相關問題。

3. 提高民眾健康認知，**增進自我保健知能**。
4. 提升衛生設施的發展有效利用。
5. 強化並提升醫療保健服務的品質。
6. **實踐教育目標**。

三、衛生教育的需要性

衛生教育關係著全體國民健康，也是協助國家執行重要衛生政策的推手，故社區護理人員應建立衛生教育觀念、積極培養衛生教育的知能，於護理實務工作上實踐衛生教育的原理和原則。

4-3 衛生教育理論模式

一、PRECEDE-PROCEED 模式

1. 1980 年由格林(Green)提出，為社區分析與計畫發展的基本架構，基本假設為：影響健康和健康行為的原因複雜，應採多元化的方法計畫、介入和評價。該模式分九階段，可應用在社區或團體衛生教育計畫過程，亦可作為衛生行政部門建立衛生教育計畫的基礎，以及評鑑衛生教育和衛生政策的指標。
2. 模式內容
   (1) **社會學評估**：以多種方式了解社會問題，並依社會指標（如失業率、工傷率）分析社會生活品質。
   (2) **流行病學評估：確認出重要健康問題**，以流行病學加以分析，並藉生命統計指標及相關統計資料找出影響因素。
   (3) **行為和環境評估**：找出影響建康的行為和環境因素。行為因素指個人行為或生活型態，環境因素則包括個人外在不容易被控制的社會和自然因素。

(4) **教育和生態學評估**：透過(3)所得內容進行評估可得：

A. **素質因素**：行為的前置因素，即學習者本身內存因素，包括知識、信念、態度、價值感、認知、動機等。例如**評估影響學童口腔衛生的相關因素時，學童對於口腔衛生的知識和看法**。

B. **促使因素**：促使個人實踐與健康有關行為的因素，包括所必須之技術與資源、可利用的資源、轉介系統等。例如前例中**校園內有可以潔牙的場所**。

C. **增強因素**：使行為重複出現或消失的獎勵、獎金或懲罰，包括生活或工作環境周遭人們的行為、態度。例如前例中**父母對學童口腔衛生的態度**。

(5) **行政和政策評估**：評估支持衛生教育的資源及條件，例如針對糖尿病友辦理 20 人的「控糖班」，設計六週課程，預算經費 20,000 元。

(6) **執行**：進行衛生教育。

(7) **過程評價**：找出執行計畫時的問題與困難，提升計畫成效。如**社區護理師於社區關懷據點推動健康飲食計畫，記錄每次活動參與人數**。

(8) **影響評價（衝擊評價）：分析立即性的改變**，以**素質因素**與**增強因素**目標作為基礎進行評價。如**社區護理師推動社區營養推廣中心服務後，發現參與者健康飲食習慣的比率增加**。

(9) **結果評價**：將成果回歸社會學評估指標，了解測量目標達成情形。

二、跨理論模式

1. 1982 年由 Prochaska 及 DiClemente 根據對吸菸者的戒菸過程中發現，經比較、分析心理治療法及行為改變介入理論，呈現以改變的不同階段整合行為改變的方法及原則。多運用於戒菸、物質使用障礙、偏差飲食習慣、身體活動、焦慮症、青少年偏差行為及預防性醫療等健康方面。

2. 主要概念
 (1) 改變階段：並非直線移動，而是呈現螺旋型式，可分為：
  A. **沉思前期**(pre-contemplation)：又稱**無意圖期**。增加了解行為問題所在及認知危險性。
  B. **沉思期**(contemplation)：又稱**意圖期**。促使思考方向及結果利於改變。
  C. 準備期(preparation)：決定最合適的行動策略。
  D. **行動期**(action)：採取步驟邁向改變。
  E. 維持期(maintenance)：辨識復發的跡象，採取防範措施。
 (2) 改變方法：配合改變階段的歷程，可透過經驗認知及行為等方法促使行為改變。
  A. **經驗認知層面**：意識覺醒、情感喚起、**自我再評價**、環境再評價、自我解放、社會解放。
  B. **行為層面**：反制約、**增強管理**、刺激控制、助人的人際關係。
 (3) 衡量及做決定：衡量改變的利益與代價選擇行為方向。
 (4) **自我效能**：個人評估在特定環境下，自己能完成特定行為的能力，包括程度、類化、強度三層面。

4-4 衛生教育原則與方法

一、教學活動設計原則

1. 溝通原則：運用溝通三要素：發訊者、訊息、接訊者，進行有效的溝通過程。

2. 運用衛生教育原則：

(1) 準備原則

A. 施教者應使受教者先有心理準備，教育目標較易達成。

B. 啟發民眾自覺學習衛生知識的需求，引起動機。

(2) 類化原則：根據舊經驗來吸引新經驗的作用。

(3) 自動原則：由杜威(Dewey)「從做中學」的說法而來，教學者應營造環境使學習者自然學習。

(4) 興趣和動機原則：個案願意接受衛生教育主要出自於「有需要」的動機。

(5) 個別適應原則：依學習者能力分組。

(6) **熟練原則**（累積原則）：**增加練習次數**能促進學習，即「熟能生巧」。適用於**技術性學習**。

(7) 社會化原則：同儕團體的鼓勵與壓力影響學習效果。

(8) 同時學習原則：知識、技能、態度、興趣等常在學習過程中同時獲取。運用有效的教學原理。

(9) 行政原則：整體衛生計畫應包含衛生教育計畫。

二、教學步驟

1. **評估學習者的需要**與興趣：設計教學活動之前，應先評估學習者的需要與興趣，以提供有意義的教學活動。

2. **訂定教學目標**：

(1) 目標應具體、可行、量化、可測量。

(2) 以具體行為描述目標；如學習者在學習後可以學習什麼內容。

(3) 依學習者個別差異訂立教學目標。

(4) 教學目標應涵蓋三大領域，**各領域間可重疊，並非完全獨立**。

A. **認知領域**：為衛生教育基本目的，增進知識、啟發思想。包括知識、了解、應用、分析、綜合及評鑑六大層次的學習。**演講**、辯論、專家報告、閱讀等均可使用，選擇書面資料並配合演講、雙向溝通問答最易達成目標。

B. **情意領域**：期望學習者能發展理想、陶冶情趣並能**培養良好保健態度**。包括接受、反應、批判、組織價值、定型等五層次的學習。**小組討論**、**角色扮演**、辯論、**價值澄清法**等常被使用，採用動態影像教學、角色扮演、社會劇等易達成目標。

C. **技能領域**：使學習者能養成習慣、熟練技術以維持與增進健康的技能。包括覺察、反應趨向、模仿、表現、複合反應及創造等六個層次的學習。示教、練習、回覆示教等常被採用，以回覆教學方法最易達成目標。

3. **擬訂教學計畫**：掌握 5W1H：
   (1) Why：為什麼教？－教學目標。
   (2) What：教什麼？－教學內容。
   (3) When：何時教？－教學時段。
   (4) Where：在哪裡教？－教學環境。
   (5) Whom：誰來教？－教學師資。
   (6) How：如何教？－教學策略。
4. **執行教學計畫**。
5. **評價**。

三、常用教學方法

(一) 選擇教學方法的原則

1. 應參考不同學習理論，使學習活動有效。
2. 重視學習者在年齡、學習階段及不同情境的個別差異。

3. 採多樣方法，同時使用兩種以上，比單獨使用一種方法效果好，應視個案吸收能力決定其數量。
4. 提供教學意見及教學內容的最佳資源為學習者。
5. 教學方法在進行過程中應能不斷設計及修正。

(二) 教學方法的應用

教學方法	說　明
講述法 （演講教學法）	・主要是教學者講述、學習者靜聽，學習者大多是被動的，常用於人數較多的大班級教學或較低層次的學習 ・**講述者能在有限時間內，有系統地傳達知識**，但易形成單向溝通，一般而言，聽眾能持續注意力最長約 **20~30 分鐘**，因此講演完成應鼓勵聽眾發問或將之分組，使低聲交談後，推派一人代表發言，以激勵每位參與者皆能思考並參與討論
問答法	教學者和學習者相互問答以了解其學習效果；主要在鼓勵學習者參與，但有時會造成學習者的焦慮
示範與回覆示教	・教學者對**技術或概念應用的實際解說**，並**提供學習者實際練習的機會** ・主要目的在於**幫助學習者獲得技巧**，如新生兒沐浴、**胰島素注射法、糖尿病人調整飲食習慣**
小組討論	人數少，少則 2~3 人、多則 7~8 人，分組研討，學習者能參與其中、有更多的互動現象，**教學者在結束後做整理說明，可讓學習者有較清楚的解答**，多用於較高層次的認知和情意學習，如**建立正確的態度**
陪習式討論 （班級討論）	班級人數不可太多，教學者應有縝密的課前計畫和嚴格的時間控制，討論進行時要鼓勵學習者參與
個別談話	・教學者運用溝通技巧，採**「一對一」**或**「一對多」**的方式進行 ・用於**家訪、診前／診後衛教**，如教導以吸管服用鐵劑

教學方法	說明
自學教材	學習者可在家中進行，學習的過程中可以得到有效的回饋，適合較低層次的學習，但是教材的架構要完整，才能使學習沒有偏離
視聽教材	‧單張、摺疊卡、掛圖、圖表、地圖，使用此類教材時宜注意色彩的變化 ‧幻燈片、投影片、電影
個別作業	學習者自行完成，較適合高層次的學習，但必須給予時間限制
小組作業	教學者必須仔細的計畫、評價，鼓勵學習者主動參與，常用於高層次的學習
角色扮演（社會劇）	不需要劇本、不需要排練，由學習者設身處地的把情境和問題表演出來，有助於技能的提升（非操作性技能），**改變態度**
模擬遊戲	寓教於樂，可分析情境並教導技巧。如學習分辨高鈉及低鹽的食物
臨床或田野學習	將教學活動安排在自然環境中，學習者參與其中
參觀	**配合教學內容實地觀察**。優點包括使學習者能於社區**實地了解真實情況**、刺激學習者找尋更多學習經驗、有益學習者互動、能磨鍊觀察技巧
大眾傳播	用於形成民眾健康威脅事件（如 COVID-19、SARS、H_5N_1）發生時，**傳播速度最快，且傳遞的人口最大**
遊戲法	將遊戲帶到課室中、教材遊戲化，使學習者樂於參與其中，提高學習興趣
實驗室	學習者參與在實際操作的環境中，但是在實驗前必須要有仔細的設計和實驗後的評值
電腦教學	可以在家中進行，學習方式比較固定，必須有設備、花費時間和金錢
健康傳銷	運用商業行銷的科技（如**媒體**）影響民眾引發志願性的健康行為，如**預防流感的相關知識**

4-5 衛生教育的評價

1. 評價的功能：教學決定、行政決定及輔導諮商。

2. 評價步驟如圖 4-3 所示。

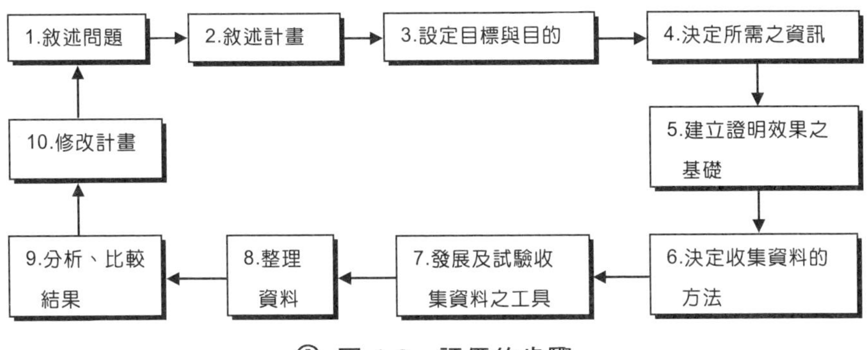

圖 4-3 評價的步驟

3. 評價分類
   (1) 依時間分類：教學前以學習者的「準備」為評價重點；教學中應考量是否朝教學目標前進；教學後則了解目標是否達成。
   (2) 依功能分類：分為**診斷性評價、形成性評價及總結性評價**（表 4-1）。
   (3) 依結果的解釋分類：可分為常模參照評價和標準參照評價（表 4-2）。

4. 評價方法：紙筆測驗、問卷法、記錄法、檢核表、報告法、觀察法、面談法、自我評估法、模擬法、小組討論法。

表 4-1 評價的分類（依功能）

類 型	診斷性評價	形成性評價	總結性評價
功 能	測量學習者學習前所具備的知識和能力，或找出學習者學習困難的原因	提供教師及學習者在教學過程中的回饋，用來激勵學習者以便實施補救教學，又稱**過程評價**	了解學習者的學習成就與對教學內容的精熟程度
時 機	**教學之初或學習者發生學習困難時**	**教學進行中**	階段性教學結束後
重 點	與認知、情意、技能有關的行為，身心及環境因素等	認知方面的行為表現，學習態度、方法及習慣、**參與程度**	一般以認知為主，亦應重視技能、情意方面的學習成果

表 4-2 評價的分類（依結果的解釋）

類 型	常模參照評價	標準參照評價
功 能	了解學習者的學習成就在團體中的相對地位，學習成就的相互比較	**了解學習者的學習成就之精熟程度，是否達預先設定的標準**
重 點	比較、區別、鑑別	檢定、查核
參照點性質	相對的、實際的	絕對的、理想的
結果解釋	相對意義	絕對意義
分數表示	名次、等第、百分等級、標準分數	百分制、檢核制、及格否
主要用途	分班編組、不同成就水準之區隔	補救教學、最低基本能力之確保

4-6 社區衛生護理人員的角色功能

一、衛生教育領域上

1. 積極推動全人教育。
2. 將衛生教育視為終身教育。
3. 以行為目標為依歸。
4. 強化教學方法、充實教學設備。

二、健康促進工作上

1. 行動的重要催化劑，為倡導者與行動者角色。
2. 照護活動的協調及提供者。
3. 行為改變及增能的促動者。
4. 教育、諮商者。
5. 研究者。
6. 角色模範。

QUESTION 題庫練習

1. 為了促進哺餵母乳，社區中推動公共場所均提供哺乳室，是1986年世界衛生組織發表的渥太華憲章中五大行動綱領的哪一項？(A)建立健康公共政策 (B)創造一個有支持性的環境 (C)強化社區組織功能 (D)發展個人技能。 (103專高一)

   解析 (A)如：勞基法規定應給予哺乳時間；(C)如：成立母乳哺育支持團體；(D)如：教導母乳哺餵相關知識及技能。

2. 以講授法對成年人進行衛生教育時，一般而言聽眾能持續注意力的時間最長為多久？(A) 10~15分鐘 (B) 20~30分鐘 (C) 40~50分鐘 (D) 60分鐘。 (103專高一)

3. 有關衛生教育評價之資料收集方法，下列描述何者錯誤？(A)問卷是較易獲得多數人資料，但需考量抽樣代表性的方法 (B)深度訪談收集的資料，但較無法推論至多數人的意見 (C)個案研究可以全盤評估衛生教育計畫的輸入、過程及結果的反應 (D)焦點團體適合用於異質性團體。 (103專高一)

   解析 (D)參與焦點團體的成員應該具有同質性。

4. 工廠護理師運用Dr. Green等人的PRECEDE理論，確立員工整體的健康需要，其步驟的順序應為何？(1)教育與組織的診斷 (2)行為和環境的診斷 (3)社會學的診斷 (4)流行病學的診斷 (5)行政與政策的診斷：(A) (1)(5)(3)(2)(4) (B) (3)(4)(2)(1)(5) (C) (4)(3)(1)(5)(2) (D) (2)(1)(3)(4)(5)。 (103專高二)

   解析 PRECEDE理論模式的流程：社會學評估→流行病學評估→行為和環境評估→教育和生態學評估→行政和政策評估→執行→過程評價→影響評價→結果評價。

5. 衛生政策鼓勵30歲以上已婚婦女定期執行子宮頸抹片檢查，是屬於三段五級預防中的那一級？(A)第一級 (B)第二級 (C)第三級 (D)第四級。 (103專高二)

   解析 子宮頸抹片檢查為第三級：早期診斷。

解答： 1.B 2.B 3.D 4.B 5.C

6. 目前國民健康署倡導「社區健康營造」是以何項議題作為社區營造的切入點？(A)總體營造 (B)環境保護 (C)健康議題 (D)醫療服務。 (103專高二)

7. 有關健康促進概念的描述，下列何者錯誤？(A)疾病治療是治標，健康促進是治本 (B)強調使人民能掌握健康的決定因素以增進健康 (C)著重於使人民沒有疾病或虛弱 (D)屬於三段五級的初段預防。 (103專高二)

解析 健康促進的概念是擁有「正向積極的健康」(positive health)，而不再是沒有疾病或虛弱而已。

8. 有關健康促進的範疇，下列敘述何者正確？(A)定期健康檢查 (B)預防接種 (C)職業災害防治 (D)去除致癌物質。(103專高二)

解析 健康促進信念模式中強調個人預防性健康行為的預測；(B)(C)(D)皆屬於初段預防的特殊保護，而非健康促進。

9. 欲教導青少年學習與同儕的溝通技巧，下列何項教學法最適當？(A)講述法 (B)個別指導 (C)問答法 (D)角色扮演。(103專高二)

解析 角色扮演不需劇本與排練，由學習者把情境和問題表演出來，有助於技能的提升。

10. 1986年世界衛生組織(WHO)發表的渥太華憲章(Ottawa Charter)中指出，依照人民所需的健康狀況協助其發展健康促進生活型態的技巧，是屬於下列何種健康促進行動？(A)健康的公共政策(healthy public policy) (B)創造支持性環境(creating supportive environment) (C)發展個人技巧(developing personal skills) (D)調整健康服務方向(reorienting health services)。 (103專高二)

解析 依照人民所需的健康狀況協助其發展健康促進生活型態屬於創造個人層面的健康促進模式，(A)(B)(D)皆為營造健康環境層面的行動。

11. 於1974年加拿大的拉利德(Lalonde)指出影響健康的四大因素中，占最大比例者為何？(A)醫療體制 (B)遺傳 (C)生活型態 (D)環境。 (104專高一)

解答： 6.C 7.C 8.A 9.D 10.C 11.C

12. 以「角色扮演」進行衛生教育活動時，下列哪一項不易達成？(A)有助學員於特定情境中學習 (B)有助價值判斷及態度培養 (C)可激發學員的創造能力 (D)可學習操作性技能。（104專高一）
13. 推動糖尿病防治計畫，使用贈品提高參與者的執行率，是運用哪一類的活動？(A)環境改變活動 (B)組織文化活動 (C)誘因活動 (D)社區支持活動。（104專高一）
14. 衛生福利部國民健康署（原行政院衛生署國民健康局）自民國88年起推動社區健康營造計畫，其最主要的目的為何？(A)強化社區護理人員的衛生教育功能 (B)建立社區自主照護健康營造機制 (C)提升社區內醫療診所設施及服務 (D)完成該社區婦女子宮頸抹片目標數。（104專高二）

    解析 社區健康營造計畫推動議題包括：菸酒檳榔防制、肥胖防治、健康老化、安全促進等，是以健康議題作為導向。
15. 權力是政治與政策系統中必須而且是主要概念，依據3P理論，權力基礎的3個C不包括下列何者？(A)協調(co-oridination) (B)合作(co-operation) (C)溝通(Communication) (D)脅迫(coercion)。（104專高二）
16. 健康促進介入措施之敘述，下列何者錯誤？(A)個案以被動參與解決健康問題 (B)提供知識，協助個案做出健康照護的合理選擇 (C)協助個案發展能力和技巧，以達到生活環境改變 (D)為個案爭取較佳且能控制的環境，以促進健康和安適。（104專高二）

    解析 個案以主動參與解決健康問題。
17. 根據歷年全球健康促進大會的宣示，有關健康促進的未來方向，下列何者錯誤？(A)發展健康促進的實證科學基礎 (B)減少政治參與，以達社會平等 (C)增強社區的行動能力 (D)推動相關法案的修訂。（104專高二）

解答： 12.D 13.C 14.B 15.D 16.A 17.B

18. 48歲男性被診斷為第二型糖尿病，主訴：「太太提醒我執行糖尿病飲食及注意足部自我照顧行為」，此行為依據健康信念模式是屬於：(A)行動的線索 (B)疾病的易感性認知 (C)疾病嚴重性認知 (D)預防性健康行為障礙的認知。 (104專高二)

解析 行動線索為當此變項介入時，可以促進健康行為的實施，如家人及朋友的忠告。

19. 承上題，病人陳述「我怕糖尿病若控制不好會導致截肢或死亡」，此行為依據健康信念模式是屬於：(A)行動的線索 (B)疾病的易感性認知 (C)疾病嚴重性認知 (D)預防性健康行為障礙的認知。 (104專高二)

20. 為了提升學童養成口腔衛生之習慣，學校護理師應用PRECEDE-PROCEED模式，下列哪些屬於增強(reinforcing)因素？(1)媽媽提醒學童餐後要刷牙 (2)教導潔牙的方法 (3)學校護理師張貼口腔衛生海報 (4)餐後老師帶領學童一起潔牙。(A) (1)(2) (B) (1)(4) (C) (2)(3) (D) (3)(4)。 (104專高二)

解析 增強因素為父母、親友等之健康態度與行為。

21. 社區衛生護理師透過健康政策的參與，爭取居家護理服務的健保給付，所扮演的角色，下列敘述何者正確？(A)協調者 (B)代言者 (C)領導者 (D)照顧提供者。 (105專高一)

解析 (A)協調者：協調各專業間合作團隊，整合應用社區資源；(C)領導者：社區衛生護理師非領導者角色；(D)照顧提供者：有系統地發現個案問題、評估問題、執行計畫、提供照護及評價成果。

22. 有關加拿大衛生部長Lalonde提出影響人類健康的因素，下列何者正確？(A)健康照護系統、遺傳、環境、生活型態 (B)空氣、水分、溫度、濕度 (C)噪音、輻射、微生物、重金屬 (D)生理、心理、社會、靈性。 (105專高一)

解析 加拿大衛生部長Lalonde提出影響人類健康的因素為：醫療體系、遺傳、環境及生活型態。

解答： 18.A 19.C 20.B 21.B 22.A

23. 張小姐，20歲，身高150公分、體重50公斤，表示：「我對我的體型感到煩惱……」，此時護理師的反應，下列何者最適當？(A)妳的體型，看起來很正常有什麼好煩惱 (B)妳的體型，我幫妳換算BMI後是正常 (C)對於體型，妳有什麼樣的煩惱 (D)其實妳只要採取均衡飲食，就不必煩惱。 (105專高一)

解析 依據健促理論中的健康信念模式與健康促進模式中，首要都是要先理解個案對自身與對疾病嚴重性的認知程度。

24. 有關Ross & Mico衛生教育計畫模式，「家屬在家中為中風個案做兩次完整的手部復健運動」的計畫目標，包括下列哪些要項？(A)人、行為、結果、情境、標準 (B)人、時間、行為、情境、意願 (C)人、工具、時間、行為、動機 (D)人、結果、標準、信念、態度。 (105專高一)

25. 有關跨理論模式的描述，下列何者錯誤？(A)「意識覺醒」有助於無意圖期個案的改變 (B)意圖期的個案已經認同有行為改變的需要 (C)對於準備期的個案應提供必要的資源 (D)處於行動期的個案不可能再回復到意圖期。 (105專高一)

解析 跨理論模式的五個階段並非直線移動，而是螺旋形式。

26. 衛生教育過程，利用媒體將健康資訊傳達給社會大眾之方法，是屬於下列何種方法？(A)示範教學法 (B)展覽法 (C)健康傳銷 (D)價值澄清法。 (105專高二)

解析 (A)示範教學法是教學者對技術或概念應用的實際解說，並提供學習者實際練習的機會；(B)展覽（參觀）法則是配合教學內容實地觀察；(D)價值澄清法則是利用澄清價值觀的方式期望學習者能發展理想、陶冶情趣並能培養良好保健態度的學習方式；依據題目中利用大眾媒體傳播的方式將衛生教育的觀念作為教授的方法應是(C)選項。

解答： 23.C 24.A 25.D 26.C

27. Green等人於1980年提出之PRECEDE (Predisposing, Reinforcing, and Enabling Causes in Educational Diagnosis and Evaluation)模式中，「流行病學診斷」的主要目的是：(A)評估生活品質 (B)確定健康問題 (C)分析問題行為之影響因素 (D)設計教育介入措施。 (106專高一)

解析 PRECEDE關於流行病學診斷評估的目的是為確認出重要的健康問題，並以流行病學的工具（如生命統計指標及相關統計資料）加以分析，找出影響因素。

28. 教導兒童學習胰島素注射，讓其反覆練習注射技巧，是屬於何項教學原則？(A)準備原則 (B)類化原則 (C)熟練原則 (D)自動原則。 (106專高一)

解析 增加練習次數能促進學習，即「熟能生巧」的教學原則屬於熟練原則。

29. 透過舉辦健康講座，教導員工如何預防慢性病，這是屬於1986年渥太華憲章中的哪一項策略？(A)建立一個健康的公共政策 (B)創造有益健康的環境 (C)發展個人保健技能 (D)強化社區組織和功能。 (106專高二)

解析 依據題意可知，並非由政府機關舉辦的健康講座，且其中有提到「員工」，故應不屬於公共場所舉辦的衛教活動，故選項(C)較是為適宜的答案。

30. 教導糖尿病個案如何使用鏡子來觀察腳底皮膚狀況，讓個案可以回去自行觀察，下列何種教學方法最適合？(A)講述法 (B)小組討論 (C)價值澄清法 (D)示範教學法與回示教。 (106專高二)

解析 示範與回覆示教教學法在於教學者對技術或概念應用會做實際的解說，且提供學習者實際練習的機會，此方法適用於需要長期在家自行護理的慢性疾病（如糖尿病等）或是學習者需要長時間使用的技巧。

解答： 27.B 28.C 29.C 30.D

31. 邀請名人或藝人擔任代言人，促進民眾篩檢意願，此種策略根據健康信念模式是屬於何因素？(A)知識經驗的結構因素 (B)行動線索 (C)預防行為利益性 (D)疾病罹患性。 （106專高二）

解析 行動線索乃藉由他人的提醒、媒體宣導、親友忠告，使民眾採取特定預防性健康行為。

32. 在關懷據點開設健康瑜珈班，過程中除了需考慮參加的民眾，還可能需要協調開班時間與地點等問題。以上若依據比提(Beattie)的健康促進模式，過程中較適合使用何種策略？(A)健康政策與支持性環境 (B)健康說服 (C)個人諮詢 (D)社區組織發展。

解析 開設健康瑜珈班應屬於Beattie理論中的第四層面：社區發展，其介入對象是團體，此層面介入的策略是採取協調式的方式來進行，故(D)選項較為適宜。 （106專高二）

33. 護理師擬提供國小教育程度的老年糖尿病個案，有關胰島素注射之自我照顧的知識與技能，下列各種教學方法中，何者正確？(A)講述法 (B)問答法 (C)個別指導法 (D)價值澄清法。

解析 個別指導法是依據個案需求提供個案口頭指導、示教及回覆示教；價值澄清法則是利用問題或活動的方式，幫助個案察覺個人與他人信念、分析、反思，建立自我價值觀。 （106專高二補）

34. 有關社區健康計畫形成性評價(formative evaluation)，下列敘述何者錯誤？(A)強調在計畫發展與進行中的評價 (B)可以改善計畫的經營和管理方式 (C)又稱結構評價，著重客觀具體的資料 (D)內容可包括：是否有接觸到合適的標的人口、是否有足夠的參與人數等。 （106專高二補）

解析 形成性評價是教學過程中對個案知識了解、能力發展的評價，因此又稱為過程評價。

35. 於社區進行12週的老人防跌介入計畫，結果發現老人下肢肌力有顯著改善。若依PRECEDE-PROCEED模式此成效指標屬於何種評值？(A)結構評值 (B)過程評值 (C)衝擊評值 (D)結果評值。

（106專高二補）

解答： 31.B 32.D 33.C 34.C 35.C

解析 PRECEDE-PROCEED模式中的影響評價又稱為衝擊評價，是以素質因素與增強因素目標作為基礎進行評價，因此評價經由教育介入後，個案的素質及增強因素是否有改變。

36. 王太太說：「我若罹患子宮頸癌，不僅家庭工作受到影響，也可能會死，所以我應該要來檢查。」上述王太太這段話，依據健康信念模式是屬於何種認知？(A)預防行為障礙性 (B)預防行為利益性 (C)疾病嚴重性 (D)疾病罹患性。 (106專高二補)

解析 依據題意，王太太話中提到的內容皆是因為想到罹患疾病而遭到疾病影響將導致的結果，故應屬體認到罹病後帶來的嚴重性故進行健康促進的行為。

37. 有關健康促進的推動，下列何者錯誤？(A)透過教育來改變認知是最有效的方法 (B)需要整合各項相關的資源 (C)需要正向的支持環境 (D)以健康為目的，個人生活型態及環境改變為策略。 (107專高一)

38. 社區衛生護理師欲協助糖尿病個案進行「胰島素注射」，輔導協助注射進行中，護理師先介紹為何需要注射胰島素、個案的隱私性、胰島素注射的位置與注射後的注意事項，最後教導胰島素注射的方法。根據上述情境，下列敘述何者正確？(A)本次課程的主學習為學會胰島素注射法 (B)本次課程的副學習為病患隱私性的維護 (C)此主題較適合的教學方法為講述法 (D)課程進行中，個案錯誤的反應會因為練習而增加。 (107專高一)

39. 有關小組討論法之敘述，下列何者正確？(A)是團體衛生教育最常用的教學法 (B)小組討論成員以20~30人為宜 (C)主持人盡可能採封閉結構式問句讓成員有效發言 (D)教學者應在結束後，將結果綜合整理說明，讓學習者有較清楚的解答。 (107專高一)

解析 (A)最常用講述法；(B) 3~8人為宜；(C)採用開放式問句。

解答： 36.C 37.A 38.A 39.D

40. 為有效改變學習者之態度，下列哪些教學方法較為適當？(1)專家報告 (2)討論法 (3)角色扮演 (4)價值澄清法 (5)辯論。(A) (1)(3)(4) (B) (1)(4)(5) (C) (2)(3)(4) (D) (2)(3)(5)。 (107專高二)

解析 (1)(5)常用於改變學習者的認知，以增進知識、啟發思想。

41. 王先生說：「我知道我可以做到每天健走30分鐘，而且一週後將可達到減輕0.5公斤的目標」，根據Pender健康促進模式，以上敘述是屬於何種要素？(A)先前的相關經驗 (B)自覺自我效能 (C)行動相關感受 (D)人際間的影響。 (107專高二)

42. 針對糖尿病友辦理20人的「控糖班」，設計六週課程，預算經費20,000元。依據PRECEDE-PROCEED模式，是屬於何診斷？(A)流行病學診斷 (B)行為診斷 (C)教育與組織診斷 (D)行政與政策診斷。 (107專高二)

43. 有關自我導向學習之敘述，下列何者正確？(A)是一種適用於兒童的學習策略 (B)以教學者為中心的學習方式 (C)學習者可以依據自己的需求，擬定學習目標與策略 (D)提供制式的格式，讓學習者可以在設計完整的環境學習。 (107專高二)

44. 有關衛生教育方法的描述，下列何者錯誤？(A)示範教學法及反覆練習有助於成員學習正確的技能 (B)運用角色扮演時，教育者須能接受學習者在角色扮演過程中的角色反應 (C)個別指導常用於教導個案技術的學習 (D)團體動力法強調運用團體壓力促使成員皆須表達意見。 (108專高一)

解析 (D)能使學習者參與其中、有更多互動，多用於較高層次的認知和情意學習。

解答： 40.C 41.B 42.D 43.C 44.D

45. 有關健康促進介入措施之敘述，下列何者正確？(A)社區賦權主要是一種由上而下的策略，可以透過協助民眾發現問題，進而加以解決 (B)國家所推動的騎機車戴安全帽是屬於社區賦權策略 (C)正向健康行為可以透過健康政策、支持性環境與教育活動來達成 (D)社會改變是由下而上的改變策略，適用於人數較多的情境。 (108專高一)

46. 王先生已經規律運動7個月，最近常覺得懶懶的不太想動。如果要讓王先生能持續維持運動，依據階段改變理論可以善用下列何種策略？(A)意識覺醒 (B)情感喚起 (C)環境再評價 (D)增強管理。 (108專高一)

47. 社區護理師評價民眾在高血壓防治宣導計畫後，對高血壓防治的知識及態度的改變，是屬於何種評值？(A)衝擊評值(impact evaluation) (B)合適性的評值(relevance evaluation) (C)效率評值(efficiency evaluation) (D)效果評值(effectiveness evaluation)。

解析 (A)為PRECEDE-PROCEED模式的第八階段，即分析立即性的改變，如知識、態度、行為、健康狀態等。 (108專高二)

48. 對於青少女懷孕，何者屬第三級預防之措施？(A)衛教懷孕之青少女母乳哺育 (B)提供留下孩子、流產、讓人收養的選擇之諮詢 (C)早期發現懷孕青少女 (D)提供特殊營養。 (108專高二)

49. 依據PRECEDE-PROCEED模式，社區進行整合性篩檢服務時，常會考慮民眾接受服務之可近性，此因素是屬於：(A)素質因素(predisposing factors) (B)促成因素(enabling factors) (C)增強因素(reinforcing factors) (D)政策因素(regulatory factors)。

(108專高二)

50. 根據Pender的健康促進模式，影響個體預防性健康行為，主要包括哪些因素？(1)個人特質與經驗 (2)行為特異性的認知與情感 (3)行為結果 (4)政策與法規。(A) (1)(2)(3) (B) (1)(2)(4) (C) (1)(3)(4) (D) (2)(3)(4)。 (108專高二)

解答： 45.C 46.D 47.A 48.C 49.B 50.A

51. 有關學童口腔衛生教學活動的情意目標設定，下列何者正確？(A)學童能正確執行刷牙方法 (B)學童能說出一項預防蛀牙的方法 (C)學童能明白刷牙的好處 (D)學童願意定期接受口腔檢查。 (109專高一)

解析 情意領域包含一切有關感觸、情感、意志、興趣、人生觀和價值觀等方面的學習，如表達學習意願。

52. 依據渥太華健康促進憲章五大行動綱領，傳染病防治法明訂相關主管機關應配合及協助辦理傳染病防治事項，是符合下列何種行動綱領？(A)建立健康公共政策 (B)創造支持性環境 (C)強化社區行動力 (D)調整健康服務取向。 (109專高一)

53. 衛生福利部國民健康署重視對民眾賦權(empowerment)的過程，透過三項策略來提升民眾的健康識能(health literacy)，下列敘述何者錯誤？(A)擴大巡迴醫療服務，提升民眾就醫可近性 (B)評估訊息需求及傳播管道，提升健康資訊的可近性 (C)發展健康識能評估工具，依區域及族群特性採取傳播策略 (D)擴大預防保健服務，協助做健康決策。 (109專高一)

54. 依據Pender健康促進模式，護理師引導李小姐審思維持目前久坐少動行為問題的價值，因而有改變行為的想法，與其設定可達成但具挑戰性的目標，鼓勵持續參與運動社團及少坐多動，也鼓勵李小姐記錄運動和少坐的頻率與運動和少坐帶來的好處之關聯，並給予正向回饋，讓李小姐由成功的經驗，增強信心與動機。以上敘述運用到哪些行為改變策略？(1)自我再評估 (2)設定改變的目標 (3)處理障礙因子 (4)提升自我效能 (5)強化改變的效益 (6)訂定契約。(A) (1)(2)(4)(5) (B) (1)(2)(5)(6) (C) (2)(3)(4)(5) (D) (2)(3)(4)(6)。 (109專高一)

解答： 51.D 52.A 53.A 54.A

55. 依據跨理論模式(transtheoretical model)，王女士陳述「我想要運動，但就是找不到時間。如果我能每週運動三天，我對於自己的感覺會比較好。」是屬於下列何種改變階段(stages of change)？(A)無意圖期(precontemplation) (B)意圖期(contemplation) (C)準備期(preparation) (D)行動期(action)。 (109專高一)

解析 意圖期是個人開始意識到自己的行為是有問題的，並打算在未來6個月內採取行動來改變行為。

56. 社區護理師為提升懷孕新住民的健康識能(health literacy)，下列何者較不適當？(A)提供雙語的媽媽健康手冊 (B)鼓勵參加國小國語班學習中文 (C)鼓勵參加新住民媽媽教室 (D)舉辦各種國家傳統服飾表演。 (109專高一)

57. 李老先生是82歲的糖尿病個案，血糖控制不好，也不願就醫，他向社區護理師說：「我已經活夠了，現在都沒不舒服，如果怎樣，死了就算了，無須再就醫吃藥」。根據健康信念模式，社區護理師應加強何項認知的對話？(A)嚴重性認知 (B)罹患性認知 (C)障礙性認知 (D)利益性認知。 (109專高一)

58. 下列何者不是「渥太華憲章」提出的健康促進五大行動綱領所包含之內容？(A)發展高科技精準醫療 (B)建立健康的公共政策 (C)發展個人技能 (D)重整健康服務體系。 (109專高二)

59. 推動酒駕罰則以降低酒後駕車事故發生率，是屬於下列何種健康促進介入措施？(A)社會改變 (B)社區賦能 (C)行為改變 (D)衛生教育。 (109專高二)

60. 有關社區護理師在推動健康促進計畫的角色與功能，下列何者最不適當？(A)進行社區健康評估，與民眾共同確認社區健康需求 (B)主要擔任研究者角色，為民眾規劃、執行與評價健康促進計畫 (C)運用以實證為基礎的健康促進策略來增進民眾執行健康生活型態 (D)善用機會參與健康政策制訂，協助民眾解決健康問題，進而促進其健康。 (109專高二)

解答： 55.B 56.D 57.A 58.A 59.A 60.B

61. 有關講述法之敘述，下列何者正確？(A)教材應儘量抽象化，口語表述時再講清楚　(B)對成人而言，講述法最適合的時間是40~50分鐘左右　(C)具組織性，可在短時間內提供傳達大量知識　(D)是一種問題導向式的學習方式。（109專高二）

62. 有關改善教職員不適當飲食型態的衛生教育之目的，下列何者最不適切？(A)增加教職員健康飲食的知能　(B)培養教職員在健康飲食攝取的責任感　(C)改變教職員對健康飲食的態度　(D)改善學校廚房設備。（109專高二）

解析 衛生教育的目的在普及健康知識、建立健康態度，進而實踐健康行為。

63. 社區護理師欲教導初診糖尿病個案學習調整日常飲食習慣，下列何種教學方法較適當？(A)小組討論法　(B)問答法　(C)示範教學與回覆示教法　(D)價值澄清法。（110專高一）

解析 示範法常見於教學者對技術或概念應用的實際解說。

64. 依據渥太華健康促進憲章五大行動綱領，針對不同年齡層舉辦健康飲食講座，以提升社區民眾每天蔬果攝取量，屬於下列何項行動綱領？(A)創造支持性環境　(B)強化社區行動力　(C)發展個人技能　(D)調整健康服務取向。（110專高一）

65. 下列何種衛生教育方法最能快速讓民眾了解流感預防的相關知識？(A)講述法　(B)團體討論法　(C)電腦輔助教學法　(D)健康傳銷法。（110專高一）

66. 執行衛生教育計畫時，評估民眾的參與程度，是屬於下列何種評價？(A)發展期評價(formative evaluation)　(B)過程評價(process evaluation)　(C)結果評價(outcome evaluation)　(D)衝擊評價(impact evaluation)。（110專高一）

解析 (A)提供訊息以改善計畫之經營和資源管理；(C)看目標或成效有無達成；(D)分析立即性的改變，如目標群體的知識、態度等。

解答： 61.C　62.D　63.C　64.C　65.D　66.B

67. 有關健康促進的概念，下列敘述何者正確？(A)強調健康促進是一種狀態，而不是過程 (B)強調增進民眾掌控其健康的影響因素及改善其健康 (C)強調環境對民眾健康的影響 (D)屬於三段五級的第二級預防策略。 (110專高二)

68. 有關衛生教育的評價，下列敘述何者正確？(A)標準參照評價(criterion-referenced evaluation)著重了解學習者的學習成就是否達預先設定的標準 (B)形成性評價(formative evaluation)是在教學之前測量學習者所具備的知識及能力 (C)診斷性評價(diagnostic evaluation)是在教學過程中測量學習者對教學內容的熟悉程度 (D)總結性評價(summative evaluation)是在教學結束後測量學習者造成學習困難的原因。 (110專高二)

解析 (B)在教學中進行；(C)教學一開始或學習者發生學習困難時，找出學習困難的原因；(D)測量的是學習者的學習成就與對教學內容的精熟程度。

69. 依據跨理論模式(transtheoretical model)，王女士陳述「我想要運動，但就是找不到時間。如果我能每週運動3天，我對於自己的感覺會比較好。」依據王女士目前所處的行為改變階段，下列何種方法最適當？(A)自我再評價 (B)情境替代 (C)增強管理 (D)刺激控制。 (110專高二)

70. 衛生福利部國民健康署透過各類媒體進行大腸癌防治宣導，鼓勵民眾定期做大腸癌篩檢，是屬於下列何種衛生教育方法？(A)價值澄清法 (B)團體動力法 (C)示範法 (D)健康傳銷法。

(111專高一)

71. 有關衛生福利部國民健康署推動健康識能(health literacy)的狀況，下列敘述何者錯誤？(A)鼓勵健康照護機構致力讓民眾易於獲取與應用健康資訊與服務 (B)善用eHealth、新媒體傳播健康資訊，以提升民眾健康識能 (C)透過社區、學校、職場、醫院等場域以傳播健康識能 (D)通常民眾健康識能程度越低，對預防保健服務的利用率較高。 (111專高一)

解答： 67.B 68.A 69.A 70.D 71.D

解析 WHO對健康識能的定義為：「對基本健康資訊及醫療服務的取得、理解及應用能力。」故健康識能程度越高，對預防保健服務的利用率就越高。

72. 政府為提升嚴重特殊傳染性肺炎(COVID-19)疫苗接種率，透過里幹事協助老人預約鄰近的診所，並發通知單提醒接種時間與地點。此方式是應用健康信念模式的哪些要素？(1)增加行動線索　(2)降低行動障礙認知　(3)增進疾病嚴重度的認知　(4)提升自我效能。(A) (1)(2)　(B) (1)(4)　(C) (2)(3)　(D) (2)(4)。（111專高二）

73. 社區護理師於社區關懷據點推動健康飲食計畫，記錄每次活動參與人數，是屬於下列何者護理指導的評價？(A)過程評價　(B)效益評價　(C)成果評價　(D)發展評價。（111專高二）

解析 過程評價即找出計畫完成了哪些工作，以及如何完成，在計畫執行的過程中隨時進行評價並修正。

74. 有關健康促進介入措施描述，下列何者最不適當？(A)提供健康知識教育民眾做正確決定　(B)透過正向或負向增強法促使民眾行為改變　(C)透過法律制定酒駕罰則增進社區賦權　(D)透過社區賦權使民眾獲得更多控制權。（111專高二）

75. 為社區民眾進行護理指導時，下列策略何者無法促進情意層面的改變？(A)認同運動有益健康　(B)說出對運動的喜愛　(C)願意安排可以運動的時間　(D)列舉三項有益健康的運動。（111專高二）

解析 情意層面的改變即意志、興趣、價值觀等方面的學習，以期望學習者培養良好的保健態度。(D)為認知方面的改變。

76. 社區護理師推動「社區營養推廣中心」的服務後，發現參與者健康飲食習慣的比率增加，這是屬於下列何種評價？(A)效率(efficiency)　(B)過程(process)　(C)合適性(relevance or adequacy)　(D)衝擊(impact)。（112專高一）

解析 (D)即成效評價，於計畫完成後，評價計畫的價值性及執行計畫所引發的問題。

解答：　72.A　73.A　74.C　75.D　76.D

77. 根據渥太華憲章，科技公司設置運動教室讓員工使用，是屬於下列何項行動綱領？(A)訂定健康的公共政策 (B)創造支持性的環境 (C)強化社區的行動 (D)增進個人的生活技能。（112專高一）

78. 社區護理師家訪時發現：陳先生55歲，3個月前中風，左半邊肢體較無力，復健後行走不需用拐杖；擔心再次中風會坐輪椅或需人照顧。根據健康信念模式，是符合下列何項評估要素？(A)自我效能認知 (B)行為的利益認知 (C)行為的障礙認知 (D)疾病嚴重性認知。（112專高一）

79. 運用電視廣告宣傳民眾建立預防COVID-19行為，是屬於下列何種衛生教育方法？(A)健康傳銷 (B)小組討論 (C)自學教材 (D)講述法。（112專高二）

80. 護理師為提升職場員工正確攝取每日鈉含量，下列何項護理指導最適當？(1)利用鹽分計示範測量食物鈉含量 (2)角色扮演廚師與顧客 (3)講述法說明各種食物含鈉量 (4)團體討論食物熱量。(A) (1)(3) (B) (1)(4) (C) (2)(3) (D) (2)(4)。（112專高二）

81. 護理師在社區關懷據點進行失智預防衛生教育計畫，下列執行過程順序，何者最適當？(1)擬訂目標 (2)確認需求 (3)規劃內容 (4)執行計畫 (5)評價成效。(A) (1)(2)(5)(3)(4) (B) (2)(1)(3)(4)(5) (C) (3)(4)(2)(1)(5) (D) (5)(2)(1)(3)(4)。（112專高二）

82. 下列何項教學內容最能提升民眾對腦中風疾病嚴重性的認知？(A)說明不同腦中風類型的治療 (B)說明腦中風的預防方法 (C)說明腦中風的高危險因子 (D)說明腦中風的後遺症。（112專高三）

83. 在COVID-19疫情期間，下列何項衛生教育方法，最能快速宣導防疫正確觀念？(A)舉辦講座，邀請醫師講述防疫重點 (B)由村里長分送防疫宣傳單讓民眾自我學習 (C)利用公布欄張貼防疫衛生教育海報 (D)透過大眾媒體（電視或廣播）宣導正確防疫的觀念。（112專高三）

解析 (D)透過大眾媒體宣導可觸及標的人口最大且傳播速度最快。

解答： 77.B 78.D 79.A 80.A 81.B 82.D 83.D

84. 根據渥太華健康促進憲章五大行動綱領，為提升成人戒菸比率，鼓勵醫療院所提供戒菸門診，最符合下列何種行動綱領的方針？(A)建立健康公共政策 (B)強化社區行動力 (C)發展個人技能 (D)調整健康服務。 (112專高三)

85. 有關健康促進與疾病預防概念之敘述，下列哪些正確？(1)健康促進對象為全體民眾 (2)疾病預防的對象為疾病高危險群 (3)健康促進是要避免某行為發生 (4)疾病預防是積極拓展健康潛能 (5)健康促進能使個人潛能發揮至最佳狀態。(A) (1)(2)(3) (B) (1)(2)(4) (C) (1)(2)(5) (D) (2)(3)(5)。 (113專高一)

解析 (3)健康促進是協助人們改變行為，維護並增進健康，提高生活品質；(4)是改變個體的易感受性或降低病原或危險因子的暴露等，避免疾病發生。

86. 有關高血壓護理指導後的衝擊評價指標，下列何者最適當？(1)時間的安排 (2)計畫的經費 (3)控制高血壓的態度 (4)高血壓的就醫行為 (5)高血壓的罹病率。(A) (1)(2) (B) (1)(3) (C) (3)(4) (D) (4)(5)。 (113專高一)

解析 衝擊評價指計畫完成後，評價計畫的價值性及執行計畫所引發的問題。

解答： 84.D 85.C 86.C

社區健康

出題率：♥♥♥

- 社區概念
  - 社區的定義與特性
  - 社區的分類
  - 社區的功能
  - 公共衛生護理應以整個社區為對象的理由
- 社區健康評估模式
  - 以社區為夥伴模式
  - 以系統為導向模式
- 社區護理過程
  - 社區評估
  - 社區診斷及計畫
  - 社區評值
- 社區健康營造
  - 社區健康促進的範疇
  - 健康城市概述
  - 社區健康營造的原則與方法
- 社區心理衛生
  - 意　義
  - 社區心理衛生工作實務
  - 臺灣心理衛生現況
  - 社區心理衛生護理人員的角色功能

Community Health Nursing

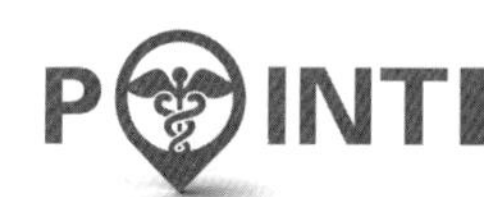

重點彙整

5-1 社區概念

一、社區的定義與特性

1. 世界衛生組織(WHO)：社區是在一固定地理區域範圍內的社會團體，其成員有著**共同**興趣，彼此認識且相互往來，**行使社會功能，創造社會規範**(norms)，形成特有價值體系(values)和社會福利事業。

2. 臺灣健康社區六星計畫說明書對社區所下的定義：
   (1) 以部落、村里、社區等地方性組織為核心。
   (2) 不排除因特定公共議題（如老街保存），並依一定程序確認，經由居民共識所認定之空間及社群範圍。
   (3) 社區工作除以在地居民為主體外，鼓勵結合區域性及專業性團體之共同參與及投入，強化社區工作品質與永續推動目標。

3. 社區的特性
   (1) 為**群體**所組成：同一社區的人有相似風俗習慣與生活方式，自認為是社區的一分子（即有社區歸屬感）。因此推行社區衛生護理應視社區為一整體，將整個社區視為服務對象。
   (2) 社區成員居於**特定區域範圍**內：範圍並無一定的大小，但有其特有的地理位置、自然環境、居住環境及人口分布，有獨特的生活方式、交通狀況、疾病類型及醫療資源等。
   (3) 有其**特有組織和行為規範**：即有特有的行為與價值取向。
   (4) 社區成員**彼此有互動關係及互相溝通方法**：例如方言、聚會方式等。

(5) 社區成員**有共同需要和問題，需成員間共同合作才能解決**：亦即具有共同解決問題的趨向和能力。

二、社區的分類

羅斯(M. G. Ross)提出社區分類如下：

1. **地理性社區**：強調居住在一特定的地區，如鄉村、市鎮。
2. **互動性社區**：強調社區是一互動的過程，藉互相作用、合作而產生一致的態度與行為，如**糖尿病病友團體**。
3. **功能性社區**：強調社區某事項之發展有興趣的個人或團體，藉分享而產生認同，如各種**學會**、**公會**。
4. **概念性社區**：如網路族、頂客族。

三、社區的功能

華倫(Warren)提出五大社區功能如下：

1. **生產－分配－消費**：使成員得以從事日常活動及各項資源協調。
2. **社會化**：社區成員能有效與社會環境相關聯，**社區讓個人在不同發展階段和過程中不斷學習**，發展新的**知識**、**信念**、**習慣**、**行為模式**、人生觀和**價值觀**等功能（如辦理社區新移民適應本土文化價值課程）。
3. **社會控制**：社會範例、法律規章等，使社區有秩序運作，對社區產生守衛和保護作用（如鄰里守望相助、守衛亭）。
4. **社會參與**：藉由與人交往滿足人類自我實現的基本需求，並透過社會參與，使成員培養良好善良心態。例如**成立媽媽教室與導護媽媽等社團**，或**社區志工隊主動定期探訪獨居老人**，並於節日舉辦活動邀請老人參加。

5. **相互支援**：社區成員彼此提攜救助，經由家庭、朋友、鄰居、宗教團體及社區內政府衛生機構等單位提供支援，例如社區居民發生車禍，又逢喪妻之痛，家中尚有年邁老母與幼兒，鄰里發揮愛心，募款並分別輪流協助照顧其飲食。

四、公共衛生護理應以整個社區為對象的理由

1. 公共衛生須藉有組織的社會力量來推動社區衛生保健工作。
2. 社區護理涵蓋了「個人」、「群體」及「人口群體」等護理層次。
3. 社區為**有效推展各層次保健服務的先決條件**。
4. 尊重改變過程的複雜性。
5. 較能發揮護理人員「協調者」的特長。

5-2 社區健康評估模式

一、以社區為夥伴模式

1. **安得森**(Anderson)與**麥克法爾藍**(McFarlane) 1996 年源自系統理論提出，將社區視為夥伴，認為**社區為一開放系統，具有與社區內外環境間的互動影響**。
2. 在社區中與服務對象所建立的夥伴關係之特色：**能互相學習、角色具有彈性、可相互磋商，促進成員中的相互支持與互動。鼓勵社區居民主動參與**，要動員社區居民成為支持網絡最有效的策略是**由有興趣且有意願改變的人開始帶動共同參與，喚起社區意識**。
3. 此模式之評估過程**強調使民眾增能**，能經歷**由下而上**的決策行動過程，**具備平等與權力關係，有對話的平等式互動**，期待民眾參與能使結果符合民眾需求。

4. **評估內容：人口核心（社區歷史、人口特性）、九大系統：物理環境（人為環境、動植物分布、垃圾處理狀況）、健康衛生、社會服務（滿意度）**、經濟、安全與交通運輸、**政府及政治、溝通、教育（對知識的接受度）**、娛樂、**社區行動潛能、壓力源、三段五級預防**。

二、以系統為導向模式

1. 界線：辨別社區與環境的因子。
2. 目標：社區存在的理由或目的。
3. 構成因子：社區的心理、生理及社會特性。
4. 輸入：指外在的影響。
5. 運作過程：社區內在功能，指經濟、政治、溝通和價值四個功能性次系統。
6. 輸出：社區健康行為和狀態，包括人與環境因素。
7. 回饋：回到系統的訊息與社區功能。

5-3 社區護理過程

一、社區評估

(一) 目的及重要性

1. **了解社區特性以提供適切服務；找出影響社區健康的危險因子**。
2. **了解**社區的文化差異、**社區所具備能力**、社區關心的重點及社區對改善健康問題的動機。
3. **了解健康需求並排定優先順序**，作為編列預算與籌經費依據。

4. **確認社區中可利用的資源**，研擬具體可行的策略。

5. **做為社區衛生活動計畫依據**與執行相關社區活動。

6. 鼓勵社區民眾參與，**使民眾增能**，**結合社區力量**，**跨領域合作及社區結盟**，促進個人或家庭健康觀念及行為的改變。

7. 落實基層保健醫療，提升健康護理計畫的質與量，確定社區真正需要。

8. 選擇適當計畫評價方式，獲得客觀具體成效。

(二) 資料收集

◆ 文獻查證

指社區流行病學資料。其取得來源有：

1. **戶政事務所**：社區組織、範圍（里鄰別、戶數、土地面積）、**生命統計資料**（**人口總數**、性別、**年齡組成**、教育程度、職業與婚姻狀況及**人口之成長**、**分布**與**流動情形**等）。由**教育程度能了解社區民眾對於知識的接受度及做為健康指導的依據**。

2. 衛生統計：衛生福利部出版之「衛生統計」，可提供臺灣歷年十大死因之變化及各種生命統計資料。

3. 病例資料：能了解民眾關切的問題，獲得更多社會支援，為**二手資料**。

4. 其他：全國普查或調查報告、中央或有關機構登記資料、地方簡報資料、**學術單位調查報告**（如健康或疾病統計資料）等。

◆ 擋風玻璃式調查(Windshield Survey)

稱**走街法**，主要是運用**五官感覺**，收集社區居民生活型態及物理環境等主觀資料，可**了解社區初步全貌**及其特性。適合用來收集**娛樂系統**、**安全運輸系統**和**健康及社會服務系統**的資料。

◆ 重要人物訪談或家庭訪問

了解社區居民居家生活環境衛生與安全最好的方法，可訪談不同重要人物，包括**社區耆老**、村里幹事／里長、民意代表、鄉鎮市長，由他們的口中可以傳述重要訊息、過去歷史，故**重要人物訪談的對象須包括各層級才能從不同角度非常了解社區**；並以滾雪球抽樣(snow ball sampling)方式，經由重要人物介紹其他重要及相關人物，以增加資料收集的深度與廣度。其中**里長、社區發展協會理事長和民意代表更是社區重要決策者及守門員**。

◆ 參與式觀察

收集者**直接參與社會活動**，並且讓社區民眾知道為什麼要被評估。可用直接或間接的觀察來收集資料，以深入了解**社區互動的情形、權力分配、溝通方式、問題解決辦法、決策過程等資料**。例如加入社區所舉辦的「老人登山健走」活動，以了解社區老人的健康體能狀況。

◆ 社會調查

社會調查即從社區民眾中抽樣，**詢問關於特定事項的看法**，能有效縮短取得大量資料及數據的時間，是主動發掘社區問題和資源最常用的方法。例如社區護理師透過網路社群邀請里內更年期婦女參加心血管疾病風險調查。

◆ 焦點團體訪談

限制於少數議題上運用團體工具獲取資料。通常為 6~12 位成員（以同質性者為佳）共同討論某方面的問題，屬於「質」與「量」的資料。

◆ 民意團體過程

邀集相關人員及專家學者透過正式會議獲取社區訊息、社區對問題的了解與解決問題的動機，共同討論社區所需的健康照護

計畫及服務內容，並**排定執行優先順序**，最適合用於確定問題處理的優先順序。例如社區衛生護理師向社區民眾報告評估結果，並**尋求回饋**。

◆ **德菲研究法(Delphi Method)**

以未來導向，採匿名式提供參與者暢所欲言的機會，針對議題透過問卷調查、反覆訪談，以**分析複雜問題**、**評估現狀**、**提升政策品質**及**業務轉型之診斷**。

(三) 社區評估方向

◆ **理論層面**

1. 伍耳西(Woolsey)和勞倫斯(Lawrence)提出社區評估的基本要素：
   (1) 人口組成：影響民眾健康生活方式、態度、文化、遺傳及健康行為。
   (2) 健康狀況。
   (3) 健康服務被利用的情形。
   (4) 社區人力與機構的健康資源：影響衛生能力。
   (5) 環境狀態：影響民眾健康問題、生活方式、衛生習慣、衛生行動潛能。
2. 歐馬斯蓋和帔茲內可爾 1981 年提出：
   (1) 人(who)：人口群體特徵、生命統計資料等。
   (2) 目的與方法(why and how)：社區動力、社區功能等。
   (3) 空間與時間(where and when)：地理、社會、政治環境等。

◆ **實務層面**

1. 地理環境特性：居民生活方式、疾病類型與醫療資源受社區環境、空氣、氣候、土地利用、水源、住宅和交通狀況影響，應收集下列資料：社區範圍、醫療保健服務類型、質量及分布地點、地理環境、氣候、動植物生態、人為環境因素（廢水、廢棄物汙染等）。

2. **人口群體特性**

(1) 人口特性及其成長趨勢

A. 人口數及人口密度：影響社區資源與健康問題及其處理方式。

B. **性別、年齡分布**：可由**人口組成結構圖**了解，因為健康問題與需求會因人口組成不同而異。

C. 人口的成長趨勢：影響社區人口組成與經濟、教育等層面。

D. 人口分布及流動性：影響社區人力資源、土地利用、民眾思想觀念及衛生計畫等。流動性較大者，思想較開放，易接受新觀念，但追蹤不易，宜進行短期計畫。

E. 家庭型態：與家庭權力結構、人力資源及角色功能有關。

F. **職業狀況**：影響民眾**生活方式**、經濟狀況、疾病類型等。可蒐集「就業率」、「從業身分」、「行業分類」、「職業分類」。

G. **教育狀況**：影響民眾信念、行為特質、處理問題能力及方式。

H. **婚姻狀況**：平均結婚年齡、婚姻狀態等。

I. 民族特性：指是否具有特有的風俗習慣、文化特質與價值體系和行為模式。

(2) **社區健康狀況**：藉由流行病學與統計的角度，掌握人的資料且配合各年齡層的保健問題。

A. 死亡資料：應考慮死亡情形及其趨勢，相關的醫療問題（可預防的死亡）與疾病相關的情況（如生活方式、職業分布）。十大死因為何？可預防的死亡？危險群之特質？各年齡別死因？

B. 社區中主要的**疾病種類及罹病率**。

C. 社區中疾病易感族群的人數及其分布。

D. 社區中無法發揮健康潛能之群體及其特徵。

(3) **社區發展史**：得以了解社區民眾之**行為特質**、**價值觀**（屬無形資源）、**風俗習慣**、**文化特性**及社區的**政治體系**等。圖書館或文化中心可獲得鄉市鎮誌的社區發展史資料。

3. **社會系統**

(1) **保健系統**：預防性服務、治療性服務、復健性服務、緊急照護、療養院所、學校與職業衛生、衛生人力、衛生教育活動、衛生經費來源、轉介系統、保健服務分布與利用情形等。

(2) **福利系統**：官方福利資源（包括一般性、安全保護性）、義務性服務資源、滿足民生需要的設施。

(3) **教育系統**：正規的學校教育、非正規的教育、文教措施。

(4) **經濟系統**：產業結構、國民平均所得、就業情形、**社經狀態**、**貧戶比率**、**職業分布**。

(5) **政治系統**：**影響社區執行健康計畫能力的重要關鍵**。對社區衛生計畫之推展具有重大影響力，包括：

A. 正式與非正式的領導人。

B. 政黨與政府組織的種類、地點、活動方式。

C. 村里鄰長、幹事、民意代表、社團負責人。

D. 民眾滿意度。

(6) **娛樂系統**：影響民眾精神生活品質。社區內主要的休閒娛樂活動類型與數量，分為公共設施、私人設施、不良娛樂場所等。例如**社區中公園的分布**、**園裡設施的種類與數量**。

(7) **宗教系統**：**影響民眾價值觀**、**生活方式**、健康行為。包括主要宗教信仰的種類及特性、宗教活動的場所及實施方式、對健康的影響。

(8) **家庭系統**：家庭型態、權力、角色分配、家庭規範、態度、價值觀與平均子女數等。

4. **社區資源**
   (1) 須具備**公平性、可近性、可用性**之特性。
   (2) 種類：
      A. **有形資源**：常以 3M 表示，包括**人力資源**(man power)、**物力資源**(material)、**財力資源**(money)。人力資源是所有資源中**最易獲取，但也最難掌控的**。**志工是屬於社區中非正式資源**。
      B. **無形資源**：包含**社區意識**、社區行動的習慣、**文化規範**及**社區凝聚力**等。
   (3) 醫療照護性社區資源：復健性機構、安養中心、心理衛生機構。
   (4) 不同族群介紹運用資源可能不同。
   (5) 護理人員**本身即為民眾之社區資源**；護理人員平時即可發掘地段可用資源，加以歸類整理作為轉介依據。
   (6) 社區資源利用的策略：**合作及聯盟**（如**與媒體建立良好的溝通管道與合作關係**）、籌募資源、資源整合及交流、建立公共政策等。
   (7) **社區資源盤點**的功能：**掌握社區資源所在、檢視重疊的服務項目、衡量可提供的服務量**。
5. 轉介社區相關資源時，**應先掌握機構的服務內容，並能做好追蹤、評價工作**。
6. **社區動力**：社區動力是一種協助社區確認其問題與目標、動員資源的過程。若社區具有良好的**溝通**方式、民主而周延明確的**領導**方式與**決策**過程，則社區動力會越活潑，利於社區健康發展。引發社區動力的方法如社會行銷，方法如**邀請具有魅力的人物**，促使目標人群認知、接受健康觀念與行為。
   (1) **社區組成**：特定地理區域、人、共同目標或需求、環境及社會系統等要素。

(2) **溝通方式**：縱式溝通指社區與較大社區間；**橫式溝通指社區間或社區內部**。

(3) **領導與決策**：包括正式與非正式的**領導方式與決策過程**。

(4) **社區功能良好：生產－分配－消費、社會化、社會控制、社會參與及相互支援**。

表 5-1 社區健康評估資料收集方向

資料收集方向	資料來源
■人口核心 **社區的歷史** ・社區的型態為老舊或是新興的？ ・訪談民眾，如住在這裡多久了？社區歷史為何？	社區內的重要集會（里民大會、社區日）、重要關鍵人物訪談（里長、耆老）、圖書館
人口與生命統計 ・社區的年齡人口分布為何？男女性比例為何？人口類型有哪些？年輕或年老？ ・主要家庭型態為何？與家人同住、獨居或團體？ ・居民的婚姻狀況為何？單身、分居、寡居或離婚？ ・社區的出生率、死亡原因（疾病、意外、自然）	人口普查、戶政事務所、中央地方之政府機關、鄉鎮市公所、觀察法、問卷調查
民族性 ・是否注意到不同民族族群的代表標誌（如主題化餐廳、特殊節慶）？ ・所看見的文化差異是什麼？	擋風玻璃式調查、訪談
價值觀及宗教信仰 ・社區附近是否有教堂、廟宇？是否為同質性的信仰？ ・社區附近是否有綠地、花園？ ・是否有代表性或文化性的藝術品展覽？	擋風玻璃式調查、訪談

表 5-1 社區健康評估資料收集方向（續）

資料收集方向	資料來源
■八大次系統	
物理環境	
‧此社區看起來如何？ ‧空氣品質、植物、住宅、都市的區分、空間、綠地、動物、人們、建築、水質及氣候如何？ ‧地區的地圖？大小如何？（如廣場、街區）	擋風玻璃式調查、訪談、政府監測站
健康及社會服務	
‧**疾病種類與罹病率**、是否有診所(**可近性**)、民俗療法、醫院、公共衛生服務、居家健康機構、急診中心、護理之家、社會服務設備、心理健康服務機構？**社區民眾「平時花多少時間往返就醫」、健康營造、滿意度**？ ‧社區外的哪裡有可接近的資源？	擋風玻璃式調查、問卷調查、官方報告
經　濟	
‧社區的經濟是正成長還是負成長？ ‧有提供許多就業機會嗎？失業率是多少？	擋風玻璃式調查、經建會、重要關鍵人物訪談
安全及交通運輸	
‧人們如何活動？ ‧大眾和私人交通工具哪種較方便？有看到公車、機動車、計程車嗎？有什麼保護措施？（如防火、治安、公共衛生） ‧空氣品質如何？ ‧犯罪型態？人們覺得安全嗎？	擋風玻璃式調查、問卷調查、環保署、警察局

表 5-1 社區健康評估資料收集方向（續）

資料收集方向	資料來源
政府及政治 ・是否有政治活動的徵象（如張貼海報、集會）？ ・哪一個政黨比較優勢？ ・人民在地方政府有沒有決定權？	擋風玻璃式調查、重要關鍵人物訪談、問卷
溝　通 ・有什麼樣的共同範圍區域使人們聚集在一起？ ・在那裡你能看到什麼新聞？ ・人們有電視或廣播？他們能看到或聽到什麼？ ・正式或非正式的溝通管道是什麼？	擋風玻璃式調查、訪談居民、地方新聞電台
教　育 ・學校在範圍內嗎？看法如何？ ・有圖書館嗎？ ・有當地的學校董事會嗎？它的職務（功能）如何？ ・學校的評價（名聲、聲望）？主要的教育關鍵為何？退學學生比率是多少？有課程以外有益的活動嗎？有被使用嗎？有學校健康服務嗎？有幾位校護？	訪談學校關鍵人物、衛生報表
娛　樂 ・有哪些娛樂設備？ ・小朋友在何處玩？主要的娛樂形態是什麼？有誰一起參與？	擋風玻璃式調查、問卷調查

二、社區診斷及計畫

1. 社區診斷為社區計畫的基礎，確定診斷前應先收集資料及數據的支持。包括下列步驟：(1)**歸納資料要點**；(2)**解釋與組織資料**；(3)**陳述社區健康問題**；(4)**設立社區健康問題的優先順序**。
2. 社區診斷步驟與病人診斷步驟之比較如表 5-2 所示。

表 5-2 社區診斷步驟與病人診斷步驟之比較表

社區診斷步驟	病人診斷步驟
1. 文獻查證	1. 詢問病史（過去史、現況）
2. 實地考查	2. 了解症狀及徵候
3. 系統性調查、訪談	3. 身體檢查評估
4. 分析資料	4. 收集影響疾病相關因素
5. 診斷	5. 診斷

3. 社區診斷優先順序的八項準則：(1)**社區對問題的了解**；(2)社區對解決問題的動機；(3)**問題的嚴重性**（例如**優先處理「新型流感」而非「兒童近視」**）；(4)可利用的資源；(5)**預防的效果**；(6)護理人員解決問題的能力；(7)健康政策與目標；(8)解決問題的快速性與其持續效果。
4. 史丹霍普(Stanhope)與蘭克斯特(Lancaster)於 2004 年提出的社區診斷準則包括社區對問題的警覺性、社區解決問題的動機、護理人員解決問題的能力、解決問題所需的資源、問題未能解決時的嚴重程度、問題被解決的速度。
5. **社區需要的優先順序**
   (1) **越急、越重要及越有時間性的問題應優先處理**。

(2) **佛禮門(Freeman)**提出決定優先次序的原則：

A. **預防的效果**：預防效果越大，應優先做。如教導婦女三點不漏（定期自我檢查乳房及子宮頸抹片檢查）、早期發現高血壓。

B. **問題的嚴重性**：指影響人數的多寡、是否造成死亡或後遺症、經濟損失。

C. **機關的政策與目標**。

D. **可利用的資源**。

E. **居民的了解及期望**。

(3) 戈蘋格(Goeppinger)訂定社區護理需求優先順序的準則，包括社區對問題的了解、社區對解決問題的動機、護理人員影響問題解決的能力、解決問題可利用的資源、問題的嚴重性、解決問題的快速性。

6. 擬訂社區健康計畫時，健康目標的訂定應**明確、具體、可量測，較易評值達成情形**，例如**社區青少年能學會 3 種避孕方法**。

三、社區評值

1. **效率評值：評價照護計畫是否充分運用各項資源**。例如社區護理師在某社區慢性病防治健康計畫執行後，**評價消耗的物力、人力及經費與成果的關係**，亦屬於**過程評價**。

2. **效果評值**：指照護計畫達到**預期目標**的程度，為最常被使用的評值方法。

3. **合適性評值**：由達成的目標來衡量目標對此計畫是否合適。

4. **成效評值**：即**衝擊評值**，當計畫完成後，**評價計畫的價值性及計畫的執行引發了什麼問題**。

5. **形成性評價**：協助仍在規劃階段之計畫的發展；其目的在奠定該計畫的堅實基礎。需求評估是此評價中的一項重要工作。
6. **總結性評價：計畫執行之後衡量該計畫的價值。**

史丹霍珀(Stanhope)與蘭克斯特(Lancaster)的社區護理過程：社區資料蒐集→與社區建立夥伴關係與契約→排定問題優先順序→評值方案執行成效→社區問題診斷→依設立的目標設計活動。

Donabedian 將醫療照護品質定義為三個構面：結構(structure)、過程(process)、結果(outcome)，主張醫療機構建立良好明確的結構指標，落實優良之醫療過程，運用醫療過程結果來檢核評值優質健康照護環境。如運用於社區健康方案的評值，則**了解方案運用的人力與資源是否適當屬於結構評值、保存每次方案進行的記錄屬於過程評值、了解社區居民對健康知識或態度的改變以及了解社區居民的罹病率及死亡率屬於結果評值**。

5-4 社區健康營造

1. 定義：在既有衛生保健體系下結合民間資源，**共同建立多元化的基礎保健網絡**，激發民眾發揮**自決**、**自主**與**自助**之力量，並透過社區發展**由下而上**方式，發掘、分析及解決社區健康議題，落實國民健康生活，共同營造健康社區。
2. **健康社區的精神**：社區民眾在考量自己的情況下，共同努力達成安適的恆定狀態。
3. **社區健康的最終目標**：促進社區民眾身體、心理及社會健康。
4. **社區賦權**(empower)：社區居民**透過自己的力量**，結合社區內、外資源，處理社區的共同問題的過程，能**培養社區獨立解決問題的能力**。例如組織新移民支持團體，增加其對自身處境的了解，並增進其解決問題能力。

5. 社區健康營造的目的：(1)融入不同的專業力量，參與健康營造過程；(2)將健康行為導入民眾的日常生活當中；(3)由居民主動，共同建立健康生活的支持環境。

6. 山地部落社區健康營造的未來發展方向：以社區健康為議題（針對原住民的飲食習慣、用藥觀念、健康行為等因素加強健康服務重點）、活化部落社區重建，以及永續經營。另外，山地離島偏遠地區因地理環境特殊，就醫資源及健康照護屬於相對弱勢，應訓練及培養當地專業人力；補助山地離島硬體設施、巡迴醫療車、資訊醫療設備；推動偏遠部落醫療資訊化；推動偏遠部落社區健康營造等，以強化其健康照護。

一、社區健康促進的範疇

參照渥太華健康促進憲章五大行動綱領，及泰國曼谷憲章中強調的「永續發展」觀念，社區健康促進的範疇為：(1)訂定社區健康生活規範；(2)營造健康環境；(3)提供簡易可自行實踐健康行為的方法；(4)調整健康服務方向；(5)永續經營。

二、健康城市概述

1. 渥太華憲章五大行動綱領：政府應**建構健康公共政策、創造支持性環境（例如公園內設置健康步道以鼓勵民眾運動）、強化社區行動力量、發展個人技能及重新定位健康照護服務**。

2. **健康城市的重要精神**：全民共同參與、同心協力，持續創造並強化城市的物理及社會環境。

3. **健康城市的特徵**：1986 年 Hancock 及 Duhl 提出 11 項特徵，包括：(1)提供**乾淨、安全、高品質的生活環境**；(2)具有穩定且永續發展的生態系統；(3)具有強而有力且相互支持的社區；(4)具有對影響生活和福利決策具高度參與的社區；(5)**滿足居民的基本需求**；(6)市民能透過多元管道獲得不同的經驗和資源；(7)**多元化且具活力及創新的都市經濟活動**；(8)能保留歷史古蹟並尊重地方文化；(9)有城市遠景，是一個有特色的城市；(10)提供市民具有品質的衛生與醫療服務；(11)市民有良好的健康狀態。

4. WHO 健康城市計畫：由社區衛生護理人員所主導，該計畫乃是以社區發展的方式，來完成社區健康促進的行動，亦即藉由民眾參與的過程，使專業者與一般民眾共同發掘社區健康的議題，並結合社區的資源，一起解決社區的健康問題。

5. 臺灣健康社區六星計畫：行政院在 2005 年 2 月時提出該計畫，其中提到的六星即為以**六大面向**作為**社區評量的指標**，其中包括：(1)**產業發展**；(2)**社福醫療**；(3)**社區治安**；(4)**人文教育**；(5)**環境景觀**；(6)**環保生態**。

三、社區健康營造的原則與方法

1. 重要原則：健康承諾、社會參與、跨部門行動。

2. **實施社區健康營造的三大要素**：社區居民的自覺和自決、社會傳播的助力（如推動老人體適能活動、社區創立定期刊物，並成立志工組織遊說民眾支持）和政策的支持。

3. 美國健康人民 2010 指南提出創造健康社區的 MAP-IT 法：
   (1) **動員**(mobilize, M)：動員個人和組織關心有關社區的健康進而發展組織。**社區民眾對目標與需求的共識**，是讓社區全體動起最重要的決定因素。
   (2) **評估**(assess, A)：評估社區最大的區域、資源和人數，以及社區區域內可以投遞的地址。
   (3) **計畫**(plan, P)：計畫目標，先創造理想社區版本，然後增加策略行動步驟，達成此憧憬。

(4) **執行**(implement, I)：使用具體的行動步驟執行計畫，可以監督社區並使社區變得不一樣。

(5) **追蹤**(track, T)：長期追蹤進行社區健康營造工作的過程。

4. 社區健康營造可分為四個實施期程：(1)組織期：成立功能性委員會；(2)**行銷籌備期：使社區居民接納欲推動的計畫**；(3)行動期：進行社區衛生計畫；(4)評價回饋期：進行社區評價與回饋。

5. **推動社區健康營造的步驟**：成立社區健康營造小組→訂定社區健康議題→**結合社區資源**→激發民眾共同參與→永續經營（讓社區民眾能自行持續了解社區健康需求並解決問題）。

6. **社區健康營造計畫的永續經營：最重要的措施為種子志工人才培訓**，啟發志工健康意識，培養在地人組織營造中心，才能使社區永續發展，將健康志業根留社區。

5-5 社區心理衛生

一、意　義

1. WHO 在 2001 年提出心理衛生議題包括：(1)心理健康是身心健康的基礎；(2)精神疾病為全球疾病；(3)個人殘障為家庭及社區負擔主要來源。

2. WHO 在 2004 年初提出「心理健康促進」報告，其願景為社會包容、無歧視與暴力、經濟／教育／居住等的參與。

3. 心理健康的定義分成二部分，第一部分較偏向精神醫學病理狀況分析性消極的定義，即心理健康，乃指沒有反社會行為、精神病、人格異常、身心症之病理狀況；第二部分屬積極性整體的心理健康。

4. 社區心理衛生是指「經由組織的社會力量、社區資源與法令規章，致力於預防心理異常或精神疾病，增進並維護個人與社會群眾心理健康，減輕因疾病帶來對個人及社區不良影響，減少危害社區生活環境的致病因子。」

5. 以全球性負擔衡量，精神疾病與癌症、AIDS 同列二十一世紀三大殺手，國際組織世界衛生聯盟訂每年 10 月 10 日為世界心理健康日，喚醒全球對心理健康的重視。

二、社區心理衛生工作實務

	初段預防	次段預防	末段預防
目的	促進心理健康以**預防或減少發生心理疾患，減少民衆對精神疾病的偏見及增強心理衛生概念，改善生活方式、充分發揮個人潛能、創造心理健康的支持性環境**	縮短已發生精神疾病病人罹病時間，避免嚴重化，使社會損害減至最低	對已病者給予適當的治療，減低功能殘缺至最低程度
內容	‧提供社區民眾不同年齡層心理健康指導 ‧提供正常發展及成長階段知識 ‧教導有關為人父母及兒童發展知識與技巧 ‧提供成癮物質對身、心、社會影響訊息 ‧改善生活環境 ‧給予壓力管理技巧 ‧提供社區高危險群支持與諮商	‧危機處理 ‧提供治療服務 ‧藥物管理 ‧提供諮詢服務 ‧持續評估高危險個案，如重複住院者 ‧轉介	‧預防疾病合併症 ‧促進復健 ‧轉介出院病人至後續性服務機構 ‧監測後續性服務的有效性 ‧教導病人日常生活技巧，鼓勵獨立

	初段預防	次段預防	末段預防
工作機構	‧社區心理衛生中心 ‧家庭協談中心 ‧張老師 ‧學校	‧急診、短期住院的精神醫院、門診 ‧危機處置中心，如生命線及自殺防治專線	‧庇護工廠 ‧工作坊 ‧康復之家 ‧日間留院

三、臺灣心理衛生現況

1. 1990 年 11 月 23 日「精神衛生法」立法院三讀通過，2007 年 6 月完成修訂。就醫審查機制須經專科醫師、護理師、職能治療師、心理師、社工師、病人權益促進團體代表及法律專家組成的審查會鑑定，緊急安置期間限縮為 5 天，其中前兩天必須完成強制鑑定。
2. 醫療設施：社區心理衛生中心、社區復健機構、康復之家、居家治療、日間留院、社區精神醫療追蹤服務網絡。社區復健機構的服務目標為：
   (1) 訓練個案自我照顧與日常生活功能。
   (2) 培養規律性的生活作息，改善個案病情及穩定精神狀態。
   (3) 培養休閒嗜好，提升生活動機和品質。
   (4) 培養自信心，增進成就感，發揮潛能及所長。
   (5) 改善人際關係並培養社交技巧，增進社會適應能力。
   (6) 工作潛能評估。
   (7) 培養工作動機，訓練良好工作習性，加強工作技能。
   (8) 提供就業諮詢，輔導與轉介服務。
   (9) 提供生活輔導與醫療諮詢轉介服務。
3. 國民健康署 2006 年提出「社區心理健康促進整合模式試辦計畫」。

四、社區心理衛生護理人員的角色功能

1. 角色功能：除了擔任直接照護的工作角色外，也擴展至家庭、學校、社會福利機構、心理衛生機構、自殺防治機構。

2. **職責**：教導個案因應能力、改善個案精神狀況、建立個案社會支持網絡、維持個案動機、維持個案生理健康。

3. 提供服務時的注意事項：(1)除了考量個案本身的問題外，尚須顧及當地文化、宗教、科學、經濟、政治及社會等因素；(2)需配合團隊運作；(3)統合各種專業知識、技術，並熟悉社會福利及相關社會資源的運用。

QUESTION 題庫練習

1. 關於社區衛生護理師參與決策過程的敘述，下列何者正確？(A)護理師是基層人員，不需要參與決策過程 (B)決策過程中護理師應充分表達自己意見 (C)意識形態是參與決策的依據 (D)決策過程中不需與其他專業人員磋商協調。 (103專高一)

2. 當社區健康評估經由分析，已經確立問題後，下列何者是社區衛生護理師此時要優先進行的步驟？ (A)設立基金會進行募款或義賣活動，尋求社區的財力資源 (B)要讓社區的意見領袖或重要關係人熟悉該健康問題並進行討論，引起他們的興趣，建立信任與信賴 (C)進行強大的行銷與宣傳活動，尋找代言人、設計吉祥物，製作代表歌曲，邀請名人演唱，帶動民眾的興趣 (D)研發各項創新策略，進行社區測試，以測試結果成效良好的策略進行大量推廣，運用到所有社區中的單位及家庭。

   解析 社區健康評估經分析完後應進行計畫(plan)，(A)(C)(D)皆為執行(implement)的過程。 (103專高一)

3. 到戶政事務所可以獲得社區的哪一類資料？(A)衛生統計 (B)人口群體特性 (C)學校學生曠課情形 (D)文化活動舉辦場次。

   解析 (A)屬行政衛生統計（例如衛生福利部）提供的資料；(C)(D)皆屬需透過其他管道才可獲知的資料。 (103專高一)

4. 調查社區居民都看哪些類型的新聞、多數聚集在哪裡討論議題等資料，主要是評估社區中的哪一系統？(A)娛樂系統 (B)物理環境 (C)教育系統 (D)溝通系統。 (103專高一)

   解析 (A)娛樂系統：如娛樂設備；(B)物理環境：如空氣、空間、水質等；(C)教育系統：如學校、圖書館等。

5. 當進行社區健康評估時，社區衛生護理師抽樣選取一部分社區民眾，以詢問他們對於一些特定事項的看法，此方法稱為：(A)重要人物訪談 (B)參與性觀察 (C)社會調查 (D)民意團體過程。 (103專高一)

解答： 1.B 2.B 3.B 4.D 5.C

解析 (A)重要人物訪談為訪談社區耆老、里長等社區重要決策者獲取資料；(B)參與式觀察為直接參與社區活動來收集資料；(D)民意團體過程為邀集相關人員及專家學者透或正式會議獲取訊息。

6. 依據House (1980)評價社區健康營造計畫時，以成本效益分析進行的評價，是屬於下列何種評價模式？(A)決策模式 (B)行為目標模式 (C)非目標評價模式 (D)系統分析模式。 （103專高一）

7. 張家有小腦萎縮症家族史，長子近期也出現症狀並確定為小腦萎縮症，社區衛生護理師建議張家長子參與自助團體，並請志工定期關懷，這些措施主要目的在於增進案家的：(A)經濟收入 (B)社會地位 (C)預防疾病惡化 (D)社會支持。 （103專高一）

解析 (A)文中未提及金錢面的協助；(B)文中未提及改善個案於社會上地位（如為個案尋得一份工作）；(C)文中未提及醫療面的協助。

8. 社區評估時要了解社區民眾的互動方式，下列何種方法最適當？(A)收集戶政資料 (B)收集醫院就診資料 (C)舉辦社區座談會 (D)瀏覽地方史誌。 （103專高二）

解析 (A)(B)(D)能藉收集資料了解社區中民眾關切的健康問題及目前該社區民眾的流行病學統計資料，但無法獲知其互動的方式。

9. 社區護理師發現某社區民眾對健康相關活動的參與率偏低，若要提高社區參與，下列何者為最重要的考慮因素？(A)里長對健康相關活動的支持 (B)社區健康相關資源的多寡 (C)健康相關活動內容的完整性 (D)民眾對健康相關活動目標與需求的共識。 （103專高二）

10. 某社區在推動社區健康營造時，以健康體能為推動議題，請問下面哪一個最適合作為結果層面的評價？(A)共辦理10場次的運動講座 (B)講座總參與人次為1,000人次 (C)共有200人達到每周三次的運動 (D)健走大會共有5,000人參與。 （103專高二）

解析 (A)(B)(D)皆為客觀資料的闡述，並非針對健康行為結果的評價。

解答： 6.D 7.D 8.C 9.D 10.C

11. 對長青里進行社區評估，發現老年人口達20%，出生率低，年輕人口多外移至大都市謀生，老年人多靠子女供養或老年年金過生活，其高血壓盛行率達50%，下列那一個社區衛生護理計畫最適合？(A)建議政府增加老年人就業機會　(B)鼓勵年輕人多生育子女，降低老人比率　(C)建議年輕人口搬回里內，降低老人比率　(D)針對高血壓進行介入措施，降低高血壓合併症。

解析 (A)為經濟面的協助，文中提及老年人多靠子女供養或老年年金過活，並未有經濟面匱乏的問題；(B)文中提及年輕人口多外移於大都市，並非留於此社區內謀生；(C)文中未提及此社區中工作資源及生活面的誘因，故資訊不足無法判斷。　**(103專高二)**

12. 在進行社區健康改善計畫時，下列哪項任務不屬於對健康議題的分析？(A)定期更新社區檔案　(B)了解問題導因與促成因子　(C)了解社區運作功能　(D)分析有效達成解決的可能方案。

解析 定期更新社區檔案屬於追蹤期(track)，而非評估期(assess)的分析面。　**(103專高二)**

13. 社區健康營造的推動步驟與順序，下列何項正確？(1)組織民眾 (2)分析社區的相關現況 (3)社區需求評估與診斷 (4)計畫評價與修正 (5)計畫與執行。(A) (1)(3)(2)(4)(5)　(B) (2)(1)(3)(5)(4)　(C) (2)(3)(4)(1)(5)　(D) (4)(2)(3)(1)(5)。　**(104專高一)**

解析 社區健康營造流程為動員→評估→計畫→執行→追蹤，依據選項內容可先排序為(1)→(3)→(5)→(4)，而(2)提到的分析現況應不屬追蹤的階段，故應為動員前的現況分析，選項應選(B)。

14. 近日社區停放的機車經常遭人劃破座椅及刺破輪胎，雜貨店王媽媽向里長反應，要求處理，里長於是邀集警政、消防單位及受害車主與商家召開會議研商對策。社區護理師最可以從會議中得到哪些訊息？(A)該社區的人口組成統計資料　(B)社區溝通與訊息傳遞方式　(C)歷史文化背景與社區發展史　(D)教育背景與家庭經濟狀況。　**(104專高一)**

解答：　11.D　12.A　13.B　14.B

15. 承上題，會議結論要組成社區巡守隊進行夜間巡守，並請轄區派出所加派警力協助。但經過1個月，僅有2名老人報名參加巡守隊，里長只好再度召開會議尋求策略，社區護理師可採取的行動為何？(A)本案與健康議題無關，不主動參加 (B)主動爭取擔任主席並扮演指導者角色，促使會議順利進行 (C)列席參加會議，並利用機會進行衛生所的服務內容政策宣導 (D)了解影響居民參與社區事務之因素。 (104專高一)

16. 依羅斯(M.G. Ross)對社區之分類，「台灣社區護理學會」是屬於哪一種社區？(A)地理性社區 (B)互動性社區 (C)功能性社區 (D)不能算是社區。 (104專高一)

解析 功能性社區為強調社區某事項之發展有興趣的個人或團體。

17. 社區護理師進行社區健康評估的主要意義為何？(1)可以作為社區為導向的健康促進服務之依據 (2)讓健康服務內容更符合民眾之需求 (3)區分社區護理與公共衛生護理間的個別專業性 (4)作為研擬衛生計畫優先順序之參考 (5)統計社區內醫療診所之數目。(A) (1)(2)(3) (B) (1)(2)(4) (C) (1)(3)(5) (D) (3)(4)(5)。 (104專高一)

18. 渥太華宣言中的「健康促進」是營造健康社區時的重要理念，下列何項不屬於其中的原則？(A)創造有益健康的環境 (B)發展個人技術及能力 (C)發展高科技醫療設備 (D)強化社區行動能力。 (104專高一)

19. 以糖尿病患者居家自我照顧技能的執行情形作為社區健康計畫的評價，是屬於哪一種評價模式？(A)系統分析模式 (B)專業評價模式 (C)個案研究模式 (D)行為目標模式。 (104專高一)

20. 下列何項屬於渥太華憲章五大行動綱領中「發展個人技巧」之策略？(A)職場規定員工每年須接受兩次的健康檢查 (B)教導社區婦女學習乳房自我檢查 (C)學校設立健康網頁讓學生上網了解健康檢查結果 (D)社區中設立健康飲食餐廳。 (104專高二)

解答： 15.D 16.C 17.B 18.C 19.D 20.B

21. 收集社區中各相關團體，對於推動社區老人安全活動遇到的困難與解決對策之資料，下列何項方法最適當？(A)擋風式玻璃法 (B)社會調查法 (C)重要人物訪談 (D)文獻查證法。（104專高二）

22. 一般社區營造期程可歸納為組織期、行銷籌備期、行動期與評價期等四個階段，下列哪項陳述屬於組織期之工作項目？(A)進行社區居民的需求調查 (B)進行過程評價 (C)籌組各類委員會 (D)將評價結果回饋社區。（104專高二）

解析 (A)進行社區居民的需求調查：行銷籌備期；(B)進行過程評價：評價期；(D)將評價結果回饋社區：評價期。

23. 為有效找出社區的健康問題，排定問題的優先順序是屬於社區衛生護理過程的哪一個步驟？(A)社區健康評估 (B)社區健康診斷 (C)社區健康計畫 (D)社區健康評值。（104專高二）

解析 社區健康診斷可找出社區的健康問題，並藉由評估對社區問題的了解、找出問題的嚴重性、可預防的效果等情況去排定問題的優先順序。

24. 針對有自殺企圖者的防治策略，下列何者最為適當？(A)辦理自殺防治守門人訓練 (B)提供非精神科醫事人員教育訓練 (C)提供民眾24小時免付費安心專線(0800-788995) (D)追蹤並提供自殺高危險族群關懷訪視。（105專高一）

25. 社區衛生護理師在進行社區健康評估時，收集社區空氣品質及水質狀況，主要評估社區的哪一個系統？(A)教育系統 (B)安全與交通系統 (C)物理環境系統 (D)健康與社會服務系統。

解析 (A)教育系統：評估社區學校、圖書館等；(B)安全與交通系統：評估居民大眾運輸工具等；(D)健康與社會服務系統：診所、醫院及醫療可近性等資源。（105專高一）

26. 社區衛生護理師調查社區內有多少家醫療院所，主要是在評估社區資源的哪一要件？(A)可靠性 (B)可負擔性 (C)可接受性 (D)量及分布。（105專高一）

解答： 21.C 22.C 23.B 24.D 25.C 26.D

27. 有關根據佛里門(Ruth B. Freeman)提出五項決定社區健康問題優先次序的原則，下列何者應優先考慮？(A)健康問題的預防效果 (B)健康問題所需要的資源 (C)健康問題影響人數 (D)社區居民的期待。 (105專高一)

解析 原則為：預防的效果→問題的嚴重性→機關的政策與目標→可利用的資源→居民的了解及期望。

28. 政府為了降低酒後駕車引起的意外發生，取締酒駕，此屬渥太華憲章中健康促進行動綱領的哪一項？(A)建立健康的公共政策 (B)創造支持性的環境 (C)強化社區行動 (D)發展個人技巧。 (105專高一)

29. 在推動社區健康營造時，社區衛生護理師的功能，下列何者錯誤？(A)提供完整性社區評估 (B)提供醫療相關服務 (C)提供符合社區的衛教服務 (D)決定社區健康營造議題。 (105專高一)

解析 應由社區健康營造小組共同決定社區健康營造議題。

30. 相較於其他護理領域，社區衛生護理的特性，下列敘述何者錯誤？(A)以人口群體(population focused)為焦點的護理 (B)疾病管理為主要照護模式 (C)服務層面較廣 (D)運用管理與組織理論進行衛生計畫。 (105專高二)

31. 李護理師參加里內舉辦的健走活動，了解社區居民的互動情況，此為何種資料收集方式？(A)參與式觀察法 (B)文獻考察 (C)擋風玻璃式調查 (D)重要人物訪談。 (105專高二)

解析 (B)文獻考察：收集流行病學資料；(C)擋風玻璃式調查；又稱走街法，主要是運用五官感覺，主觀收集到觀察到的訊息；(D)重要人物訪談：藉由訪問社區耆老或家庭訪問來獲取資訊。

32. 依據羅斯(M. G. Ross)提出之社區種類，乳癌病友團體屬於哪一類型的社區？(A)地理性 (B)互動性 (C)功能性 (D)結構性。

解析 (A)地理性：強調區住同一特定區域；(C)功能性：強調社區某事項之發展有興趣的個人或團體，如學會、公會；(D)結構性：如網路族。 (105專高二)

解答： 27.A 28.A 29.D 30.B 31.A 32.B

33. 社區衛生護理師發現今年某社區糖尿病死亡病例較多，若想確立糖尿病死亡率高是否為該社區重要健康問題，下列何者最不適合做為比較之資料？(A)世界衛生組織糖尿病死亡資料　(B)台灣糖尿病死亡資料　(C)該社區所在縣市之糖尿病死亡資料　(D)該社區前幾年糖尿病死亡資料。（105專高二）

34. 下列何者為社區健康營造的第一步驟？(A)喚起民眾興趣　(B)尋求社區資源　(C)追尋永續經營　(D)找出健康議題。（105專高二）

解析 推動社區健康營造的步驟為：成立社區健康營造小組→訂定社區健康議題→結合社區資源→激發民眾共同參與→永續經營；依據此題選項，(D)應為社區健康營造的第一步驟。

35. 有關社區賦權特性的描述，下列何者錯誤？(A)包括過程與結果，可促進整體社區健康　(B)可以激發社區居民主動參與社區健康相關活動　(C)強調人與環境因素及賦權程度的關聯性　(D)無法有效提升個人對生活的掌控。（105專高二）

解析 社區居民有能力發展知識與技能，並能有效地利用社區資源以解決其健康問題，進而提升個人對生活的掌控。

36. 在訂定社區健康計畫之目標時，下列哪一種最容易被評值？(A)社區民眾問題解決能力提升　(B)民眾踴躍參與運動性社團　(C)婦女認同健康飲食的重要性　(D)國小學童能說出三種預防流感的方法。（106專高一）

解析 擬訂社區健康計畫時，健康目標的訂定應明確、具體、可量測，才能較易達成評值情形，(A)(B)(C)皆未有設定可量測的數值指標。

37. 社區有形的資源中，最容易取得但最難掌控者，下列何者正確？(A)人力資源　(B)物力資源　(C)財力資源　(D)社區意識。（106專高一）

解答：　33.A　34.D　35.D　36.D　37.A

38. 關於Hancock及Duhl所提出健康城市的十一項品質，下列何者錯誤？(A)提供居民有品質的衛生及醫療服務　(B)提供乾淨、安全、高品質的生活環境　(C)提供現代化、智慧化的生活環境　(D)強而有力的支持性社區。　（106專高一）

解析 (C)此為智慧社區的建構目的。

39. 公民可透過下列何種團體力量對關鍵重要人物(stakeholders)進行遊說與監督的工作？(A)行政體系　(B)立法機關　(C)考試機關　(D)利益團體。　（106專高二）

40. 當社區衛生護理師的介入是針對物理環境(physical environment)的健康決定因子時，下列何者不是該社區適當的健康狀況指標？(A)空氣品質　(B)水的品質　(C)自殺率　(D)住家。　（106專高二）

解析 自殺率屬於心理衛生的範疇，較與個人的生物因素有關，關於物理環境因素可見第三章於輪狀致病模式中對於物理環境的描述。

41. 下列何者是社區的無形資源？(1)社區人力　(2)社區意識　(3)社區文化規範　(4)社區的凝聚力　(5)社區物力。(A) (1)(2)(3)　(B) (2)(3)(4)　(C) (2)(4)(5)　(D) (3)(4)(5)。　（106專高二）

解析 (1)、(5)屬於有形資源。

42. 有關Anderson和McFarlane (2008)以社區為夥伴的健康評估模式，下列何者正確？(A)強調社區評估過程中可以使社區民眾增能(empower)　(B)強調由護理師主導，民眾是主要學習者　(C)強調社區內部八大次系統的互動關係，較不重視與社區外的互動　(D)評估後的資料由專業人員進行分析，並決定計畫的優先順序。　（106專高二）

解析 (B)(D)此模式強調平權的夥伴關係互相學習而非有主導者進行教學或有專業人員進行分析；(C)此模式認為社區是一開放系統，具有與社區內外環境間的互動影響。

解答：　38.C　39.D　40.C　41.B　42.A

43. 排定社區衛生護理問題的優先順序時，下列何者應優先處理？(A)社區老人對失智症的了解不足　(B)社區婦女不願意參與乳房攝影檢查　(C)社區發現本土性登革熱疑似個案　(D)社區戒菸門診資源不足。（106專高二）

解析 排定優先順序時，要考慮問題的時效性、影響範圍、嚴重度等，應將最緊急的疑似罹病個案排定優先。

44. 有關群體(aggregates)的說明，下列何者錯誤？(A)社區是由許多群體所組成　(B)社區內的成員通常屬於多樣群體　(C)群體的定義是一群人，且這群人分享一個或更多的個人或環境特質　(D)以群體為基礎的社區健康服務，較不符合成本效益。（106專高二）

解析 社區為有效推展各層次保健服務的先決條件。

45. 某長者預約社區內醫療院所的老人健康檢查，但名額已滿。這代表該社區的老人健康檢查資源的哪一項特性不足？(A)可近性(accessibility)　(B)可用性(availability)　(C)可靠性(accountability)　(D)可負擔性(affordability)。（106專高二）

解析 (A)該社區內已經有醫療院所的設置，故不須遠赴他處就醫；(C)未提及老人健檢的測量面向相關內容，故無法判斷；(D)未提及該名長者無法負荷預約健康檢查的費用。

46. 關於社區健康營造之敘述，下列何者錯誤？(A)專家擔任社區領導者　(B)由下而上的社區營造手法　(C)社區民眾自發自覺地發現問題　(D)目標為居民都能擁有健康。（106專高二補）

解析 社區健康營造的定義為在既有衛生保健的體系下結合民間資源，共同建立多元的基礎保健網絡，而非由一權威者進行領導與管理。

47. 1986年Hancock及Duhlur具體描述理想的健康城市標準，下列何者錯誤？(A)全體居民都沒有疾病發生　(B)具高度參與的社區　(C)可以滿足居民的基本需求　(D)多元化且具活力與創新經濟活動。（106專高二補）

解答： 43.C　44.D　45.B　46.A　47.A

解析 Hancock及Duhlur提出的11項特徵中提到與疾病相關的是：提供市民具有品質的衛生與醫療服務及市民有良好的健康狀態，但非強調讓市民皆無疾病的發生。

48. 社區護理師進行社區健康診斷時的原則，不包括下列哪一項？(A)邀請社區居民共同參與 (B)以社區護理師所能解決的問題優先考量 (C)以應用社區內資源為主 (D)考量目前衛生政策走向。 (106專高二補)

解析 社區衛生護理師本身即為民眾之社區資源，平時即可發掘地段可用資源，加以歸類整理作為轉介依據。

49. 針對多個社區健康問題進行優先順序之確認，較常用的方式為：(A)民意團體過程 (B)焦點團體會談 (C)參與式觀察 (D)文獻查證。 (106專高二補)

解析 民意團體過程是邀請相關人員及專家學者透過正式會議獲取社區的訊息，最適合用於確定問題處理的優先順序。

50. 有關遷移壓力症候群(relocation stress syndrome)的照護措施，下列敘述何者錯誤？(A)充分提供入住前準備 (B)安排不同照顧者，協助老人認識工作人員 (C)鼓勵家屬親友經常探視老人 (D)提供日常生活活動的選擇，增加自主性。 (106專高二補)

解析 遷移壓力症候群是指從原本環境遷至其他環境時，面對全新環境、人、團體生活、制度等，產生的生、心理及社會障礙，故較不適宜不斷安排不同的照顧者導致加重患者壓力。

51. 進入社區四處觀察居民生活環境、型態及互動之資料收集方式為何？(A)社會指標調查 (B)文獻考察 (C)擋風玻璃式調查 (D)重要人物訪談。 (107專高一)

解析 擋風玻璃式調查又稱為走街法。

52. 社區評估時收集社區民眾的教育程度及其婚姻狀況等資料，是安德森(Anderson)健康評估模式中的哪一向度？(A)人口特性 (B)地理環境 (C)社會系統 (D)社區動力。 (107專高一)

解答： 48.C 49.A 50.B 51.C 52.A

53. 有關社區夥伴關係之敘述，下列何者錯誤？(A)尊重社區文化 (B)促進社區民眾主動參與 (C)護理師居於領導的地位 (D)強調由下而上的彙整民眾需求。 (107專高一)

解析 (C)強調平等的權力關係，促進民眾參與。

54. 依Anderson和McFarlane(2008)社區為夥伴之評估模式，社區的「健康及社會服務次系統」應包括哪些資料？(1)社區居民的疾病種類與罹病率 (2)社區醫療資源的可近性與可用性 (3)醫療與社會福利機構的分布與類型 (4)社區居民使用醫療的滿意度 (5)居民的家庭收入與社經狀態 (6)居民的貧戶比率。(A) (1)(2)(3)(4) (B) (1)(2)(4)(5) (C) (2)(3)(5)(6) (D) (3)(4)(5)(6)。 (107專高一)

55. 進行社區需求評估時，第一個步驟通常是：(A)進行文獻查證與二手資料收集 (B)進行社會調查 (C)進行重要人物訪談 (D)進行焦點團體討論。 (107專高一)

56. 下列何項屬於社區中非正式資源？(A)喘息服務 (B)在宅服務 (C)志工 (D)日間照護中心。 (107專高二)

57. 社區護理師希望知道社區的權力分配、溝通方式、問題解決辦法、決策過程等資訊，較適當的評估方法為何？(A)文獻查證 (B)擋風玻璃式調查 (C)重要人物訪談 (D)參與式觀察。 (107專高二)

58. 完成社區健康計畫後，評價計畫的價值性及執行計畫所引發的問題，屬於何種評價？(A)效率(efficiency)評價 (B)效果(effectiveness)評價 (C)合適性(relevance or adequacy)評價 (D)成效(impact)評價。 (107專高二)

59. 有關社區健康營造的敘述，下列何者正確？(1)希望能改善民眾健康狀況與生活品質 (2)希望透過社區發展方式讓民眾能解決社區健康議題 (3)希望能發揮民眾自決、自主與自助的力量 (4)最終目的是改變社區環境。(A) (1)(2)(3) (B) (1)(2)(4) (C) (1)(3)(4) (D) (2)(3)(4) 。 (107專高二)

解析 (4)最終目的是促進社區居民身心靈、社會健康。

解答： 53.C 54.A 55.A 56.C 57.D 58.D 59.A

60. 李大明，20歲，平地原住民男性，平時有吸菸、嚼檳榔、飲酒習慣，第一次參加社區健康篩檢活動，他可以參加下列何項篩檢項目？(A)成人預防保健服務 (B)大腸癌篩檢 (C)口腔癌篩檢 (D)乳癌篩檢。 (107專高二)

61. 透過走街評估社區防火巷是否通暢、滅火器及消防栓是否可使用，主要是為了了解社區的哪一層面？(A)溝通系統 (B)經濟狀況 (C)安全系統 (D)福利系統。 (108專高一)

62. 根據Donabedian (1982)提出的結構(structure)、過程(process)、結果(outcome)概念進行社區健康方案的評值，下列何者正確？(A)保存每次方案進行的記錄屬於結構評值 (B)了解社區居民對健康知識或態度的改變屬於過程評值 (C)了解方案運用的人力與資源是否適當屬於過程評值 (D)了解社區居民的罹病率及死亡率屬於結果評值。 (108專高一)

解析 (A)屬過程評值；(B)屬結果評值；(C)屬結構評值。

63. 社區讓個人在不同發展階段和過程中不斷學習，發展新的知識、信念、行為模式與價值觀等，屬於Warren (1972)所提出的哪一項社區功能？(A)社會參與 (B)社會教育 (C)社會化 (D)相互支援。 (108專高一)

64. 下列哪一種方法較不適宜用來收集社區的價值觀、民族性與特殊文化等資料？(A)訪談 (B)擋風玻璃式調查 (C)德菲研究法(Delphi method) (D)問卷調查。 (108專高一)

解析 (C)主要用於分析複雜問題、評估現狀、提升政策品質及業務轉型之診斷。

65. 了解社區的圖書館數量、里民使用圖書館的頻率與對圖書館資源的滿意度等資訊，是屬於下列哪一個次系統？(A)物理環境 (B)健康及社會服務 (C)教育 (D)溝通。 (108專高一)

解答： 60.C 61.C 62.D 63.C 64.C 65.C

66. 有關社區資料來源之描述，下列何者錯誤？(A)社區發展史資料可以從當地圖書館或地方誌獲得 (B)健康或疾病統計資料可以從衛生所或醫療院所獲得 (C)民眾對社區的認同感可以透過戶政資料獲得 (D)人口分布情形可從戶政事務所獲得。

解析 (C)戶政事務所僅可蒐集人口及生命統計資料。 (108專高二)

67. 某社區於公園內設置健康步道以鼓勵民眾運動，此屬於渥太華憲章推動健康促進的何項行動綱領？(A)建立健康公共政策 (B)創造支持性環境 (C)強化社區行動力 (D)調整衛生服務方向。

(108專高二)

68. 有關以賦權概念營造健康支持性環境的敘述，下列何者錯誤？(A)政府主動提供居民健康與安全的環境 (B)健康專業人員激發居民自主性的能力以發展健康的環境 (C)居民主動尋求建置安全性環境的資訊 (D)居民共同營造健康的社區環境。 (108專高二)

解析 (A)賦權即培養社區獨立解決問題的能力，鼓勵社區民眾主動參與。

69. 社區衛生護理師選擇以社區正在流行的開放性肺結核而非高血壓作為優先處理之議題，其依據的原則，下列何者最適當？(A)社區對問題的了解 (B)可利用資源 (C)社區對解決問題的動機 (D)問題的嚴重性。 (108專高二)

70. 社區護理師在遊民集散地的公共廁所，設置免費保險套裝置是何種預防層級？(A)初段預防 (B)次段預防 (C)末段預防 (D)四段預防。 (109專高一)

71. 幸福里成立守望相助隊加強社區安全防護工作，是符合華倫(Warren)所提出五大社區功能中的哪一項？(A)生產－分配－消費(production-distribution-consumption) (B)社會化(socialization) (C)社會控制(social control) (D)相互支援(mutual support)。

(109專高一)

解答： 66.C 67.B 68.A 69.D 70.A 71.C

72. 護理師參加社區所舉辦的「重陽節敬老健走」活動，以了解社區老人的健康體能狀況，此為何種社區評估方法？(A)參與式觀察法　(B)民意團體過程　(C)社區調查　(D)擋風玻璃式調查。

（109專高一）

73. 護理師執行社區均衡飲食計畫，下列何者為行為目標的效果評價？(A)共辦理8場均衡飲食講座　(B)參與均衡飲食講座共500人次　(C)能依據飲食指南選擇六大類食物共200人　(D)參與均衡飲食園遊會共5,000人。（109專高一）

解析 效果評價指評價照護計畫達到預期目標的程度。

74. 經過社區健康營造之後，某社區居民提升口腔癌與檳榔使用的認知，也願意改變以種植檳榔維生的方式。這是屬於何種評價？(A)形成性評價　(B)總結性評價　(C)結構評價　(D)過程評價。

（109專高一）

75. 根據Anderson和McFarlane (2008)以社區為夥伴的健康評估模式，了解居民與社區中正式與非正式領導人物的互動情形是屬於哪一個次系統？(A)健康及社會服務　(B)溝通　(C)政府與政治　(D)教育。（109專高一）

76. 社區健康評估的診斷期，應包括下列哪些步驟？(1)歸納資料要點 (2)解釋與組織資料 (3)陳述社區健康問題 (4)設立社區健康問題的優先順序 (5)確認目標 (6)訂定達成目標的策略與行動 (7)確認預算與進度。(A) (1)(2)(3)(4)　(B) (2)(3)(4)(5)　(C) (3)(4)(5)(6)　(D) (4)(5)(6)(7)。（109專高一）

77. 初任職的職業衛生護理師，要推動公司員工「代謝症候群防治」健康計畫，最好先以何種方式進行健康評估？(A)問卷調查法 (B)焦點團體法　(C)健康指標法　(D)面對面訪談法。（109專高一）

解答：　72.A　73.C　74.B　75.C　76.A　77.A

78. 有關社區增能(empower)的描述，下列敘述何者錯誤？(A)是由上而下的決策行動過程 (B)是一種平等的權力關係 (C)是一種平等式互動與對話 (D)是民眾主動參與社區健康相關活動。 (109專高二)

解析 (A)個案不再是被動的接受疾病照護，而是主動的與社區衛生護理人員合作，唯一種平等式互動。

79. 有關社會資源運用的原則，下列何者不是優先考量的項目？(A)社區或團體的需要 (B)民意代表的意見 (C)資源的質量與持續性 (D)資源的合理分配。 (109專高二)

80. 下列何種方式可以蒐集社區居民對社區問題的了解及解決的動機，有助於排定執行的優先次序？(A)問卷調查 (B)民意團體過程 (C)擋風玻璃式調查 (D)文獻查證。 (109專高二)

解析 (B)可以進一步了解民眾對該項問題重視的程度、需要協助的方面有哪些。

81. 護理師對某社區進行社區健康評估後，發現高血壓盛行率、腦中風死亡率、登革熱發生率、心臟病盛行率皆高於其他社區，依據弗里門(Freeman)決定護理優先次序的預防效果，下列何項問題應優先處理？(A)高血壓 (B)腦中風 (C)登革熱 (D)心臟病。 (109專高二)

解析 以愈急、愈重要及愈有時間性的問題作優先處理。

82. 社區護理師教導民眾測量血壓，下列何者錯誤？(A)在沐浴、飲酒、飯後半小時內不要測量 (B)每日固定時間測量 (C)建議穿著寬鬆衣服，衣袖不可太緊 (D)第一次測量需左、右手皆測，爾後以數值較低的手為準。 (109專高二)

83. 有關社區資源的敘述，下列何者正確？(1)無形資源－人力 (2)有形資源－財力 (3)有形資源－社區凝聚力 (4)有形資源－物力 (5)無形資源－社區意識。(A) (1)(2)(4) (B) (1)(3)(5) (C) (2)(3)(4) (D) (2)(4)(5)。 (110專高一)

解答： 78.A 79.B 80.B 81.C 82.D 83.D

解析 (1)(3)有形資源常以"3M"表示，包括：man power（人力）、material（物力）、money（財力）。

84. 社區護理師排定社區健康問題的順序時，下列何者應優先處理？(A)社區老人對用藥安全認知不足 (B)社區發現5位痲疹個案 (C)社區婦女參與子宮頸抹片檢查意願不高 (D)社區體重控制相關資源不足。 (110專高一)

解析 順序的安排以健康問題的狀況及時效性為考量，健康問題影響人數愈多、致死率愈高、後遺症愈嚴重者、經濟損失嚴重者可考慮優先處理。

85. 依據Anderson和McFarlane (2008)以社區為夥伴模式進行社區評估，下列敘述何者錯誤？(A)評估社區的人為環境與動植物分布等，是呈現物理環境的資料 (B)描述社區的發展史，是呈現人口核心的資料 (C)評估居民對醫療服務的滿意度，是呈現健康及社會服務的資料 (D)評估社區民眾對知識的接受度，是呈現溝通的資料。 (110專高一)

解析 (D)是呈現教育的資料。

86. 進行社區健康評估時，評估社區民眾教育程度的主要理由，下列何者最適當？(A)可做為社區民眾健康指導的依據 (B)可了解社區民眾的社會福利補助狀況 (C)可預測社區民眾的疾病發生狀況 (D)可了解社區民眾的醫療設備狀況。 (110專高二)

87. 有關社區健康評估的目的，下列何者不適當？(A)可做為社區衛生活動計畫的依據 (B)可了解並排定社區健康需求及優先順序 (C)可由學者參與以提升評估品質 (D)可找出影響社區健康的危險因子。 (110專高二)

88. 有關護理師運用社區資源的敘述，下列何者不適當？(A)宜根據專長動用人力資源，善用其能力 (B)宜把握經濟原則，不要浪費 (C)宜依據預算執行，提供經費收支明細表供監督 (D)宜應尊重社區組織，並配合對方的利益。 (110專高二)

解答： 84.B 85.D 86.A 87.C 88.D

89. 以人群為導向的社區衛生護理師，應具備的社區概念中，下列敘述何者不適當？(A)功能性社區通常以地理疆界為劃分的依據 (B)社區是動態且具有高度彈性的 (C)影響社區動力的重要因素包括社區溝通方式及領導與決策 (D)地點(place)、人(people or person)、功能(function)是社區定義的三大重要概念。 (110專高二)

解析 (A)依據社區成員對某一個事項發展感到興趣，彼此分享、產生認同感，形成一個組織或團體。

90. 社區護理師與社區運動性社團共同推動健康體能活動，是依據社區健康營造的何種步驟？(A)成立健康營造推動小組 (B)結合社區資源 (C)激發民眾共同參與 (D)訂定社區健康議題。 (110專高二)

91. 依據Anderson的理論進行社區健康評估時，蒐集垃圾處理狀況，主要是評估社區的哪一個系統？(A)教育系統 (B)安全與交通系統 (C)物理環境系統 (D)健康與社會服務系統。 (111專高一)

92. 下列何種評價是在計畫執行完成後，用以衡量該計畫的價值？(A)形成性評價(formative evaluation) (B)資產評價(asset evaluation) (C)過程評價(process evaluation) (D)總結性評價(summative evaluation)。 (111專高一)

93. 下列何者為永續經營社區健康營造中心最不需考量的重點？(A)是否由上而下的方式形成的行動 (B)是否能接受民眾自決與創意的組織文化 (C)是否發展推動多元性健康生活的策略 (D)是否歷經民眾自決健康需求的過程。 (111專高一)

解析 (A)健康營造中心特別強調下而上的運作，由社區主導、民眾主動參與。

94. 有關社區資源盤點的功能，下列何者錯誤？(A)掌握社區資源所在 (B)凝聚社區民眾共識 (C)檢視重疊的服務項目 (D)衡量可提供的服務量。 (111專高一)

解答： 89.A 90.B 91.C 92.D 93.A 94.B

95. 根據世界衛生組織(WHO)對社區的定義，下列何者正確？(A)社區所屬的社會團體通常沒有一定的地理區域 (B)社區成員彼此認識且互相往來，各有不同的興趣和價值體系 (C)社區成員共同創造社會規範，行使社會功能 (D)多數社會功能需與其他社區共同合作才能完成。 (111專高一)

解析 WHO對社區的定義：在一固定地理區域內的社會團體，成員有共同興趣，彼此認識且相互往來，行使社會功能，創造社會規範，形成特有價值體系和社會福利事業。

96. 下列何者是社區健康營造計畫達到永續經營最重要的措施？(A)種子志工人才培訓 (B)領導者培訓 (C)衛生專業人員培訓 (D)加強中老年衛生講座。 (111專高一)

解析 由志工健康意識的啟發做起，培養在地人組織營造中心，才能使社區永續發展，將健康志業根留社區。

97. 以走街式調查法進行社區健康評估，較不適合用來收集下列哪一個系統的資料？(A)娛樂系統 (B)安全運輸系統 (C)人口與生命統計 (D)健康及社會服務。 (111專高二)

98. 某社區糖尿病盛行率高但運動風氣不佳，社區護理師邀請奧運國手拍攝規律運動的宣導短片，引發社區動力。這是使用下列哪一種方法？(A)攀龍附貴法 (B)競賽法 (C)自我導向學習法 (D)社會行銷。 (111專高二)

解析 社會行銷的方法如邀請具有魅力的人物，促使目標人群認知、接受健康觀念與行為。

99. 有關評估社區民眾需求與互動方式的資料，下列何者較不適當？(A)實地考察 (B)參與式觀察 (C)德菲(Delphi)法 (D)重要人物訪談。 (111專高二)

解析 (C)主要藉由問卷等工具，對於分析複雜問題、評估現狀、提升政策品質及業務轉型之診斷。

解答： 95.C 96.A 97.C 98.D 99.C

100. 進行社區評估資料收集時，下列資料，何者無法從各鄉鎮區公所的戶政系統取得？(A)遷入遷出人數 (B)出生死亡人數 (C)外籍人口數 (D)身心障礙人數。 (111專高二)

解析 (D)要從衛生局得知。

101. 護理師進行社區評估，運用政府或相關機構的統計資料，是屬於何種評估方法？(A)參與式觀察法 (B)文獻考察法 (C)擋風玻璃式調查法 (D)社會調查法。 (111專高二)

102. 下列何項資料最適合用來收集社區民眾的價值觀、行為特質、風俗習慣、文化特性以及政治體系？(A)社區的地理疆界 (B)社區發展史 (C)人口學組成 (D)自然資源。 (111專高二)

103. 社區護理師想知道如何能快速將活動訊息傳遞給社區民眾，必須深入評估何項社區資料？(A)宗教系統 (B)物理環境系統 (C)溝通系統 (D)交通系統。 (112專高一)

104. 依據羅斯(Ross)的社區種類，糖尿病病友團體是屬於哪一種社區？(A)地理性社區 (B)互動性社區 (C)參與式社區 (D)虛擬性社區。 (112專高一)

解析 互動性社區是指藉由相互互動，彼此依賴與合作，以促進成員良好往來。

105. 有關社區健康營造的主要精神，下列何者較不適宜？(A)結合不同專業力量 (B)激發社區民眾對自己健康的關心 (C)營造自主、自發之社區參與 (D)現今強調由上而下形成政策。

解析 (D)透過社區發展由下而上方式，發掘、分析及解決社區之健康議題。 (112專高一)

106. 下列何者屬於社區無形資源？(1)社區意識 (2)人力資源 (3)文化規範 (4)社區凝聚力 (5)物力資源。(A)僅(1)(3)(4) (B)僅(1)(2)(3)(4) (C)僅(1)(3)(4)(5) (D) (1)(2)(3)(4)(5)。 (112專高一)

解析 (2)(5)人力、物力為有形資源。

解答： 100.D 101.B 102.B 103.C 104.B 105.D 106.A

107. 有關社區健康評估中訪談重要人物之敘述，下列何者正確？(A)重要人物必須要住在社區中 (B)重要人物必須是非常了解社區 (C)重要人物訪談所得資料較為客觀 (D)重要人物選擇主要是透過隨機取樣。 (112專高一)

108. 有關社區健康評估方法之敘述，下列何者較不適當？(A)走街式調查能收集社區居民生活型態及物理環境等主觀資料的機會 (B)重要人物訪談的對象須包括各層級才能從不同角度了解社區 (C)民意調查可用來收集衛生統計資料判斷社區整體社會的狀況 (D)參與式觀察可了解社區互動情形及溝通型態。 (112專高二)

解析 (C)可以主動蒐集社區居民所關注之議題及資源。

109. Anderson與McFarlane (2019)社區夥伴評估模式具有下列哪些特徵？(1)專業主導 (2)與社區平等互惠(3)由下而上匯集民眾需求 (4)需與政策配合 (5)喚起社區意識。(A) (1)(2)(5) (B) (1)(3)(4) (C) (2)(3)(4) (D) (2)(3)(5)。 (112專高二)

解析 (1)鼓勵社區居民主動參與；(4)強調權力平等，尊重社區文化。

110. 有關社區評估中重要人物訪談的敘述，下列何項最適當？(A)隨機方式選取社區重要人物較為公正 (B)重要人物都有代表性，不會有個人偏見 (C)儘量不要納入不同政黨的重要人物，避免資料矛盾 (D)可訪談不同重要人物，收集各系統的資料。

(112專高二)

111. 社區護理師執行均衡飲食計畫後，評價使用的人力、物力及經費與成果的關係，是屬於何種評價？(A)效果(effectiveness)評價 (B)效率(efficiency)評價 (C)合適性(relevance)評價 (D)過程(process)評價。 (112專高二)

112. 社區護理師透過網路社群邀請里內更年期婦女參加心血管疾病風險調查，這是哪一種資料收集方式？(A)社會指標 (B)社會調查 (C)參與式觀察 (D)重要人物訪談。 (112專高三)

解答： 107.B 108.C 109.D 110.D 111.B 112.B

解析 (B)社會調查即護理師從社區民眾中抽樣，詢問關於特定事項的看法；(C)透過參與社區活動進行觀察；(D)如訪問村里長、社區長老等。

113. 推動社區健康營造相關活動前，所進行的健康社區評估具有三大面向的特色，不包含下列哪一個面向？(A)跨領域合作及社區結盟 (B)提升社區參與及社區賦權 (C)盤點社區資產及社區能力 (D)社區醫療福利資源的開發。 (112專高三)

解析 社區健康營造是在既有的衛生體系下結合民間資源，賦權居民，透過由下而上的參與方式，發掘並解決社區之健康議題。

114. 護理師想要了解社區的動力，下列何種資料最不適當？(A)居民間的溝通方式 (B)里、鄰長的領導模式 (C)人口特性資料 (D)社區團體間的互動。 (112專高三)

115. 有關華倫(Warren)社區功能理論的敘述，下列何者正確？(1)社會控制－社區巡守隊 (2)社會參與－學校導護志工 (3)相互支援－慈善團體愛心捐贈 (4)生產分配消費－社區讀書會。(A) (1)(2)(3) (B) (1)(2)(4) (C) (1)(3)(4) (D) (2)(3)(4)。 (113專高一)

解析 (4)是藉由社區居民分工合作，得以滿足居民日常生活所需。

116. 社區護理師完成社區健康診斷之後，想瞭解社區對問題的瞭解與解決問題的動機，下列何種方式最適合？(A)德菲研究法(Delphi method) (B)文獻考察(literature review) (C)擋風玻璃式調查(windshield survey) (D)民意團體過程(nominal group process)。 (113專高一)

解析 (A)以匿名問卷方式分析複雜問題、評估現況的工具；(B)是指到圖書館、戶政事務所等機構蒐集資料；(C)用以了解社區初步全貌及其特性。

解答： 113.D 114.C 115.A 116.D

117. 有關社區夥伴關係(community partnership)強調的原則，下列何者最不適當？(A)促進社區參與健康活動 (B)由下而上匯集社區民眾意見與需求 (C)依照衛生所目標辦理活動 (D)專業人員與社區民眾共同討論決定社區活動。 (113專高一)

解析 (C)夥伴關係強調由下而上的決策行動過程，因此會鼓勵民眾踴躍參與、訂定目標。

118. 平安社區老年人口逐年增加，里長規劃安全的健走步道，並在公園內增設運動器材且定期維護確保安全性。根據社會生態模式，是屬於何項因素之介入措施？(A)人際因素 (B)組織因素 (C)社區因素 (D)個人因素。 (113專高一)

解答： 117.C 118.C

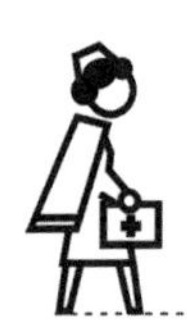

MEMO

長期照護

出題率：♥♥♡

- 長期照護概念
  - 意　義
  - 理念與目標
  - 理想長期照護體系的特質
- 長期照護的沿革
  - 長期照護的社會需求
  - 長期照護的發展與現況
- 長期照護服務模式
  - 出院準備服務
  - 居家照護
  - 日間照護
  - 機構照護（護理之家）
- 長期照護個案評估篩檢工具
  - 身體功能評估
  - 認知功能評估
  - 家庭支持功能評估

Community Health Nursing

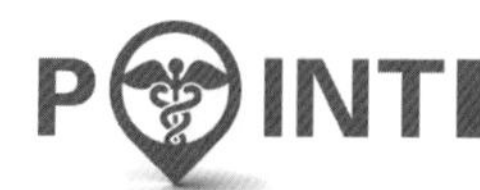

重點彙整

6-1 長期照護概念

一、意　義

(一) 定　義

依《長期照顧服務法》定義，長期照顧是指**身心失能持續已達或預期達 6 個月以上者**，依個人或照顧者的需要，所提供的生活支持、協助、社會參與、照顧及相關的醫護服務，包括預防、診斷、治療、復健、支持性、維護性以致社會性服務。對象不僅病人，更應考慮照顧者的需要。**長期照顧保險為目前政策方向**。

(二) 特性與本質

1. 長期照護**以失能或失智者及其家庭為服務對象**，例如 22 **歲脊髓損傷**、90 **歲中風**等失能者及其家庭。
2. 長期照護以**日常生活活動能力**(ADLs)、**工具性日常生活活動能力**(IADLs)**及認知功能程度**為評估依據，決定個案接受照護的需求（**評估長照個案資源的需求，則多以失能狀況為判定依據**）及其類型，據以提供適切的服務；服務重點在代替或矯正損傷的功能並進一步預防功能的損傷。
3. 長期照護為長期、密集的勞力性工作。
4. 長期照護服務的提供，具有公家事務性質。
5. 長期照護是**團隊的整合性服務體系**(multidisciplinary team)。
6. 長期照護服務的目的在**使受照顧者能盡可能的保有自我照顧的能力或延緩失能程度**，使能**享有自主、自尊、高品質的生活**，使其家庭生活正常化。
7. **長期照護資源發展需著重社區化原則**。

二、理念與目標

1. 基本理念
   (1) 使服務資源種類及數量均衡，達「可近性」與「公平性」。
   (2) 「個別化」與「人性化」是長期照護服務的基本精神。
2. 服務目標
   (1) 在地老化(aging in place)為總目標，**盡可能讓服務使用者能安全、舒適地留在家中或生活於熟悉的社區**；子目標包括：A.**減少機構式服務的使用**；B.提供在家中就地老化者必要的支持；C.發展新型住宅，使居住者具有獲得服務的近便性；D.保證體衰老人住宅與照護服務的獲得。
   (2) 能提升受照顧者的生活品質及促使其家庭生活正常化。
   (3) 配合有效的公共投資使民眾能負擔所需的長期照護費用。
   (4) 使社區居民依其需求而有多元化的選擇。

三、理想長期照護體系的特質

1. 人性化：不將人物化，給予被關懷、被尊重與被愛護的感受。
2. 社區化：使民眾享有可近性的資源，主管機關能就近監督服務品質，並能對社區大眾進行「老年教育」。
3. 多元化：多角度的服務型態以滿足個別需求。
4. 連續性服務。

6-2 長期照護的沿革

一、長期照護的社會需求

1. 人口型態：1993 **年臺灣正式邁入高齡化社會**，未來將有更高比率的失能與疾病人口，因此對長期照護的需求將更殷切。

2. 疾病型態：由國內十大死因的變化可發現近年臺灣以**慢性**、**器質性**及**只能控制**的疾病類型為主，因此**失能**、**殘障的比率增高**，對長期照護的需求相對增加。

3. 社會變遷
   (1) 醫療科技發展：因醫療科技水準提升，使易導致死亡的疾病得以被控制，進而提高長期照護需求。
   (2) 家庭結構改變：臺灣地區家庭子女數降低，家庭照護人力減少，對社會依賴增加。
   (3) 婦女就業人口增加：教育普及，社會產業結構及價值觀改變，職業婦女或雙薪家庭增多，照護服務需求因應而生。

二、長期照護的發展與現況

(一) 長期照護的發展

1. 發展的動向：抑制長期住院→實施專業審查制度，採單一窗口安置，提供不同層級照護→提供居家照護、日間照護及家事服務，以疏導機構式照護→民間保險之開發、長期照護之經營。

◆ 混沌期：1985年以前

1. 1971 年彰化基督教醫院成立「社區健康服務部」，為以醫院為基礎之居家照護服務的開端。
2. 1980 年「老人福利法」、「殘障福利法」正式公布。
3. 1983 年行政院衛生署於偏遠地區衛生所成立「群體醫療執業中心」。

◆ 萌芽期：1986~1990年

1. 1986 年行政院衛生署「醫療保健計畫－籌建醫療網計畫」中的子計畫**「中老年病防制四年計畫」將居家照護列為重點計畫**。

2. 1986 年以實驗方式由臺北市市立陽明醫院成立「居家護理小組」，**發展以醫院為基礎的居家護理模式**。
3. 1987 年衛生署委託臺北市護理師護士公會辦理居家護理業務，**為獨立型態居家護理之始**。
4. 1989 年公保以實驗計畫方式給付「居家護理」費用，奠定居家護理納入全民健保給付基礎。
5. 1990 年省立豐原醫院創先開辦日間照護業務。

◆ 發展期：1991~1994年

1. 1991 年國家六年建設特殊醫療中置入「加強復健醫療及長期照護服務」，由耕莘醫院開辦以醫療機構護理之家首頁。
2. 1991 年「護理人員法」公告實施，「護理機構」的設置有了法源依據；1992 年公告「護理人員法施行細則」；1993 年再公告**「護理機構設置標準」。護理機構種類有「居家護理機構」、「護理之家機構」及「產後護理機構」三類**，依法可有公立護理機構、財團法人護理機構及私立護理機構等三種護理機構開業資格。護理師護士公會因而缺乏法源依據而於 1994 年元月全面停止居家護理業務。
3. 1993 年，中華民國長期照護專業協會成立，為第一個非營利長期照護專業團體。

◆ 建立期：1994年以後

1. 1995 年嘉義基督教醫院、高雄醫學院附設中和醫院、高雄天主教聖功醫院、花蓮慈濟醫院試辦「出院計畫」，1996 年更名為「出院準備服務」。
2. **1995 年全民健保實施，居家護理納入給付**，採定次定額依三大疾病診斷群與訪視時間（以 30 分鐘內計，超過則遞增一類）給付（**一般個案每月以 2 次為限**）；1997 年支付改以**資源耗用群**分四類給付。

3. 1996 年，「社區化長期照護聯盟」組成，提出長期照護服務社區化之訴求。**同年 11 月，護理之家得比照居家護理納入健保給付；1999 年再將立案之安（療）養機構納入給付**。
4. 1997 年老人福利法與身心障礙者保護法修正通過。
5. 1998 年衛生署提出老人長期照護三年計畫。1999 年行政院成立老人福利推動委員會，研訂「建構臺灣長期照護體系十年計畫」。
6. 2000 年衛生署研訂「新世紀健康照護計畫」，長期照護列為重點工作。2002 年行政院提出「挑戰 2008：國家發展重點計畫」推展照顧服務產業。
7. 2013 年行政院衛生福利部提出為期 4 年的「長期照護服務網（第一期）」，實施期間自 2013~2016 年。
8. 2015 年立法院三讀通過長期照顧服務法；2016 年試行長照十年計畫 2.0 及推動長期照顧保險法和正式實行長期照顧服務法；2017 年開始推動並實行長照十年計畫 2.0。
9. 2018 年實施長期照顧服務給付及支付新制。衛福部成立長期照顧司。
10. 2019 年實施「身心障礙福利機構服務躍升計畫」、「住宿式機構品質提升卓越計畫」。

(二) 長期照護的現況

◆ 長期照護需求

需求量可由失能率來推估，由衛生福利部長期照顧司負責長期照護政策推動。

◆ 行政體系

1. **衛生單位**（醫療保健體系）：將長期照護規劃為復健及後續性服務，包括慢性病院、護理之家、居家護理及日間照護等服務；另提供長期照護服務包括安養及養護機構、居家服務及日間托老等。
2. 國軍退除役官兵輔導委員會（退輔會體系）：**設有榮民之家，以提供養護單位給自我照顧能力缺損的榮民。**

◆ 法源及財務支援

1. 醫療法：慢性病房（床），享有健保給付。
2. **護理人員法**：規範居家護理、護理之家、日間照護三種長期照護機構。
   (1) 居家護理：有醫院附設、護理之家附設、衛生所及自行開業，皆健保給付，**以醫院附設的健保居家護理服務機構之型態最多。全民健康保險規定，居家護理人員每月訪視次數以 2 次為限，而醫師每 2 個月 1 次為限，每日訪視人次以 8 人次為原則，每月以 180 人次為限，給付依資源耗用程度為依據**。
   (2) 護理之家：包括醫院附設、自行開業、基金會，比照居家護理納入健保給付。
   (3) 日間照護：包括醫院附設、衛生所，尚未納入健保給付。
3. 老人福利法：包括長期照護機構、養護機構、安養機構、**文康機構**及服務機構。中低收入戶可享社會救助。

4. 身心障礙者權益保障法：重殘養護等福利機構，若領有身心障礙手冊，可享多項福利補助；另依本法第 7 條，申請身心障礙證明者需通過直轄市、縣（市）主管機關籌組之專業團隊進行需求評估（包含**身心障礙者障礙類別及程度**等）。
5. 長期照顧服務法：內容涵蓋長照服務內容、人員管理、機構管理及受照護者權益保障與服務發展獎勵措施等五大要素。

◆ 長期照護資源

機構式資源較居家服務資源豐富、日間照護資源相當有限、城鄉間長期照護資源分布落差大。

◆ 長期照顧十年計畫2.0

2.0 版本主要**擴大服務對象及項目，其財源來自菸品健康福利捐和捐贈收入**。服務內容分別說明於下：

1. 向前端銜接**預防保健，降低與延緩失能**；向後端銜接**安寧照護**，讓失能與失智者獲得完整、人性尊嚴的照顧，同時減輕家屬照顧負擔。
2. 補助對象由 50~64 歲的身心障礙者、55~64 歲的失能山地原住民及僅工具性（或複雜性）**日常生活活動能力失能且獨居的老年人，擴及 49 歲以下失能身心障礙者、50 歲以上失智病人、平地原住民、65 歲以上的失能老年人**及**衰弱(frailty)老年人**。
3. 補助項目：**照顧服務**、**居家護理**、社區及**居家復健**、輔具購買、租借及**住宅無障礙環境改善服務**、老人餐飲服務、喘息服務、交通接送服務、長期照護機構服務，長照 2.0 增加安全性看視、**預防或延緩失能之服務**（含**肌力訓練**、**生活功能重建訓練**、**膳食營養**、**口腔保健**、**認知促進**）。

(1) 喘息服務：提供**照顧者**休息機會，減輕照顧者壓力。包含居家、機構及日間三種類型。而**喘息機構住宿式服務**，為**長照需要者至長照住宿式機構接受短暫照顧**，由**機構工作人員提供 24 小時之照顧**。

A. 補助對象：**輕度及中度失能者每年最高補助 14 天；重度失能者每年最高補助 21 天**。

B. 補助金額：**機構式及居家式喘息服務皆補助受照顧者每日照顧費新台幣 1,000 元**，惟機構喘息另補助交通費每趟新台幣 1,000 元，一年至多 4 趟。

(2) **失智症照顧服務**：以提升失智症長照服務能量、擴大失智照護資源佈建、強化社區個案服務管理機制、建立失智專業人才培訓制度及推動失智友善社區等為主。執行策略包括：

A. 廣設「**失智社區服務據點**」：提供失智者及照顧者多元複合支持服務，如**家屬照顧訓練及支持團體**等。

B. 設置「**失智共同照護中心**」：**協助未確診失智個案儘快完成確診**，**提供社區失智症個案管理機制**、協助照顧者於個案不同失智程度照護需求及支持協助，提供引導、相關資訊及轉介等支持服務。

C. 鼓勵縣市政府廣結民間服務提供單位布建日間照顧中心、**團體家屋**等社區照顧資源。

D. **增設機構式失智專區**，鼓勵老人福利機構、護理之家、醫療機構及榮譽國民之家參與失智症住宿式機構照顧服務資源之建置，同時提升有需求失智症老人之使用率，**補助入住機構專區之失智症中度以上且具行動能力老人特別處遇費**。

E. 建置失智照顧者支持服務網絡，提供照顧者個別或家庭協談、輔導諮商、轉介服務資源，如**瑞智學堂、瑞智互助家庭可提供失智症個案及其家屬家庭支持服務**。

F. 建立失智專業人才系統性培育機制。

G. 推動失智友善社區。

(3) **小規模多機能服務機構：目的**為照顧失能及失智群眾，**落實在地老化理念**和**發展多元化社區照顧模式，因地制宜符合社區需求**。服務內容包含**日間照顧、居家服務和臨時住宿**（喘息服務）。

4. 社區整體照顧性服務：長期照顧十年計畫 2.0 以社區為基礎，發展連續多目標服務體系，並**區分 A、B、C 三級，主要目的為整合與銜接服務資源**，由 A 級提供 B、C 級技術支援與整合服務，三級間服務皆有串聯。**社區整體照顧服務體系，規劃以培植 A、擴充 B、廣布 C 為原則**。

(1) A 級－社區整合型服務中心：**依區域照管專員擬定之照顧計畫，協助服務使用者協調及連結長照資源**，同時辦理日間照顧與居家服務，與 B、C 級單位協調合作。

(2) B 級－複合型服務中心：複合提供居家和日間照顧服務，或社政及衛政長照服務，並將服務延伸至 C 級強化照顧量能。

(3) C 級－巷弄長照站：包含**社區照顧關懷據點**，提供短時數照顧或喘息服務、**共餐或送餐服務、預防或延緩失能惡化服務**、就近提供可促進社會參與及**健康促進**之活動。

◆ 長期照顧保險法

對象是以**失能程度**及**長照需要**作為提供服務的依據，無論哪個年齡層都可能失能而需要長照服務，故長照險並非為年長者專設，年輕族群一旦失能，需要長照服務的時間將更長，更應參與長照保險。長照保險費用是由政府、雇主及被保險人共同分擔，被保險人依照全民健保「出生就納保」，依投保人身分分為六大類，其保險費率每 3 年作調整，推估服務使用人數約為 82 萬人。

6-3 長期照護服務模式

長期照護服務範圍包括對失能者及失智者的「生活照顧」與「醫療照護」。**長期照護服務的最終目標是依病人失能程度提供所需的協助，並促進自我照護能力，維持優質生活，使其家庭生活正常化**。長期照護服務模式包括**機構式（護理之家、長期照護機構、養護機構、安養機構、榮民之家）**、社區式（居家照護、居家照顧、日間照護)、特殊性失智症照護、另類療法。

一、出院準備服務

出院準備服務的核心概念為持續性照顧，須於個案入院時就進行，藉由充分的準備，以確保個案自一個醫療機構（單位）至另一機構，或回到家中能得到持續性的照護所做的一套完整照護計畫。完善的出院準備服務得以善用醫院中的醫療資源，使整合性照護計畫發揮最大功能，避免醫療資源浪費，健全長期照護體系。適用對象為**慢性病、出院後需持續照顧或有長期照護需求、自我照顧能力喪失、有需要轉介護理之家或其他慢性病養護機構的病人以及對出院後續安排與照顧不了解的病人和家屬**。其過程為：

1. **高危險群篩選**
   (1) 身、心醫療因素者：癌症、肢體癱瘓（行動嚴重受限）、小便失禁、心智功能嚴重障礙、重大手術後、近期反覆住院者。
   (2) 社會經濟因素者：獨居、高齡、新遷居、剛離婚、喪偶、居住於偏遠地區、居住環境惡劣、原居於照護機構者。
2. 完整性需求評估
   (1) 個案本身特性評估：包括意識狀態、認知功能、工具性日常生活活動能力和日常生活活動能力(IADLs & ADLs)、過去病史、宗教信仰和價值體系及出院後仍需之醫療活動。

(2) 照顧者特性：包括照顧者的健康狀況、對問題調適處理之技巧、對病人疾病之認知及照顧技巧的熟練度。

(3) 居住及社會環境特性：出院後居住安排變動性（例如老人居家設施，**門應採外開式推門或橫拉門**）、衛生、溫度調節之舒適性、與外界聯繫及外出的方便性、家庭經濟、家人關係及鄰里中相關資源。

3. 擬訂計畫：應包含對各項資源之掌握、個案及家屬之參與、各相關專業之參與、協助個案及家屬做好決定。

4. 服務安排：包括護理指導、用物準備、社區資源轉介與聯繫。

5. 追蹤評值：**出院後，仍須以電話關懷、問候**，並**提供醫療照護之諮詢**：(1)對於出院準備服務的滿意度有多少；(2)個案的自我照顧能力及疾病控制狀況；(3)個案對於醫療計畫的遵從性；(4)新出現的意外與問題。

二、居家照護

(一) 定義及目的

使個案能**在熟悉的家中，接受個別性、綜合性、連續性的醫護照料**，及獲得心理、社會的支持與滿足。目的在於增進、維護及恢復個案的健康，或將殘障和疾病的影響減至最小使其**發揮最高獨立功能**，能在家中活的有尊嚴又安全，並**維繫家庭於正常狀態**。

(二) 居家照護團隊

1. **專業人員**：居家護理師、居家照護醫師、職能治療師、復健治療師、語言治療師、營養師、社工師、社區衛生護理人員。

2. 非專業人員：**照顧服務員**（**應取得照顧服務員 90 小時訓練證明**，長期照護服務中**為數最多**的人力資源）與家事服務員。

(三) 服務內容及對象

◆ 居家服務

1. **服務對象**：(1)列冊低收入戶之失依老人；(2)長期患病、行動不便、需特別照顧之老人；(3)**子女在外地工作、乏人照顧之老人**；(4)其他極需照顧之老人。
2. 辦理方式
   (1) 由地方政府招募或徵求志工從事服務，由社工師負責督導。
   (2) 由政府以契約方式，委託財團法人或公益社團法人辦理。
   (3) 民間社團或基金會主動辦理。
3. **服務項目**：家事服務、文書服務、**醫療服務**（包含**藥事服務、陪同就醫**）、休閒服務、精神支持服務、法律諮詢服務。

◆ 居家看護

1. 服務對象：有視覺、肢體活動、重大器官衰竭等殘障，生活無法自理、**無法自我照顧**，而且**家屬照顧能力不足**、無家屬或無家屬同住者。
2. 服務項目：**日常生活所需及簡易醫療處置**（**需由醫護人員監督指導**）。
3. 服務提供者：各級地方政府或民間團體、私人，直接僱用專職居家服務員或病患服務員提供服務，由社工師或居家護理師負責督導。

◆ 居家護理

1. 服務對象
   (1) 以**修正版柯氏量表**(Modified Karnofsky Scale)評估，**病人只能維持有限之自我照顧能力，即清醒時間超過 50%以上，活動限制在床上或椅子上**（表 6-1）。

(2) **有明確之醫療與護理服務項目需要服務者。**

(3) **病情穩定能在家中進行醫護措施者**；即修正版柯氏量表 3 級以上且巴氏量表≦60 分達中度與重度依賴者（表 6-2）。

表 6-1 修正版柯氏量表

級 別	描 述
0	完全活動，不受任何限制
1	能夠步行及維持輕度工作，如家務、辦公室工作，但受制於體力消耗量大之簡單活動
2	能夠步行及維持大部分自我照顧，但無法進行辦公或家務。50%以上清醒時間不必限制在床椅上
3	只能維持有限之自我照顧，超過 50%以上清醒時間，活動限於床椅上
4	完全無法活動，不能自我照顧，活動完全限制在床椅上

表 6-2 巴氏量表

項 目	分數	內 容 說 明
1.進食	10	自己在合理時間（約十秒鐘吃一口）可用筷子取食眼前的食物。若需進食輔具時，應會自行穿脫
	5	需他人幫忙穿脫輔具或只會用湯匙進食
	0	無法自行取食或耗費時間過長
2.個人衛生	5	可獨立完成洗手、刷牙、洗臉及梳頭
	0	需他人協助
3.上廁所	10	可自行進出廁所、穿脫衣服、不弄髒衣物。使用便盆者，可自行清理便盆
	5	需要協助保持姿勢的平衡、整理衣服或用衛生紙。使用便盆者，可自行取放便盆但需他人清理
	0	需他人協助
4.洗澡	5	可獨立完成（不論是盆浴或沐浴）
	0	需他人協助

表 6-2 巴氏量表（續）

項目	分數	內容說明
5.穿脫衣服	10	可自行穿脫衣物、鞋子及輔具
	5	在他人協助下，可自行完成一半以上的動作
	0	需他人協助
6.大便控制	10	不會失禁，可自行使用塞劑
	5	偶爾失禁（每週不超過一次），或需他人協助使用塞劑
	0	需他人處理
7.小便控制	10	日夜皆無尿失禁
	5	偶爾尿失禁（每週不超過一次）或尿急（無法等待便盆或即時趕到廁所）或需要他人協助處理
	0	需他人處理
8.平地行動	15	使用或不使用輔具，皆可獨立行走 50 公尺以上
	10	需稍微扶持或口頭指導才能行走 50 公尺以上
	5	雖無法行走，但可獨立操作輪椅（包括轉彎、進門及接近桌子、床沿）並可推行輪椅 50 公尺以上
	0	需他人協助
9.上下樓梯	10	可自行上下樓梯（允許抓扶手、用拐杖）
	5	需要稍微幫忙或口頭指導
	0	無法上下樓梯
10.移位	15	可獨立完成，包括輪椅的剎車及移開腳踏板
	10	需要稍微協助或需要口頭指導
	5	可自行從床上坐起，但移位時需要他人協助
	0	需他人協助方可坐起或移位

總分：______

依賴程度：□0~20 分：完全依賴　□21~60 分：重度依賴
□61~90 分：中度依賴　□91~99 分：輕度依賴
□100 分：完全獨立

資料來源：衛生福利部 (2021)・*巴氏量表*。http://www.mohw.gov.tw/cp-189-208-1.html

2. 服務類型

(1) **技術性護理**：全民健保給付服務項目包括**更換鼻胃管、留置導尿管、靜脈注射、氣切管、造瘻口之護理及傷口護理、被動性關節運動、靜脈點滴加藥**。另居家護理師需**進行整體性身體評估、疾病照顧認知指導**、照顧技能指導示教、聯絡相關醫師、**採取檢體送檢、大小量灌腸**、家庭人際關係諮商、照顧工作人力調配、社會資源轉介等措施，**並非各種侵入性治療都能進行**。

(2) 社區保健護理：由衛生所或醫院公衛室護理人員提供居家照護指導。

對國內偏遠地區的民眾，政策上以鼓勵衛生所設立居家護理所為主，由衛生所居家護理師提供居家護理服務。

3. 居家護理的費用：分為**護理訪視費、醫師訪視費及車資**。

◆ 長期照顧管理中心

在長照十年計畫 2.0 中，針對地區偏遠、人口分散地區，如原住民地區、離島區及其他資源不足等地區設置「長期照顧管理中心（照管中心）」，「**照顧管理專員**」經由篩選長照需求者後到宅進行評估，符合資格者可協助**擬定照顧計畫**，在**控制成本**下，**連結個案需求與服務資源**，並做後續監督。

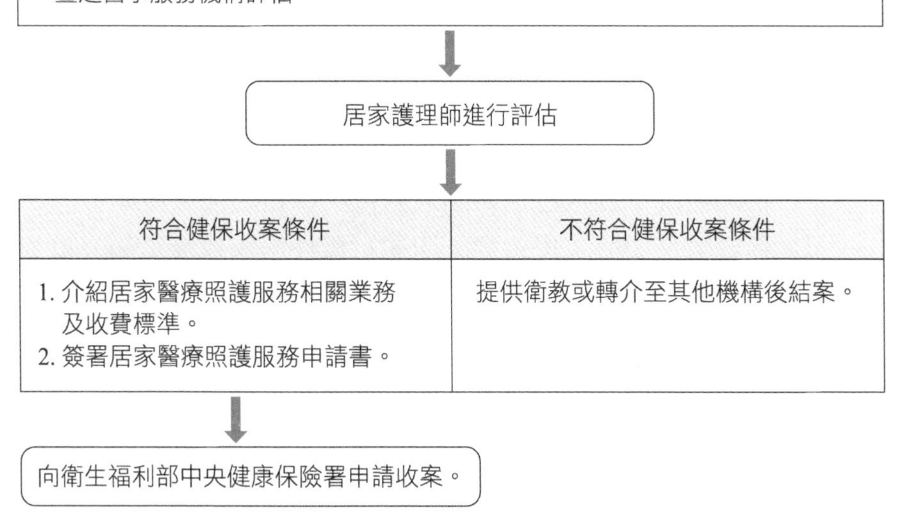

圖 6-1 居家護理一般收案流程

三、日間照護

1. 定義與目的：**以社區為基礎**，使個案留住於社區、家庭中，在保護性的情境下，日間接送至住家附近機構，提供少於 24 小時的生活照顧、醫療、護理、復健及休閒等服務、綜合性的群體計畫方案，並於夜間返回家庭之照顧模式。目標在於在取代機構照護，改善老人健康和生活品質，延長老人在社區停留時間，抒解照顧者的壓力，繼續維持與家庭的關係。

2. 日間照護又可分為醫療型及社會型兩種。醫療型日間照護服務對象多是中風恢復期或輕、中度失能個案，可提供醫師診療、護理照護、復健、換管等專業服務；而社會型日間照顧則是以提供生活上需要的基本照顧、餐飲服務、文康休閒服務為主。日間照護的主管機關為**地方主管機關（通常是各地方政府社會局）**。

3. 服務內容

   (1) 老人服務：醫療機構性質可區分四類：

   A. 日間醫院：提供急性期病人恢復其每日的醫療照顧。

   B. 社會醫療中心：提供健康照顧給慢性病人或無法獨立自我照顧的老人。

   C. 社交中心：經由有組織的社交刺激增進病人社會化。

   D. 心理社會中心：提供精神障礙病人保護性或轉型期的治療環境。

   (2) 照顧者服務：提供主要照顧者喘息照顧計畫，以預防主要照顧者崩潰，增進生活品質。

四、機構照護（護理之家）

1. **機構照護**是指個案居住在機構中，由機構提供住宿服務、護理、交通接送、心理諮商服務、物理及職能治療、宗教和社會服務。依照「護理機構分類設置標準」的規定，**護理人員與床位的比例應為 1:15、服務員與床位的比例應為 1:5、未滿 100 床應指定專人負責社會服務工作**，且護理之家機構負責人**至少要登記執業從事臨床護工作護理師 4 年以上或護士 7 年以上**。國內機構可區分為：(1)醫政主管機關負責之護理之家、重殘養護所、敬養院、公立及私立仁愛之家、養護機構和安養機構；(2)退輔會主管的榮譽國民之家。

2. 護理之家型態：界定為「照顧病情穩定，無需積極治療之慢性病人，接受技術性護理及生活照顧的機構，以改善或維持病人剩餘功能，及保護其免除危害生命之併發症為目標」。

3. 護理之家服務內容：(1)基本護理服務；(2)特殊服務如依賴呼吸器病人之護理、失智者護理、復健、傷口處理、營養灌注、喘息照顧、安寧照顧；(3)特殊方案。

4. **遷移壓力症候群**：環境遷移所造成的生理、心理和社會的調適障礙稱之。可藉由**提供入住護理之家前之準備**、**鼓勵家人、親友經常探望**，或**提供日常生活活動選擇**，**增加自主性**，且**勿頻繁更換照顧者**，以避免遷移至新環境時產生重大壓力。

6-4 長期照護個案評估篩檢工具

一、身體功能評估

1. 巴氏量表：0~100 分；得分越高表依賴程度越低。

2. 工具性日常生活活動能力量表：包括使用電話的能力、上街購物、做飯、做家事、洗衣、交通方式、自己負責服藥及處理財務能力等 8 項。男性不用評估做飯、洗衣及做家事。

二、認知功能評估

簡易智能量表；內容包括定向感、注意力、記憶、語言、口語理解能力及行動能力、建構力。

三、家庭支持功能評估

1. 家庭支持功能量表：國內學者修訂內容包含家中成員身體健康、家人心理情緒狀態、工作與求學、社交活動、解決問題能力、家庭關係等六項。若受評估者出院 3 個月後則再加入經濟狀況、居住環境、家庭成員因照顧所需之改變。

2. 照顧者負荷評估表：測量健康受影響程度、感覺心情沉悶程度、休閒活動受影響程度。

3. 家庭照顧品質不良指標：家庭未能按時按量餵食病人、病人大小便未處理、個人清潔欠佳、未按時按量服藥、二級以上壓傷仍未處理。

QUESTION 題庫練習

1. 下列有關居家服務的敘述，何者錯誤？(A)擔任居家服務工作者應取得我國照顧服務員90小時訓練證明 (B)居家服務項目中包括協助獨居老人保管重要財物 (C)可直接向各地長期照顧管理中心申請 (D)一般失能民眾可使用此項服務。 (101專高二)

解析 居家服務項目包括：家事服務、文書服務、醫療服務、休閒服務、精神支持服務、法律諮詢服務。

2. 有關臺灣目前長期照護資源的敘述，下列何者錯誤？(A)機構式照顧資源不足 (B)機構式資源較居家服務資源豐富 (C)日間照護資源相當有限 (D)城鄉間長期照護資源分布落差大。 (101專高二)
3. 對國內偏遠地區的民眾，政策上主要以下列何種方式提供居家護理服務？(A)委託醫院診所提供服務 (B)鼓勵設立獨立型態之居家護理服務機構提供服務 (C)鼓勵衛生所設立居家護理所，由衛生所居家護理師提供服務 (D)委託醫院附設之居家護理所提供服務。 (102專高一)
4. 下列哪一項是出院準備服務的核心概念？(A)整合性服務 (B)持續性照顧 (C)可近性服務 (D)資源整合。 (102專高一)
5. 張老太太是位失智患者，有短期記憶障礙、猜忌及誤食物品等問題，由媳婦照顧日常生活，生病前婆媳關係不佳，社區護理師訪視時，案媳憤怒表示婆婆故意與她作對，跟其他親友告狀媳婦沒有給與食物吃，社區護理師採取的護理措施，下列何者錯誤？(A)勸導張老太太體諒媳婦辛苦 (B)向案媳解說疾病特性 (C)建議案媳將危險及不可食的物品收納好 (D)轉介案媳參加照顧者支持團體。 (102專高二)

解答： 1.B 2.A 3.C 4.B 5.A

情況： 李先生45歲，是一家之主，因車禍後變成植物人，經醫院診治後準備返家照顧，李先生使用鼻胃管、尿管及氣切管，家中還有80歲疑似失智症的父親、專職家管的妻子及小學三年級的兒子。依此回答下列3題。

6. 關於李先生出院準備的時機，下列敘述何者正確？(A)一入院就須進行出院準備服務　(B)病情穩定已確定出院時再執行出院準備服務　(C)依家庭照顧者照顧能力決定出院準備服務的時機　(D)出院前都可以。　(102專高二)

   解析 出院準備服務須於入院時就進行，藉由充分的準備，讓病人可早日出院並在出院後有完善的轉介或安置。

7. 承上題，李先生出院後決定由家人照顧，其資源需求，下列何者錯誤？(A)轉介居家職能治療進行居家環境改造　(B)建議使用居家服務協助部分照顧人力　(C)評估家庭經濟狀況協助取得相關經濟資源協助　(D)轉介居家護理。　(102專高二)

8. 承上題，面對李先生的父親逐步退化情形，李太太可以做的事項，下列何者錯誤？(A)請個案管理師初步篩檢後再帶去醫院確診　(B)直接到醫院由醫師利用臨床診斷失智症　(C)可請居家護理師協助以簡易心智量表(MMSE)評估　(D)自行購買藥物治療。

   (102專高二)

9. 居家照護可歸屬於我國健康照顧體系的哪一部分？(A)緊急救護　(B)群體醫療　(C)社區發展　(D)長期照護。　(103專高一)

   解析 長期照護服務模式有：出院準備服務、居家照護、日間照護及機構照護（護理之家）。

10. 擬申請「長期照顧十年計畫」中的照顧服務，應由下列哪個單位負責照顧需求評估？(A)居家服務中心　(B)長期照顧管理中心　(C)勞工局　(D)衛生局。　(103專高一)

解答：　6.A　7.A　8.D　9.D　10.B

11. 長期照護服務中社區化照護的意涵為何？(A)協助失能或無法獨立生活的老人能去長期照護機構接受完善的照護 (B)盡可能使失能或失智的老人能舒適及安全的留在家庭或生活於熟悉的社區，越久越好 (C)加強長期照護機構做到「個別化」與「人性化」的照護，給予機構中的老人應有的尊重與關懷 (D)政府部門建立各項補助，使民眾能負擔在入住機構所需要的照護費用。

    解析 (A)(B)(C)皆為機構照護的意涵。 (103專高一)

12. 依「護理機構分類設置標準」規定，護理之家照顧服務員與床位比例應為下列何項？(A) 1：5 (B) 1：10 (C) 1：15 (D) 1：20。 (103專高一)

13. 根據護理人員法規定，護理之家機構負責人至少應具備下列何項資格？(A)登記執業從事臨床護理工作護理師2年以上或護士5年以上 (B)登記執業從事臨床護理工作護理師3年以上或護士6年以上 (C)登記執業從事臨床護理工作護理師4年以上或護士7年以上 (D)登記執業從事臨床護理工作護理師5年以上或護士8年以上。 (103專高二)

14. 張先生是癌症末期病患，近日常因疼痛、呼吸困難、無法進食等問題反覆住院治療，表示不想再接受治療，期待能在家中往生，家屬雖認同其想法，卻擔心無法處理臨終前的狀況，下列護理處置何者最合適？(A)建議張先生轉到安寧病房，往生時再送回家 (B)建議張先生使用居家安寧療護 (C)建議張先生到醫院治療較能延長生命 (D)建議張先生留在家，臨終前再送院。

    解析 居家照護目的之一是將殘障和疾病的影響減至最小使其發揮最高獨立功能，並使個案能在家中活得有尊嚴又安全，並維繫家庭於正常狀態。 (103專高二)

15. 依護理機構設置標準，護理人員可獨立開業的機構不包括下列何者？(A)居家護理機構 (B)護理之家機構 (C)長期照護機構 (D)產後護理機構。 (104專高一)

解答： 11.B 12.A 13.C 14.B 15.C

解析 護理機構分類僅有(1)居家護理機構；(2)護理之家；(3)產後護理機構，並未有長期照護機構。

16. 下列哪位病人符合全民健康保險給付的居家護理之收案標準？(A)王先生54歲，中風後右側偏癱，住院治療15天後，可以用助行器下床走動，血壓尚未穩定，仍需調整用藥　(B)胡太太48歲，接受子宮切除術後3天，病情穩定，需要持續使用抗生素　(C)高奶奶82歲，髖關節骨折，剛接受髖關節置換術6天，需要復健服務　(D)陳爺爺73歲，臥床多年，肺炎住院，在加護病房4天，病情穩定後轉到普通病房，臀部有一處6×4×3的傷口。　(104專高一)

解析 全民健保給付居家護理技術性護理服務項目包括：鼻胃管、留置導尿管、靜脈注射、氣切管、造瘻口之護理及傷口護理。

17. 長期照護服務中運用個案管理的原因，下列何者錯誤？(A)有效控制照顧成本　(B)服務方案或資源多元且來自不同組織或機構　(C)滿足個案的多重需求　(D)有效管理個案財務。　(104專高一)

18. 有關長期照護團隊成員中，除了專業與專業輔助人員之外，其他人力資源的敘述，下列何項錯誤？(A)包括來自家人、親友或志工的協助　(B)家屬對復健配合與治療成效，具關鍵性影響　(C)行政人員負責住民照護管理、人事財務管理等事務　(D)志工團體並不需要任何教育訓練。　(104專高一)

解析 志工團體亦需經過培訓。

19. 目前國內對長期照護個案補助的主要依據，下列何者正確？(A)身體功能　(B)疾病種類　(C)居住地區　(D)家庭凝聚力。

解析 長期照顧是以日常生活活動能力(ADLS)及工具性日常生活活動能力(IADLS)等估身體功能之工具作為決定個案接受照護需求的評估依據。　(104專高二)

解答：　16.D　17.D　18.D　19.A

20. 有關長期照顧十年計畫之喘息服務的敘述，下列何者錯誤？(A)可暫時取代照顧者責任 (B)適用於居家失能個案 (C)目前僅限於補助機構式喘息服務 (D)使用機構喘息服務可獲交通費補助。 (104專高二)

解析 機構式及居家式喘息服務皆有補助受照顧者每日照顧費。

21. 下列哪一類型的老人福利機構對照顧服務員的人力要求最高？(A)長期照護型機構 (B)養護型機構 (C)失智照護型機構 (D)安養機構。 (105專高一)

22. 下列何者是我國長期照顧十年計畫資源分配及費用補助的主要依據？(1)失能程度 (2)疾病嚴重度 (3)家庭照顧人力 (4)家庭經濟狀況。(A) (1)(2) (B) (2)(3) (C) (3)(4) (D) (1)(4)。 (105專高一)

23. 80歲獨居的張老太太，近日因雙膝關節炎惡化，上市場採購食物有困難，下列哪些資源較適合提供給張老太太？(1)居家服務 (2)送餐服務 (3)護理之家 (4)居家營養師。(A) (1)(2) (B) (2)(3) (C) (3)(4) (D) (1)(4)。 (105專高一)

24. 在身心障礙者權益保障法中，有關身心障礙者鑑定的規範，下列何者錯誤？(A)以功能導向鑑定 (B)身心障礙證明無需區分嚴重等級 (C)社會參與及環境需求之評估為鑑定項目之一 (D)需透過醫事、社會工作、特殊教育等專業人員對身心障礙者的生活、社會參與等層面進行鑑定。 (105專高二)

解析 申請身心障礙證明，應依身心障礙者障礙類別、程度、家庭經濟情況、照顧服務需求、家庭生活需求、社會參與需求等因素進行評估。

解答： 20.C 21.C 22.D 23.A 24.B

25. 王先生76歲與82歲的哥哥同住，哥哥因股骨骨折已臥床6個月，日常生活需由他人協助，居家照顧狀況良好，王先生不捨將哥哥送到機構，但覺得自己體力不如前，希望獲得協助，護理師應採取下列哪一項護理措施？(A)建議王先生忍耐等候大哥復原 (B)轉介王先生使用喘息服務 (C)建議王先生將大哥送到機構照顧 (D)轉介王先生接受心理治療。 (105專高二)

解析 (B)目的為提供照顧者休息機會，以減輕照顧者壓力，但不改變照顧者原使用的服務，較符合此題中個案的需求。

26. 目前臺灣居家護理服務採用的健康保險支付制度為何？(A)論人計酬(Capitation) (B)疾病診斷關聯群(Diagnosis related groups) (C)論件計酬(Fee for service) (D)資源耗用群(Resource utilization groups)。 (105專高二)

27. 社區衛生護理師發現低收入戶下肢癱瘓的周先生，家中浴室狹小沒有輪椅迴轉的空間，洗澡是其長期面臨的困難，下列何項護理措施最能有效解決其問題？(A)建議進行復健訓練 (B)建議僱用外傭 (C)轉介住進護理之家 (D)轉介使用居家無障礙環境改善服務。 (105專高二)

解析 長照十年計畫中有包含住宅無障礙環境改善服務，其目的之一即為增加環境的促進物(facilitators)，減少環境的阻礙物(barriers)。

28. 有關長期照護之服務型態，下列何者不屬於社區式的長期照護服務模式？(A)護理之家 (B)居家護理 (C)居家服務 (D)日間照護。 (105專高二)

解析 護理之家為機構式的長期照護服務。

29. 目前臺灣護理之家機構評鑑的目的，下列何者錯誤？(A)提升機構照護品質 (B)提供民眾選擇長期照護機構之參考 (C)做為政府獎補助之參考 (D)做為長期照護保險給付之依據。 (106專高一)

解析 長期照護保險又簡稱長照險，主要判斷長照險給付依據是經由個人失能程度及長照需要作為提供服務的基準，並非依照提供照護或醫療服務機構的評鑑成效來當作是否給付的判斷標準。

解答： 25.B 26.D 27.D 28.A 29.D

30. 當前世界各國長期照護發展的主要趨勢，下列何者錯誤？(A)增加機構式服務的使用　(B)發展多元化社區照護服務　(C)提供在地老化所需之支持　(D)確保衰弱老人獲得照顧服務。

解析 目前趨勢為在地老化的社區式長期照護服務。 (106專高一)

31. 下列何者為申請全民健康保險給付的居家護理服務之收案程序？(A)只須由醫師評估並開立「居家照顧醫囑單」，由醫院之居家服務部門收案　(B)社區個案符合居家照護收案條件者，可向設有居家護理服務部門申請，即可由居家護理師安排照護　(C)符合居家照護收案條件者，由照護機構向衛生福利部中央健康保險署提出申請，並經審查通過者，可接受給付，若不符者，應予拒絕　(D)除了醫師開立「居家照顧醫囑單」，也要檢具居家照護申請書，再由醫師及護理師評估後收案。 (106專高二)

解析 (A)醫師開立居家照顧醫囑單後還須經由居家護理師的評估是否符合健保收案標準；(B)無論從何處轉介須進行居家照護的個案，皆須轉交居家護理師進行評估，不能直接安排照護；(D)如有符合健保收案條件，即由居家護理師評估後轉介健保署收案，如不符合健保收案條件，則提供衛教或轉介至其他機構後結案。

32. 有關我國長期照顧十年計畫2.0喘息服務的描述，下列何者正確？(A)重度失能者每年最高補助14天　(B)可選用居家、機構與日間照護型喘息服務　(C)每日最高補助經費為1,000元　(D)輕度失智症者尚未納入服務對象。 (106專高二)

解析 (A)最高21天；(C)為1,500元；(D)服務對象為65歲以上僅 IADL需協助之獨居老人、55歲以上失能原住民、失能身心障礙者（領有身心障礙手冊者）、50歲以上失智症者。

33. 執行出院準備服務時，首先應完成：(A)評估病人照護需求　(B)擬定照護計畫　(C)篩選高危險群　(D)服務協調與安排。

解析 出院準備服務的流程為：高危險群篩選→完整性需求評估→擬訂計畫→服務安排→追蹤評值。 (106專高二)

解答：　30.A　31.C　32.B　33.C

34. 我國長期照顧服務法，所指之長期照顧對象是指身心失能持續達多久以上的人？(A) 3個月 (B) 6個月 (C) 12個月 (D) 18個月。 （106專高二）

解析 依據長期照顧服務法第三條第一項所述，長期照顧即指身心失能持續已達或預期達六個月以上者，依其個人或其照顧者之需要，所提供之生活支持、協助、社會參與、照顧及相關之醫護服務。

35. 有關長期照顧十年計畫2.0的服務對象之敘述，下列何者錯誤？(A) 80歲，工具性日常生活活動功能失能的謝奶奶 (B) 48歲，呈植物人狀態由家人照顧的吳先生 (C) 65歲，日常生活活動功能及工具性日常生活活動功能測試滿分，獨居的孫先生 (D) 52歲，患有失智症，臨床失智評份量表2分以上的王先生。 （106專高二補）

解析 長照2.0服務對象除長照1.0的65歲以上失能老人、55歲以上失能山地原住民、50歲以上失能身心障礙者、僅IADLs失能且獨居之老人外，更擴大至50歲以上失智症者、49歲以下失能身心障礙者，65歲以上衰弱老人，及55~64歲失能平地原住民等。

36. 目前提供健保居家護理服務的機構型態，下列何種類型最多？(A)醫院附設 (B)獨立開業 (C)衛生所附設 (D)一般開業醫師附設。 （107專高一）

解析 (A)約62%；(B)約12%；(C)約25%；(D)約1%。

37. 下列何者屬於長期照顧管理中心照顧管理專員(care manager)的工作職責？(1)擬定照顧計畫 (2)協助執行復健 (3)連結個案所需服務 (4)協助傷口護理 (5)控制照顧成本。(A) (1)(2)(3) (B) (2)(3)(4) (C) (3)(4)(5) (D) (1)(3)(5)。 （107專高二）

解析 照顧管理專員負責評估、提供個案所需服務，為個案尋找所需資源，既是個案的代言人，也是服務資源連結及開發者。

38. 目前國內長期照護機構評鑑採用的品質指標，下列何者正確？(1)跌倒 (2)鼻胃管與導尿管移除 (3)非計畫性體重改變 (4)多重用藥 (5)預立指示。(A) (1)(2)(3) (B) (2)(3)(4) (C) (3)(4)(5) (D) (1)(2)(5)。 （107專高二）

解答： 34.B 35.C 36.A 37.D 38.A

39. 促進社區民眾參與中老年人的「健康100腰動動」健康促進計畫，下列何者策略最適當？(A)組織對計畫友善的人，充分授權規劃喜愛的策略 (B)以行政單位的成員為推動主力，較容易成功 (C)確認領導者關心健康的議題，修改計畫策略 (D)策略須考量中老年人的特性，提供其適當且有效的活動。 (107專高二)

40. 有關老人居家生活環境的設計，下列何者錯誤？(A)浴室的門以採內拉式為佳 (B)樓梯宜加裝欄杆 (C)不宜用藍、綠色等藝術燈光 (D)夜晚宜預留小夜燈。 (108專高一)

解析 (A)根據老人住宅基本設施及設備規劃設計規範，門應採外開式推門或橫拉門。

41. 83歲獨居、輕度中風、使用助行器的黃老太太，ADL 80分，下列哪些資源較適合提供給她？(1)護理之家 (2)送餐服務 (3)居家服務 (4)居家營養師。(A) (1)(2) (B) (2)(3) (C) (3)(4) (D) (1)(4)。 (108專高一)

解析 ADL 0~20分為完全依賴，21~40分為嚴重依賴，41~60分為顯著依賴，61~100分表示個案為功能獨立狀態。

42. 有關出院準備服務的描述，下列何者錯誤？(A)可達到提供持續性照顧的目的 (B)以個案為中心的轉銜機制 (C)適用於病情穩定確定出院時進行 (D)利用高危險篩檢表找出需服務的個案。

解析 (C)適用於慢性病、有長期照護需求、自我照顧能力喪失、需轉介護理之家、對出院後照顧不了解者。 (108專高一)

43. 張護理師想要開立49床一般護理之家，下列哪一個聘用照護人力方式，能夠符合法規最低人力規範？(A) 3位專職護理師、10位專職照顧服務員及1位專職社工師 (B) 4位專職護理師、10位專職照顧服務員及1位兼職社工師 (C) 5位專職護理師、10位專職照顧服務員及1位專職社工師 (D) 5位專職護理師、15位專職照顧服務員及1位兼職社工師。 (108專高二)

解答： 39.D 40.A 41.B 42.C 43.B

解析 根據護理機構分類設置標準，一般護理之家每15床至少有1名護理人員，每5床應有1名以上照顧服務員，未滿100床應指定專人負責社會服務工作，故49 床之一般護理之家應有3位護理人員、5位照顧服務員、1位兼職社工師。

44. 目前臺灣全民健保居家護理訪視費用的給付項目，下列何者錯誤？(A)壓瘡傷口護理 (B)被動性關節運動 (C)代領慢性病處方藥物 (D)靜脈點滴加藥。 （108專高二）

45. 李先生，因工作意外全身癱瘓，剛出院有氣切管及導尿管，由太太在家照顧，沐浴及外出 均受到居家環境的限制。社區衛生護理師評估李太太因無人輪替，有緊張、焦慮等情形，且其照護能力尚未純熟。為讓李家得到較周全的協助，社區衛生護理師可將其轉介至下列哪一個機構？(A)出院準備服務中心 (B)長期照顧管理中心 (C)長期照護協會 (D)居家護理所。 （108專高二）

46. 承上題，為讓李太太有機會了解類似狀況家庭照顧者的經驗，以增加其心理適應，社區衛生護理師可轉介她使用下列哪一項服務？(A)喘息服務 (B)居家護理 (C)家屬支持團體 (D)居家服務。 （108專高二）

47. 為使住院病童於社區獲得持續性的照護，下列何者最適當？(A)提供高科技的醫療設備 (B)改善醫院環境 (C)臨床路徑的確實執行 (D)盡早執行出院準備服務。 （109專高一）

48. 有關長期照顧十年計畫2.0的服務對象之敘述，下列何者最不適當？(A) 48歲左側偏癱郭小姐，工具性日常生活活動功能失能 (B) 70歲獨居陳先生，日常生活活動功能滿分 (C) 86歲李奶奶，巴氏量表(Barthel ADL Index)小於60分 (D) 65歲王先生，巴氏量表(Barthel ADL Index)無失能，但有工具性日常生活活動功能失能，且經SOF評估三項指標中有二項。 （109專高一）

解析 (B)日常生活活動功能滿分不在服務對象範圍內。

解答： 44.C 45.B 46.C 47.D 48.B

49. 長期照顧十年計畫2.0中預防失能的服務，包括下列哪些項目？(1)口腔保健 (2)認知促進 (3)膳食營養 (4)職業訓練。(A) (1)(2)(3) (B) (1)(2)(4) (C) (1)(3)(4) (D) (2)(3)(4)。 （109專高二）

解析 預防或延緩失能之服務含肌力訓練、生活功能重建訓練、膳食營養、口腔保健、認知促進。

50. 有關居家護理的描述，下列何者錯誤？(A)是長期照顧中最早發展的照護模式 (B)由護理師及醫生定期前往個案家中訪視 (C)協助行動不便的個案在家能獲得適當的醫療照護 (D)居家護理的服務費用及交通費用均由健保給付。 （109專高二）

解析 健保僅給付每個月兩次家訪，超過則必須自付訪視、技術費用及交通費。

51. 有關「長期照顧十年計畫2.0」對於原住民在長照政策推動的困境原因，下列何者最不適當？(A)交通不便形成地理的障礙 (B)醫事及照護人力不足或流動率太高 (C)文化語言的障礙 (D)家庭照顧者人數過多，導致溝通不良。 （109專高二）

52. 有關長期照顧管理中心照顧管理專員之職責，下列何者錯誤？(A)受理民眾之申請、資格審查 (B)執行照管工作1年後進行複評 (C)照顧管理需求評估 (D)初審照顧計畫。 （109專高二）

53. 有關長期照護的敘述，下列何者不適當？(A)服務對象不一定是老年人 (B)目的是增進獨立自主的生活能力 (C)需要跨專業領域的照顧 (D)著重急性症狀的處置。 （110專高一）

解析 長期照護是對失能者提供長期健康照顧與社會服務，以促進或維持個案身體功能、獨立生活能力。

解答： 49.A 50.D 51.D 52.送分 53.D

54. 目前長期照顧十年計畫2.0中有關失智症照顧服務，下列敘述何者不適當？(A)團體家屋目前是專屬失智症個案的照顧模式　(B)強化失智症初級預防主要提供40歲以上失智症個案多元服務項目　(C)瑞智學堂、瑞智互助家庭提供失智症個案及其家屬家庭支持服務　(D)提供社區失智症個案管理機制為失智症共同照護中心的功能之一。（110專高一）

解析 (B)服務對象為50歲以上輕度失智症者。

55. 下列哪些是目前長期照顧十年計畫2.0的主要財源？(1)菸品健康福利捐　(2)捐贈收入　(3)長期照護保險費　(4)全民健康保險費。(A) (1)(2)　(B) (2)(3)　(C) (3)(4)　(D) (1)(4)。（110專高一）

56. 社區護理師在社區中若發現有疑似失智症個案須進一步確立診斷，應轉介至下列哪個機構較適當？(A)失智社區服務據點　(B)失智共同照護中心　(C)瑞智學堂　(D)失智症日間照護中心。

（110專高一）

57. 有關居家護理之敘述，下列何者錯誤？(A)是屬於三段五級中末段預防　(B)目的是減少疾病合併症及再住院率　(C)全民健保對居家護理服務的給付，每個月1次為限　(D)一般戶居家服務的來回計程車交通費用，由案家自行負擔。（110專高二）

解析 (C)給付每個月2次。

58. 依據長期照顧十年計畫2.0失智照護政策之介紹，下列何者錯誤？(A)將60歲以上失智者納入服務對象　(B)廣設「失智社區服務據點」以提供個案及照顧者支持服務，如：家屬照顧訓練及支持團體等　(C)鼓勵縣市政府廣結民間資源，布建日間照顧中心、團體家屋等社區照顧服務　(D)補助入住機構專區之失智症中度以上且具行動能力老人「特別處遇費」，減輕家屬負擔。

解析 (A)將50歲以上輕度失智者納入服務對象。（110專高二）

解答：　54.B　55.A　56.B　57.C　58.A

59. 有關長期照顧十年計畫2.0之敘述，下列何者最不適當？(A)我國長照政策之規劃係以居家、社區為主，機構式服務為輔 (B)社區整體照顧服務體系，規劃以培植A、擴充B、廣布C為原則 (C)社區整體照顧服務體系是由中央、地方政府及民間單位三方協力布建在地化長照服務網絡 (D) C級巷弄長照站其服務功能為研擬照顧計畫，進行協調連結照顧服務資源。 (110專高二)

解析 (D)此為A級社區整合型服務中心的功能。

60. 有關長期照護成效的評價指標，下列何者最不適當？(A)個案或案家滿意程度 (B)個案健康狀況維持狀況 (C)個案慢性疾病治癒率 (D)個案使用長期照護的成本。 (110專高二)

61. 有關長期照顧十年計畫2.0小規模多機能服務機構發展的目的，下列何者錯誤？(A)發展多元化社區照顧模式 (B)因地制宜符合社區需求 (C)落實在地老化目標 (D)增加老人再就業機會。 (111專高一)

62. 有關喘息服務之敘述，下列何者最不適當？(A)喘息服務只在C級─巷弄長照站提供 (B)喘息服務的服務對象是家庭照顧者 (C)凡經評估為輕度、中度失能服務對象之家庭照顧者，每年最高可獲得14天補助 (D)重度失能服務對象之家庭照顧者，每年最高可獲得21天補助。 (111專高一)

解析 (A)長照服務分為A、B、C級整合與銜接服務資源，故3級間服務皆有串連。

63. 有關長期照顧的理念與目標，下列何者最不適當？(A)機構化(institutionalization)：服務以機構資源為主、社區資源為輔的原則 (B)在地老化(aging in place)：盡可能讓服務使用者能安全、舒適地留在家中或生活於熟悉的社區 (C)整合式服務(integrated care)：同時需要生活照顧、醫事照顧、社會支持、多面向資源組合的服務 (D)消費者導向(consumer-driven)：強調個別化與人性化的服務，提供所需之協助與支持。 (111專高一)

解答： 59.D 60.C 61.D 62.A 63.A

解析 (A)去機構化為社區長照的理念，以社區資源為主、機構為輔，讓病人回歸社區。

64. 長期照顧十年計畫2.0採用ABC三級服務，其主要目的為何？(A)減少照顧人力 (B)節約長期照護成本 (C)整合與銜接服務資源 (D)預防長期照護機構過多。 (111專高一)

65. 有關長期照顧十年計畫2.0，A、B、C級服務單位的敘述，下列何者最不適當？(A) A級單位為失能者擬定照顧服務計畫及連結或提供長照服務 (B) B級單位為複合型服務中心，擴充提供照護服務 (C) C級單位可提供社區第一線的長期照顧服務 (D)為提供可近性服務，應普設A級單位。 (111專高二)

解析 (D) A級是社區整合型服務中心，應廣設C級巷弄長照站。

66. 有關出院準備服務的敘述，下列何者最不適當？(A)強調跨專業團隊合作 (B)一入院24小時內開始進行 (C)協助照護資源之轉介或利用 (D)個案出院當日即結案。 (111專高二)

解析 (D)出院後，仍須以電話關懷、問候，並提供醫療照護之諮詢。

67. 有關居家式照顧服務的敘述，下列何者較不適當？(A)護理人員可獨立開設居家護理所 (B)居家護理可提供鼻胃管、氣切、尿管之照護 (C)依照顧管理中心專員評估需求，必要者可提供居家復健服務 (D)居家藥事服務不屬於服務範圍。 (111專高二)

解析 (D)亦包括藥物治療與用藥諮詢。

68. 陳先生75歲，因腦中風住院，出院時留置鼻胃管及導尿管，並申請全民健康保險居家護理服務。居家護理師對照顧者的指導，下列敘述何者最不適當？(A)居家護理師可每月2次至家中進行鼻胃管及尿管更換 (B)照顧者需要學習鼻胃管灌食及尿管照護技巧，並每日進行管路清潔與消毒 (C)醫師可每月1次至家中診療個案 (D)照顧者如發現陳先生有管路滑脫可致電居家護理所處理。 (111專高二)

解析 醫師為每2月1次。

解答： 64.C 65.D 66.D 67.D 68.C

69. 林先生工作中從鷹架跌落，脊椎受傷導致四肢癱瘓，已經從醫院出院返家，其主要照顧者為妻子，且家中浴室狹小，社區護理師發現其妻每天協助擦澡，主訴每天照顧先生感到很疲憊。提供下列長照資源何者較適當？(1)轉介住日間照顧 (2)進行復健訓練 (3)轉介使用喘息服務 (4)轉介住安養中心 (5)轉介使用居家無障礙改善服務。(A) (1)(2)(5) (B) (2)(3)(4) (C) (2)(3)(5) (D) (3)(4)(5)。 (111專高二)

解析 (1)服務對象多是中風恢復期或仍需要醫療及護理照顧的輕、中度失能個案；(4)以需他人照顧或無扶養義務親屬或扶養義務親屬無扶養能力，且日常生活能自理之老人為照顧對象。

70. 承上題，林太太所需的支持性服務，下列何者最不適當？(A)教導脊髓損傷照護技巧 (B)轉介林先生至社區照顧關懷據點 (C)加入家庭照顧者支持團體 (D)教導壓力處理技巧。 (111專高二)

71. 根據長期照顧服務法，長期照顧的定義是指身心失能持續已達或預期達多久以上者，依其個人或其照顧者的需要，所提供的生活支持、協助、社會參與、照顧及相關的醫護服務？(A) 3個月 (B) 6個月 (C) 9個月 (D) 12個月。 (112專高一)

解析 長期照顧第三條第一項指出，長期照顧係指身心失能持續或預期達6個月以上者。

72. 王老先生因為失能遷居入住護理之家，關於遷移壓力症候群之照護措施，下列敘述何者較不適宜？(A)每日安排不同照顧者，增加適應性 (B)提供入住護理之家前之準備 (C)鼓勵家人、親友經常探望 (D)提供日常生活活動選擇，增加自主性。 (112專高一)

解析 (A)會造成個案與護理師信任關係建立的困難，反而增加病人的壓力。

解答： 69.C 70.B 71.B 72.A

73. 有關長期照護需求評估工具之敘述，下列何者較不適宜？(A)使用日常生活活動功能量表(ADLs)評估日常生活功能 (B)使用工具性日常生活活動功能量表(IADLs)評估服藥、家務處理等能力 (C)使用簡易心智狀態問卷調查表(SPMSQ)評估失智等級 (D)使用修正版柯氏量表(Modified Karnofsky Scale)評估自我照顧能力。 (112專高一)

解析 (C) SPMSQ常用於社區專業人員初步評估個案的心智功能。

74. 根據政府長期照顧十年計畫2.0，下列哪一類人不符合使用服務資源？(A) 50歲，關節退化的獨居者 (B) 58歲，領有身心障礙證明的原住民 (C) 54歲，診斷為年輕型失智症者 (D) 66歲，行動不便，需要協助吃飯、上廁所、洗澡之老人。 (112專高一)

解析 (A)長照2.0服務的是65歲以上僅IADL需協助之獨居老人。

75. 根據長期照顧十年計畫2.0，個案管理師進行個案長期照護需求評估時，下列何項最不適宜？(A)使用照顧管理評估量表 (B)需考量個案的生活型態 (C)應涵蓋跨領域的評估 (D)以個案管理師的專業建議為基礎。 (112專高一)

解析 (D)以病人的需求為基礎。

76. 有關長期照顧服務所提供的方式及內容，下列何者錯誤？(A)喘息機構住宿式：提供家庭照顧者入住機構服務以獲得喘息 (B)社區式：於社區設置場所提供日間照顧、小規模多機能等服務 (C)居家式：到宅提供照顧服務 (D)家庭照顧者支持服務：提供家庭照顧者定點、到宅等支持服務。 (112專高一)

解析 喘息機構住宿式服務，為長照需要者至長照住宿式機構接受短暫照顧，由機構工作人員提供24小時之照顧。

77. 根據長期照顧十年計畫2.0，有關小規模多機能的服務項目，下列敘述何者最不適當？(A)臨時住宿 (B)居家服務 (C)日間照顧 (D)輔具租借。 (112專高二)

解答： 73.C 74.A 75.D 76.A 77.D

78. 有關長期照顧十年計畫2.0社區整體照護模式之C據點功能，下列何項錯誤？(A)共餐服務 (B)健康促進 (C)醫師駐點 (D)預防與延緩失能服務。 (112專高二)

解析 C據點為巷弄長照站，提供短時數照顧或喘息服務、共餐或送餐服務等，可促進社會參與之活動。

79. 有關居家服務的敘述，下列何項錯誤？(A)居家服務員在護理人員指導下可協助執行技術性照護工作 (B)居家服務員可陪同個案就醫 (C)獨居輕度失能老人可申請使用 (D)核定時數不符合需求時無法申請自費服務。 (112專高二)

80. 陳先生74歲，出血性中風個案，巴氏量表為55分，主要照顧者為72歲陳太太；陳先生於情況穩定後出院返家，但仍須留置鼻胃管及氣切管，陳太太表示無法獨自帶先生回門診，且對管路照顧感到擔心。個案管理師最優先建議陳太太使用的長期照顧服務資源，下列何項最適當？(A)居家照顧服務 (B)居家護理 (C)居家復健 (D)居家無障礙環境改善服務。 (112專高二)

解析 個案有明確之醫療與護理服務項目需要服務，適用居家護理。

81. 承上題，若陳先生無法獨自進行沐浴及上下床，且陳太太年長衰弱，為協助陳太太照顧個案，下列哪一項長期照顧資源服務最適當？(A)居家照顧服務 (B)居家醫療 (C)送餐服務 (D)交通接送服務。 (112專高二)

82. 有關居家護理師之角色與功能之敘述，下列何者錯誤？(A)可於個案家中進行整體性身體評估 (B)可協助個案與家屬進行照護指導 (C)可為個案進行各種侵入性管路之治療與更換 (D)可依照個案需求，協助進行相關檢體送檢。 (112專高三)

解析 (C)居家護理師主要提供技術性護理服務，非各種侵入性治療都能進行。

解答： 78.C 79.D 80.B 81.A 82.C

83. 有關日間照顧之敘述，下列何者最適當？(A)是社區式照顧之一部分　(B)可協助進行技術性的管路照護服務　(C)服務對象僅針對生活可自理之老人為主　(D)主管機關為社團法人長期照顧專業學會。 (112專高三)

解析 日間照顧是一種讓病人白天來醫院復健、晚上回家的醫療復健模式，加強狀況穩定的病人生活獨立、自我照顧、適應社區生活的能力，並提供職前訓練的機會。

84. 有關出院準備服務之敘述，下列何者最不適當？(A)服務對象為需要持續性照護之個案　(B)針對每位出院病人均需提供出院準備服務　(C)可連結居家護理及護理之家　(D)追蹤評值項目包含用藥、經濟問題、意外等。 (113專高一)

解析 (B)適用對象為慢性病、出院後需持續照顧或有長期照護需求、自我照顧能力喪失的個案，以及對出院後續安排與照顧不了解的個案及其家屬。

85. 陳女士，喪偶，罹患中度失智症，與兒女同住但平日兒女需上班。下列何項長照服務應優先建議？(A)社區關懷據點　(B)喘息服務　(C)老人公寓　(D)日間照顧。 (113專高一)

86. 陳女士中風後，可使用助行器在家中行走，但上下樓梯與洗澡需要有人部分協助。根據長期照顧十年計畫2.0，其符合申請下列哪些補助？(1)居家復能　(2)居家服務　(3)交通接送　(4)居家護理。
(A) (1)(2)　(B) (1)(3)　(C) (1)(4)　(D) (2)(4)。 (113專高一)

解答：　83.A　84.B　85.D　86.A

家庭護理

出題率：♥♥♡

家庭護理過程
- 家庭護理的重要性與目標
- 護理過程於家庭護理的應用
- 家庭護理方法的比較
- 護理人員於家庭護理上的角色

家庭評估
- 臺灣家庭現況
- 評估內容
- 高風險家庭

家庭訪視
- 家庭訪視的意義
- 家庭訪視過程

Community Health Nursing

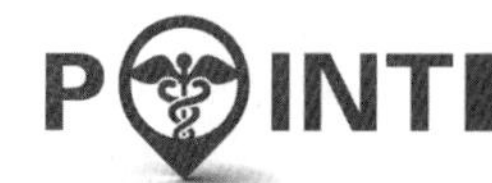

重點彙整

7-1 家庭護理過程

家庭是社會團體中最小的基本單位。概指兩個或兩個以上的人，因婚姻、血緣或收養關係而組成的一個團體，彼此以其在家庭的角色互動創造、維持文化。家庭護理過程為雙向不斷循環的過程。

一、家庭護理的重要性與目標

(一) 重要性

1. **家庭為社區衛生護理的基本單位**。
2. **家庭**是最自然也是**最基本的社會單位**。
3. **家庭常是許多健康問題的起源點**。
4. 家庭常是健康行動的決定者。
5. 家庭評估能協助護理人員對個案及其社區能有更清楚的了解，並據以擬出適切的護理計畫。

(二) 目　標

1. 協助家庭**發現**並**評估健康問題**，期能**早期診斷**、**早期治療**。
2. 提供家庭所需的護理服務及健康促進資訊，確實**執行健康行為**。
3. **增進個人與家庭發展處理健康問題的能力**。

二、護理過程於家庭護理的應用

1. 護理評估應包括家庭評估與家庭成員評估。
2. 完整資料蒐集過程，並以家庭為護理診斷過程的中心。

3. **以家庭為中心設立護理目標**，其順序應考慮家庭優先順序、個案本身感受的緊急程度、未來行動可能出現的治療效果。影響因素包括機構政策、時間與金錢限制、人力及其他可用資源。
4. 家庭護理措施應由家庭成員共同執行。常見的障礙為家庭成員價值觀不同、無望感與無價值感、猶豫不決。
5. 家庭護理評值並非僅是護理措施執行的檢驗，應考慮案家的反應。

三、家庭護理方法的比較

方法	優點	缺點
通信	1. 省時、省力 2. 具個別化	1. 容易造成單向溝通 2. 未能立刻協助解決問題
打電話	1. 有效、省時、省力 2. 具個別化 3. 減少家庭接待訪員的負擔	1. 具侵入性 2. 有時無法探討深入性的問題
門診	1. 節省工作人員交通的時間 2. 有充足的設備與資源 3. 能與其他成員分擔工作，得到再保證 4. 個案較能主動關心自己的健康	1. 常無法進行個別化護理 2. 隱密性的健康問題易忽略 3. 部分個案不願參加門診
團體衛生教育	1. 傳播效果大而強烈 2. 參與成員能彼此分享經驗 3. 能刺激社區民眾自我幫助 4. 可刺激成員領導能力	1. 無法考慮個別性的問題 2. 有些人怯於參與討論 3. 有些人缺乏參加意願 4. 時間不易配合 5. 場地有時不易取得
辦公室約談	1. 培養個案合作、自動精神 2. 節省工作人員交通時間 3. 可充分利用單位設備及人力資源	1. 部分個案覺得不自在 2. 個案可能不願前來

方 法	優 點	缺 點
家庭訪視	1. **可早期發現家庭健康問題** 2. 能實際觀察家庭環境 3. 能實際評價衛教成效 4. **有充足的時間可利用** 5. **易與家庭建立良好關係** 6. 易於收集及評估家庭成員間的關係	1. **費時無法大量接觸個案** 2. 可能未遇、搬遷或拒絕等情況 3. 易有干擾使個案分心 4. 未能分享其他家庭經驗 5. 易養成家庭依賴心理 6. **人力成本花費較高**

四、護理人員於家庭護理上的角色

1. 個案管理者。
2. 健康照護提供和監督者。
3. 衛生教育者。
4. 協調者／合作者。
5. 代言者。
6. 支持者。
7. 諮詢諮商者。
8. 個案發現／流行病學者。
9. 環境改善者。
10. 研究者。

7-2 家庭評估

家庭評估意義在於確立家庭護理需要，提供適切護理服務，為進行家庭護理的首要步驟，最終目的在於解決家庭健康問題。

一、臺灣家庭現況

因經濟與社會型態改變，近年來單親、隔代教養等弱勢家庭在山地部落中有增加的趨勢。可藉由訓練志工成立「家庭關懷群體」來關懷這些弱勢家庭，以提升弱勢家庭的社會支持網絡。

二、評估內容

(一) 家庭環境

1. 住家環境：住屋種類、所有權、裝潢結構、格局陳設、**家庭活動空間**、**住家逃生路線**、事故傷害防制設施、**家庭經濟狀況**、**家庭環境衛生**、家庭成員滿意程度。
2. 近鄰
   (1) 硬體環境：醫療保健、娛樂、運動、教育、交通、市場、垃圾處理、宗教等生活機能所需及公共設施。
   (2) 軟體環境：社會階層、文化風俗、價值觀、犯罪率等。
3. 與社區互動關係。

(二) 家庭結構

1. 家庭成員：了解每位成員稱謂、性別、年齡、教育程度、籍貫、宗教信仰，並呈現彼此關係。
   (1) **家系圖**(genograms)：以文字及簡單圖譜表示家中成員的相互關係、個別的健康狀況等，包括家庭樹(family tree)、疾病史、家庭成員的人格特質及家庭關係網(family network system)四個部分，為**表達家庭結構與世代關係資料最好的工具**。而其代表符號有：□代表男性，○代表女性，☒或⊗代表死亡（圖 7-1）。

(2) **家庭社會關係圖（生態圖）**(eco-map)：**哈特曼**(Hartman)於 1978 年所發展出來的**家庭外在結構圖，可作為了解家庭與其外在資源與環境的能量互動工具，可用來評估獨居老人的外在連結和資源**。

(3) **家庭圈**(family circle)：司羅瓦(Thrower)1982 年運用心理投射原理，外圍最大的圓圈代表家庭，內則以**圓圈大小呈現家中成員的權力地位，圓圈之間的遠近表示彼此間的親密程度，家庭圈會隨時間變動**。

2. 家庭型態

傳統型式	非傳統型式
・核心家庭→合法婚姻關係建立的家庭，由父母和子女組成 ・主幹（中型）家庭→又稱**折衷家庭**，**父母和子女同住**，且**其中至少有一子女已成家** ・單親家庭 ・單身 ・大家庭 ・**混合家庭（重組式核心家庭）→由離婚或鰥寡父母再婚後帶著彼此子女組成的家庭** ・**家族網→由多個核心家庭或未婚者居住在附近，彼此互相交流物質及服務**	・未婚同居 ・頂客族 ・未婚單親 ・未婚核心家庭 ・雙核心家庭→具有共同監護權的家庭 ・同性戀家庭 ・公社家庭

3. 家庭的發展：依**杜瓦爾**(Duvall)1977 年提出的**家庭發展理論，家庭評估的主要目的為了解家庭現階段的保健事項及發展任務**。而家庭共分 8 個發展階段：**結婚期、生育期、有學齡前兒童期、有學齡兒童期、有青少年期、有孩子離開家、中年期及老年期**；運用於護理過程時，一般會綜合為 5 個階段，如表 7-2 所示。

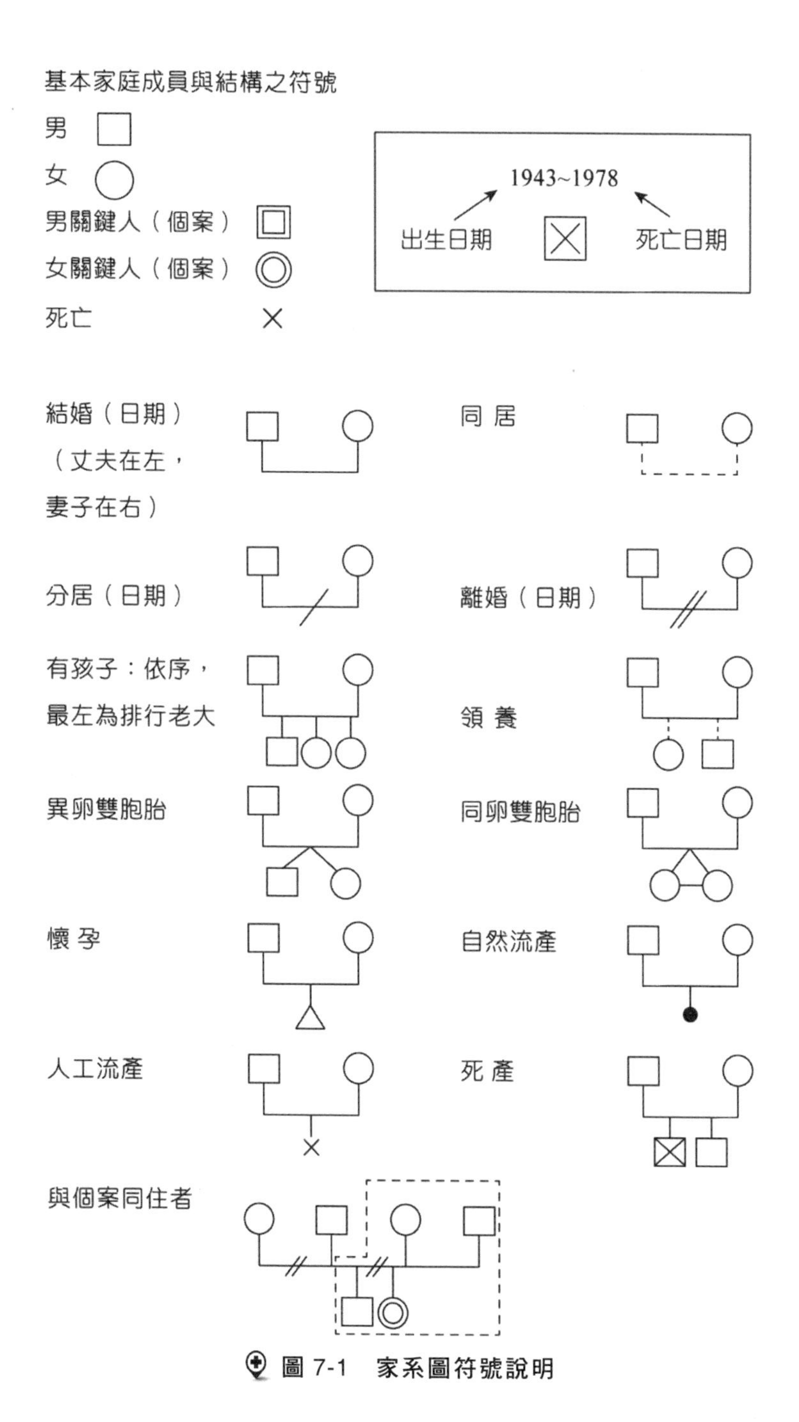

基本家庭成員與結構之符號
男
女
男關鍵人（個案）
女關鍵人（個案）
死亡
1943~1978
出生日期
死亡日期
結婚（日期）
（丈夫在左，
妻子在右）
同 居
分居（日期）
離婚（日期）
有孩子：依序，
最左為排行老大
領 養
異卵雙胞胎
同卵雙胞胎
懷 孕
自然流產
人工流產
死 產
與個案同住者

圖 7-1　家系圖符號說明

表 7-2 杜瓦爾家庭發展階段

階段	定義	變化關鍵	照護重點
結婚期	新婚家庭，適應新生活方式與學習共同生活，滿足對方和自己的需要	承諾於新的家庭系統	性生活調適、家庭計畫、溝通問題、兩個家庭的關係建立與調適
成員增加期	生養孩子，家庭人數增加的階段 ・**生育期家庭**：第一個孩子年齡小於 30 個月 ・**有學齡前兒童的家庭**：第一個孩子介於 2.5~6 歲	接受新成員進入新的家庭系統	孕產期護理指導、家庭計畫、家庭互動與溝通、嬰幼兒發展促進、家長對疲憊與缺乏隱私的調適
成員擴散期	孩子入學，家庭調適孩子漸漸獨立 ・**有學齡兒童的家庭**：第一個孩子 6~13 歲 ・**有青少年的家庭**：第一個孩子 13 歲至獨立(20 歲)	擴充家庭界線的彈性，以含括孩子獨立和祖父母的衰退	孩子適應學校生活、學生家長角色的發展、親子代溝、**建立興趣與事業履歷**
獨立期	孩子各自成家立業 ・**有孩子離家的家庭**：第一個孩子至最後一個孩子獨立的階段，約 8 年，亦稱空巢期 ・**中年期家庭：最後一個孩子離家至夫妻其中一人退休**的階段，約 15 年	要能接受家庭系統有更多人衰退、死去與進入	精神與實質上給予開始獨立的孩子支持、婚姻關係重新調適、親子溝通問題、祖父母照顧問題、上一代與下一代的親戚關係的維持
退休／死亡期	夫妻一人退休至死亡的期間，約 10~15 年，可能發生喪偶，使家庭人數減少，又稱收縮期	接受世代角色的轉移	退休後角色與生活、健康衰退的調適、經濟改變的調適、喪偶傷慟調適

4. 博薩德(Bossard)提出「家庭互動定律」：

家庭關係複雜性＝$\frac{N^2-N}{2}$（N 是家庭人口數）

5. 家庭內在結構：1986 年**弗里德曼(Friedman)**提出**角色結構、權力結構、溝通過程**及**價值系統**為家庭內在結構四大要素。這些要素在真實生活中是無法分隔的，任一要素發生改變，其他要素亦將隨之改變。

(1) 角色結構：

A. 角色一致：指實際角色扮演與家庭角色規定、角色職責分配、角色區別及角色能力呈現一致，無衝突的情形。

B. 角色不一致：指實際角色扮演與家庭角色規定、角色職責分配、角色區別及角色能力不一致。

C. 角色相稱：角色發展型態與角色職責規定互相對應、符合或沒有衝突的現象。

D. 角色衝突：當一個人的角色扮演無法符合或滿足期望時。

E. **角色力竭：對於角色扮演的要求已超過能力所及限度時**。

F. 角色互補：指一個人的角色規定由另一個人補充強化，以能滿足理想之角色職責規定。

(2) 良好的家庭角色特質。

A. **家庭成員能實行角色職責規定**。

B. 家人與自己對本身的角色期望一致。

C. **家庭的角色符合社會規範並被接受**。

D. **家庭成員的各個角色能滿足成員的心理需求**。

E. 家庭成員角色扮演具調適能力，**具有彈性**。

(3) 權力結構：包含權力來源、權力結果及決策過程。家庭成員的個性、角色、能力、擁有的資源及家人認同等決定了家庭的權力來源，最後作主的人為權力結果，家庭產生共識而採取行動的方式是為決策過程。

A. 傳統權威型：權力由傳統而來。如父系社會中父親為家庭權威人物。

B. **工具權威型**（或稱**情況權威型**）**：視家庭情況和變化而有權力的轉移**。

C. 分享權威型：家庭權力均等，以彼此商量方式來決定事務，為民主家庭。

D. 弗里德曼依權力結構類型劃分出「家庭權力連續線」，分別為：**混亂的家庭／共同分享權的家庭／自治分享權的家庭**／輕度支配權的家庭／中度支配權的家庭／高度支配權的家庭。

(4) 溝通過程：可做為判斷家庭關係是否良好的依據。家庭有效溝通要件為：

A. 訊息交換的內容與過程具體明確。

B. 傳達訊息以第一人稱表達。

C. 開誠布公自己的感覺、慾望、需求及認知。

D. 給予發訊者適當回饋。

E. 家庭成員自我了解，並能深具同理心。

(5) 價值系統：宗教信仰、追求目標、家庭規範、重視項目。

(三) 家庭功能

◆ 常見評估工具

1. 加拿大麥克吉爾(McGill)大學設計「**PRACTICE表**」，藉由問題、角色、情感、溝通、時期、疾病、調適及生活環境等來了解家庭需要之協助，家庭獨立處理問題能力的評估。

2. 史麥克史坦(Smikstein)所提出的「**APGAR家庭功能評估表**」，適合與初次建立關係的家庭使用。評估要項為：

(1) **適應度**(adaptation)：家庭在發生問題或面臨困難的時候，家庭成員對於內在資源或外在資源的運用情形。

(2) **合作度**(partnership)：是否滿意於家人和其討論事情及分擔問題的方式。

(3) **成長度**(growth)：指**家庭成員互相支持而達到身心成熟與自我實現的情形**，如**子女欲成為無國界醫療人員，父母雖憂心仍採支持**。

(4) **情感度**(affection)。

(5) **親密度**(resolve)。

3. **弗里德曼**(Friedman)1992 年提出之評估要項：

(1) **生育**：應了解該家庭計畫內容及教育子女的問題。

(2) **經濟**：早期的家庭是**生產與消費的單位**，現今家庭將生產的功能交由其他社會單位執行，家庭為消費單位。應了解家庭成員財經負責對象及收支滿意狀況。

(3) **教育及社會化的功能**。

(4) **情感**：家庭成員彼此相處的和諧程度、實質與情緒支持。

(5) **保健與健康照護**：指飲食、清潔、休息與睡眠、預防保健、醫療行為及疾病照顧方面的功能。

(四) 家庭壓力

家庭潛在或實際需求與滿足此需求的能力間產生不平衡的狀態，即為家庭壓力。

1. 危機狀態

(1) 成長性危機：人生及家庭發展經歷過程，可預期、易處置。

(2) **情境性危機**：非常態的預期事件，可包括正向及負向對家庭造成不平衡的現象。如**失業**、**事故傷害**、**中頭彩**等。

2. 生活改變事件
   (1) 大致區分六大項：婚姻、子女生育、死亡、搬家、疾病或殘障、年老。
   (2) 1972 年蕊希提出生活改變單位(life change units, LCU)概念，共分家庭、個人、工作及財物等種類。認為 LCU 值在 150~300 之間，屬輕度至中度危機，約 50%的人在兩年內易罹病；LCU 值在 300 以上，屬重度生活危機，70%的人易在兩年內罹病。

(五) 家庭資源

面對家庭壓力時，得運用資源協助解決問題，使家庭內外環境維持穩定。

1. **內在資源**：FAMLIS。**財力支持**(financial support, F)、**精神支持**(advocacy, A)、醫療處置(medical management, M)、**愛**(love, L)、**資訊或教育**(information or education, I)、**結構支持**(structure support, S；**即家庭成員角色彈性因應狀況進行角色補充**)。
2. **外在資源**：SCREEEM。社會資源(social resources, S)、文化資源(cultural resources, C)、宗教資源(religious resources, R)、**經濟資源**(economic resources, E)、**教育資源**(education resources, E)、**環境資源**(environmental resources, E)、**醫療資源**(medical resources, M)。

(六) 家庭成熟度

泰琵亞(Taipia)依家庭成熟度將家庭分為五種：

1. **混亂的家庭**：類似嬰兒期的家庭，缺乏維持安全和營養等最低的基本需要。**護理人員應先與家庭建立信任的人際關係**。

2. **中間家庭**：類似幼兒期的家庭，能解決生存和安全的基本需要，雖有意改善生活，卻仍與社會脫節，未能主動尋求幫助。護理人員應協助其建立諮詢和教導的關係，使家庭遇問題時能自動尋求社會資源。
3. **有許多衝突及問題的家庭**：類似青春期的家庭，已有能力維持生存和安全需要，且能尋求社會資源，但情緒衝突機會較高。護理人員除給予教導和協調外，應促進家庭自立解決問題的能力。
4. **能自立解決問題的家庭**：類似成年期的家庭，具健康、平穩、快樂的特色，但偶會顯得過分緊張與焦慮。護理人員僅需給予預防性的健康指導。
5. **理想獨立的家庭**：有如成熟的成人個體，已達到真正的和諧穩定。

(七) 家庭長處

1. 健康家庭的特徵
   (1) 溝通良好。
   (2) 能促進家庭成員的發展。
   (3) 角色和職務分配能隨家庭的情況做調整。
   (4) 能共同積極面對問題與危機事件。
   (5) 居家環境及生活方式符合健康需求。
   (6) 能與社區維持良好的互動關係，並參與社會活動。
2. 帕爾(Power)與迪爾歐圖(Dell Orto)於1988年提出的家庭長處：
   (1) 溝通技巧佳。
   (2) 具共享的家庭規範。
   (3) 家庭內在支持。

(4) 自我照顧能力。

(5) 問題解決技巧。

3. 畢斐司(Beavers)1977年認為健康家庭的特性如下：

(1) 以系統為導向。

(2) 有清楚的家庭領域。

(3) 有清晰明確的溝通內容。

(4) 有清楚的權力層級與平等性。

(5) 有達成親密的過程。

(6) 能鼓勵自主性。

(7) 成員間愉快相處。

(8) 具高度諮商技巧。

(9) 有意義的價值傳遞。

(八) 家庭暴力

根據家庭暴力防治法第二條第一項，家庭暴力指「家庭成員間實施身體或精神上不法侵害之行為。」可分為**身體上不法侵害**、**精神上的不法侵害**及**家庭內的性虐待**。成因如下：

1. 個人心理特質觀點：施暴行為是來自施暴者個人的特質，例如沒有安全感、人格異常、有衝動與支配的性格、曾經是受虐者等；受暴者通常有較低的自尊、依賴性格、委屈於傳統角色、溝通技巧差等特質。

2. 家庭壓力或互動觀點：家庭壓力的觀點強調暴力的發生是源於施暴者處於**壓力狀態**下的關係，例如失業、孩子難以管教等都是促使暴力發生的壓力源；家庭系統互動觀點則指出，孩童若是成長於家庭暴力的環境，也會經由此環境學習到親子互動與夫妻互動產生的暴力模式，進而帶入孩童未來的成人世界中。

3. 社會心理觀點：社會學論者認為施暴者的暴力虐待行為，是因**模仿家庭中的施暴者**，或是透過**學習其他觸媒**（如媒體）而形成以施暴為解決問題的觀念；女性主義論者則認為社會是以「男人為中心」的想法而形成，因此男性為維持「男人為中心」的形象故透過暴力來達到對女性的控制。
4. 生態模式觀點：此觀點是**目前處理家庭暴力時，較常運用的解釋**。這個觀點認為人是活在許多互動當中交織而成，所以家庭暴力發生的原因**並非是由單一因素造成**的，必須從施暴者及受暴者**個人**、**家庭**、**社會**、**文化**等層面作綜合性的解釋。

三、高風險家庭

1. 定義：當**家庭遭遇重大變故**、**陷入經濟困境**、**負擔家計者**死亡、**重病**、入獄服刑、**婚姻關係不穩定**（如離婚、分居、**未成年未婚懷孕**、與人同居等）、家中成員經常發生衝突、患有精神疾病或酒藥癮、**有暴力傾向**等危機事件，而本身又缺乏有力的支持系統和足夠的資源來處理危機，就是所謂的「高風險家庭」。
2. 評估：家中有 18 歲以下同住之子女，且因發生高風險家庭評估表中的一項或多項因素，而無法獲得適當的照顧，包括適當的管教與基本需求（飲食、衣著、居住、就醫、健康、安全等），且非家庭暴力、兒童保護及性侵害個案者。
3. 通報：發現高風險家庭→填寫高風險家庭評估表→傳真評估表至各縣市社會局。

7-3 家庭訪視

一、家庭訪視的意義

1. **重要性**
   (1) 直接實際觀察家庭評估的內容。
   (2) 提供確認障礙與支持的機會，達成家庭健康促進的目標。
   (3) 配合家庭個別情形提供實際指導，直接面對資源調整措施。
   (4) 使個案能對其健康需要較有控制感及主動參與感。
2. **成功家庭訪視的關鍵：與案家建立信任關係**、掌握訪視基本技巧（觀察、傾聽、發問、探查與激勵）、準備充分。

二、家庭訪視過程

(一) 起始期

1. 個案來源：健康機構或社會機構轉介、門診發現、家庭請求或申請、地段發現。
2. 工作要項
   (1) 護理人員應確立訪視理由與目標。
   (2) 查閱案家既有**病歷**或**家庭記錄資料**，以了解**個案病情發展及治療情形**。
   (3) 建立有效治療性人際關係的基礎。

(二) 訪視前期

1. 簡要的說明使案家清楚成為訪視對象的狀況。
2. 安排訪視時程
   (1) 訪視時間以 **30 分鐘至 1 小時**為原則。
   (2) 事先確認預約時間，並預留彼此聯絡方式。

3. 安排訪視順序

(1) **以案家健康狀況為考量**

A. **考慮優先對象**：健康影響人數的多寡、致死率是否偏高、是否留下後遺症、是否造成經濟損失。

B. **盡量先安排有時間性的個案**。

C. **傳染病個案最後訪視**。

(2) **以時效性為考量**

A. **多安排幾家，以防未遇，徒勞往返**。

B. **熟知路線、有時間性、問題較迫切、嚴重的排前面**。

C. 盡量節省交通耗費時間。

4. 注意事項

(1) 備齊訪視箱（依訪視目的），填妥路線單（一份留存單位，一份攜出）。

(2) 注意人身安全問題。

(3) 了解案家成為訪視對象的緣由及本質。

(4) 體認案家文化因素對健康的影響。

(5) 若訪視時案家臨時有事，可**先結束訪視另約合適時間訪視**。

(三) 訪視期

1. 護理人員應自我介紹並出示所屬機關相關證件。

2. 允許個案對護理人員做社交評估並建立親善關係。

3. 清楚描述訪視者的角色、職責和限制。

4. 確立個案對訪視的期待。

5. 將焦點置於增能(empower)家庭，而非幫忙完成或提供給予。

6. 護理人員依家庭訪視理由持續評估、處置和評值護理過程。家庭訪視理由包括個案管理、結合資源、合作、社區組織、協議、輔導、治療與觀察、疾病研究、衛生教育、照護提供者教育、轉介與追蹤、篩檢、社會行銷、監督。

7.「訂合約」的運用

(1) 意義：**使家庭正式參與護理過程**，共同定義家庭成員與健康專業人員間的角色。被視為一**工作同意書**。

(2) 訂合約有三個階段：起始期、工作期及結束期，共涵蓋八個活動過程，如表 7-3 所示。

(3) 注意事項：訂合約為可變通的方式，**應允許持續協商的發生。為能減少家庭健康風險，須與家庭中能負責和適當的成員簽訂契約**。

表 7-3 訂合約的階段與活動過程

階段	起始期	工作期	結束期
活動過程	‧共同收集資料、探究需要與問題 ‧共同建置目標 ‧共同發展計畫	‧共同分派職責 ‧共同設定時間限制 ‧共同執行計畫 ‧共同評值與再協商	‧共同結束合約

(四) 結束期

1. 檢視訪視的過程與完成內容。

2. 預約下回的訪視活動。

(五) 訪視後期

1. 記錄：應正確、簡潔具時效，並提供下列功能：(1)**評價依據**；(2)教學、**輔導的參考資料**；(3)溝通的管道；(4)作為**研究資料**；(5)提供法律保障；(6)可具體表現成果；(7)能了解個案管理的情形。

2. 評值

(1) 判斷訪視目的、目標是否達成並檢討，作為下回訪視的基礎。

(2) 評值管理目標是否達成，藉以決定是否消案。

(3) 辦理收案、消案、轉案、轉段或重開案等手續。

A. 收案：設置個案管理卡片，以了解個案管理的情形及協助訪視者計畫工作。

B. 消案：消案原因如遷出區外，地址不明、個案死亡、產後 3 個月經檢查為正常、兒童入學、**健康問題已解決**、個案不合作或拒絕訪視等情況。

C. 轉案：當個案情況改變時，則需要轉案。

D. **轉段：當個案因遷移而不再屬於同一地段時須辦理轉段**。

E. 重開案：消案後健康問題再度發生，則須辦理重新開案。

QUESTION 題庫練習

1. 家庭訪視的護理重點為？(A)預防、治療、復健三者並重　(B)預防重於治療　(C)早期發現、早期治療　(D)限制殘障。　(97專普一)

2. 有關杜瓦爾(Duvall)家庭發展理論，下列敘述何者正確？(A)雖然家庭在不同的階段，但其成長的任務均相同　(B)以最後一個子女的年齡，將家庭發展分為不同的階段　(C)老年期的家庭係指祖父母年齡65歲以上的家庭　(D)新婚家庭係指結婚但尚未生養子女的家庭。　(97專普二)

   解析 (A)不同階段會有不同成長任務；(B)以第一個子女年齡做劃分；(C)老年期的家庭係指夫妻之中有一人退休至死亡期間的家庭。

3. 下列何者不是家庭訪視最主要的目的？(A)短期內改變家庭中有礙健康的生活習慣　(B)協助家庭了解並解決現存的健康問題　(C)協助家庭發展對健康照護的主動性　(D)給予家庭成員情緒上的支持與鼓勵。　(98專高一)

4. 家庭訪視時需要評估住家的環境，下列何者最不可能為觀察住家環境時的重點項目？(1)經濟狀況 (2)環境衛生 (3)健康狀況 (4)活動空間 (5)家具方位 (6)逃生路線。(A) (1)(6)　(B) (2)(5)　(C) (4)(6)　(D) (3)(5)。　(98專高一)

5. 如圖所示，個案家庭最明顯可能長處為？(A)家庭成員之間彼此溝通良好　(B)家庭經濟狀況暫時不虞匱乏　(C)家庭能夠隨著孩子的成長而成長　(D)家庭可以應用不同類型的外在資源。　(98專高一)

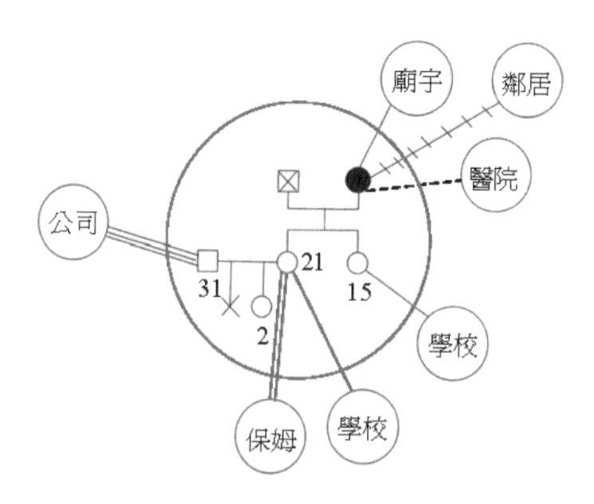

解答：　1.A　2.D　3.A　4.D　5.D

6. 下列何者不是進行家庭訪視前的準備工作？(A)閱讀上次訪視的記錄 (B)安排訪視的交通工具 (C)確定此次訪視的目的 (D)建立良好的人際關係。 (98專高二)
7. 四位個案分別是「生長發育遲緩的嬰兒」、「病理性黃疸的新生兒」、「紅眼症的幼兒園學童」、「體重過輕的國小學童」，但時間只足夠家庭訪視其中一戶。下列何者會是選擇「紅眼症的幼兒園學童」優先訪視最可能的考量？(A)是否造成死亡 (B)影響人數的多寡 (C)是否留下後遺症 (D)是否造成經濟上的損失。 (98專高二)

情況： 曾先生與越南籍阮氏青剛生下一位男寶寶。請回答以下兩題。

8. 出院返家後，公共衛生護士在接獲新生兒通報後，再次訪視之目的為何？(A)為新生兒接種卡介苗(BCG) (B)確認他們照顧新生兒的能力 (C)建議她帶新生兒接受新生兒篩檢 (D)為新生兒做臍帶護理。 (98專高二)
9. 承上題，曾先生與阮氏青都希望再生第二胎，阮氏青在下次懷孕前需要接種下列哪一項疫苗？(A)麻疹、腮腺炎、德國麻疹混合疫苗(MMR) (B)B型肝炎疫苗 (C)流行性感冒疫苗 (D)肺炎球菌疫苗。 (98專高二)
10. 弗里德曼(Friedman)認為家庭內在結構的基本要素為下列何者？(A)溝通型態、權力結構、價值系統、環境系統 (B)溝通型態、權力結構、角色結構、經濟系統 (C)溝通型態、權力結構、經濟系統、環境系統 (D)溝通型態、權力結構、角色結構、價值系統。 (98專普一)
11. 弗里得曼(Friedman)綜合各家庭功能學說，提出五大家庭功能，不包括下列何種功能？(A)生育的功能 (B)養育的功能 (C)健康照護的功能 (D)情感的功能。 (98專普二)

解答： 6.D 7.B 8.B 9.A 10.D 11.B

12. 王先生與王太太育有二子，長子今年要就讀大學。有關此家庭的護理要點，下列何者正確？(A)面對空巢期的適應　(B)重新適應婚姻關係　(C)維持開放的親子溝通　(D)提供子女社會化。

解析 根據Duvall提出的家庭發展八階段，長子要就讀大學是屬於第5階段，有青少年或青春期的家庭，其護理重點為維持開放的親子溝通。 **(99專高一)**

13. 斯徒昂特(Stuart)所提出家庭的五項特質，不包含下列何項？(A)家庭成員之間可能沒有血緣關係　(B)家庭成員可能沒有住在一起　(C)家庭成員可能沒有生育下一代　(D)家庭成員之間可能沒有承諾與責任。 **(99專高一)**

解析 Stuart之家庭的五項特質：(1)家庭是一個單位或系統；(2)家庭成員可能沒有血緣關係係或住在一起；(3)家庭成員可能沒有生育下一代；(4)家庭成員之間是有承諾與責任的；(5)家庭照顧者提供家庭成員保護、養育與社會化。

14. 卡加利家庭評估模式(Calgary family assessment model)的評估架構中不包括下列何者？(A)家庭的優勢　(B)家庭的發展　(C)家庭的結構　(D)家庭的功能。 **(99專高一)**

解析 卡加利家庭評估架構包括：家庭發展、家庭結構、家庭功能。

15. 王先生與雙親同住，與王太太育有二女，長女今年要上小學。有關此家庭的護理要點，下列何者正確？(1)協助年老或生病的雙親　(2)執行家庭計畫　(3)維持滿意的婚姻關係　(4)促進子女的學校學習。(A) (1)(2)　(B) (3)(4)　(C) (2)(4)　(D) (1)(3)。 **(99專高二)**

解析 育有二女、長女今年要上小學的家庭是有學齡兒童的家庭，屬Duvall提出的家庭階段中的第四階段；(1)協助年老或生病的雙親是第六階段，是具開發潛能家庭的發展任務；(2)執行家庭計畫是第二階段，是第一個孩子誕生家庭的發展任務。

解答：　12.C　13.D　14.A　15.B

16. 「我滿意於當我遭遇困難時，可以向家人求助」，這句話是用來評估家庭功能APGAR量表中的哪一個項目？(A)調適能力(adaptation) (B)合作程度(partnership) (C)成長度(growth) (D)融洽度(resolve)。 (99專高二)

解析 (B)以「我滿意家人和我討論事情及分擔問題的方式」評估；(C)以「我滿意於當我希望從事新活動，或是有新的發展方向時，家人能接受並給予支持」評估；(D)以「我滿意於家人與我共處的方式」評估。

17. 社區衛生護理師接獲轉介，進行某外國籍多產婦的家庭護理時，首先應進行的是下列何者？(A)學習該國常用醫護語言 (B)了解案家多產的原因 (C)指導個案學會避孕方法 (D)訂定家庭護理服務契約。 (99專高二)

18. 依家庭圈圖例，最適當的推論是下列何者？(A)「家裡面姊姊說的話較算數」 (B)「祖父常自己去戶外散步」 (C)「爸爸是家中主要經濟來源」 (D)「媽媽和姊姊彼此相互依存」。

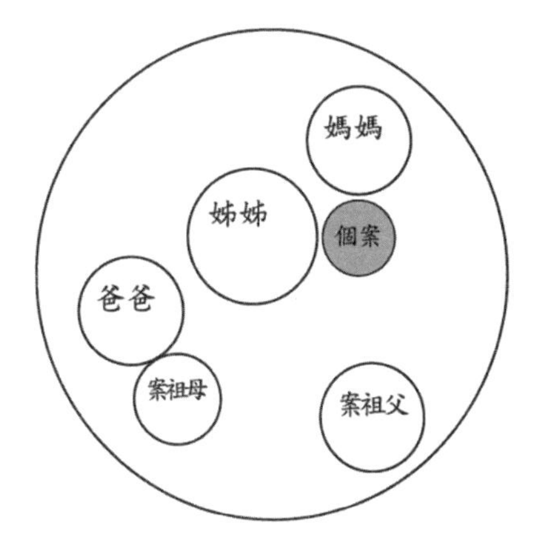

解析 (A)小圓圈大小表示成員的重要性或權力大小；(B)(C)(D)圓圈遠近代表關係之親疏，故祖父與家庭成員關係疏遠、爸爸與祖母關係很親近、個案與媽媽和姊姊的關係較親近。 (99專高二)

19. 吳小妹，目前10個月，近2天出現腹瀉現象，以下公衛護理人員之處理，何者最適當？(A)建議停餵奶粉，改餵米、麵 (B)加強主要照顧者有關飲食衛生的觀念 (C)建議服用整腸劑 (D)探討腹瀉的可能原因。 (99專高二)

解析 先了解腹瀉症狀、原因，再予以提供護理措施、衛教。

解答： 16.A 17.B 18.A 19.D

20. 下列何者為家庭評估時，用來了解家庭與其外在資源與環境的能量互動工具？(A) Hartman的生態圖(eco-map) (B) Thrower的家庭圈(family circle) (C) Anderson的伙伴模式(community as partner) (D) Mausner的輪狀模式(epidemiological wheel)。 (99專普一)

解析 生態圖由家族樹擴大延伸到社會環境，包括社區、團體、組織的醫學與經濟協助、心理健康系統、學校、社會福利系統等及非正式資源，可了解家庭與其外在資源與環境的能量互動。

情況： 居家護理師訪視初次中風臥床、剛剛從醫院出院的個案家庭，依此回答以下三題。

21. 「個案為喪偶後再婚的53歲男性，與亡妻育有二子及一孫；與現任妻子育有二女並同住」下列家系圖(genogram)何者較為合適？(A)圖一 (B)圖二 (C)圖三 (D)圖四。 (100專高一)

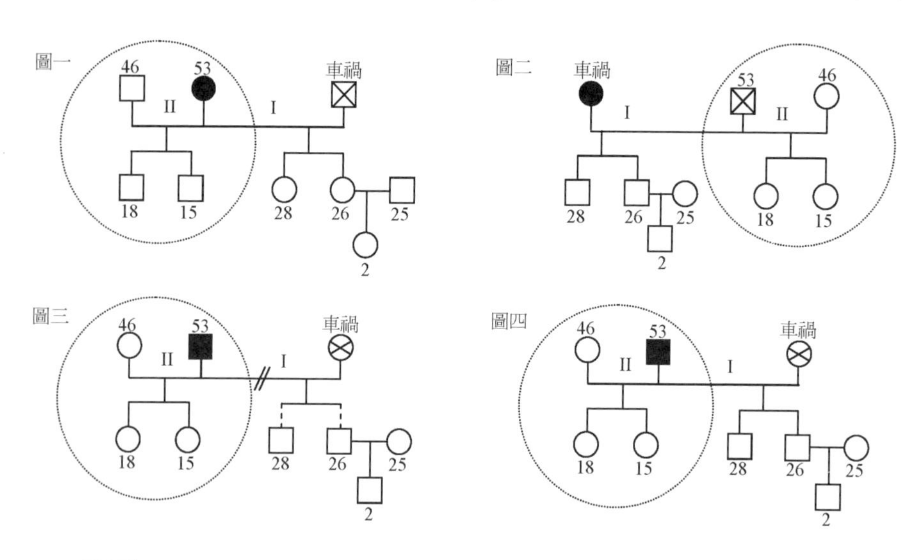

解析 男性個案：■，亡妻：⊗，現任妻子：○，≠代表離婚。

解答： 20.A 21.D

22. 承上題，這個家庭的類型最符合下列何者定義？(A)雙薪家庭(dual income family) (B)核心家庭(nuclear family) (C)雙人核心家庭(dyadic nuclear family) (D)三代同堂家庭(three-generation family)。 (100專高一)

解析 (A)指夫妻雙方皆有工作收入；(B)包含夫婦及未婚子女；(D)即折衷家庭，是核心家庭加上其父母。

23. 承上題，案妻說：「我們家裡不管有沒有缺什麼，教育孩子是最重要的」此話展現家庭的哪一種功能？(A)經濟功能 (B)情感功能 (C)社會化功能 (D)健康照護功能。 (100專高一)

解析 家庭提供教育，協助孩子完成社會化為家庭的社會化功能。

24. 根據杜瓦爾及米勒(Duvall & Miller)的家庭發展階段，「第一個孩子獨立至最後一個孩子獨立離開家的家庭」，是屬於下列哪個階段？(A)青少年期家庭(family with teen-agers) (B)獨立期家庭(families as launching centers) (C)中年期家庭(middle-aged families) (D)老年期家庭(aging families)。 (100專高一)

解析 (A)指第一個孩子在13~20歲的家庭；(C)指空巢期至退休階段的家庭；(D)指退休至配偶死亡的家庭。

25. 有關以家庭為中心的社區兒童護理，下列敘述何者錯誤？(A)目標是讓兒童在社區中生活 (B)護理人員替代雙親的照護角色 (C)須建立良好之醫院與社區的轉介系統 (D)護理人員與兒童家庭結成夥伴關係。 (100專高二)

26. 「孟母三遷」的故事，最可能發生在下列哪一個家庭發展階段？(A)生育期家庭 (B)學齡期家庭 (C)獨立期家庭 (D)中年期家庭。

解析 育有學齡兒的家庭階段之發展任務有：使孩子社會化、促使孩子在學校的成就、維持滿意的婚姻關係。 (100專高二)

解答： 22.B 23.C 24.B 25.B 26.B

27. 居家護理師發現個案家庭突然遭逢巨變，須社會資源協助以渡過經濟難關此時首先應進行之措施為何？(A)與社會福利機構接洽，提供案家資料 (B)與里長連繫，請求安排免費送餐服務 (C)協助案家作接受資源轉介與否之決策 (D)聯繫媒體進行採訪報導，以協助募款。 (100專高二)

28. 社區護理人員安排家庭訪視之優先順序，何者最適當？(1)有結核病藥物控制的李爺爺 (2)高齡懷孕第3期的黃媽媽 (3)因高血壓中風後長期臥床的葉婆婆。(A) (2)(3)(1) (B) (1)(3)(2) (C) (2)(1)(3) (D) (3)(1)(2)。 (100專高二)

解析 具傳染性疾病之個案需安排於最後訪視。

29. 下列何者為家庭評估時，用來了解家庭外在資源常用的工具？(A) Gordon的11項功能評估 (B) Hartman的生態圖(eco-map) (C) MacMahon的網狀模式(web of causation) (D) Anderson的伙伴模式(community as partner)。 (100專高二)

解析 (A)用於評估個人健康型態；(C)說明特定疾病的每一病因，都只是眾多病因之一；(D)是社區評估常用之護理架構，說明社區居民藉由組織動員參與，互助健康促進。

30. 社區護理人員家訪時，發現童小姐是因遭家庭暴力，最近才帶著兩個學齡前的稚子搬到社區來，因無一技之長，目前生活陷於困境中，急需協助下列何項不是童小姐所需資源？(A)提供有關弱勢家庭脫困計畫之專線 (B)通報里長、里幹事 (C)通報社會局 (D)提供健康篩檢服務。 (100專高二)

31. 「在浴室內加裝扶手」呈現下列哪一種家庭的內在資源？(A)財力支持(financial support) (B)結構支持(structure support) (C)醫療處置(medical management) (D)資訊或教育(information or education)。 (100專高二)

解析 醫療處置屬外在資源。

解答： 27.C 28.A 29.B 30.D 31.B

32. 李先生的家庭關係複雜度為15，表示李家的家庭成員共有幾人？
(A) 5 (B) 6 (C) 7 (D) 8。 （100專高二）

解析 博薩德家庭關係複雜度公式＝$(N^2-N)\div 2$（N表示家庭人口數），故$(N^2-N)\div 2=15$，N＝6。

33. 下列何者屬於家庭的內在資源？(1)財力支持(financial support) (2)文化資源(culture resources) (3)資訊(information) (4)愛(love) (5)結構的支持(structure support) (6)環境資源(environmental resources)。(A) (1)(2)(3)(4) (B) (1)(3)(4)(5) (C) (1)(4)(5)(6) (D) (2)(3)(4)(6)。 （100專普一）

解析 內在資源：包括家庭的忠誠度、情緒支持、家庭成員間的感情、個人的知識、技能、人格特質、體能、智力、健康、財利等；外在資源：例如文化、政府與民間機構、親友、鄰居、志工等。

34. 個案為獨子，父母雙亡，2子由分居3年的妻子扶養，現與外國籍的女友同居並育有1女下列何者為個案家系圖(genogram)的慣用畫法？(A)圖一 (B)圖二 (C)圖三 (D)圖四。 （100專普二）

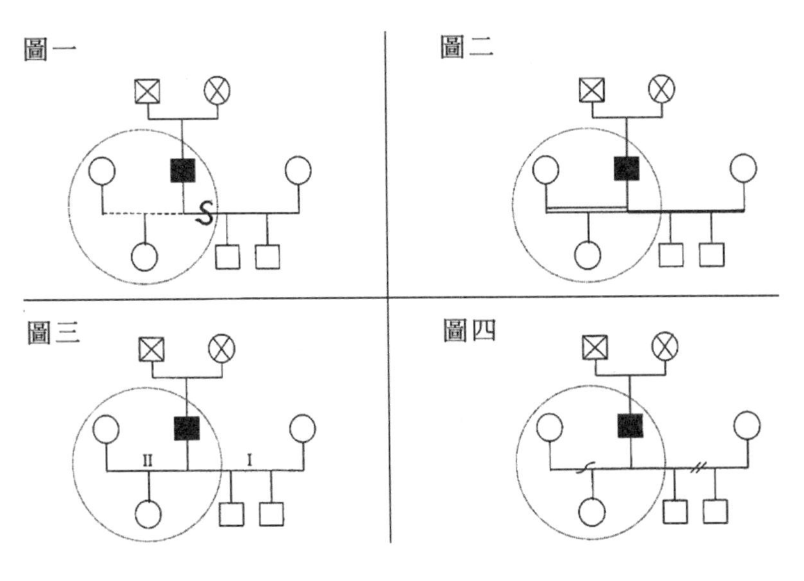

解答： 32.B 33.B 34.A

35. 社區衛生護理人員接獲社區篩檢結果異常者為：(1)張先生血壓值184/108 mmHg (2)李先生飯前血糖值115 mg/dL (3)蕭女士腰圍92 cm (4)潘先生膽固醇值220 mg/dL，社區衛生護理人員選擇優先訪視血壓值184/108 mmHg的張先生，其考量依據為何？(A)問題的嚴重性 (B)資源的有效性 (C)名單的順序性 (D)距離的方便性。 (101專高一)

36. Friedman指出「家庭內在結構」的四個基本要素為何？(A)親密與自主、自由與承諾、價值觀的分享、對家庭的忠誠 (B)文化背景、社會階層、健康信念、價值觀 (C)角色結構、溝通型態、權力結構、價值體系 (D)決策過程、調適機轉、支持體系、溝通模式。 (101專高一)

37. 李家為低收入戶，李太太有精神疾病，不定期就醫，已生育五個子女，長子8歲、小女兒1歲都有發展遲緩情形，但未接受任何早期療育，目前李太太並未採取任何避孕措施，李家夫婦對社區衛生護理人員的訪視表質疑及不歡迎，社區衛生護理人員應優先採取下列何項護理措施？(A)設法與李家建立信任關係 (B)強制李太太接受精神治療 (C)轉介李家長子與么女接受早期療育 (D)介紹避孕措施讓李太太選擇使用。 (101專高一)

38. 社區衛生護理師在安排家庭訪視時，下列何者應列為第一優先？(A)社區篩檢時血壓值148/90 mmHg的個案 (B)醫院通報新生兒先天性代謝異常篩檢半乳糖血症個案 (C)里長通報的獨居老人 (D)行政院衛生署疾病管制局通報由登革熱疫區返國的發燒個案。 (101專高二)

39. 家庭在面對壓力事件或情境時所採用的內部因應策略或資源，下列何者錯誤？(A)家庭對壓力事件賦予意義 (B)住家附近醫療資源充足 (C)家庭成員互相信賴 (D)家庭成員具有醫護處理能力。

解析 住家附近醫療資源充足屬外在資源。 (101專高二)

解答： 35.A 36.C 37.A 38.D 39.B

40. 家庭訪視時，下列何者為評估個案住家環境時觀察的重點？(1)家庭經濟狀況 (2)家庭環境衛生 (3)家人溝通方式 (4)家庭活動空間 (5)住家擺設風水 (6)住家逃生路線。(A) (2)(3)(5)(6) (B) (1)(2)(3)(4) (C) (1)(2)(4)(6) (D) (1)(4)(5)(6)。 (101專普一)

41. Hartman提出的家庭生態圖(eco-map)，其主要功能是說明：(A)家庭和外在系統間的連結情形 (B)家庭內在角色間權力運作情形 (C)家庭環境與社區環境的共通性 (D)家庭成員彼此如何互動與謀生。 (101專普一)

解析 家庭生態圖是藉由圖形來說明家庭與其周遭環境（外在系統）的能量互動，並顯示其資源利用的多寡或社會支持等情形。

42. 關於健康家庭功能的特性，下列何者錯誤？(A)鼓勵自主性 (B)著重某特殊成員之發展 (C)清楚的權力層級及平等性 (D)有意義的價值傳遞。 (101專普二)

解析 著重每位成員之發展。

43. 張先生中風右側偏癱併有失語症，由出院準備中心轉介給社區衛生護理師，社區衛生護理師至張家訪視中發現張太太一直看鐘，表示小孫子放學時間快到了，她需去接小孫子，此時社區衛生護理師應如何處理？(A)強調復健的重要性引起張太太的學習動機 (B)繼續將居家照護內容說明並確認張太太了解後再走 (C)先結束此次訪視另約合適時間訪視 (D)留在張家等張太太去接孫子回來再繼續指導。 (102專高一)

44. 社區衛生護理師可利用下列哪一評估工具了解家庭運用社會資源的情形？(A)家庭生態圖(eco-map) (B)家族圖譜(genogram) (C)家庭發展史 (D) APGAR家庭功能評估表。 (102專高一)

45. 若個案家庭功能很混亂，與外界關係疏離，此時社區衛生護理師應優先採取的措施為何？(A)協助家庭對預期發生的問題進行討論 (B)與家庭建立信任關係 (C)指導家庭成員使用特殊技巧解決家庭問題 (D)教導家庭認識自己的問題。 (102專高一)

解答： 40.C 41.A 42.B 43.C 44.A 45.B

解析 混亂的家庭缺乏安全及營養等基本需要，護理人員應先與家庭建立信任關係。

46. 新住民阮氏照顧全身癱瘓的先生已一年，照護情況良好，但主訴很疲累、很想休息，當社區護理師告知可使用喘息服務時，阮氏表示無法自行決定，針對此狀況，社區護理師需進一步評估下列何者？(A)家庭的權力結構 (B)家庭的社會化功能 (C)家庭的發展階段 (D)家庭的照護能力。 (102專高二)

47. 實施家庭評估時，社區衛生護理師可利用下列何種評估工具了解家庭的健康史？(A)家庭生態圖(eco-map) (B)家族圖譜(genogram) (C)家庭發展史 (D) APGAR家庭功能評估表。 (103專高一)

解析 (A)為了解家庭與其外在資源的工具；(C)了解家庭的發展歷程，如夫妻何時相識、何時結婚等；(D)評估家庭適應度、合作度、成長度、情感度與親密度。

48. 社區衛生護理師為了解家庭本身的優點，運用Otto (1963)提出的家庭長處評估標準，下列何者不在其評估項目中？(A)家庭成員間能有效溝通 (B)家庭願接受外界必要的協助 (C)家庭能與社區維持建設性互動 (D)家庭成員的角色固定不變。 (103專高一)

解析 家庭長處：溝通技巧佳、家庭內在支持、具共享的家庭規範、自我照顧能力與問題解決技巧。

49. 家訪時詢問主要照顧者「發生意外狀況時如何處理」，下列何種回答可以反映出家庭的價值觀？(A)「我不知道，這要問我哥哥」 (B)「不要跟我講這個，不吉利」 (C)「我們家每個人想的都不一樣」 (D)「沒有經驗，不知道怎麼做才好」。

解析 (A)(C)(D)皆未回應問題的內容。 (103專高一)

50. 有關高風險家庭的敘述，下列何者錯誤？(A)未成年且未婚懷孕的家庭 (B)主要家計者罹患重大疾病的家庭 (C)有學齡期子女的家庭 (D)有暴力傾向的家庭。 (103專高一)

解析 高風險家庭的定義為家庭遭遇重大變故經濟狀況或婚姻關係不穩定等危機事件，故(C)不屬於高風險家庭。

解答： 46.A 47.B 48.D 49.B 50.C

51. 有關家庭壓力的敘述，下列何者正確？(A)個人的生活改變單位值越低，產生危機的機率也越高　(B)家庭資源越豐富越能減輕家庭壓力　(C)重大意外傷害是屬於成長性的危機(maturational crisis)　(D)家庭的壓力源都是負向的生活事件。　（103專高二）

解析 (A)個人的生活改變單位值越低，產生危機的機率也越低；(C)重大意外傷害屬於情境性危機；(D)家庭的壓力源包含正向和負向的生活事件。

情況： 劉姓家庭共有5個成員，父親54歲，母親48歲，夫妻工作穩定，三個小孩分別是16歲、13歲及10歲。

52. 劉家目前的家庭發展任務，下列何者正確？(1)強化夫妻間的婚姻關係 (2)調適收入的減少 (3)維持開放的親子溝通 (4)使孩子在自由和責任間取得平衡(A) (1)(2)(3)　(B) (2)(3)(4)　(C) (1)(3)(4)　(D) (1)(2)(4)。　（103專高二）

解析 因文中提及此家庭為雙薪家庭且工作穩定，應無經濟面的問題，故有(2)選項的答案選項(A)(B)(D)皆不考慮。

53. 承上題，劉家是屬於何種類型的家庭？(A)夫妻家庭　(B)核心家庭　(C)折衷家庭　(D)混合家庭。　（103專高二）

解析 核心家庭為由合法婚姻關係建立的家庭，由父母和子女組成。

54. 下列何者不是家庭訪視過程中的技巧？(A)護理契約的運用　(B)訪視內容重點提醒與整理　(C)以清楚的評估架構收集資料　(D)由專業性會談逐漸轉為一般性會談。　（104專高一）

解析 應採專業性會談。

解答： 51.B　52.C　53.B　54.D

55. 請依圖示回答A與B的關係為何？(A)同居　(B)離婚　(C)分居　(D)結婚。（104專高一）

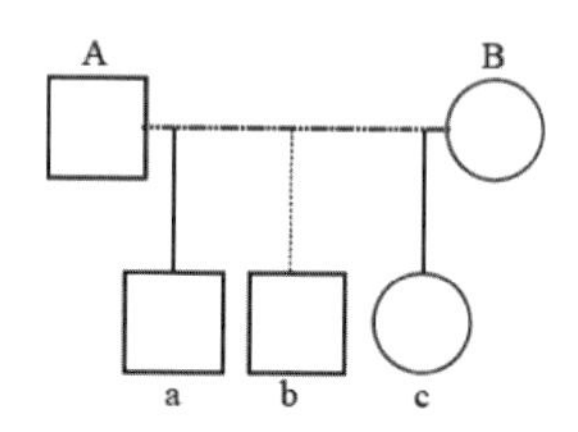

解析 (B)離婚　(C)分居　(D)結婚

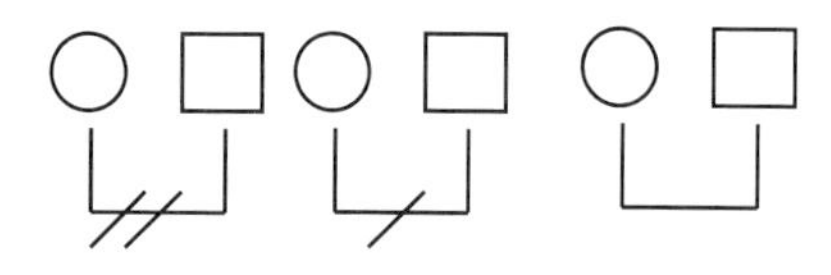

56. 承上題，對A與B子女的敘述，下列何者正確？(1)第一個小孩為女性 (2)第一個小孩為男性 (3)第二個小孩是領養的 (4)第二個小孩是親生的。(A) (1)(3)　(B) (2)(3)　(C) (2)(4)　(D) (1)(4)。

（104專高一）

解析 方型為男性，圓形為女性，虛線為領養，實線為親生。

57. 社區衛生護理師可利用下列哪一項評估工具，了解家庭成員的親疏關係與權力大小？(A)家庭生態圖(ecomap)　(B)家族圖譜(genogram)　(C)家庭圈(family circle)　(D)家庭發展史。

解析 (A)家庭生態圖：可了解與庭與其外在資源與環境的能量互動工具；(B)家族圖譜為表達家庭結構與式帶關係資料的工具；(D)家庭發展史了解家庭的發展階段。（104專高二）

58. 下列何者適合作為評估家庭訪視需求性的指標？(1)已訪視次數 (2)對案家的幫助性 (3)案家的需要性 (4)案家經濟狀況。(A) (1)(2)　(B) (2)(3)　(C) (3)(4)　(D) (1)(4)。（104專高二）

59. 有關家庭有效溝通的表現，下列何者錯誤？(A)言行一致　(B)傳遞訊息時盡量以「你」為開始　(C)溝通訊息明確具體　(D)給家人適切的回饋。（105專高一）

解析 傳遞訊息時盡量以「我」為開始。

解答：　55.A　56.B　57.C　58.B　59.B

60. 評估家庭長處的主要目的，下列何者錯誤？(A)協助案家發現自己的潛能 (B)協助護理師了解案家具備的能力 (C)協助案家提升自信心 (D)協助護理師完成評估報告。 (105專高一)

61. 有關家庭增能(empower)的表現，下列何者錯誤？(A)家庭成員主動尋求社區資源 (B)家庭成員持續依賴社區衛生護理師的照顧 (C)家庭成員發現自己的家庭問題並設法處理 (D)家庭成員與社區衛生護理師成為夥伴關係。 (105專高一)

解析 家庭成員應能獨立解決家中問題。

62. 家庭護理過程中設立目標需優先考量的項目，下列何者錯誤？(A)家庭的內外在資源 (B)護理師感受的重要性 (C)家庭感受的緊急程度 (D)家庭感受治療的效果。 (105專高一)

63. 目前我國家庭計畫服務的內容，下列何者錯誤？(A)鼓勵優質優生之生育 (B)不孕症諮詢與轉介 (C)身心障礙者生育指導 (D)鼓勵節育。 (105專高一)

解析 (D)目前鼓勵生育。

64. 有關杜瓦爾(Duvall)所提家庭發展理論的敘述，下列何者正確？(A)每個家庭都會依循著同樣的發展週期進行 (B)家庭發展階段分類是以最小子女的年齡為依據 (C)生育期的家庭是指家中子女3~6歲的家庭 (D)不同家庭週期，家庭成員會有不同的角色及發展任務。 (105專高二)

解析 (A)每個家庭的發展週期不一定相同；(B)家庭發展階段分類是以最大子女的年齡為依據；(C)生育期的家庭是指家中子女小於30個月的家庭。

解答： 60.D 61.B 62.B 63.D 64.D

65. 39歲的張先生與27歲的張太太育有五名子女，未採取任何避孕措施，9歲長子與7歲次子都有先天智能障礙，但未曾接受任何療育，其他三位學齡前子女也未就學，張家與社區關係疏離，家訪時，張家對護理師來訪表現冷漠，應優先採取下列何項護理活動？(A)安排長子與次子接受早期療育 (B)介紹避孕措施給張太太及張先生 (C)鼓勵張家與社區維持良好互動 (D)設法與張家建立信任關係。 (105專高二)

解析 應先讓案家熟悉並信任護理師後再進行後續訪視的步驟。

66. 下列哪個評估工具，可用以了解家庭遺傳性疾病及世代間的關係？(A)家系圖(genogram) (B)生態圖(eco-map) (C)家庭圈(family circle) (D) APGAR家庭功能評估。 (106專高一)

解析 家系圖能以文字及簡單圖譜表示家中成員的相互關係、個別的健康狀況等，為表達家庭結構與世代關係資料最好的工具。

67. 家庭護理最終的目標，下列何者正確？(A)發現案家護理需求 (B)改善案家健康問題 (C)提供案家照護資源 (D)進行完整家庭評估。 (106專高一)

解析 家庭護理最終的目標主要有：(1)能協助家庭早期發現及評估家庭中的健康問題，並改善之；(2)提供家庭所需的護理服務及健康促進資訊，並使家庭能確實執行健康行為；(3)增進個人與家庭發展處理健康問題的能力。

68. 下列哪些家庭護理措施屬於第一段預防的措施？(1)指導老人接受流感預防注射 (2)清除居家易積水容器 (3)鼓勵中年婦女接受乳房攝影檢查 (4)指導中風病人做復健：(A) (1)(2) (B) (2)(3) (C) (3)(4) (D) (1)(3)。 (106專高一)

解析 (3)為第二段預防；(4)為第三段預防。

69. 若當天時間有限，僅夠訪視一個案家，應選擇下列哪一個案？(A)乳癌個案 (B)子宮頸抹片異常個案 (C)肺結核個案 (D)糞便潛血檢查呈陽性個案。 (106專高一)

解答： 65.D 66.A 67.B 68.A 69.C

解析 訪視安排應以時效性、嚴重度為考量，問題影響人數越多、致死率越高、後遺症及經濟損失越嚴重者優先。

70. 造成家庭暴力與虐待事件的社會因素包括哪些？(1)工作壓力 (2)家庭管教方式 (3)媒體學習 (4)醫療制度。(A) (1)(2)(3) (B) (1)(2)(4) (C) (1)(3)(4) (D) (2)(3)(4)。 （106專高二）

解析 (1)(2)(3)是目前家庭暴力成因觀點中提到影響造成家庭暴力的因素。

71. 吳先生因吞嚥功能受損，近日接受胃造口手術後返家，護理師家訪時，下列何種方式最能確認吳太太對吳先生執行胃造口換藥的能力？(A)詢問吳太太每日換藥次數 (B)觀察吳先生傷口情形 (C)評估吳家換藥敷料及衛材儲存數量 (D)請吳太太實際操作換藥過程。 （106專高二）

解析 家訪的重要性即為能直接實際觀察家庭評估的內容，並能配合家庭個別情形提供的實際指導，直接面對資源調整措施。

72. 家庭護理過程步驟的順序，下列何者正確？(1)動員資源解決問題 (2)家庭及個人健康資料收集 (3)確認家庭及個人健康問題 (4)與家庭共同設立照護目標 (5)評估執行成效 (6)決定優先順序。(A) (1)(2)(3)(4)(6)(5) (B) (2)(3)(4)(6)(1)(5) (C) (3)(2)(4)(1)(6)(5) (D) (4)(1)(2)(3)(6)(5)。 （106專高二）

解析 家庭護理的過程：起始期：(2)→訪視前期：(3)→訪視期：(4)、(6)、(1)→結束期→訪視後期：(5)。

73. 可以兼納社區衛生護理師與案家應努力的職責與控制，是屬於下列何種訪視技巧？(A)訂合約(contacting) (B)代言(advocacy) (C)諮商(counseling) (D)賦權(empower)。 （106專高二補）

解析 訂合約是正式家庭護理的策略之一，其意義是共同定義家庭成員與健康專業人員間的角色，被視為一工作同意書。

解答： 70.A 71.D 72.B 73.A

74. 根據1981年弗理得曼(Friedman)所提出「家庭」的廣義定義，下列敘述何者正確？(A)經婚姻、血緣或認養關係而組合在一起 (B)由兩個或更多的人所組成，情緒互相影響 (C)一起生活於成員所認定的家中 (D)依家庭社會角色互動溝通。 (106專高二補)

解析 (A)(C)(D)此為Burgess、Locke、Thomas的家庭定義。

75. 蔡太太與先生及其父母、阿公和阿嬤同住，並育有兩對雙胞胎，請問蔡家的家庭關係複雜數為：(A) 28 (B) 36 (C) 45 (D) 56。 (107專高一)

解析 蔡家共10人，家庭關係複雜數＝102－10／2＝45。

76. 在APGAR家庭功能評估表中，「家庭在發生問題或面臨困難的時候，家庭成員對於內在資源或外在資源的運用情形」是為了解何項家庭功能？(A)適應度(adaptation) (B)合作度(partnership) (C)融洽度(resolve) (D)領域度(boundaries)。 (107專高一)

77. 社區護理師在擬訂家庭護理目標的順序時，下列何者為考量的主要依據？(A)政府相關的福利政策 (B)家庭本身感受問題的緊急性 (C)社區資源的可近性 (D)家庭本身的資源。 (107專高一)

78. 下列何者不是家庭增能(family empowerment)的表現？(A)家庭可獲得所需要的資源 (B)家庭解決健康問題的能力增加 (C)家庭對未來懷抱希望 (D)家庭能遵從護理師的指引。 (107專高二)

79. 下列何者符合家族網(kin network)的特徵？(A)核心家庭或未婚者居住於附近，彼此交流物資及服務 (B)離婚或鰥寡的父母再婚後帶著彼此子女組成家庭 (C)具有共同監護權的家庭，孩子屬於兩個核心家庭 (D)未婚夫婦和孩子同住，這對夫婦無正式婚姻契約。 (107專高二)

80. 家庭圈(family circle)最適合呈現家庭成員的何種關係？(A)社會 (B)資源 (C)調適 (D)權力。 (107專高二)

解析 家庭圈以圈圈大小呈現家中成員的權力。

解答： 74.B 75.C 76.A 77.B 78.D 79.A 80.D

81. 利用APGAR家庭功能評估表，詢問個案是否滿意於家人和其討論事情及分擔問題的方式，主要是了解何項家庭功能？(A) A／適應度(adaptation) (B) P／合作度(partnership) (C) G／成長度(growth) (D) R／融洽度(resolve)。 （107專高二）

82. 社區衛生護理人員今天計畫至以下4個家庭進行訪視，請問安排行程時，下列哪個個案家庭的訪視應排在本日行程最後？(A)社區篩檢時膽固醇值220 mg/dL的吳女士 (B)獨居，血壓值140/92 mmHg的李老先生 (C)產後3天剛出院的新住民阮氏女士 (D)至東南亞旅遊返國後疑似有登革熱的周先生。 （108專高一）

解析 傳染病的個案應安排最後訪視。

83. 李先生重度失能，意識清楚，使用存留導尿管。近日僱用一位首次到台灣的外籍看護工，執行居家照顧，社區衛生護理人員家訪時，想了解外籍看護工執行導尿管護理狀況，下列何種評估方式最為適切？(A)請外籍看護工說明導尿管護理流程 (B)觀察外籍看護工實際導尿管護理流程 (C)用護理技術核對表由家屬評核 (D)詢問李先生外籍看護工執行狀況。 （108專高一）

84. 喪偶的方女士帶著兒子，與離婚且育有一女的袁先生結婚，他們的家庭是屬於下列哪種家庭類型？(A)雙人核心家庭(dyadic nuclear family) (B)雙核心家庭(binuclear family) (C)混合家庭(blended family) (D)家族網(kin network)。 （108專高一）

85. 王先生與張女士同居三年，他們領養一個三歲小男孩，請問下列哪一個家系圖符合前述狀況？ （108專高二）

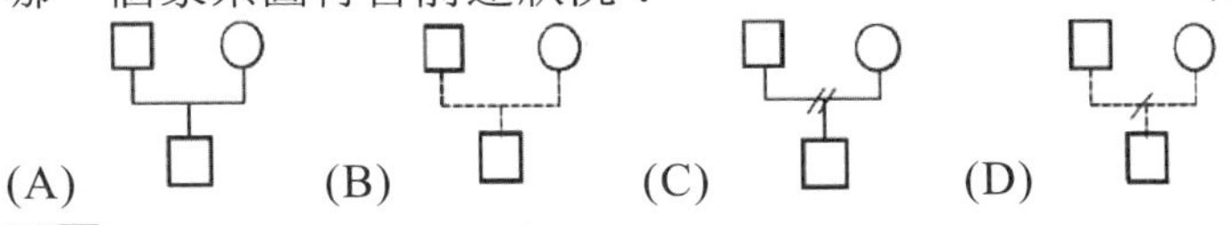

解析 同居、領養關係以虛線表示。

解答： 81.B 82.D 83.B 84.C 85.B

86. 有關家庭成員擴散期的敘述，下列何者錯誤？(A)孩子各自成家立業的階段 (B)父母須建立自己的興趣和事業的履歷 (C)包含有學齡兒童及青少年的家庭 (D)家庭要開始關心祖父母的衰退。 （108專高二）

解析 (A)此應為獨立期。

87. 張先生與張太太首次參加社區成人健康檢查，張先生檢測結果顯示有血糖過高，張太太子宮頸癌篩檢為陽性。衛生所王護理師至張家家庭訪視，追蹤兩人狀況。但抵達張家時，張太太因事外出，只有張先生在家。王護理師為張先生測量血糖，飯後兩小時血糖值為210 mg/dL，王護理師如何向張先生解釋此數值最為合宜？(A)目前血糖控制在正常範圍，繼續維持即可 (B)目前血糖控制在正常範圍，但要定期再檢查 (C)目前血糖過高，需就醫進一步檢查 (D)目前血糖過高，但只要少吃甜食即可。 （109專高一）

解析 (C)飯後血糖值若大於200 mg/dL，可診斷為糖尿病。

88. 承上題，王護理師要了解張太太子宮頸癌追蹤檢查情形，下列哪種處置最合宜？(A)另外找時間當面或用電話了解張太太本人追蹤檢查結果 (B)詢問張先生張太太子宮頸癌追蹤檢查結果 (C)了解張先生是否有給予張太太心理支持 (D)請張先生轉達張太太此次訪問目的，請張太太回報檢查結果。 （109專高一）

89. 依據Friedman 家庭內在結構的基本要素，下列何者正確？(1)發展結構 (2)功能結構 (3)溝通過程 (4)價值系統。(A) (1)(2) (B) (1)(4) (C) (2)(3) (D) (3)(4)。 （109專高二）

解析 家庭內在結構四個基本要素：角色結構、權力結構、溝通過程及價值系統。

90. 有關卡加立的家庭評估模式(Calgary family assessment model)，其中家庭內在結構的評估項目，下列何者錯誤？(A)家庭界限 (B)家庭組成 (C)家庭次系統 (D)家庭發展階段。 （109專高二）

解析 (D)是杜瓦爾的理論。

解答： 86.A 87.C 88.A 89.D 90.D

91. 張老太太是中度失智症個案，近日家屬對個案常尿濕褲子而困擾，有關社區護理師的護理指導，下列何者最適當？(A)避免自尊受挫，建議為個案包成人尿布　(B)避免過多液體攝取，建議1,500 mL以下　(C)定時帶個案如廁　(D)建議為個案使用束腹帶。（109專高二）

92. 王家夫婦育有二子，長子已成婚並育有一子，未婚次子也居住在附近。兒子們時常幫媽媽採買、媽媽也常燉湯送到二子家中，是屬於下列何種家庭類型？(A)三代家庭　(B)重組核心家庭　(C)公社家庭　(D)家族網。（110專高一）

解析 家族網是指原家庭與核心家庭或家中未婚者居住在附近，彼此互有物資及服務交流，形成網絡。

93. 關於家庭訪視期間訂定護理契約的敘述，下列何者正確？(1)訂定契約之目的主要是使家庭正式參與護理過程　(2)達成協議後，社區護理師須有效率地為個案和案家訂定目標和分派任務　(3)護理契約是持續進行可隨案家情況重新談判的工作協議　(4)為能減少家庭健康風險，須與家庭中能負責和適當的成員簽訂契約。(A) (1)(2)(3)　(B) (1)(2)(4)　(C) (1)(3)(4)　(D) (2)(3)(4)。（110專高一）

解析 目標應以案家為中心，不是設定護理師希望達成的目標。

94. 有關家庭護理措施的原則，下列敘述何者不適當？(A)運用護理過程提供服務　(B)提升家庭對於社區的參與　(C)為家庭規劃所有照護計畫　(D)運用及開發家庭內外資源。（110專高一）

解析 家庭共同目標是家庭護理計畫的重要基礎，不是設定護理師希望達成的目標。

95. 有關家庭內在資源中的軟體結構支持(structure support)下列敘述何者正確？(A)為中風家人裝設牆壁扶手和緊急鈴　(B)太太出國工作，先生在國內身兼母職處理家務和照顧子女　(C)社會福利機構提供物質、設備　(D)衛生所提供家庭訪視。（110專高二）

解析 軟體結構支持為家庭成員角色彈性因應發生的狀況而進行角色補充。

解答： 91.C　92.D　93.C　94.C　95.B

96. 有關社區護理師能夠順利執行家庭護理措施，下列基本原則何者最重要？(A)建立信賴關係　(B)提升家庭改變動機　(C)了解家庭資源　(D)運用適切的護理措施。　（110專高二）

97. 依據Duvall的家庭發展階段理論，進行家庭評估主要目的為何？(A)了解家庭現階段的保健事項及發展任務　(B)了解家庭現階段的健康機關公共設施的資源　(C)了解家庭現階段的事業發展狀況　(D)了解家庭對疾病發展的評價。　（110專高二）

98. 何小明欲成為無國界醫療人員，其父母雖憂心仍支持他。是屬於APGAR家庭功能評估量表中的何種功能？(A)適應度(adaptation)　(B)成長度(growth)　(C)情感度(affection)　(D)融洽度(resolve)。

解析 成長度是指家庭成員互相支持而達到身心成熟與自我實現的情形。　（111專高一）

99. 依杜瓦爾(Duvall)的家庭發展階段理論，下列敘述何者正確？(A)最後一個孩子小於30個月的家庭，為生育期家庭(early childbearing family)　(B)最後一個孩子介於2歲半至6歲之間的家庭，為有學齡前兒童家庭(family with preschoolers)　(C)最後一個孩子13歲至獨立時（約20歲）的家庭，為有青少年家庭(family with teenagers)　(D)最後一個孩子獨立離開家至夫妻中有一人退休，為中年期家庭(middle-aged family)。　（111專高一）

解析 (A)為有學齡前兒童的家庭；(B)為有學齡兒童的家庭；(C)為有孩子離開家的家庭。

100. 有關Smilkstein所提出之APGAR家庭功能評估的敘述，下列何者錯誤？(A)融洽度(resolve)是指家庭成員對於彼此共享各種資源的滿意情形　(B)情感度(affection)是指家庭成員對於彼此之間互相關愛的情形　(C)成長度(growth)是指家庭成員對於彼此之間相處所衍生壓力的調適情形　(D)適應度(adaptation)是指家庭在發生問題或面臨困難的時候，家庭成員對於內在資源或外在資源的運用情形。　（111專高二）

解答：　96.A　97.A　98.B　99.D　100.C

101. 林先生與父親、太太和二位幼稚園女兒同住。請問林家是屬於何種家庭類型？(A)公社家庭(commute family) (B)大家庭(extended family) (C)折衷家庭(stem family) (D)核心家庭(nuclear family)。 (111專高二)

解析 (A)是因宗教或哲學因素而自願過著群體家庭生活；(B)包括父母、子女、孫子女、曾孫子女與妯娌等；(D)已婚夫妻及子女兩代同住構成。

102. 下列何者屬於家庭情境性危機？(1)失業 (2)事故傷害 (3)中頭彩 (4)空巢期。(A)僅(1)(2) (B)僅(3)(4) (C)僅(1)(2)(3) (D)僅(1)(2)(4)。 (112專高一)

解析 (4)為家庭階段發展理論中的一個時期。

103. 有關家庭資源的敘述，下列何者正確？(1)經濟資源、教育資源和環境資源皆是重要的家庭內在資源 (2)太太出國工作，先生在國內身兼母職處理家務和照顧子女，顯示家庭具有良好的結構支持 (3)防滑磁磚、扶手和緊急鈴等硬體結構因中風家人的需要而裝設，顯示結構支持佳。(A)僅(3) (B) (1)(2) (C) (1)(3) (D) (2)(3)。 (112專高一)

解析 (1)為家庭外在資源。

104. 依據杜瓦爾(Duvall)家庭發展理論，王先生和太太育有一位5歲小女孩，是屬於下列何種家庭階段？(A)結婚期 (B)生育期 (C)成員增加期 (D)成員擴散期。 (112專高一)

解答： 101.C 102.C 103.D 104.C

105. 家訪時個案家庭圈如圖示，下列敘述何者較適當？

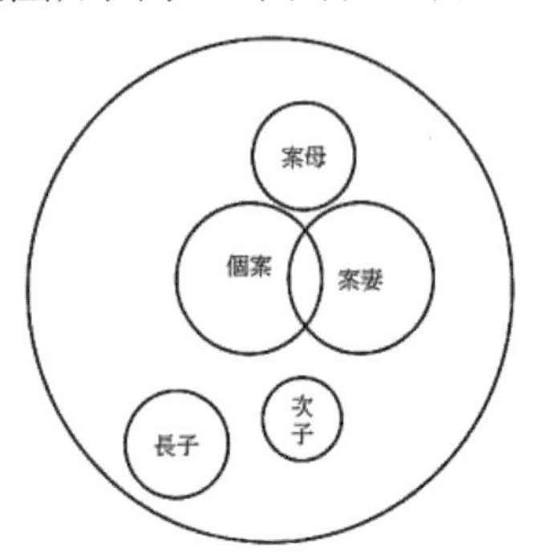

(1)所繪的家庭圈必須是和家人商議後的結果 (2)家庭圈會隨時間變動 (3)在個案的心中，自己和妻子在家中的付出最多 (4)個案在家中和妻子的關係最親近 (5)次子在家中的權力小於長子。
(A) (1)(2)(3) (B) (1)(3)(4) (C) (2)(4)(5) (D) (3)(4)(5)。

(112專高二)

106. 下列何種家庭評估工具，最適合用來評估獨居老人的外在連結和資源？(A)家系圖(genograms) (B)家庭互動定律 (C)家庭圈(family circle) (D)生態圖(eco-map)。 (112專高三)

解析 生態圖可以看出家庭與周遭環境或資源間的能量互動，也顯示了家庭社會支持與資源利用的多寡。

107. 顧先生原為一家之主，因病辭職在家休養，現由妻子支撐全家開銷並成為家中主要經濟決策者，下列何者最符合其家庭權力類型？(A)傳統權威型 (B)情況權威型 (C)分享權威型 (D)讓步妥協型。 (113專高一)

解析 (A)權力來源為傳統地位，如父權主義；(B)指視家庭情況的變化而有權力的轉移；(C)為一種民主家庭的權力類型。

108. 承上題，顧太太因身兼數種角色，自覺難以扮演好各個角色，此現象顯示顧太太出現下列何種角色情況？(A)角色相稱 (B)角色力竭 (C)角色不一致 (D)角色不互補。 (113專高一)

解答： 105.C 106.D 107.B 108.B

婦幼健康照護

出題率：♥♥♥

- 嬰幼兒健康
  - 現　況
  - 新生兒及嬰幼兒保健工作重點
  - 兒童癌症警訊
- 優生保健
  - 概念及現況
  - 先天性缺陷疾病
  - 優生保健服務項目與措施
  - 人工流產
- 學齡期兒童及青少年保健
  - 學齡期健康問題
  - 青春期健康問題
- 婦女健康照護
  - 國際趨勢
  - 臺灣婦女健康現況
  - 臺灣婦女健康政策
  - 女性新住民健康照護
- 育齡期婦女護理
  - 現況問題
  - 育齡婦女衛生
- 更年期保健
  - 更年期定義
  - 常見的更年期症狀
  - 骨質疏鬆症
  - 更年期保養

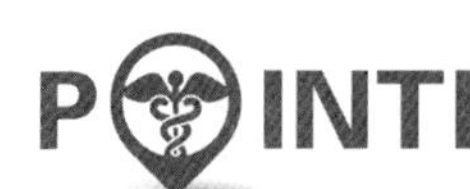

重點彙整

8-1 嬰幼兒健康

一、現　況

1. 嬰兒主要死因：先天性畸形變形及染色體異常、**源於周產期之呼吸性疾患**、與妊娠長短及胎兒生長有關的疾患。
2. 1~14 歲主要死因：**事故傷害**、惡性腫瘤、先天性畸形變形及染色體異常。
3. 其他主要健康問題：齲齒、視力不良、肥胖等。
4. 新住民子女照護為政府施政重點：照護項目包括**公共衛生護理人員建卡收案、介紹同鄉婦女，提升新住民女性育兒知能、鼓勵參與健兒門診**等。
5. **國際間公認用以評估兒童健康的單一指標，為 5 歲以下兒童死亡率**；而聯合國發布的 2030 年永續發展目標則提到要**消除新生兒和 5 歲以下兒童的可預防死亡率**，所有國家旨在將新生兒死亡率降至每 1,000 活產少於 12 例；5 歲以下兒童死亡率至少降至 25‰。

二、新生兒及嬰幼兒保健工作重點

(一) 定期實施健康檢查及身心評估

1. 全民健保提供之健檢時程：未滿 1 歲 6 個月給付 4 次，每次間隔 2~3 個月；1 歲 6 個月至未滿 2 歲給付一次；2 歲至未滿 3 歲給付一次；3 歲至未滿 7 歲給付一次。
2. 檢查及評估的項目與工具包括問診（家庭史、出生史及疾病史）、測量身高、體重、頭圍、胸圍，並以百分位表示之（體重低於 3 百分位屬於體重過輕），利用**丹佛嬰幼兒發展篩檢測驗**(DDST)評估發育狀況（**測驗結果與智力沒有一定關係**），由醫師檢診。

(二) 預防疫苗接種

接受各種預防疫苗接種，以防傳染病的發生。2 歲以下選用股外側肌和腹側臀肌；2 歲以上選擇背臀肌及腹臀肌。

(三) 營養評估

判斷營養是否足夠，可由身高、體重及外觀評估之。出生 6 個月內，每月平均長高 2.5 公分，2 歲時身高約為成人身高的 1/2 倍，故可做為預測指標。正常體重的範圍是在同齡的小孩中，25~75 百分位之間。外觀可觀察皮膚是否紅潤、光澤、完整；肌肉是否結實有彈性；精神是否靈敏活潑。

(四) 預防發生營養問題

1. 指導哺育母乳者：注意母乳的質與量及按時哺餵和排空乳房等；以嬰兒體重增加情形、母親漲奶情形和每次哺乳時間與間隔來判斷母乳量是否足夠。
2. 添加副食品原則：**天然為主**，並注意衛生。約 **6 個月**時可添加。
   (1) **持續哺乳**。
   (2) **漸進添加**：一般建議先是水果泥及青菜泥，最後是肉類。不需要用奶瓶，以免過度餵食或嗆到。
   (3) 多樣化內容：每天提供多樣化的食物，如母乳、米麥粉、水果、蔬菜及動物性食物。1 歲前建議不要飲用果汁。
   (4) 準備可用手抓的食物：約 8 個月大左右咀嚼與吞嚥功能較為熟練，可嘗試用手抓東西吃，例如撕碎的吐司、小塊雞肉。

(5) 1 **歲前勿給予牛奶、蛋白、花生、帶殼的海鮮類、酸性的水果**（如草莓、柑橘、番茄）等較易引起過敏的食物；不可食用蜂蜜，以免引起肉毒桿菌中毒。

(6) 注意反應：**一次**從少量開始**添加一種**食物，注意是否有不良反應如氣喘、皮膚紅疹、腹瀉等，**如有腹瀉情形，應先暫停副食品的補充**。

3. 不論是吃母乳或配方奶，**前 6 個月都不要給予氟**。6 個月到 3 歲的嬰幼兒只有在供水極度缺乏氟(<0.3 ppm)的情況下才需添加。

4. 奶瓶性齲齒：常見於 **18 個月至 3 歲的幼兒**，因睡前用奶瓶喝奶且無作口腔清潔所致。最常發生在**上門牙**，因牛奶或果汁較易附著於上。

(五) 發展評估

1. 目的：了解兒童的發展是否在正常範圍（如手到口的動作協調，應在 8~9 個月完成）、有無某一方面或整體上的問題，及早進一步探究原因，給予訓練或治療。

2. 評估時間：與兒童第一次接觸時即應進行。

3. 評估方法：**丹佛嬰幼兒發展篩檢測驗**(DDST)，測驗內容包括**個人社會發展、精細動作、語言及粗動作**。適用於**出生到 6 歲兒童**。

4. 有問題的個案，要配合下列因素決定轉診與否：

(1) 觀察眼神、表情、肢體；肌肉的彈性、力量，動作的對稱性；各種反應及吃奶情形等是否異常，若有應馬上轉診。

(2) 環境因素：父母是否提供足夠社會刺激、是否給予練習機會；當兒童做出父母期待的行為，是否得到鼓勵、父母是否過多或過早強迫訓練，若有則指導改善，再追蹤決定轉診與否。

(3) 若各方面均有明顯的發展遲緩，需立刻轉診。

5. 社區護理人員於早期療育服務之角色功能：
   (1) **早期發現發展遲緩兒童**。
   (2) 評估兒童及家庭的發展特徵、身心狀況，協助進行鑑定、轉介，**列冊管理**。
   (3) **安排轉介安置**，提供相關措施予家屬，連結家屬與專業團隊共同擬定執行輔導計畫。
   (4) 評值護理照護成效。

(六) 疾病的預防與處理

1. 按期接受健兒檢查及預防接種。
2. 早期發現可能引起智能損傷的疾病。
3. 提供正確的就診知識。
4. 預防傳染病。
5. 若有異常新生兒黃疸現象（出生 7~10 天後黃疸仍未消退），應盡速送醫診治，以防核黃疸發生。
6. 若嬰兒出現全身性紅斑應即刻轉介就醫。

(七) 日常生活的照顧

包括沐浴、個人衛生習慣的培養與維護、培養良好睡眠習慣、啼哭處理、大小便與紀律的訓練、意外傷害的預防和急救處理等。

1. **牙齒保健：學齡前兒童乳齒齲齒盛行率達 90%以上**。
   (1) **出生後就應開始口腔清潔的工作**，牙齒未長出前，可用棉花棒沾消毒水予以清潔；**長出第 1 顆牙以後可開始刷牙；餐後刷牙習慣之養成 1 歲以後**即可進行；**第一次牙齒／口腔檢查則是在長出第一顆牙齒後 6 個月內**進行。
   (2) **餵食完牛奶後給予開水**，有**漱口**的效果。

(3) 零食供應上，以集中方式較能達預防齲齒的功效。

(4) **避免睡前抱著奶瓶喝奶**。3 歲兒童奶瓶性齲齒盛行率高達 40~50%。

(5) **定期塗氟**是目前科學證實對抗齲齒（蛀牙）最安全且有效的預防方法。

2. 大小便訓練：大便訓練在 1 歲以後、小便訓練在 2 歲左右開始。多數在 1 歲半以後漸漸完成大便的控制，在 2~3 歲左右完成小便的控制。

3. 嬰幼兒適合之玩具種類如表 8-1 所示。

表 8-1 嬰幼兒適合之玩具種類

年齡	種類
0~1 個月	不需任何玩具
2~3 個月	音樂盒、風鈴、搖鈴、繡線球、啞鈴
4~6 個月	手握玩具
7~8 個月	鼓、球、不倒翁、動物布偶
9~12 個月	學步車、手推車、球（促進運動機能和肌肉發達）
1~2 歲	手推車、動物玩具、交通玩具、洋娃娃、球、鼓和木琴
3~4 歲	交通玩具、辦家家酒、積木、圖畫書、三輪車、鞦韆、滑梯、木馬、黏土、玩具槍和洋娃娃
5~6 歲	交通玩具、辦家家酒、玩沙的玩具、紙和筆、積木、三輪車、鞦韆、滑梯、剪刀和剪貼簿、拼字、拼圖、跳繩

4. **幼兒意外事故發生的地點以家中最多**，預防的方法包括：

(1) 車禍：依道路交通管理處罰條例規定，年齡 4 歲且體重 18 公斤以下之兒童應依規定乘車時安置於安全椅。**6 歲以下或需特別看護兒童不得單獨留置車內**。

(2) 溺斃：不單獨讓幼兒留在澡盆。

(3) **燒燙傷：幼兒洗澡時先加冷水再倒熱水，以防燙傷，試過水溫後再讓幼兒入浴**。

(4) 跌落：留意床欄之堅固與高度等安全性。

(5) 窒息：危險物品不可置於兒童伸手可拿之處；避免餵食果核或具韌性的食物。

三、兒童癌症警訊

包括肝脾腫大、不明原因腫塊、臉色蒼白、不明原因疼痛、神經症狀、不明原因發燒、紫斑或出血傾向、淋巴腺腫大、眼球異常反射光等。

8-2 優生保健

一、概念及現況

1. 優生保健法於 1984 年 7 月公布，1985 年 1 月 1 日施行迄今。
2. 基本精神：胎兒有健全生存權；婦女生育自由權。
3. 宗旨：為實施優生保健，提高人口素質，保護母子健康及增進家庭幸福，特制定本法。
4. 主要策略：**婚前及優生健康檢查、遺傳諮詢、產前遺傳診斷**，新生兒先天性代謝異常篩檢以提高人口素質；推行婦幼衛生、家庭計畫（目前宣導重點為**適齡結婚、優質生育**）、嬰幼兒保健以保護母子健康，增進家庭幸福。

二、先天性缺陷疾病

(一) 發生原因

1. 遺傳
 (1) 染色體數目或結構異常：數目異常如第 21 對染色體有三個的唐氏症；結構異常如貓啼症。
 (2) 單基因體染色體異常
  A. 染色體隱性疾病，如苯酮尿症、海洋性貧血。
  B. 體染色體顯性疾病，如軟骨增生不全性侏儒。
  C. 性聯隱性疾病。女性常為帶因者（異常 X 染色體），本身不發病，若遺傳到男性則會發病。如血友病、色盲、葡萄糖－6－磷酸去氫酶缺乏症（G-6-PD 缺乏症）。
  D. 性聯顯性疾病，如色素失調症。
 (3) 多基因遺傳：如先天性心臟病、兔唇、顎裂、神經管缺損。
2. 環境：藥物及化學物質（易致畸胎或具胎毒性）、放射線、微生物感染（如德國麻疹、單純疱疹病毒、巨細胞病毒、弓漿蟲病）、糖尿病、營養不良、周產期缺氧、雙親年齡（母親＜18 歲或＞35 歲，父親＞50 歲）、近親結婚、雙胞胎、季節等。
3. 遺傳與環境因素之交互影響。

(二) 預　防

1. 婚前：進行婚前健康檢查。有遺傳病基因時，應慎重考慮生育事宜。此外，民法規定近親（六等親內）禁婚，避免生下體染色體隱性遺傳疾病之嬰兒。
2. 孕前
 (1) 理想的生育年齡女性為 20~35 歲，避免在 18 歲以下或 40 歲以上生育；男性則最好在 50 歲以下生育。

(2) 女性**孕前最好接種德國麻疹疫苗**，並**避免在 3 個月內受孕**，以免胎兒畸形。

(3) 口服避孕藥者應停服 3 個月後再受孕。

3. 孕期（產前）

(1) 注重孕期保健：避免感染、小心服藥或避免放射線照射、避免活性疫苗注射、有糖尿病，妊娠毒血症及 Rh 血型不合者宜做適當處置、均衡飲食、避免喝酒或**吸菸**，以防產下**低體重兒**、早產兒、畸形兒等。

(2) 高危險群宜做產前遺傳診斷。

(3) 曾有 2~3 次自然流產或死產等懷孕經驗之婦女、不孕夫婦、曾生育先天性缺陷兒之婦女、生育時年齡已超過 35 歲之婦女、有遺傳疾病之婦女，均應轉介優生保健門診。

4. 產後：新生兒全面進行先天性代謝異常篩檢。

5. 建立先天性缺陷疾病之監測系統。

三、優生保健服務項目與措施

主要有婚前或優生健康檢查、產前遺傳診斷、新生兒先天性代謝異常篩檢及遺傳諮詢等四項。

(一) 婚前或優生健康檢查

包括個人基本資料、一般健康檢查、遺傳性疾病檢查、傳染性疾病檢查及精神疾病檢查。

(二) 產前遺傳診斷

1. 目的：終止懷孕、懷孕處置、產前治療、出生後早期治療、家庭心理準備、若正常可降低焦慮。

2. 方法

(1) 超音波診斷：安全性高、可顯示胎盤及胎兒內外構造、可判斷胎兒是否畸形。

(2) 羊膜腔穿刺術：**懷孕 16~18 週**，在超音波引導下經孕婦腹部、子宮壁、羊膜腔，抽取少量的羊水，進行細胞培養及胎兒染色體檢查。**需進行羊膜穿刺術者包括：**

A. **年齡在 34 歲以上者**。

B. 曾懷有過染色體異常胎兒者。

C. 此次懷孕經超音波或孕婦血清篩檢發現異常者。

D. 夫婦之一為染色體異常者。

E. **有 3 次以上的習慣性流產者**。

F. **夫婦是嚴重之單一基因疾病之病人或帶因者**。

G. 曾經有過無腦兒、脊柱裂等開放性神經管缺損患兒者。

(3) 胎兒絨毛膜組織檢查：**懷孕 9~11 週實施**，可分析染色體。

(4) 子宮內胎兒血液取樣檢查術：可檢查血友病、**海洋性貧血**。

(5) 甲種胎兒蛋白：經由血液檢查得知，若**濃度過低懷疑為唐氏症，濃度過高疑有神經管缺損**。

(6) 另外尚包括胎兒造影術、放射線檢查、胎兒內視鏡術等。

(三) 新生兒先天性代謝異常篩檢

◆ 目　的

「新生兒先天性代謝異常疾病篩檢」簡稱為新生兒篩檢，共含 11 項（如下介紹），國民健康署於 2019 年 10 月 1 日起擴大篩檢，新增 10 項如瓜胺酸血症第 I 型、瓜胺酸血症第 II 型、三羥基三甲基戊二酸尿症、全羧化酶合成酶缺乏、丙酸血症、原發性肉鹼缺乏症、肉鹼棕櫚醯基轉移酶缺乏症第 I 型、肉鹼棕櫚醯基轉移酶缺乏症第 II 型、極長鏈醯輔酶 A 去氫酶缺乏症，以及早發型戊二酸血症第 II 型，共 21 項。基於新生兒最佳利益考量，**出生後滿 48 小時**的新生兒，由醫療院所**採取**少許的**腳跟血液**寄交國民健康署指定之新生兒篩檢中心合約實驗室進行相關檢驗。

◆ 新生兒篩檢疾病

1. **先天性甲狀腺低能症**：剛出生幾無異狀，2~3 個月後慢慢出現症狀；主要是體內缺乏甲狀腺荷爾蒙，影響腦神經及身體生長發育。出生後 1~2 個月內給予甲狀腺素治療，可使寶寶有正常的智能及身體生長發育。
2. **苯酮尿症**：苯丙胺酸酶化成酪胺酸代謝途徑障礙，出生後 3~4 個月時出現症狀，如生長發育遲緩、尿液及身體上有霉臭味，日後會出現嚴重智能不足。於出生後 3 個月內給予特殊飲食、定期追蹤，可有正常智能發展。
3. **高胱胺酸尿症**：胱硫醚合成酶缺乏，使高半胱胺酸合成胱胺酸過程障礙，體內堆積甲硫胱胺酸、高胱胺酸、高半胱胺酸及複合雙硫化合物。若未加以治療，會出現全身骨骼畸形、智能不足、血栓形成等併發症。早期發現，予以特殊飲食及維生素 B_6 治療，可防止智能不足的發生。
4. **半乳糖血症**：因體內無法正常代謝乳糖，通常會出現餵奶後嘔吐、昏睡之現象，會造成眼睛、肝臟及腦部損害。早期發現，以不含乳糖及半乳糖之奶製品來代替母乳或一般嬰兒奶粉，可防止疾病危害。
5. **G-6-PD 缺乏症**：俗稱蠶豆症，**為臺灣地區最常見的先天性代謝疾病**，新生男嬰發生率約 3/100，會引起溶血現象，嚴重者需輸血。**易見於閩南人與客家人**，如未及時處理會導致**核黃疸**、智能障礙，甚至有生命危險。其日常生活應注意：(1)每次看病需攜帶注意事項卡；(2)**避免吃蠶豆**；(3)**不使用樟腦丸**；(4)**不使用紫藥水**；(5)若臉色蒼白或發黃應立即就醫；(6)**避免使用抗瘧疾藥、磺胺劑、解熱鎮痛劑**等。

6. **先天性腎上腺增生症**：常見因素為腎上腺 21－羥化酶缺乏，臨床表徵因「21－羥化酶」缺乏的質與量而有所不同。如鹽分大量流失、有異常性徵等。依其缺乏予以適量補充藥物，可使之正常發育及成長。

7. **楓漿尿症**：因粒線體多元酶複合體的支鏈－酮酸去氫酶發生機障，使支鏈胺基酸（纈胺酸、白胺酸、異白胺酸）代謝無法進行順利，體液和尿液會有楓樹糖漿的甜味，因而得名。在開始餵食後數天，會逐漸出現嘔吐、嗜睡、食慾減低、呼吸急促、黃疸、抽搐等現象，嚴重者會意識不清、昏迷甚至死亡。

8. **中鏈脂肪酸去氫酶缺乏症**：為最常見的脂肪酸代謝疾病。出生後前兩年出現臨床症狀。因缺少中鏈脂肪酸去氫酶，使脂肪代謝無法順利進行，對大腦和神經系統造成傷害，引發嘔吐、肝臟腫大、低血酮性低血糖、意識模糊、昏迷及抽搐等現象。有部分病人無症狀，但 25%病例於首次發作時死亡，常被誤診為嬰兒猝死症。

9. **戊二酸血症第一型**：為胺基酸代謝異常罕見疾病。因無法正常分解離胺酸與色胺酸，使得戊二酸過量堆積於血液與組織中，造成漸進的神經症狀及急性的代謝異常。通常在出生幾個月內可能沒有異常或僅有無症狀的巨腦，但嬰兒期晚期逐漸呈現出運動困難、漸進式的舞蹈徐動症、肌肉低張到僵硬、麻痺、角弓反張等症狀，也可能會有癲癇或昏睡、昏迷的急性發作。

10. **異戊酸血症**：為有機酸代謝異常的疾病。因為無法正常分解白胺酸，使得異戊酸過量堆積，進而侵犯神經與造血系統。根據症狀嚴重程度及發病早晚分為典型與非典型。典型患兒在出生後可能與一般嬰兒無異，但逐漸會出現倦怠、噁心、嘔吐、嗜睡、胃口不佳及抽筋等症狀，大量的異戊酸堆積在體內，寶寶身體和尿液會有明顯的臭腳汗味，此時若沒有正確的診斷治療，將會逐漸昏迷。而非典型患兒發病時間較晚且症狀輕微不明顯，出生後 1 年才會被診斷出來。
11. **甲基丙二酸血症**：為有機酸代謝異常的罕見疾病。因體內甲基丙二酸、丙酸等有機酸蓄積，造成神經系統損害，嚴重時引起酮症酸中毒、低血糖、高血胺、高胱胺酸血症。

(四) 遺傳諮詢

1. 目的：協助家庭了解遺傳疾病真正病因、疾病過程、預後、醫療可能、遺傳方式、預估再發率及預防方法，以使家庭做最好的選擇。
2. 諮詢對象
   (1) 有下列疾病史之個人或家庭成員：先天性缺陷、智能不足、**染色體異常**、**遺傳疾病**（如血友病）、新陳代謝異常、第二性徵發育遲緩或無月經、感覺缺陷（如聾啞）、進行性神經性疾病、神經肌肉疾病、**精神疾病**、多因子疾病等。
   (2) 血親通婚。
   (3) 須產前遺傳診斷者。
   (4) **不明原因重複性流產者**。
3. 諮詢原則：基於正確的診斷、非指示性的諮詢、個人與家庭並重、據實以告、保密、長期追蹤。

四、人工流產

1. 應於**妊娠 24 週內**施行，但屬於醫療行為者，不在此限。
2. 方法
   (1) 月經週期 14 天至 7 週內者，可用月經規則術。
   (2) 懷孕 7~12 週內，可用真空吸引術或子宮內膜刮除術(D & C)。
   (3) 懷孕 12~24 週，可用引產方式取出胎兒。

8-3 學齡期兒童及青少年保健

一、學齡期健康問題

1. 身高：6 足歲兒童身高低於 107 公分、12 足歲男童身高低於 134 公分、女童低於 138 公分或常模 3%以下學童應檢查治療。
2. 體重：學齡期兒童體重應增加 2.27~3 公斤／年。兒童因還在成長發育，因此期**肥胖、過重的標準以該年齡層 BMI 百分位做為劃分**，兒童肥胖若不及時處理會導致許多健康問題。對於肥胖的兒童應**協助孩童接納自身體型和維持良好身體心像**，家長以身作則，**建立良好生活習慣**，多多運動、減少久坐，鼓勵多喝白開水取代含糖飲料，避免以食物當成獎賞內容。
3. 視力：近視是臺灣國小學童最嚴重的視力障礙。小學六年級近視率達 70.6%。**小學一年級為斜弱視矯正最後關鍵期**。看電視時，與電視的距離保持在「電視對角線的 6~8 倍」以上，每學期應接受一次視力檢查。
4. 脊椎側彎症：10~20 歲發生，男女比為 1：4，85%原因不明。醫師診治後可採穿背架治療。游泳為有益運動。
5. 兒童受虐：**傷痕久未癒合、生殖部位有傷、身體髒亂**、3 次以上的急診外傷就醫記錄、病史與身體檢查不符合、延遲就醫、1 歲以下之嬰兒頭骨外傷或骨折等。

二、青春期健康問題

◆ 第二性徵發育

1. 女性
   (1) 14 歲仍未有第二性徵發育或 16 歲未有月經應檢查。
   (2) 鐵質攝取量為 10~15 毫克／天。
   (3) 培養良好運動習慣。
2. 男性
   (1) 教導正確陰莖清潔方式。
   (2) 割包皮手術條件：陰莖勃起無法顯露龜頭、反覆感染使包皮龜頭沾黏、包莖開口小致尿流細小、嵌頓性包莖。
   (3) 衛教夢遺、自慰的正確態度及處理。
   (4) 青春痘：14~19 歲為高峰期，教導正確自我保養。
3. 青少年安全性行為知識：大眾傳播方式傳達快、普及。

8-4 婦女健康照護

一、國際趨勢

1. 1970 年代初期歐美提出婦女健康運動，婦女開始重視自我健康保健。
2. 婦女運動第一波爭取生育控制，第二波爭取身體自主，第三波強調健康照護。
3. 世界衛生組織(WHO) 1985 年提出「婦女健康與發展」主題，1992 年成立「全球婦女健康委員會」，1999 年成立「婦女健康部」，2002 年改組「性別與婦女健康部」。目前進行策略有：
   (1) 增進女性生命歷程中恰當、質佳且能負擔的健康照顧資源、資訊及服務機會。
   (2) 建立婦女健康促進預防性計畫。

(3) 針對性傳染病、HIV/AIDS、性健康及生育健康議題進行具性別敏感度的檢視。
(4) 增進婦女健康相關研究及傳播。
(5) 增加資源並監督婦女健康後續追蹤與行動。

4. 聯合國發布的 2030 永續發展目標提到全球**孕婦死亡率**降低到**每 10 萬活產中少於 70 例**。

二、臺灣婦女健康現況

1. 2023 年國人平均餘命**女性約 83.74 歲，男性約 76.94 歲**。
2. 主要死因與癌症死因：2023 年主要死因中仍以**惡性腫瘤**居首，而癌症死因前五名為：氣管、支氣管和肺癌、肝和肝內膽管癌、結腸直腸和肛門癌、女性乳癌、前列腺癌。
3. 健康行為：男性規律運動習慣、攝取蔬果比例優於女性；口腔衛生、早餐習慣女性優於男性。女性二手菸曝露機會高於男性。

三、臺灣婦女健康政策

1. 2008年制定的「新版婦女健康政策」，內容主要分為五篇15章：
   (1) 前言篇：願景、建構性別主流化的健康政策。
   (2) 健康促進篇：建構健康的生活環境、提升並維護女性心理健康、促進女性健康體能、促進飲食健康、建立兩性健康正確體型意識。
   (3) 生殖健康篇：促進女性性健康、促進經期健康、維護女性生育健康權益。
   (4) 疾病及照護篇：促進女性照顧者的身心健康、維護女性的職場健康權益、降低重要慢性疾病對女性健康的威脅、降低癌症對女性健康的威脅、消弭暴力對於女性身心的影響。
   (5) 結語篇。
2. **「婦幼保護專線」代表號 113**，目前提供 24 小時免付費諮詢。

四、女性新住民健康照護

(一) 新住民配偶現況

女性外籍配偶以中國籍人數最多，其次為越南及印尼；以地理位置來看，以新北市人數比例最多，其次為臺北市及桃園市。

(二) 新住民配偶生育健康管理政策

內政部移民署發布「新住民照顧服務措施」，八大重點工作為：(1)生活適應輔導；(2)醫療生育保健；(3)保障就業權益；(4)提升教育文化；(5)協助子女教養；(6)人身安全保護；(7)健全法令制度；(8)落實觀念宣導。盼新住民在居住上能獲得更多保障及融入臺灣社會。

醫療生育保健上，又細分成五項政策：(1)輔導新住民加入全民健康保險；(2)提供周延之生育遺傳服務措施減免費用之補助；(3)提供新住民孕婦一般性產前檢查服務及設籍前未納入健保者產前檢查之服務及補助；(4)宣導國人及外籍配偶婚前進行健康檢查；(5)辦理新住民健康照護管理，促進身心健康環境之建立，製作多國語版衛生教育宣導教材，規劃辦理醫療人員多元文化教育研習與活動。

(三) 新住民配偶生育健康現況

1. 產檢補助服務使用不普遍，使用率偏低。
2. 文化不適應：由於語言的隔閡、醫療院所住院天數的縮減等**文化因素**，常導致新住民配偶生產完後並未全面理解醫院衛教的內容，且無規定須對產後衛教內容做後續追蹤，故政府在新住民配偶的生育健康管理的成效仍尚待檢討。

(四) 建議

提升女性新住民及其子女使用健康照護服務，例如開辦女性新住民生活成長營、培訓通譯員、製作多語化衛生保健教材、**未納入全民健保前，補助產前檢查**等。而社區衛生護理人員則可評估其在家庭溝通與適應的能力、鼓勵參與識字班減少就醫障礙等，另需**加強文化照護能力**(culture competence)，具備多元文化敏感度，重視個別差異。

8-5 育齡期婦女護理

一、現況問題

1. **15~19 歲青少女生育率居亞洲之冠**。
   (1) **青少女生出的新生兒易發生低出生體重、早產**等健康問題。
   (2) 懷孕青少女常見的**健康危險因子：較高早產的危險性、較晚開始接受產檢、可能伴有吸菸及喝酒**。另外亦有**貧窮**之經濟問題。
2. 高齡產婦增加。
3. 高齡產婦產前遺傳診斷使用率低。
4. 母乳哺餵率低。
5. 不孕婦女需求率增加。
6. 乳癌、子宮頸癌死亡率偏高。
7. 外籍配偶生育保健問題：文化、性別、種族的弱勢。

二、育齡婦女衛生

(一) 孕前保健重點

1. 性教育：認識兩性生理、心理異同及正確性態度。
2. 慎重擇偶：交友的正確態度、婚姻的意義。

3. 婚前健康檢查：檢查的項目及意義。

4. 家庭計畫指導：如何建立家庭及計畫性生育子女。
   (1) 目前宣導重點：**鼓勵優質生育，提升生育率**。
   (2) 新家庭計畫：針對智能不足、精神疾病、未成年生育、新住民等個案提供家庭計畫、生育保健、避孕等指導與管理。

5. 婚後生活調適等。

(二) 產前保健重點

理想產前檢查應自懷孕初期開始，持續至懷孕結束。妊娠第 8 週及第 12 週，初次及第二次產檢；妊娠 16~28 週每月檢查一次；妊娠 30~36 週每兩週檢查一次；妊娠 37~40 週每週檢查一次。**全民健保給付孕婦產前檢查共 14 次，第 8 及 12 週給付 2 次、16~28 週，每月一次，給付 4 次、29 週後給付 8 次**。

◆ 健康指導

1. 重視個人衛生：教導正確如廁、排尿、飲水、沐浴清潔。給予適當**乳房護理**為產後哺餵母乳做準備。
2. 了解生理變化，並教導因應正常生理變化過程。
3. 孕期計算(Nagele's rule)：最後一次月經之第 1 日起，加上 9 個月（或減去 3 個月而加 1 年），再加 7 天，即為預產期。提前 2 週或慢 2 週均屬正常。例如：

   A. 最後月經第一日為 2023 年 1 月 9 日：

	2023 年	1 月	9 日
+		9 月	7 日
預產期：	2023 年	10 月	16 日

B. 最後月經第一日為 2022 年 7 月 4 日：

	2022 年	7 月	4 日
＋	1 年	－3 月	＋7 日
預產期：	2023 年	4 月	11 日

4. 攝取適當營養
   (1) 各孕期適宜體重增加：第一期 1~2 公斤、第二期 5 公斤（每週增加 0.4 公斤）、第三期 5 公斤（每週增加 0.4 公斤）。
   (2) 均衡飲食，攝取足夠的各類食物，例如鈣磷不平衡易導致腿部肌肉抽筋，要多休息、補充鈣質、**注意保暖**、**抬高**或按摩足部及穿平底鞋。
   (3) 清淡飲食，少量多餐，避免水分滯留。
5. 維持身體活動：凱格爾氏運動或是每週 3 次，每次不超過 30 分鐘的規律性運動，並應充分暖身及運動後執行整復活動、補充足夠水分，避免劇烈運動。
6. 認識異常訊息：包括嚴重頭痛、視力突然障礙、下肢急劇水腫、體重急劇增加、陰道出血、尿量減少或無尿、陣發性腹痛、胎動突然停止、早期破水、抽搐；其他緊急狀況，如外傷、中毒等，應立刻就診。
7. 避免危險物質：香菸（包括二手菸，**懷孕婦女吸入二手菸會經由胎盤將有害物質傳給胎兒**）、酒精、藥物、放射線或感染（懷孕早期感染梅毒或德國麻疹）。

◆ 協助心理調適

接受懷孕事實、認同母親角色、調整家庭成員關係、與胎兒建立關係、**新生兒用物準備**。

(三) 產後保健重點

◆ 生理變化

1. 子宮復舊：子宮底每日下降 1~2 公分或 1 指寬，10 天回到骨盆腔。
2. 惡露量及性質：可顯示子宮內胎盤附著位置癒合情形。分紅色（2~3 天）、漿液（3~10 天）及白色（10 天後）惡露三階段。整個復舊應於 42 天內完成。
3. 子宮頸變薄、塌陷、鬆弛。會陰部不適約需 1 週恢復。
4. 6~8 週月經再現，但哺餵母乳者因泌乳激素抑制動情激素及黃體激素，會使月經延後。月經來潮前已排卵有受孕可能。
5. 乳房漲奶、變硬且溫熱。若無吸吮，則充盈現象僅持續 24~48 小時。
6. 注意運動、早期下床活動、均衡飲食及足夠的液體攝取，以維持正常排泄。

◆ 母乳哺餵

1. WHO 建議，為達適當的生長健康，嬰兒應該純母乳哺育 6 個月之後，添加適當及安全的食物，可以持續哺乳到 2 歲以上。
2. 勞動基準法第 52 條規定，子女未滿 1 歲需親自哺乳者，**雇主每日應在規定之休息時間之外，另外提供產後職業婦女 2 次（每次 30 分鐘）的哺乳時間，哺乳時間，視為工作時間**。
3. 根據性別平等工作法，雇用 100 以上員工之雇主需提供哺（集）乳室設施。
4. 哺餵母乳禁忌：使用藥物、開放性肺結核、心臟病、愛滋病等。

5. 衛生福利部國民健康署為提高母乳哺餵率，實行措施包括推動母嬰親善醫院認證、建置母乳哺餵環境、加強母乳哺餵宣導。

6. 以社區力量為基礎，建構母乳哺育社區支持網絡，培訓志工團體及成立支持團體。

◆ 日常生活指導

1. 產後運動：24 小時內即可執行，一次一種，逐日增加。

2. 飲食內容：哺餵母乳增加 500 大卡／天，均衡飲食。

3. 產後檢查：產後 42 日執行。

4. 新生兒照顧
   (1) 生理性黃疸：新生兒紅血球素過多，肝臟功能未成熟，導致紅血球溶解代謝不佳，約出生 2~3 天後出現，第 5 天達高峰。若膽紅素值超過 15 mg/dL 應接受照光治療。
   (2) 病理性黃疸：出生 24 小時內發生，膽紅素值超過 18~20 mg/dL 時應考慮換血治療。
   (3) 出生 30 分鐘內即可嘗試哺餵母乳，48 小時內排出墨綠色的胎便，胃賁門括約肌發育不全易溢奶，餵食後應協助排氣。

◆ 避孕指導

1. 阻隔法：包括化學製劑、男性保險套、女用保險套、子宮帽、避孕海綿等。

2. 性交中斷法：不受時間、空間限制，不需任何器械、物品。但男性要有自制力，且較無法達到性滿足。

3. 子宮內避孕器(IUD)：裝置時間在月經後 2~3 天內、產後 42 天或流產出血停止後可立刻裝置。裝置後可能有點狀出血（可服用維生素 C、K 或鐵劑解除症狀）、輕微下腹部疼痛（可熱敷或服止痛藥止痛）、腰痠、月經量增多、經期延長、白帶增加的情形，約 1~2 個月即可消失，如有不正常出血，應及早就醫。適於月經週期不規則者，但經血量多、嚴重痛經或骨盆腔發炎等不適用。若想中止避孕，應在月經期或月經後一週取出避孕器。

4. 荷爾蒙製劑

(1) 口服避孕藥

A. 動情素與黃體素混合製劑：可**抑制卵巢排卵**，通常為 28 **粒型製劑，最後 7 粒為鐵劑。應在月經來潮第 5 天開始使用**，第一次服用至少服用 5 天以上才有藥效。若停服藥物，卵巢及月經即可恢復功能，但使用口服避孕藥計畫懷孕時，**應停藥 3 個月後再懷孕**，以預防生出先天性缺陷兒。正確服用避孕效果高達 99~100%。注意事項如下：

- **若某天忘記服用，須於第 2 天的 12 小時內服用 2 粒**。若使用口服避孕藥不久後，出現乳房觸摸疼痛、陰道點狀出血、性慾減低、頭暈等症狀應停用。
- 產後婦女滿月後才能開始服用，以避免罹患血栓栓塞疾病。
- 若服用期間需接受手術，應在術前停藥 6 週，以免發生血栓。
- 禁忌：(1)**絕對不可使用**：肝膽疾病、心臟病、高血壓、血液病、肥胖症、高血脂、血栓性栓塞、偏頭痛、乳癌或生殖器官癌症、重度菸癮、餵母乳中、懷孕（會造成胎兒生殖道異常）或未發育成熟少女；(2)**在醫師監督下可使用**：超過 40 歲、超過 35 歲的吸菸者、癲癇、糖尿病、抑鬱症、膽囊疾病者。

B. 迷你丸：成分僅含黃體脂酮，主要在改變子宮內膜和子宮頸黏液 pH 值，不利精子存活。哺餵母乳者可用，但應產後 6 週泌乳機轉良好才服用。不哺餵母乳者亦應滿月後才使用。但缺點是月經週期可能延長，出血量改變，亦可能無月經。意外懷孕或子宮外孕機率高，效果較混合製劑差。

C. 事後丸：含高劑量動情素或混合製劑，72 小時內服用，失敗率達 2~30%。RU486 為黃體素拮抗劑，應在醫囑下及確認子宮內懷孕時，搭配前列腺素 7 週內使用。

(2) 植入型避孕藥／諾普蘭：黃體脂酮成分，一般植入上臂內側皮下，成功率約 99.96%，作用同迷你丸。

(3) 注射型避孕藥／狄波：肌肉注射 1 次 150 mg，效期為 3 個月，成功率 99%，但易致月經不規則及體重增加。授乳可用。

5. 自然避孕法：使用一年失敗率 25%。

(1) 月經週期法：排卵日通常為下次月經來潮前 11~18 天。連續觀察 12 個月的月經週期，分別用最短一次月經週期天數減去 18，以定出危險期開始的第一天日期；用最長一次月經週期的天數減去 11，以定出危險期終結的最後一天。

(2) 基礎體溫法(BBT)：成年女性在排卵前體溫會降至最低，約 36.5°C (97.7°F)，排卵後體溫會升高約 0.3~0.6℃。

6. 結紮法：為永久的絕育方法。

(1) 女性輸卵管結紮：將輸卵管切斷結紮，使精子與卵子不能相遇。術後應注意保持傷口清潔、乾燥，1 週內避免做粗重工作；開腹式手術者一週後可恢復性生活（陰道手術者 1 個月）。個案需符合精神心理狀況正常且成熟、已生育子女之條件，才予以施行。

(2) 男性輸精管結紮：將輸精管切斷結紮，使精子不能通過輸精管。手術可在門診施行，結紮完後須做精液分析，確定精液中沒有精子，才有避孕效果。

(四) 生理保健

1. 經期管理

(1) 處理經痛：保持身體暖和、做和緩伸展運動、增加維生素 B_6 食物攝取量。

(2) 經前症候群：有氧運動、調整食物內容（限制咖啡、鹽分、戒酒、戒甜食、少量多餐、補充多醣類、維生素 B_6、E、A、D 及鎂）。

2. 乳房自我檢查：每月月經來潮第 7~10 天進行視診與觸診乳房。

3. 子宮頸抹片檢查。

4. 定期運動。

8-6 更年期保健

一、更年期定義

女性由正常的卵巢功能逐漸衰退至不具功能的過渡時期。通常發生在 45~55 歲。期間由於卵巢分泌的女性荷爾蒙減少，可能引起許多不適症狀；若症狀發生在剛開始停經甚至在停經之前就出現，稱為「早發性的更年期症狀」，而症狀在停經以後的一段時間才出現，稱為「晚發性更年期症狀」。

二、常見的更年期症狀

1. 早發性更年期：**熱潮紅**、**盜汗**、月經不規則、心悸和失眠。

2. 晚發性更年期
   (1) 生殖器：外陰搔癢、帶有血絲的分泌物、性交疼痛。
   (2) 泌尿器官：尿急、頻尿、尿失禁。
   (3) 子宮：子宮脫垂。
   (4) 心臟血管系統：心絞痛、冠狀動脈疾病。
   (5) 骨骼：**骨質疏鬆**、骨折、背痛。
   (6) 皮膚及黏膜：皮膚失去彈性、乾燥、搔癢；頭髮斷裂、乾燥、脫落；口乾舌燥、聲音低沉。
   (7) 乳房：縮小、鬆弛、失去彈性。

三、骨質疏鬆症

1. 不可控制因素：女性、超過 70 歲、已達更年期或停經、家庭成員有人罹患骨質疏鬆症、**身材和體格特別矮小**。
2. 可控制因素：**鈣質攝取不足**、吸菸、**飲酒過量**、**缺乏運動**、飲食含鹽量過高、**喝大量咖啡**。
3. 防治：**富含鈣質的飲食**（如**深綠色蔬菜**、**乳品和豆製品**）、**充足日曬**（建議一天 20 分鐘）、**適當運動及負重運動**。

四、更年期保養

1. 飲食均衡，低油、低糖、低鹽。多攝取黃豆類、高鈣食品（停經前應 1,000 mg/day，停經後 1,500 mg/day）。
2. 養成運動習慣（應維持適當負重運動），並保持理想體重。
3. 每年定期接受乳房檢查（**40~44 歲其二親等內血親曾患有乳癌之女性或 45~69 歲者，每 2 年 1 次乳房 X 光攝影檢查**）、子宮頸抹片、婦科內診、血脂肪追蹤及骨質密度檢查（準確骨質測量部位：胸椎、腰椎及股骨頭）。
4. 傳統上採用**荷爾蒙替代療法**治療更年期的不適，但研究發現荷爾蒙替代療法會**增加乳癌或子宮內膜癌的危險**，因此尚在爭議中。

QUESTION 題庫練習

1. 有關兒童意外事故的敘述，下列何者錯誤？(A)發生地點以學校最多 (B)是台灣地區1~14歲兒童的第一死因 (C)應衛教父母不可將兒童單獨留在家中 (D) 6個月以下嬰兒須注意被蓋、欄杆之使用安全。 (98專高一)

   解析 兒童意外事故的發生地點大多在家中。

2. 在為嬰幼兒健康檢查時，若發現有發展遲緩之個案，應優先採下列何種處理方式？(A)告知其父母需要住院治療 (B)鼓勵其父母給予加強練習之機會 (C)轉介至早期療育指定醫院做進一步檢查 (D)預約下一次健康檢查時間，以便追蹤其變化。(98專高一)

3. 台灣每年約有16,000位青少女懷孕生子，不包括墮胎者。公衛護理人員配合學校實施性教育，下列敘述何者正確？(A)性教育最好的時機是高中 (B)介紹可實施人工流產之合格醫療機構 (C)性教育內容包括避孕方法及過早懷孕造成的問題 (D)提供避孕用品給需要者。 (98專高一)

4. 近5年台灣地區嬰兒及新生兒死亡的最主要原因是什麼？(A)事故傷害 (B)肺炎 (C)周產期之病態 (D)腫瘤。 (98專高二)

   解析 嬰兒死亡的主因為源於周產期之病態，占5成以上。

5. 下列哪些為我國兒童重要的健康促進重點？(1)降低兒童肥胖 (2)提升口腔衛生 (3)兒童視力保健 (4)傳染病防治。(A) (1)(2)(3) (B) (1)(2)(4) (C) (1)(3)(4) (D) (2)(3)(4)。 (98專高二)

6. 張先生夫婦都是客家人，張太太已懷孕8個月，公共衛生護理人員應針對哪一種常見的新生兒代謝疾病進行衛教需求的評估？(A)高胱胺酸尿症 (B) G-6-PD缺乏症 (C)先天性甲狀腺低能症 (D)半乳糖血症。 (98專高二)

解答： 1.A 2.C 3.C 4.C 5.A 6.B

7. 根據某山地部落的社區評估中對45歲以上婦女抽菸、喝酒、嚼食檳榔習慣的資料，有35.5%表示有抽菸習慣、51.0%表示每週喝酒3次以上、有14.0%表示有嚼食檳榔習慣。在規劃年度衛教議題與活動時，針對社區婦女，下列何者是公衛護理人員應涵蓋的健康議題？(1)事故傷害 (2)調節生育 (3)骨質疏鬆 (4)子宮頸抹片 (5)癌症防治。(A) (1)(2)(3)(4) (B) (1)(2)(4)(5) (C) (1)(2)(3)(5) (D) (1)(3)(4)(5)。 **（98專高二）**

8. 有關社區護理人員在早期療育中主要功能的敘述，下列何者錯誤？(A)發現潛在個案 (B)轉介個案作進一步的評估與診斷 (C)給予家庭支持 (D)教導父母減少個案與其他兒童之互動。 **（98專高二）**

情況： 美莉是印尼籍外籍配偶，與公婆同住，剛生完第一胎。公衛護理人員在她產後1星期時進行家訪。請回答以下兩題。

9. 婆婆認為產後須吃腰子補腰，但美莉信奉回教不吃豬肉，公衛護理人員應如何處理？(A)告訴美莉坐月子的重要性 (B)跟婆婆說明月子不做也沒關係 (C)請美莉的先生代美莉與婆婆溝通 (D)與美莉及其婆婆共同討論替代的食物。 **（98專高二）**

10. 承上題，公衛護理人員發現與美莉以國語溝通困難，但看她愁容滿面，稍一追問就流淚。公衛護理人員應如何做進一步處理？(A)告訴美莉這是產後憂鬱的症狀 (B)安排會說印尼語之志工家訪 (C)指導照顧嬰兒的技巧 (D)轉介參加外籍配偶識字班。 **（98專高二）**

11. 羅太太是G-6-PD缺乏症顯性個案，而羅先生是正常的，羅氏夫婦二人所生育的子女罹患G-6-PD缺乏症的機率為下列何者？(A)女兒帶因之機率為25% (B)兒子帶因之機率為50% (C)女兒罹病之機率為50% (D)兒子罹病之機率為100%。 **（98專普一）**

解析 G-6-PD缺乏症（俗稱蠶豆症）屬於性聯隱性遺傳疾病，為台灣地區最常見的先天性代謝疾病。控制G-6-PD合成的基因位於X染色體上，因此羅太太生下的兒子之罹病率為100%。

解答： 7.D 8.D 9.D 10.B 11.D

12. 陳女士懷孕32週，社區護理人員應建議她在發生下列何種症狀時立即就醫？(A)頻尿　(B)陰道分泌物增加　(C)血壓高　(D)背痛。

解析 在懷孕20週後若發生高血壓情形，則稱為「妊娠高血壓」，需立即就醫，以避免其他併發症，如：蛋白尿、水腫。　**(98專普一)**

13. 因時代進步，環境改變，健康問題的性質也與以往不同，目前家庭計畫之策略重點為何？(A)生育控制　(B)兩個孩子恰恰好　(C)鼓勵生育　(D)三三制。　**(99專高一)**

解析 國內目前出生率普遍偏低，故家庭計畫之策略重點以鼓勵生育為主。

14. 對於精神疾病患者在新家庭計畫中的具體服務措施不包括下列哪一項？(A)優生諮詢服務　(B)補助結紮費用　(C)補助裝置子宮內避孕器費用　(D)補助人工流產費用。　**(99專高一)**

解析 新家庭計畫是針對智能不足、精神疾患、未成年生育婦女、外籍新娘等個案提供家庭計畫、生育保健、避孕等指導與管理。

15. 黃先生36歲，娶了一位23歲越南籍太太，公共衛生護士初次訪視此新案，獲知已懷孕4個月，下列何者為其訪視目的？(1)衛教避免提重物　(2)介紹產前檢查醫療費用補助　(3)介紹產前檢查的重要性　(4)與他們討論生產後避孕方法。(A) (1)(2)　(B) (2)(3)　(C) (3)(4)　(D) (1)(4)。　**(99專高一)**

解析 懷孕初期衛教產檢的重要性與提供產檢便利性。

16. 小華是12歲男童，患有第1型糖尿病，媽媽主訴近來可能因常與同學一起出去玩，導致其血糖控制不佳，社區護理人員應如何處理？(A)請媽媽帶小華就醫，請醫師調整藥物劑量　(B)請媽媽不要讓小華與同學出去玩　(C)安排與小華會談，評估他外出的情形　(D)與小華同學接觸，詢問他們對小華病情之了解。

解析 了解外出時的飲食、活動情形對血糖的影響，以進一步進行衛教。　**(99專高一)**

解答：　12.C　13.C　14.D　15.B　16.C

17. 懷孕青少女之健康危險因子不包括下列何者？(A)有較高早產的危險性 (B)較晚開始接受產檢 (C)可能伴有抽菸喝酒等行為 (D)孕期體重增加太多。 (99專高一)

解析 懷孕青少女常見飲食習慣不良、營養攝取不足，而出現體重過輕、貧血等健康問題。

18. 有關造成青少年吸菸的原因，下列何者錯誤？(A)青少年不擅社交 (B)大眾媒體菸品廣告 (C)母親抽菸 (D)同儕影響。

解析 青少年易受同儕團體影響而吸菸。 (99專高一)

19. 下列哪些對象應轉介遺傳諮詢服務？(1) 40歲的孕婦 (2)有糖尿病的育齡婦女 (3)第一胎有前置胎盤孕婦 (4)家族有遺傳性疾病之孕婦。(A) (1)(2)(3) (B) (1)(2)(4) (C) (1)(3)(4) (D) (2)(3)(4)。

解析 前置胎盤不會造成遺傳問題。 (99專高一)

20. 為了提高我國母乳哺餵率，行政院衛生署國民健康局採取的措施為何？(1)推動母嬰親善醫院認證 (2)設立母乳哺餵諮詢師 (3)建置母乳哺餵環境 (4)加強母乳哺餵的宣導 (5)補助哺餵婦女營養費。(A) (1)(2)(3) (B) (1)(3)(4) (C) (2)(3)(5) (D) (3)(4)(5)。

(99專高二)

21. 有關幼兒安全及意外傷害之預防，下列敘述何者錯誤？(A)幼兒洗澡時要先加熱水再倒冷水 (B)避免讓幼兒穿緊的衣服 (C)避免蓋過多的被子 (D)選擇有ST標誌的安全玩具，以避免幼兒吞食有毒物品。 (99專高二)

解析 幼兒洗澡時先加冷水再倒熱水，以防燙傷，試過水溫後再讓幼兒入浴。

22. 李家有已經長出兩顆門齒9個月大的李小弟及4歲的李小妹，在進行兒童口腔保健指導的重點應包括哪些？(1)李小弟奶瓶性齲齒預防 (2)李小妹餐後潔牙 (3)李小弟及李小妹使用含氟漱口水 (4)教導李小妹貝氏刷牙法。(A) (1)(3) (B) (2)(4) (C) (1)(2) (D) (3)(4)。 (99專高二)

解答： 17.D 18.A 19.B 20.B 21.A 22.C

解析 (1)尚在用奶瓶喝牛奶的幼兒須注意預防奶瓶性齲齒；(2)乳牙發育後即應於餐後清潔牙齒；(3)孩童可以自己吐漱口水時，才可使用含氟牙膏、含氟漱口水；(4)約上小學以後再教導貝氏刷牙法。

23. 16歲的阿亞已經懷孕10週，可是不打算停止抽菸。公衛護士於家訪時應衛教她，若繼續抽菸，生出的新生兒比其他新生兒容易有下列何種狀況？(A)黏多醣症兒 (B)低體重兒 (C)苯酮尿症兒 (D)唐氏症兒。 (99專普一)

解析 (A)(C)黏多醣症、苯酮尿症為隱性遺傳性疾病；(D)唐氏症為基因突變，以高齡產婦為高危險群。

24. 下列何種孕婦並非診斷產前遺傳之對象？(A)產前母血唐氏症篩檢異常者 (B)本人或配偶為遺傳疾病帶因者 (C)有習慣性流產者 (D)有過3次或3次以上人工流產者。 (99專普二)

解析 人工流產並不會造成遺傳疾病。

情況： 龐先生29歲，曾罹患地中海型貧血，為達傳宗接代，他打算半年後迎娶緬甸籍女子小玉他向公衛護理師打聽注意事項及相關資源，依此回答以下三題。

25. 在考量優生保健的前提下，公衛護理師應優先給與下列何種衛教？(A)建議龐先生打消娶妻生子的念頭，因生下來的小孩罹病機率很高 (B)建議龐先生不需煩惱太多，一切都是命中注定 (C)建議龐先生及小玉先做婚前健康檢查或遺傳疾病諮詢 (D)建議龐先生婚後可利用精蟲分離術來一舉得男，因地中海型貧血女性罹患率是男性數倍。 (100專高一)

解析 台灣約有5~8%的地中海型貧血帶因人口，婚前遺傳諮詢、產前健康檢查可做篩檢。

26. 承上題，小玉如婚後就想懷孕，公衛護理師應建議她婚前施打哪一種預防注射，以減少懷孕期感染造成胎兒畸形的可能性？(A)B型肝炎疫苗 (B)破傷風疫苗 (C)流行性感冒疫苗 (D)德國麻疹疫苗。 (100專高一)

解答： 23.B 24.D 25.C 26.D

解析 德國麻疹疫苗非終身免疫，其免疫有效期約10年，若於懷孕4個月內感染，有60%機率會造成胎兒畸形，故建議於婚前施打德國麻疹疫苗，並且3~6個月內不要懷孕。

27. 承上題，龐先生半年後與小玉結婚，小玉入境後居住多久才能享有健保？(A) 2個月 (B) 4個月 (C) 6個月 (D) 12個月。

解析 外籍配偶持外僑居留證入境，以「發證日」起算滿四個月之日加保。 （100專高一）

28. 李先生46歲，與75歲的父母同住，和30歲中國配偶結婚後生下李小妹，目前6個月。根據我國對外籍配偶的婦幼衛生政策，應該收案管理的對象為何？(1) 30歲的李太太 (2) 46歲的李先生 (3) 6個月大的李小妹 (4) 75歲的李老先生夫婦。(A) (1)(2) (B) (2)(3) (C) (3)(4) (D) (1)(3)。 （100專高一）

29. 有關聯合國發表的兒童權利宣言之概念的敘述，下列何者錯誤？(A)兒童是一個依賴的生命，不是獨立的個體 (B)社會安定對兒童未來發展是重要的關鍵 (C)政府比社會其他團體對兒童的影響更大 (D)全球都市化的趨勢，對兒童健康產生負面影響。

解析 兒童有人權和自由的主體，是獨立個體。 （100專高一）

30. 可以快速提供青少年安全性行為知識，下列何種方法最適當？(A)自學教材 (B)角色扮演 (C)成長團體 (D)大眾傳播。 （100專高二）

解析 青少年資訊多來自大眾傳播，且大眾傳播的訊息傳達快、普及。

31. 陳太太10天前剛生完第一胎，社區護理人員進行產後訪視發現新生兒仍有黃疸現象，陳太太對於尚未收到的新生兒篩檢結果很擔心，針對新生兒篩檢應該給予什麼護理措施？(A)安撫陳太太，耐心等待約1週後篩檢結果就會出來 (B)安撫陳太太，只要按一般照顧方式進行即可 (C)安撫陳太太，避免給新生兒接觸樟腦丸和任意服藥 (D)安撫陳太太，護理人員將主動協助詢問結果。

解析 當足月新生兒出生後1週仍持續有黃疸症狀，需懷疑是病理性黃疸，在確定診斷與治療前，予以安撫，教導避免給新生兒接觸樟腦丸和任意服藥。 （100專高二）

解答： 27.B 28.D 29.A 30.D 31.C

32. 台灣目前提供24小時免付費諮詢服務的「婦幼保護專線」之代表號為：(A) 103 (B) 113 (C) 153 (D) 590。 (100專高二)

解析 103是船舶台專線，無153、590專線電話。

33. 社區護理人員可由下列哪些表徵，評估兒童有受虐的可能？(1)身體上有久未癒合的傷痕 (2)生殖部位有傷口 (3)身體髒亂 (4)會與他人發生爭執。(A) (1)(2)(3) (B) (2)(3)(4) (C) (1)(2)(4) (D) (1)(3)(4)。 (100專高二)

解析 身體虐待的特徵還包括：3次以上的急診外傷就醫記錄、病史與身體檢查不符合、延遲就醫、1歲以下之嬰兒頭骨外傷或骨折等。

34. 阿鈴39歲懷第2胎，已4個月，尚未做產前檢查阿鈴已有一位3歲的唐氏症女兒，當社區護理人員進行家訪時，阿鈴詢問相關問題，則下列何者是社區護理人員首先要提供的資源？(A)定期產前檢查 (B)全民健保可就診的診次 (C)殘障手冊 (D)優生保健門診。 (100專高二)

解析 於優生保健門診可進行遺傳性疾病檢查。

35. 新移民女性在本地的生活適應困難與哪一面向的弱勢無關？(A)種族 (B)文化 (C)性別 (D)生物。 (100專普一)

36. 丹佛嬰幼兒發展測試檢驗評估包括哪些項目？(A)粗細動作、成熟度、社會性、氣質 (B)粗細動作、語言、適應能力、社會性 (C)粗細動作、語言、適應能力、氣質 (D)粗細動作、語言、社會性、氣質。 (100專普一)

37. 下列何者為建構以社區力量為基礎之孕產婦健康照護及母乳哺育的支持模式？(A)建構母乳哺育社區支持網絡，培訓志工團體及成立支持團體 (B)公共衛生護理人員發放母乳哺育知識手冊 (C)衛生主管機關訂定法規，規定所有機關團體職場應設置符合標準的哺集乳室 (D)公共衛生護理人員查核職場設置哺乳室情況。 (100專普一)

解答： 32.B 33.A 34.D 35.D 36.B 37.A

38. 越南籍阿芳剛嫁來台灣，其國、台語僅限於簡單的日常用語溝通2次產檢都發現有蛋白尿，家人很緊張此時，護理人員最好能轉介哪種資源？(A)請志工到阿芳家，教她國、台語 (B)替阿芳報名參加醫院的媽媽教室 (C)請阿芳詳讀「媽媽健康手冊」中的飲食衛教 (D)請通譯員協助，對阿芳進行飲食衛教。 (100專普一)

39. 目前我國產前遺傳診斷服務的重點疾病包括哪些？(1)唐氏症 (2)G-6-PD缺乏症 (3)海洋性貧血 (4)先天性甲狀腺功能低下症。(A)(1)(2) (B) (1)(3) (C) (2)(4) (D) (3)(4)。 (101專高一)

40. 本國人民與外籍人士聯姻比例遽增，故新住民子女教育成為政府施政重點，對新住民子女之照護，下列敘述何者錯誤？(A)出生後立即進行發展遲緩評估 (B)為公共衛生護理人員建卡收案對象 (C)介紹同鄉婦女，提升新住民女性育兒知能 (D)鼓勵參與健兒門診。 (101專高一)

41. 服務於山地鄉的公共衛生護理人員發現某部落未成年懷孕率較全國為高，此時針對青少年保健服務的重點應包括下列哪幾項？(1)預防懷孕及性病 (2)測量頭圍 (3)預防注射 (4)加強親職性教育。(A) (1)(2) (B) (1)(3) (C) (1)(4) (D) (2)(4)。 (101專高一)

解析 測量頭圍及預防注射為針對新生兒的措施。

42. 下列有關二手菸的描述，何者錯誤？(A)吸入二手菸會增加氣喘的罹病率 (B)曝露於二手菸之環境，會增加心血管疾病罹病率 (C)吸入二手菸易吸入致癌物質 (D)懷孕婦女吸入二手菸不會經由胎盤將有害物質傳給胎兒。 (101專高二)

43. 下列何種策略對提升女性新住民及其子女使用健康照護服務之品質較無相關？(A)開辦女性新住民生活成長營 (B)培訓通譯員 (C)製作多語化外語衛生保健教材 (D)舉辦各國傳統服裝表演。

(101專高二)

解答： 38.D 39.B 40.A 41.C 42.D 43.D

44. 下列有關幼兒口腔保健的敘述，哪些正確？(1)幼兒長出第1顆乳牙就可開始刷牙 (2) 1歲以後即可進行餐後刷牙習慣之養成 (3)乳牙全部長出前不需進行牙齒檢查 (4)建議幼兒夜間使用奶瓶喝奶，以增加安全感。(A) (1)(2) (B) (1)(3) (C) (2)(3) (D) (3)(4)。 (101專高二)

解析 (3)幼兒長出第一顆牙齒後6個月內或1歲時，應進行第一次牙齒／口腔檢查；(4)避免幼兒夜間使用奶瓶喝奶，以預防奶瓶性齲齒的發生。

45. 台灣隨著全球化發展趨勢及跨國人口流動現象，公共衛生護理師對於跨國婚姻新住民女性的照護，下列敘述何者錯誤？(A)首要工作為避孕 (B)鼓勵參與識字班減少就醫障礙 (C)評估在家庭溝通與適應能力 (D)未納入全民健保前，補助產前檢查。 (101專高二)

46. 有關嬰兒副食品的添加，下列何者最不適當？(A)在4至6個月間，可以固體食物取代牛奶 (B)副食品的給予，一次只加一種副食品 (C)每次應由少量逐漸增加到多量 (D)添加時需觀察嬰兒糞便之變化。 (101專普一)

解析 先由糊狀（半流質）食物取代牛奶。

47. 阮氏紅為越南籍配偶，於一個月前抵達台灣，懷孕已兩個月，尚未做產前檢查。當公衛護理師進行第一次家庭訪視時，阮氏紅詢問相關問題，下列何者是公衛護理師首要提供的資源，以提高定期產前檢查意願？(A)介紹哺乳支持團體 (B)安排優生保健門診 (C)協助安排產檢及提供外籍配偶照顧輔導基金醫療補助申請 (D)協助報名參加生活成長營。 (102專高一)

解答： 44.A 45.A 46.A 47.C

48. 承上題，阮氏紅僅能以簡單的日常用語溝通。不識字的婆婆每次都陪同作產檢，然而接連兩次產檢的尿液檢查都出現有尿蛋白現象，婆婆很緊張。此時，公衛護理師最好能轉介何種資源給她們，以協助飲食控制？(A)請阮氏紅立刻參加醫院的媽媽教室 (B)請阮氏紅詳讀「媽媽健康手冊」中的飲食衛教 (C)請通譯員協助，對阮氏紅進行飲食衛教 (D)請志工到阮氏紅家，教她國、台語。 （102專高一）
49. 承上題，阮氏紅向公衛護理師表示，她打算遵照越南傳統，在坐月子期間使用燻木炭習俗，以利產後恢復。公衛護理師立刻表示反對。在這個案例中，公衛護理師宜加強下列哪種能力？(A)產後照護的知識能力 (B)優生保健的知識能力 (C)文化敏感度的能力 (D)學習越南話的能力。 （102專高一）
50. 越南籍產婦阮氏自然產下一足月男嬰，住院3日後出院，社區護理師接獲此新生兒通報，進行家庭訪視，請問此次訪視的主要目的為何？(A)確認產婦照顧新生兒的能力 (B)為新生兒施打B型肝炎疫苗 (C)建議為新生兒進行先天性代謝異常篩檢 (D)確認產婦是否遵從台灣坐月子規範。 （102專高二）
51. 因阮氏希望於產後坐完月子，就到家裡經營的工廠幫忙，所以她覺得還是餵配方奶比較方便。社區護理師於家訪時給予的建議，何者不合適？(A)坐月子期間，是建立成功泌乳的最佳時機 (B)在家人的支持與鼓勵，可參加哺乳支持團體 (C)上班時定時將乳汁擠於集奶袋中，置於冰箱中保存，可持續母乳哺餵 (D)上班時請家人餵牛奶，下班後再餵母乳。 （102專高二）
52. 有關停經後婦女骨質疏鬆的危險因子，下列何者錯誤？(A)老化 (B)體重過重 (C)甲狀腺功能亢進者 (D)缺乏運動。 （103專高二）

解答： 48.C 49.C 50.A 51.D 52.B

53. 陳小弟，目前6個月大，媽媽哺餵母乳，家人給予陳小弟添加副食品之後開始有腹瀉的情形。應如何建議媽媽較為適當？(A)改以配方奶餵食　(B)暫停副食品的補充　(C)減少餵奶量　(D)給予服用整腸藥。　（103專高二）

54. 王小姐產後餵母乳，坐完月子後回職場工作準備以集乳方式儲存母乳，下班後帶回家哺餵寶寶；依據「性別工作平等法施行細則」，保障王小姐哺育母乳權益的項目中，下列內容何者違背規定？(A)寶寶未滿1歲前，王小姐除規定之休息時間外，其雇主應每日另給集乳時間2次，每次以30分鐘為限　(B)王小姐上班時的集乳時間，視為工作時間，老闆不可扣薪或扣時　(C)王小姐係以集乳方式非親自哺乳，故不包含「性別工作平等法施行細則」保障範圍　(D)王小姐的先生（寶寶的父親）也可向其雇主申請哺乳時間。　（104專高一）

解析 以集乳方式儲存母乳仍屬「性別工作平等法施行細則」保障範圍。

55. 有關預防骨質疏鬆原則的敘述，下列何者正確？(A)對更年期婦女骨質疏鬆的重點在預防　(B)體重與骨質疏鬆無關　(C)優質動物蛋白質有助鈣的吸收應大量攝取　(D)負重運動比有氧運動更有助預防骨質疏鬆。　（104專高一）

解析 (A)對更年期婦女骨質疏鬆的重點在預防加重或預防傷害；(B)體重與骨質疏鬆相關；建議維持理想體重；(C)動物蛋白質攝取過多會會增加尿液中鈣的排泄量，建議攝取適量蛋白質即可。

56. 對於新住民女性之協助與輔導措施，下列敘述何者錯誤？(A)為社區衛生護理師收案對象　(B)懷孕者之產前檢查予以補助　(C)為避免誤會，社區衛生護理師應採取被動態度，等新住民女性到衛生所尋求協助　(D)接受衛生醫療、社會服務時，提供通譯服務。　（104專高二）

解答：　53.B　54.C　55.D　56.C

57. 潘女士接受子宮頸抹片檢查，其結果為「意義未明的非典型鱗狀上皮細胞變化，無法排除重度上皮細胞病變(Atypical squamous cells cannot exclude HSIL, ASC-H)」，在檢查單上的細胞病理診斷標示是16。社區衛生護理師接獲此一報告結果，進行異常個案追蹤轉介，應建議潘女士做下列何種措施？(A)請潘女士盡快再做一次抹片或HPV (human papilloma virus)檢測　(B)請潘女士一年後再接受1次子宮頸抹片檢查　(C)轉介潘女士至醫療院所接受陰道鏡檢查並做切片以確定診斷　(D)請潘女士至醫療院所接受HPV疫苗注射。 （104專高二）

58. 社區護理師建議45歲的王太太每年常規的篩檢項目中，下列何者錯誤？(A)三高篩檢　(B)乳房理學檢查　(C)子宮頸抹片檢查　(D)大腸直腸癌篩檢。 （104專高二）

解析 (D)篩檢對象為50~75歲民眾。

59. 我國婦女子宮頸癌的相關描述，下列何者正確？(A)近5年，子宮頸癌是我國婦女癌症死因第一位　(B)子宮頸癌的發生與人類乳突病毒(HPV)感染有關　(C)為新婚婦女注射嘉喜疫苗(Gardasil)可預防子宮頸癌　(D)健保給付25歲以上婦女每年免費1次子宮頸抹片檢查。 （105專高一）

解析 (A)近5年，肺癌是我國婦女癌症死因第一位；(C)為青少女注射嘉喜疫苗(Gardasil)可預防子宮頸癌　(D)健保給付30歲以上婦女每年免費1次子宮頸抹片檢查。

60. 為預防婦女生下缺陷兒，護理師對尚未懷孕者，應建議其施打何種疫苗？(A)三合一疫苗　(B)沙賓疫苗　(C)德國麻疹疫苗　(D)嘉喜疫苗。 （105專高一）

61. 下列哪種疾病之新生兒，應避免接觸紫藥水及樟腦丸？(A)苯酮尿症(PKU)　(B)高胱胺酸尿症(HCU)　(C)半乳糖血症(galactosemia)　(D)葡萄糖-6-磷酸鹽去氫酶缺乏症(G-6-PD)。

（105專高二）

解答： 57.C　58.D　59.B　60.C　61.D

解析 G-6-PD缺乏症會引起溶血，嚴重者需進行輸血，如發生溶血現象未及時處理更會導致核黃疸、智能障礙、導致生命危險；日常生活除需注意避免接觸紫藥水及樟腦丸外，更應注意避免吃進蠶豆及避免使用抗瘧疾藥、磺胺劑及解熱鎮痛劑等。

62. 家庭訪視時發現新住民婦女新妮36歲，懷孕第二胎32週尚未產檢，有下肢浮腫、劇烈頭痛以及看東西模糊的現象。老大男生1歲，尚未打預防針，配偶王先生64歲有糖尿病病史，有就醫但不規則吃藥，現飯前血糖200 mg/dL，此時社區衛生護理師最優先要處理的問題為何？(A)幫新妮量血壓並迅速安排產檢 (B)請配偶王先生趕緊服藥 (C)給予產前衛教 (D)請配偶王先生帶老大去診所補打預防針。 (105專高二)

解析 產婦有下肢浮腫、劇烈頭痛以及看東西模糊的現象可能為子癇前症，可能會有胎盤早期剝離、急性腎衰竭等併發症，應盡快就醫。

63. 新住民印尼籍婦女坐月子時，每次都將婆婆所煮的麻油豬肝吐出，造成婆媳關係緊張，下列護理處置，何者最適當？(A)請婆婆忍耐 (B)請該婦女接受婆婆的好意 (C)麻油豬肝太油，請婆婆煮清淡一點 (D)協助雙方溝通坐月子的方式。 (105專高二)

解析 此應屬文化差異造成認知上的落差，社區護理師可評估新住民在家庭溝通與適應的能力，並依據對多元文化的敏感性來重視個別差異進行協助。

64. 社區衛生護理師在教導中年婦女預防骨質疏鬆的方法，下列何者正確？(A)減少運動量，以降低膝蓋的負重負荷 (B)穿上堅固的束腹，避免骨骼受傷 (C)多攝取豆類及深綠色蔬菜以補充鈣質 (D)服用鈣片可有效預防骨質流失。 (105專高二)

解析 (A)(B)適度的活動可有效預防骨質疏鬆；(D)均衡飲食可有效預防骨質流失。

65. 台灣地區新移民婦女在自我健康管理上的弱勢，主要與下列何者有關？(A)生物遺傳 (B)性別因素 (C)文化隔閡 (D)種族因素。 (106專高一)

解答： 62.A 63.D 64.C 65.C

解析 由於語言的隔閡、醫療院所住院天數的縮減等文化因素是造成新移民婦女無法做好產後自我健康管理的主因。

66. 有關外籍及大陸配偶婦女之生育健康管理，下列何者錯誤？(A)鼓勵孕婦定期接受產前檢查 (B)提供優生保健諮詢服務 (C)提供育齡婦女生育健康資訊 (D)納入健保前無法享受免費產前健康檢查。 (106專高一)

解析 尚未達到納入健保標準的外籍及大陸配偶婦女可依據衛福部國健署發布的「新住民懷孕婦女未納健保產前檢查補助計畫」來獲得產前檢查費用之補助，可見第二章介紹國民健康署的內文所述。

67. 有關兒童期肥胖的處置，下列何者錯誤？(A)多攝取高纖飲食 (B)鼓勵節食 (C)減少攝取高脂食物 (D)指導適當活動。

解析 兒童肥胖不建議節食，採飲食控制較佳。 (106專高二)

68. 骨質疏鬆症的危險因子，下列何者錯誤？(A)高齡 (B)身材和體格特別高大 (C)飲酒過量 (D)家庭成員有人罹患骨質疏鬆症。

解析 (B)身材和體格特別矮小為骨質疏鬆的危險因子。 (106專高二)

69. 有關聯合國2030永續發展目標(Sustainable Development Goals, SDGs)之敘述，下列何者正確？(A)產婦死亡率少於十萬分之70、消除可預防新生兒及5歲以下兒童死亡率 (B)產婦死亡率少於百萬分之50、消除可預防新生兒及7歲以下兒童死亡率 (C)產婦死亡率少於百萬分之70、消除可預防新生兒及5歲以下兒童死亡率 (D)產婦死亡率少於千萬分之50、消除可預防新生兒及7歲以下兒童死亡率。 (106專高二補)

解析 該目標為：孕婦死亡率降低到10萬分之70；5歲以下死亡率至少降低至25；消除新生兒和5歲以下兒童的可預防死亡率。

70. 社區護理師提供發展遲緩兒童早期療育服務，下列何者錯誤？(A)協助早期發現遲緩兒童 (B)對發展遲緩兒童應列冊管理 (C)發現疑似個案需通報當地醫院 (D)安排轉介安置。 (107專高一)

解答： 66.D 67.B 68.B 69.A 70.C

71. 實證研究結果發現母乳哺餵對母嬰健康有多重益處，世界衛生組織設定2025年6個月以下純母乳哺育率目標為何？(A) 38% (B) 42% (C) 46% (D) 50%。 (107專高一)

72. 何者可作為國家評估婦幼衛生保健工作實行成效的最佳指標？(A)嬰兒死亡率(infant mortality rate, IMR) (B)粗死亡率(crude death rate, CDR) (C)新生兒死亡率(neonatal mortality rate, NNMR) (D)孕產婦死亡率(maternal mortality rate, MMR)。 (107專高一)

73. 青少女生出的新生兒易發生之健康問題為何？(1)體重過重 (2)低出生體重 (3)早產 (4)畸型。(A) (1)(2) (B) (1)(3) (C) (2)(3) (D) (3)(4)。 (107專高一)

解析 除(2)(3)外，青少女生育還有較高的死產、早產率。

74. 依據勞動基準法第52條規定，除規定之休息時間外雇主應每日另提供產後職業婦女幾次哺乳時間？(A) 1次 (B) 2次 (C) 3次 (D) 4次。 (107專高二)

解析 應每日提供哺乳時間2次，每次以30分鐘為限。

75. 有關國內接受免費乳癌篩檢之資格及頻率的敘述，下列何者正確？(A) 40~44歲其二親等內血親曾患有乳癌之女性或45~69歲者，每2年1次乳房X光攝影檢查 (B) 40~44歲其二親等內血親曾患有乳癌之女性每年1次，其他40歲以上者每2年1次乳房X光攝影檢查 (C) 30歲以上婦女，每3年接受1次乳房超音波檢查 (D) 45~69歲婦女，每2年1次乳房超音波檢查。 (107專高二)

76. 為提升新移民婦女之照護品質，社區衛生護理人員最需要加強何種照護能力？(A)伙伴關係的能力(partnership) (B)成為健康代言人(advocator) (C)多國語言能力(linguistic competence) (D)文化照護能力(culture competence)。 (108專高一)

解答： 71.D 72.A 73.C 74.B 75.A 76.D

77. 為促進新住民及其子女之健康而辦理的相關政策，下列何者錯誤？(A)成立新住民支持團體 (B)加強辦理新住民子女之兒童發展篩檢工作 (C)新住民子女有發展遲緩者，提供早期療育服務 (D)成立國際小學，提供雙語教育。 (108專高一)

78. 有關我國的婦幼衛生照護指標，下列何者錯誤？(A) 2020年30~69歲婦女3年內曾接受子宮頸癌篩檢率維持70% (B) 2025年45~69歲婦女2年內曾接受乳癌篩檢率達70% (C) 2025年人類乳突病毒疫苗接種推廣至小五女生接種率100% (D) 2020年高危險群孕婦接受產前遺傳診斷之異常追蹤率提升至98%。

解析 我國2025衛生福利政策白皮書中有關婦幼衛生照護的癌症防治遠程(2025年)的衡量指標推廣至國一女生全面接種。 (108專高一)

79. 社區衛生護理師家訪印尼籍新移民王太太，發現她左臉及手腳有多處新舊不同之瘀青，主訴自己從樓梯處跌落，下列處置何者最適切？(A)建議就醫檢驗是否有血小板凝血功能問題 (B)加強居家安全，樓梯加扶手及照明 (C)趕快陪同去急診驗傷備案 (D)與個案會談評估可能原因。 (108專高二)

80. 我國勞動基準法為保障在職婦女能持續哺餵母乳，除規定之休息時間外，雇主應每日另給哺乳之次數與時間為何？(A) 1次，每次20~30分鐘 (B) 2次，每次30分鐘 (C) 3次，每次20分鐘 (D) 3次，每次30分鐘。 (108專高二)

81. 有關骨質疏鬆症的敘述，下列何者錯誤？(A)女性罹患率較男性高 (B)髖部或脊椎的雙能量X光骨密度檢查(DEXA)是目前的診斷依據 (C)游泳可以改善骨質疏鬆 (D)骨密度T值小於-2.5。

解析 (C)負重運動才能增進骨質密度。 (109專高一)

82. 有關更年期婦女骨質疏鬆危險因子的敘述，下列何者較不適當？(A)過度防曬 (B)動情激素濃度低 (C)體位過重 (D)缺乏運動。 (109專高二)

解析 (C)身材和體格特別矮小者較可能罹患骨質疏鬆。

解答： 77.D 78.C 79.D 80.B 81.C 82.C

83. 關於口服避孕藥的敘述，下列何者正確？(A)通常為1個月份30粒裝 (B)在月經來潮第5天開始服用 (C)計劃懷孕時，應停藥1個月後再懷孕 (D)其原理是促進子宮內膜增生。 (109專高二)

解析 (A)通常為28粒型製劑；(C)應停藥3個月後再懷孕；(D)其原理為抑制卵巢排卵。

84. 國際間公認用以評估兒童健康的單一指標為何？(A) 5歲以下兒童死亡率 (B) 7歲以下兒童死亡率 (C) 12歲以下兒童死亡率 (D) 18歲以下兒童死亡率。 (110專高一)

85. 有關「產前健康管理」的工作重點，下列何者不適當？(A)產前遺傳診斷指導與服務 (B)孕期營養指導 (C)異常個案的發現與追蹤 (D)產後減重計畫。 (110專高一)

86. 對懷孕32週孕婦的孕期衛生指導，下列何者適當？(1)優生保健 (2)每個月產檢 (3)預防流產 (4)乳房護理 (5)新生兒用物準備 (6)腿部保暖及抬高。(A) (1)(2)(3) (B) (1)(3)(5) (C) (2)(4)(5) (D) (4)(5)(6)。 (110專高一)

解析 (1)(2)(3)是產前或懷孕初期即要進行的護理指導。

87. 社區護理師首次訪視剛來臺4個月的新住民，發現個案懷孕3個月，下列何者為優先措施？(A)介紹外籍同鄉會姐妹 (B)通譯員翻譯其需求 (C)介紹識字班就讀 (D)協助申請產檢補助。

(110專高二)

88. 回教信仰的新住民產婦拒吃婆婆煮的麻油豬肝，引起婆婆不悅，下列護理措施何者最適當？(A)鼓勵新住民應積極融入在地文化 (B)積極學習印尼語幫忙婆媳溝通 (C)請外籍通譯員作孕期營養衛教 (D)協助家人尊重宗教文化差異。 (110專高二)

89. 社區護理師提供更年期婦女骨質疏鬆防治措施，下列何者最不適當？(A)建立正確的預防骨質疏鬆知識 (B)鼓勵使用傳統荷爾蒙替代療法 (C)鼓勵充分日曬及負重運動 (D)鼓勵多攝取深綠色蔬菜。 (110專高二)

解答： 83.B 84.A 85.D 86.D 87.D 88.D 89.B

解析 (B)荷爾蒙替代療法可能致乳癌、心血管疾病，爭議很多，目前不建議使用。

90. 社區護理師進行骨質疏鬆症防治的衛生教育內容，下列何者最適當？(A)多攝取乳品、豆製品及深綠色蔬菜以利儲存骨本 (B)上午10點至下午2點間塗抹防曬乳，進行日曬，增加維生素D_3轉化 (C)盡可能減輕體重，以免增加骨負擔 (D)多做水中有氧運動，增加骨密度。 (111專高一)

91. 有關護理師對更年期婦女的護理指導，下列何者最不適當？(A)結合社區活動促進婦女彼此分享經驗 (B)提供相關保健資訊與協助 (C)鼓勵使用荷爾蒙替代療法減輕不適症狀 (D)鼓勵以正向態度面對。 (111專高二)

解析 (C)有研究顯示荷爾蒙替代療法可能會導致乳癌及子宮內膜癌的風險，應慎選。

92. 根據性別工作平等法和勞動基準法，有關職場母乳哺餵之護理指導，下列何者最不適宜？(A)僱用100人以上之雇主，應提供哺乳室 (B)哺乳時間視為非工作時間 (C)除休息時間外，雇主每日應給哺乳時間2次 (D)除休息時間外，雇主每日應給哺乳時間60分鐘。 (112專高一)

解析 (B)勞基法，除休息時間外，雇主應給予每日60分鐘哺（集）乳時間。

93. 有關優生保健護理指導，下列何者最適宜？(1)提醒應定期產檢，並說明目前補助的產前檢查內容 (2)孕期第3個月前應完成德國麻疹疫苗接種 (3) 34歲以上高齡孕婦建議接受羊膜穿刺檢查以診斷胎兒是否有唐氏症 (4)應於孕期第3個月前接受甲型鏈球菌的篩檢。(A) (1)(2) (B) (1)(3) (C) (2)(4) (D) (3)(4)。 (112專高一)

解析 (2)德國麻疹疫苗有致畸胎性，懷孕婦女不宜施打；(4)妊娠第35未達第38週前會篩檢乙型鏈球菌。

解答： 90.A 91.C 92.B 93.B

94. 有關兒童肥胖的護理指導，下列何者最不適當？(A)兒童身體質量指數之建議值皆為18~24 (kg/m^2) (B)協助孩童接納自身體型和維持良好身體心像是護理指導的要項之一 (C)建議家長以身作則，建立良好生活習慣 (D)避免以食物當成獎賞內容。

（112專高二）

解析 (A)兒童因還在成長發育，因此期肥胖、過重的標準是以該年齡層BMI百分位做為劃分。

95. 有關兒童視力保健之衛教指導，下列何者錯誤？(A)近視是臺灣國小學童最嚴重的視力障礙 (B)看電視時，與電視的距離保持在「電視對角線的6~8倍」以上 (C) 12歲前是斜、弱視治療的黃金時期 (D)每學期應接受一次視力檢查。（112專高二）

解析 (C)通常於6~9歲前治療。

96. 根據全民健康保險，有關婦女乳癌篩檢給付規定的敘述，下列何者正確？(A) 45~69歲以上婦女，每2年一次免費乳房超音波檢查 (B) 40~44歲1等親內罹患乳癌婦女，每2年一次免費乳房超音波檢查 (C) 40~69歲以上婦女，每2年一次免費乳房攝影檢查 (D) 40~44歲2等親內罹患乳癌婦女，每2年一次免費乳房攝影檢查。

（112專高二）

解析 (A)為乳房攝影檢查；(C)為2等親內；(C)為45~69歲。

97. 有關我國母乳哺餵政策之敘述，下列何者最不適當？(A)根據勞動基準法雇主應每日另給哺乳時間2次，每次30分鐘 (B)雇主提供之哺乳時間，視為休息時間 (C)根據勞動基準法符合哺乳婦女資格，為子女未滿1歲需親自哺乳者 (D)根據性別平等工作法，雇用一百人以上員工之雇主需提供哺（集）乳室設施。

（112專高三）

解析 (B)哺乳時間，視為工作時間。

98. 婦女更年期生理變化之敘述，下列何者錯誤？(A)熱潮紅 (B)盜汗 (C)低血壓 (D)骨質疏鬆。（112專高三）

解答： 94.A 95.C 96.D 97.B 98.C

99. 有關維持兒童與青少年健康體位的護理指導，下列何者最適當？(A)觀看螢幕時間每日（含假日）應少於4小時 (B)飲食攝取應採精緻穀類食物為原則 (C)肥胖兒童較肥胖青少年成為肥胖成人的機率高 (D)每天應達到60分鐘以上中度身體活動。

（112專高三）

100. 有關兒童口腔保健之護理指導，下列何者最不適當？(A)氟化物是安全、有效的齲齒防治方式 (B)出生後就應該做口腔清潔工作 (C)避免含奶瓶睡覺 (D)乳牙長滿6顆後才適合做餐後刷牙。（113專高一）

解析 (D)幼童在1~2歲乳牙開始生長時，就可以開始教導幼童在三餐飯後刷牙的習慣。

解答： 99.D 100.D

中老年保健及慢性病防治

出題率：♥♥♡

- 中老年及慢性病
  - 中老年定義
  - 老年人生理、社會及心理方面的變化
  - 慢性病定義
- 我國中老年病現況
  - 中老年病防治的重要性
  - 中老年病防治政策
- 中老年保健及慢性病防治重點
  - 初段預防
  - 次段預防
  - 末段預防
- 常見慢性病
  - 糖尿病
  - 高血壓
  - 腦血管疾病
  - 惡性腫瘤
  - 高脂血症

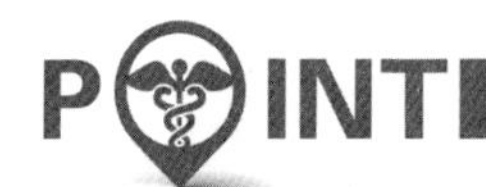

重點彙整

9-1 中老年及慢性病

一、中老年定義

1. 依老人福利法第二條：**老人指年滿 65 歲以上之人**。
2. 依行政院衛生福利部公布死因資料區分：45~64 歲為中年人，65 歲以上為老年人。
3. **1993 年我國老年人口占總人口的 7.1%(＞7%)，為高齡化社會，2018 年**提升至 **14%**，正式步入**高齡社會**。若**老年人口占所有人口 20%以上**，這個社會即**稱為「超高齡化社會」**。
4. **獨居老人標準如下：65 歲以上獨自居住、同住者無照顧能力、65 歲以上夫妻同住**。

二、老年人生理、社會及心理方面的變化

(一) 生物及生理方面的變化

1. 體被系統：皮脂腺和汗腺分泌減少、皮下脂肪少、皮膚薄、失去彈性且鬆弛，乾燥易龜裂及發癢、體溫調節功能變差、毛髮灰白、皮膚脫色斑或黑斑、指（趾）甲變厚變硬易遭黴菌感染、傷口復原慢。若無醫療措施介入，此為老化過程中最先出現且改變最明顯的系統。
2. 骨骼肌肉系統：鈣質流失導致**骨質疏鬆（家族史、飲酒過量、停經等皆是高危險因子）**，易骨折且活動力下降；椎間盤壓縮使身高變矮及駝背。肌肉纖維數目減少且體積減小、體脂肪增加、活動減少使肌力變差、肌肉萎縮，平穩性差易跌倒。**髖關節為跌倒時最常發生的骨折部位**。

3. 神經系統：中樞神經系統改變，反應較遲緩造成判斷力降低、記憶力減退（長期記憶不變、近期記憶明顯衰退）及誇大的情緒反應等。周邊神經系統改變，視、聽、觸、味、嗅覺功能下降，易有老花眼、青光眼、白內障。老人常見心智問題包括：
   (1) **失智症**：最早被影響的認知功能是記憶力減退。**與個案溝通時需用簡單、明確字詞**，且配合身體動作並應一字不漏重複問題。須明確告知家屬，個案因定向力、記憶力衰退，易有走失、不記得親人情形發生。**居住環境應將危險物品收起，並保持室內光線充足、浴室與走道設扶手、減少環境布置變化、牆壁和地面應避免複雜或令人眼花撩亂的圖樣或飾物**，以及**在其經常活動的空間，提供人、時、地定向感的指示**。
   (2) **譫妄**：80%的急性住院老人會發生，出現知覺、定向力、感知力、思考、精神、運動方面暫時性的紊亂。
   (3) 憂鬱：臨床表徵與失智症、譫妄相似，常被認為是假性失智或假性譫妄。
4. 心臟血管系統：**心輸出量下降**，血管彈性較差。
5. 呼吸系統：肺泡變小變淺，換氣較費力；功能餘氣量增加，吸氣容量與肺活量減少。呼吸道纖毛減少，痰液不易排除，易發生吸入性肺炎且感染後恢復速度變慢。
6. 消化系統：牙齒脫落影響咀嚼及吞嚥，**進食時假牙摩擦使得牙床疼痛無法咬碎食物**。**唾液**、胃液、胰臟消化酶等**分泌減少**，小腸肌肉萎縮、腸道灌流血液下降、肝臟酵素活性減低、大腸黏膜萎縮等使老人易有營養失調、便祕或腸道不適等症狀出現。**因服用藥物引起味覺的問題或喪失食慾**。
7. 泌尿系統：腎元功能退化，腎絲球過濾率下降（正常值為 $100\sim120\ mL/min/1.73m^2$）、腎小管對水分再吸收與濃縮能力減退。膀胱泌尿道肌肉鬆弛易夜尿，女性較常見尿失禁。衛福部發布腎臟保健健康寶典口號：三多（多纖維、多蔬菜、多喝水）；三少（**少鹽、少油、少糖**）；四不（不吸菸、不憋尿、不熬夜、不亂吃來路不明的藥；一沒有（沒有鮪魚肚）。

8. 內分泌系統：腦下垂體總質量未改變，但荷爾蒙分泌量減低、胰島素分泌未改變，但功能下降。男女均因性荷爾蒙分泌下降有更年期現象。

(二) 心理及社會方面的變化

退休的正向意義在於安享晚年、自在的生活；負向意義包括來自工作的挑戰性及自我價值感和團體認同感，因退休而終止，而這些改變會加速衰老的程度。老年人易具有學者認為人類遭受痛苦的三大來源：(1)現實(reality)的壓力：包括罹患慢性病、因退休無收入或減少使經濟困窘，易感到生活缺乏保障而無安全感；易因兒女離家、親友或配偶凋逝感到孤單、寂寞，無法滿足愛與被愛的需要；(2)社會文化價值觀(culture values)改變：工業化結果致使老人不似農業社會時受到尊重，權威性受到挑戰，因而有更多的失落；(3)內心的衝突(internal conflicts)：觸摸的需要不易獲得滿足，易擔心無自我照顧能力時，是否有人照顧自己。害怕失去對周遭人、事、物的控制力。

(三) 衰弱

衰弱(frailty)是**介於健康與生病或失能前的一個階段**，不是一種疾病，通常是**身體多處系統發生進展性功能下降，可透過周全性評估提早發現**，如衰弱評估量表（表 9-1）。

三、慢性病定義

1. 美國慢性病委員會歸納「慢性病」具有一種或一種以上的特性：(1)**潛伏期長須終生控制，初期沒有明顯症狀**；(2)**患病時間**

長，可以控制，但**不會根治**；(3)**不可恢復的病理狀況**，**易引發合併症**；(4)常遺留**殘障或機能不全**；(5)視病況需不同的**復健**訓練；(6)需**長期**醫藥指導及觀察照護。

2. 羅朗(Rolland)將慢性病依疾病的發病、病程、結果和造成的損傷分類。

9-2 我國中老年病現況

一、中老年病防治的重要性

1. **臺灣老年人口成長的因素：社會經濟水準的提升、醫療科技的進步、公共衛生水準的提升**、注重養生保健、休閒娛樂與運動盛行、生育率低等。
2. 疾病型態改變，**中老年病**成為主要死因：2023 年國內十大死因：惡性腫瘤→心臟疾病→肺炎→腦血管疾病→糖尿病→嚴重特殊傳染性肺炎(COVID-19)→高血壓性疾病→事故傷害→慢性下呼吸道疾病→腎炎、腎病症候群及腎病變。**除事故傷害、肺炎，餘均為慢性病。世界衛生組織訂出在 2025 年之前要將癌症、心血管疾病、糖尿病、慢性阻塞性肺疾病之死亡率降低至 25%的目標。**
3. 國民平均餘命延長，中老年人口增加迅速：2023 年國人平均餘命，**女性約 83.74 歲，男性約 76.94 歲**。
4. **整合性篩檢**：此項**業務隸屬衛福部國健署**，是現階段推動的重要社區中老年防治計畫，強調資源、篩檢項目及服務之整合，**早期介入及治療，以期降低嚴重合併症及死亡率**，及時提供必要轉介照護，包含**子宮頸癌**、**大腸癌**、**乳癌**和**口腔癌篩檢**，而**糖尿病**、**高血壓**與**高血脂**則是**慢性病防治重點**。

二、中老年病防治政策

中老年疾病防治政策由衛福部國健署職掌。

(一) 老人健康促進四年計畫（2009~2012 年）

2009 年開始，**我國中老年保健的重點工作為成人預防保健服務、整合性篩檢服務、老人健康促進**等三項。其中，老人健康促進以影響老人健康、預防失能最重要的八個項目（運動與健康體能、跌倒防制、健康飲食、口腔保健、菸害防制、心理健康、社會參與和疾病篩檢等）為重點，提出老人健康促進八大策略：(1)**促進老人健康體能，預防衰弱**，評估方式見表 9-1；(2)加強老人跌倒防制；(3)**促進老人健康飲食**；(4)加強老人口腔保健；(5)**加強老人菸害防制**；(6)**加強老人心理健康**；(7)加強老人社會參與；(8)加強老人預防保健及篩檢服務。

表 9-1 衰弱評估量表 SOF (study of osteoporotic fractures frailty index)

指標	詢問內容	評分
1. 體重減輕	未刻意減重的情況下，過去一年體重是否減少 3 公斤或 5%以上？（先詢問個案體重和一年相較差不多還是減少？若為減少再詢問大約減少幾公斤？）	□是（1 分） □否（0 分）
2. 下肢功能	是否無法在不用手支撐的情況下，從椅子上站起來五次？	□是（1 分） □否（0 分）
3. 精力降低	過去一週內是否覺得提不起勁來做事?（一週有三天以上有此種感覺）	□是（1 分） □否（0 分）
總分		

註：1. 評分說明：

(1) 任 1 項為「是」，即衰弱前期(pre-frailty)，若第 2 及第 3 部分評估為否，則轉介預防長者衰弱前期健康促進服務計畫。

(2) 任 2 項以上為「是」，即衰弱期(frailty)，需轉介至地方政府之長期照顧管理中心，進一步評估和安排至特約單位，接受長期照顧十年計畫 2.0 之「預防及延緩失能照護服務」。

2. 第 2 題之注意事項：

(1) 設施：需準備約 40 公分高之直靠背椅子，並靠牆擺放。

(2) 施測者指引：先詢問受試者對於進行此題是否有困難，若有困難，則該題直接選「是」；此外，受測者靠著椅背坐下、站起，施測期間站起算一次，並請數出聲音，於第 5 次起立時結束測試。

(3) 受測者指引：盡其所能連續、不間斷地執行五次起立，並站直、坐下，期間保持兩手抱胸姿勢。

(4) 施測過程隨時注意受試者狀況。

(5) 5 次起坐時間建議於 15 秒內完成，超過時間未完成者，該題為異常，請勾選「是」。

(二) 高齡友善城市

國健署於 2010 年呼應 WHO 倡議的「活躍老化」及「高齡友善城市」概念來積極打造臺灣邁向成為高齡友善的社會，包括八大面向為基礎來協助檢視各地方政府現有的老年人生活環境，並依此提出改善方案及建議，盼各地方政府營造高齡友善城市。

高齡友善城市的八大面向如下：

1. 無礙：即為營造**無障礙空間**，令公共空間皆能符合無障礙標準。
2. 暢行：提供年長者搭車優惠、讓年長者有更便利的交通運輸或有接送的設計。
3. 安居：營造具不同失能程度的住所與服務功能的社區，供年長者安住，並結合志工提供送餐和家事服務。
4. 親老：舉辦各種服務與活動讓年長者便於參與。

5. 敬老：提倡敬老文化與增進跨代的互動，鼓勵業界發展各種銀髮族的服務和產品，盼能開闢年長者的商機、創造銀色 GDP。
6. 不老：安排支持年長者持續就業、參加志願服務或鼓勵年長者勇於追逐自身夢想的相關活動。
7. 連通：主動提供重要資訊，並確保年長者與目前社會的連結性。
8. 康健：提供各種社會服務、休閒娛樂、運動保健活動、講座或健檢服務等資訊，鼓勵年長者參與社會。

9-3 中老年保健及慢性病防治重點

一、初段預防

(一) 健康習慣

1. 飲食
   (1) 少量多餐，減少零食攝取；營養素攝取原則為醣類占 58~68%、蛋白質占 10~14%、脂肪占 20~30%。簡易熱量計算：理想體重(kg)×每公斤所需熱量。理想體重與所需熱量之計算見表 9-2。

表 9-2 理想體重與所需熱量之計算（單位：kcal/kg）

所需熱量	超過理想體重 10%以上	理想體重 ±10%	低於理想體重 10%以上
臥床	20	20~25	30
輕度活動	20~25	30	35
中度活動	30	35	40
重度活動	35	40	45

(2) 低油且**避免攝取不完全氫化油**、低鹽（**衛生福利部建議鈉攝取量少於 2,400 mg/day**）、**減少攝取游離糖**、**多攝取膳食纖維**、高鈣、**以白肉替代紅肉**並且多喝水（至少 1,500 c.c./day）。高纖飲食有助於**促進膽固醇排泄**、**延長糖分吸收時間**及**促進腸胃道蠕動**。

(3) 避免油炸、咖啡、濃茶或刺激性食物。

(4) 維持理想體重±10%內為標準，理想體重的算法：

A. 男：（身高－80）×0.7；女：（身高－70）×0.6。

B. 男：62 kg＋（身高－170）×0.6；
女：52 kg＋（身高－158）×0.5。

C. **身體質量指數 BMI＝體重(kg)÷身高(m)^2；BMI 18.5~24 kg/m^2 為正常範圍**。

D. **肥胖**的標準：(1)**女性**：BMI≧**27**、**腰圍**≧**80 cm**；(2)男性：BMI≧27、腰圍≧90 cm。

2. 運動：WHO 建議 **65 歲以上每週應累計至少 150 分鐘中等費力運動**。**身體活動量不足且體能差者**除活動禁忌外，以**增加日常性活動為優先**，如**坐姿肌力訓練**，可減少跌倒發生。運動採**和緩漸進**，包括運動前暖身期、有氧運動期及運動後緩和期。**目標心跳數：最大心跳數＝（220－年齡）×0.6~0.8** 為適當運動強度。適合中老年人的運動如下：

(1) 柔軟操、輕度舉重、**一般有氧運動**：為熱身運動，可增強肌力、柔軟關節、減輕肌肉疼痛。

(2) 慢跑、游泳、爬山、快步走、太極拳、單車、有氧舞蹈：可增加肺活量、心輸出量及胰島素作用，亦能促進消化與血液循環、降低血壓，並有效控制體重、增進排泄規律性、防止骨質疏鬆、鬆弛緊張情緒。

(二) 安全生活型態

1. **事故傷害防治：多數老人的意外傷害發生於家裡**，因此首先要維持生活環境安全，家具、物品應固定。
   (1) **預防跌倒**：由於老人骨骼肌肉協調力變差、視力減退、對環境的適應力也變差，**跌倒是常見的意外傷害**，故拖鞋底不可平滑，樓梯與浴室須有扶手及防滑設施，地毯釘死，不用小塊地毯，地板不打蠟或防滑蠟油，以及**家中物品固定擺放**。
   (2) 室內光線充足：**光線不足**屬於跌倒危險因子之**外因性因素**，故電燈開關應設立在有適當光線的地方；夜間使用夜光燈。
   (3) 預防燙傷、火災：冷、熱水之水龍頭應標示清楚、易控制，瓦斯爐裝定時安全開關。
2. 避免不良嗜好：不吸菸、不喝酒或少量飲酒、不嚼檳榔、不濫用藥物。
3. 壓力調適、充足睡眠（7~8 小時／天）、避免烈日曝曬。

(三) 預防性健康照護活動

1. 鼓勵中老年人定期體檢
   (1) **全民健保成人預防保健：40~64 歲每 3 年給付一次，65 歲以上每年給付一次；罹患小兒麻痺且在 35 歲以上者，每年補助一次；55 歲以上原住民，每年補助一次，居住偏遠地區原住民，另可申請就醫交通費補助**。檢查內容為身體檢查、健康諮詢、血液及尿液檢查。
   (2) **65 歲以上老人免費健康檢查服務**。
2. 預防注射：每年 10 月對慢性病人及 65 歲以上老人實施流行性感冒疫苗免費接種。
3. 建立社會人際支持網絡。

二、次段預防

(一) 篩檢工作

1. 血壓、血糖、血膽固醇三合一篩檢：40 歲以上民眾或具慢性病危險因子者（表 9-3）。
2. 子宮頸癌抹片篩檢：全民健保提供 30 **歲以上婦女每年一次免費子宮頸抹片檢查**（2025 年下修至 25 歲以上女性）。檢查前注意事項包括不要沖洗陰道、避免盆浴、勿放置塞劑、前一夜不要有性行為、避開月經期間。
3. 婦女乳房攝影檢查：45 歲以上至未滿 70 歲之婦女每 2 年一次（2025 年擴大為 40 歲至 74 歲女性）；40 歲以上至未滿 45 歲且其母親、女兒、姊妹、祖母或外祖母曾患有乳癌之婦女，每 2 年一次。
4. 糞便潛血檢查：50 歲以上至未滿 75 歲，每 2 年一次（2025 年擴大 45~74 歲及 40~44 歲具家族史者）。

表 9-3 常見篩檢的標準參考值

篩檢項目	標準參考值	臨床意義
血 壓	120/80 mmHg	1. 血壓介於正常和高血壓之間稱為高血壓前期(prehypertension) 2. 高血壓前期：120~129 mmHg /且< 80 mmHg；第一期：130~139 mmHg/或 80~89 mmHg；第二期：140 mmHg/或 90 mmHg
血 糖		
・飯前血糖(AC)	110 mg/dL	＞110 mg/dL 為異常
・飯後血糖(PC)	144 mg/dL	＞144 mg/dL 為異常
血膽固醇	≦240 mg/dL	＞240 mg/dL 為異常

5. 口腔癌：針對檳榔族。

6. 我國**代謝症候群**臨床診斷準則：五項危險因子中若包含**三項或以上**者屬之。五項危險因子如下：
   (1) **肥胖：腹部肥胖可推斷內臟脂肪的多寡，男性腰圍≧90 cm、女性≧80 cm 即為肥胖**。
   (2) **高血壓：收縮壓≧130 mmHg／舒張壓≧85 mmHg**。
   (3) **高血糖：空腹血糖值≧100 mg/dL**。
   (4) **高密度脂蛋白膽固醇偏低：男性＜40 mg/dL、女性＜50 mg/dL**。
   (5) **高三酸甘油酯：空腹三酸甘油酯≧150 mg/dL**。

7. 代謝症候群的預防保健：(1)減重；(2)**養成每日運動 30 分鐘的習慣**；(3)**養成每日五蔬果的概念**，不偏食、不過量；(4)高纖維飲食、**低油**、低糖、**低鹽**；(5)戒菸、戒酒，**避免空腹飲酒**。

(二) 個案轉介及追蹤工作

1. 轉介來源：醫院診所、家戶建卡、**地段篩檢**（最優先且重要的）、相關單位轉介、民眾主動尋求協助。

2. 追蹤工作：掌握時效，針對疾病後續複查、服藥、治療方針及照護重點進行溝通討論。

(三) 個案管理

1. 管理案別：分為高血壓、糖尿病、腦血管疾病、心臟病、高血脂、其他慢性疾病、癌症等。

2. 收案標準：未能繼續治療者、無病識感者、疾病認知不足者、病情控制不良者（癌症個案的收案標準則是經醫師確定診斷，經轉介未能繼續治療者）。

3. 銷案原因：可自行管理、遷出、死亡、機構照護中。

4. 優先順序：初次發病，出院後急需協助、糖尿病、惡性高血壓（舒張壓高於 120 mmHg）、高血壓併嚴重合併症（心臟病、腎臟病）列為第一優先，其餘慢性病人為第二優先。

5. **管理原則：以問題解決法為策略、鼓勵家屬積極參與、以協助個案有效控制疾病為管理重點、學習自我照顧、協調轉介資源的利用。**

6. 管理內容
   (1) 增加個案及其家屬對慢性病的認知。
   (2) 鼓勵按時就診複查。
   (3) 正確用藥指導。
   (4) 身體一般常規評估及症狀評估表。
   (5) 增強個案及其家屬自我照護能力。
   (6) 協助心理生活調適。

三、末段預防

避免殘障惡化，透過評估通報轉介長期照護個案，以提升生活品質或安詳死亡。

9-4 常見慢性病

一、糖尿病

(一) 定義與分類

人體內的胰島素分泌不足或作用不良，對醣類利用能力減低甚至於完全無法利用，而造成血糖過高、尿中有糖現象，同時也造成蛋白質和脂肪代謝不正常。一般分類為：

1. 原發性糖尿病
   (1) **第 1 型糖尿病（胰島素依賴型）：20 歲**前發生，多為**急性**發作，症狀明顯。
   (2) **第 2 型糖尿病（非胰島素依賴型）**：多 **40 歲以後**發生，症狀慢且溫和。**國內 98%糖尿病為此類型**。危險族群包括：
      A. **家族病史**。
      B. **年齡超過 45 歲**。
      C. 體重過重(BMI≧24)。
      D. 缺乏運動。
      E. 種族／人種（如亞洲南方、加勒比海非洲人等）。
      F. 曾有空腹血糖異常或葡萄糖耐量異常。
      G. 高血壓。
      H. 高密度脂蛋白膽固醇≦35 mg/mL 及／或三酸甘油酯≧250 mg/mL。
      I. **曾罹患妊娠糖尿病**或**嬰兒體重超過 4 公斤**。
      J. 曾有心血管疾病史。
      K. 多囊性卵巢症候群。
2. 續發性糖尿病：因胰臟疾病、激素異常、藥物或化學品、胰島素接受器異常、遺傳異常所致。
3. 妊娠糖尿病。

(二) 臨床症狀

1. 有些病人可能無任何不適。
2. **吃多、喝多、尿多及體重下降之「三多」、「一少」典型症狀**；其他症狀包括手腳麻木、陽萎、視覺模糊、傷口不易癒合、女性會陰發癢等。

(三) 臨床診斷

1. 診斷標準包括以下 4 項，非懷孕狀況下只要符合其中 1 項即診斷為糖尿病（前三項需重複驗證 2 次以上）：
   (1) 糖化血色素(HbA_{1c})≧6.5%。
   (2) 空腹血漿血糖≧126 mg/dL。
   (3) 口服葡萄糖耐受試驗第 2 小時血漿血糖≧200 mg/dL。
   (4) 典型的高血糖症狀（多吃、多喝、多尿與體重減輕）且隨機血漿血糖≧200 mg/dL。

2. 尿糖檢查：血糖濃度超過 180 mg/100 mL 時，尿糖即可被驗尿試紙檢測出來。最常用的酵素試驗法，是以含有酵素的試紙沾濕尿液（尿液不可儲放 4 小時以上），約 10 秒後拿出比較顏色變化，不變色為陰性；淺紫色表示尿葡萄糖含量為 0.25%；紫色表示尿葡萄糖含量為 0.25~0.5%；濃紫色表示尿葡萄糖含量為 0.5%以上。

(四) 急性併發症

1. 低血糖症：血漿血糖＜60 mg/dL。症狀有蒼白、心跳加快、神經質、虛弱、激動、心悸、冒冷汗、頭痛、心智混亂、疲倦、唇舌麻木、昏迷，又稱胰島素休克。大部分因藥物及飲食所致，少部分因為腎功能不良，延長藥物作用效果。應教導個案自我監測血糖，並隨身攜帶糖果、巧克力、疾病卡。

2. 糖尿病昏迷症
   (1) **糖尿病酮酸血症**：常見於**第 1 型糖尿病**。指身體不能利用葡萄糖，轉而分解蛋白質及脂肪取得能量，脂肪代謝產生酸性物質。症狀為視力改變、頭痛、肌肉痛、腹痛、噁心嘔吐、發燒、脫水、呼吸加快、呼吸爛水果味、嗜睡、昏迷，死亡率高。

(2) **高血糖高滲透性非酮酸昏迷**：常見於**第 2 型糖尿病**。因水分過度排出造成超高血糖值及電解質不平衡，血液滲透壓過高形成組織傷害。症狀為脫水、低血壓、無尿、發燒、感覺消失、心跳加快、昏迷。

(五) 慢性併發症

造成糖尿病人死亡主要原因：

1. 大血管疾病：腦血管疾病、冠狀動脈心臟病、周邊血管阻塞。
2. 微血管疾病：**眼底病變**、**腎病變**。
3. **神經病變**、糖尿病足、截肢。
4. 抵抗力減弱、貧血、傷口癒合不良。

(六) 日常生活須知

依據糖尿病照護指引，糖尿病之控制標準為飯前血糖 80~130 mg/dL、**糖化血色素＜7%**、血壓＜140/90 mmHg、三酸甘油酯＜150 mg/dL。

◆ 飲 食

糖尿病飲食係以正常飲食為基礎，藉調整熱量、蛋白質、脂肪及醣類攝取量，達到良好控制血糖值的一種飲食方法。約 1/3 的病人可由飲食控制獲得滿意的血糖控制。

1. 均衡攝食，選用富含纖維質的食物，並定時定量。每日醣類需要量占熱量的 50~60%，蛋白質需要量約占總熱量的 15~20%。
2. 飲食清淡不可過鹹，避免加工或醃製食物；少用炸、煎、炒的烹調方式，改採燉、烤、燒、清蒸、水煮、涼拌；避免高油脂、高膽固醇食物，如雞皮、內臟等。**少吃富含精製糖類的食品**。
3. 盡量避免飲酒。

4. 應選用**低升糖指數**(glycemic index, GI)的食品，如**小麥片、全麥麵包、山藥、糙米飯**等。影響升糖指數的因素整理如下：
   (1) 食物本身澱粉的可消化性：消化時間越長的食物，GI 值較低；而蛋白質或脂肪含量高的食物，因消化代謝程序較複雜，故血糖上升的速度比較慢，亦屬於低 GI 值食品。反之，單醣類很快被身體吸收，故為 GI 值較高的食品類型。
   (2) 食物型態：與塊狀的食物型態相比，被切碎或呈泥狀的食物型態因較易被人體吸收，所以 GI 值較高，例如飲用果汁會比食用水果使血糖上升速度更快。
   (3) 纖維含量：纖維量越高，GI 值越低。
   (4) 烹調方式：以同等份量乾米飯與稀飯相比，因**澱粉經糊化**後人體**較易吸收**的關係，所以稀飯比乾米飯的 GI 值要高；但若以同等份量的炒飯與乾米飯相比，澱粉經過炒煮的過程老化，反而較不易被人體吸收，故炒飯的 GI 值比乾米飯來得低，但炒飯的烹調加了油後熱量比乾米飯來得高，由此可知，**低 GI 值食物不代表就是低熱量的食物**。

◆ 運　動

1. **運動項目：散步和快走**是最理想的運動，且為衛福部建議可加強心肺耐力之活動。**規律且正確的運動可增強糖尿病人心肺耐力、增進胰島素功能、降低血中三酸甘油酯、增加高密度脂蛋白膽固醇等益處**。
2. **運動時間：最好在早上，避免在黃昏或晚上做劇烈運動（防止半夜低血糖）。飯後 60~90 分鐘再運動最合適**。每天約 **40~60 分鐘**，而單次與多次短時間運動效果一樣，每次至少 10 分鐘。
3. 運動強度：以最大心跳率（220－年齡）之 60~85%為目標心跳數；或稍流汗並自覺有點喘又不會太喘為依據。

4. 運動頻率：**一週 3~5 次**，最好每天都做。

5. 運動副作用：最常發生低血糖現象，運動前注意事項如下：
   (1) 血糖值介於 80~120 mg/dL 之間，或距前一餐超過 90 分鐘時，補充 1~2 份點心後再運動。
   (2) 血糖值在 121~180 mg/dL，運動前不需補充點心。運動時間 ＞60 分，應補充 1~2 份主食。
   (3) 血糖值在 70 mg/dL 以下或 250 mg/dL 以上時，暫時停止運動，以免血糖上升或酮體出現（第 1 型糖尿病）。胰島素注射者不要在運動部位注射胰島素，以免加速藥物作用。應隨身攜帶快速作用的糖或果汁（約 120~180 c.c.）、一杯 240 c.c.牛奶、半根香蕉、一顆小蘋果。

6. 運動前後做 5 分鐘的暖身、緩和運動；有胸悶等不適立即停止。運動後亦應監測血糖。

◆ 藥 物

1. 磺醯尿素類藥物(Sulfonylureas)：分短效及長效製劑，可刺激胰臟 β 細胞分泌胰島素，降低對胰島素的抗性，減少肝臟廓清胰島素的作用。飯前服用，副作用有低血糖、噁心、抑制食慾、皮膚癢等。

2. 雙胍類藥物(Biguanide)：抑制小腸吸收葡萄糖、抑制肝臟製造葡萄糖，促進肌肉無氧代謝葡萄糖，另可降低血脂肪。飯後服用，副作用有噁心、抑制食慾。

3. **α-glycosidase 抑制劑**(α-glycosidase inhibitor)：延緩醣類在消化道的吸收，有效降低飯後血糖。飯後服用，副作用有易脹氣、腸胃不適、肝功能異常。

4. 胰島素增敏藥物(Insulin sensitizer)：增加組織細胞對胰島素的敏感度。飯後服用，副作用有水腫、體重增加、肝功能異常。

5. 胰島素
   (1) 一般經皮下注射。目前常用的製劑分短效及中效兩種，前者清澈，後者混濁，亦有混合型。
   (2) 注射點應與上次的注射點保持三根指頭的距離。

◆ **足部護理**

1. 注意潤滑與保暖，**避免使用電熱毯**。
2. 穿合腳且低鞋跟、沒有壓迫感、**包覆式**的鞋子。
3. 避免足部受傷，**每日自我檢視足部是否有傷口**。

◆ **糖尿病護照**

1. 由衛生福利部全面推動發放。
2. 目的：期使糖尿病人能有效地達到設定的控制目標。
3. 使用方式：以表格方式讓病人記錄體重、血壓、血糖及主要治療藥物和定期檢查記錄。

二、高血壓

(一) 定義及分類

◆ **定 義**

2022 年高血壓治療指引建議使用居家血壓做為高血壓的診斷與分級，其採用「722 原則」，即連續 7 天，早晚各測量 2 次，每次 2 遍，再取平均值；若平均值≧130/80 mmHg，便可診斷為高血壓。

◆ **分 類**

1. **本態性高血壓**：占 90%以上，受遺傳、體液、內分泌、神經和血管等影響，或鹽分攝取太多、肥胖等長期累積的結果。

2. 續發性高血壓：其他疾病引起之高血壓。例如腎血管性高血壓、腎實質性高血壓、嗜鉻細胞瘤、皮質醛酮過多症、主動脈狹窄等。高血壓的分期見表 9-4。

表 9-4 高血壓的分期

分　類	收縮壓(mmHg)		舒張壓(mmHg)
正常血壓	< 120	且	<80
高血壓前期	120~129	且	<80
第一期高血壓	130~139	或	80~89
第二期高血壓	>140	或	>90

資料來源：臺灣高血壓學會 (2022)．*高血壓定義標準*。https://www.ths.org.tw/

(二) 治　療

1. 調整生活型態（表 9-5）。

表 9-5 高血壓個案調整生活型態

生活調整項目	建　議	降低收縮壓的範圍
減輕體重	維持正常體重(BMI 18.5~24.9)	5~20 mmHg／每 10 公斤減低的體重
採 DASH 飲食	富含蔬菜、水果與低脂奶製品，亦即減少脂肪與飽和脂肪的飲食	8~14 mmHg
降低飲食鈉含量	≦2.4 公克鈉或 6 公克鹽	2~8 mmHg
運動	規律有氧運動，如每日快走 30 分，每週數天	4~9 mmHg
適量飲酒	男性≦2酒精當量，女性或體重較輕者≦1酒精當量，即360 c.c.啤酒或120 c.c.葡萄酒或45 c.c.白蘭地或威士忌	2~4 mmHg

2. 飲食控制：研究發現攝取鎂、鈣、纖維和蛋白質可以使血壓下降。因此美國醫界從 1994~1996 年間，完成了「高血壓防治飲食對策」研究計畫(Dietary Approaches to Stop Hypertension Trial, DASH Trial)（表 9-6）。
3. 藥物治療：利尿劑、降血壓劑 (Aldomet、Guanethidine、Propranolol)。

表 9-6 DASH 飲食

食物種類	每日份數	每份食物份量
全穀類	7~8	1/4 碗飯、1/2 碗熟麵、1/2 片吐司
蔬菜類	4~5	100 g 蔬菜
水果類	4~5	1 顆柳丁、1/2 個葡萄柚、10 顆葡萄
低脂或脫脂奶類	2~3	1 杯鮮奶(240 mL)、3 湯匙奶粉(25 g)
肉類	≧2	1 兩肉（熟肉 30 g）
核果類	1~2	腰果 5 顆、核桃仁 2 粒、開心果 10 顆

(三) 常見症狀

頭痛、眩暈、自發性流鼻血、視力模糊、**夜尿**、心絞痛、下肢水腫、用力時呼吸困難、視網膜出血、間歇性跛行。

(四) 日常生活須知

1. **定期量測血壓**並記錄。
2. **控制體重**，維持在理想體重範圍內。
3. **少鹽、少油飲食**，並增加鉀的攝取量。
4. 不吸菸、不喝酒。
5. 保持排便通暢，預防便祕，因**排便動作**會影響血壓的上升。
6. **避免體表溫差變化過大的活動，如洗三溫暖**。

7. **適度運動，避免過度用力的活動，如舉重**。
8. 充分的睡眠與休息，不要焦躁激動。
9. 遵從醫囑按時服藥。

三、腦血管疾病

(一) 危險因子

1. 不可改變因素：年齡、性別、種族。
2. 可改變因素：生活習慣（吸菸、喝酒）、飲食、運動、藥物（口服抗凝血劑、口服避孕藥）、壓力。
3. 可調整因素：高血壓、糖尿病、心臟病。

(二) 分　類

1. 缺血型：常見年紀大、有動脈粥狀硬化者，常於安靜狀態發生。少頭痛、症狀輕、不喪失意識。
2. 出血型：內出血疾病或動脈硬化致血管破裂，常發生突然嚴重頭痛、嘔吐，很快喪失意識，一側麻痺，甚而死亡。

(三) 治　療

1. 以 NIHSS (National Institutes of Health Stroke Scale)評估，共分 11 個構面，**總計為 42 分**。國內使用部分題目合併或不評分，若昏迷完全無反應為 38 分，＞25 分作為治療與否的分際，＜6 分歸類症狀輕微予排除。亦即 NIHSS **分數介於 6~25 者才接受健保給付靜脈血栓溶解劑**(rt-PA)。
2. 急性期
   (1) 發病初期只要情況穩定，即可展開治療工作，以免日後處理困難。

(2) 臥床姿勢宜保持在抗地心引力位置。

(3) 每隔 1~2 小時翻身一次，以免造成壓傷。

(4) 初期若有大小便失禁情形，要予以訓練控制。

(5) 每日實施關節活動度運動，確保關節靈活、肌肉張力。

3. 恢復期

(1) 復健計畫由治療師及家屬協助進行，包括職能治療、運動治療、語言治療。

(2) 加強翻身、坐立、站立及行走訓練，緩慢不要急。

(3) 給予心理建設。

(四) 腦中風病人常見合併症

1. 吸入性肺炎。

2. 下肢深部靜脈阻塞或肺栓塞。

3. 營養不良、脫水或泌尿道感染。

4. 壓傷。

5. 生理機能失調、虛弱或肌肉萎縮。

6. 喪失自主性。

7. 沮喪及消沉。

(五) 日常照護

1. 居家環境的改良及安排

(1) 房間宜設在明亮且較易注意到的地方。

(2) 選擇軟硬適中的床墊，床高以兩腳下床剛好碰到地面為佳。

(3) 衛浴間宜將門檻拆除，並加裝扶手及防滑墊，採坐式馬桶。

2. 衣物以舒適、方便更換及容易洗滌為原則。

3. 翻身：每 2 小時變換一次臥姿，以免壓傷。

4. 體位安排
   (1) 採背側仰臥姿勢，使用足托板（防垂足及腓腸肌萎縮、跟索變短）、腋下置小枕、手微彎、腕高於肘、肘高於肩。手握捲軸，髖關節處置一粗捲軸。
   (2) 睡向健側，大腿不過度彎曲。
   (3) 俯臥時骨盆下置一枕頭。
5. 飲食：選用植物油，均衡飲食，定時定量、少吃甜食、含咖啡因的飲料及含鈉量高的食物。避免吸菸、喝酒。
6. 患肢的復健訓練
   (1) 依醫囑執行，多做股四頭肌及腹股部肌肉運動，加強肌力。
   (2) 發病後 2、3 天或神智清醒時，鼓勵病人每天間歇運動其健側，以免肌肉無力或萎縮。
   (3) 當病人可以起身或下床站立後，即可開始日常生活活動訓練，如爬樓梯、從輪椅、行走輔助器（拐杖）運用等；對於無法下床者，應以訓練能早日下床為目標。

(六) 預防策略

1. 定期健康檢查。
2. 經常測量血壓。
3. 均衡飲食。
4. 規律運動。
5. 戒除吸菸、喝酒等不良嗜好。
6. 保持情緒穩定。
7. 高血壓、糖尿病、心臟病人應遵照醫師指示，確實治療。

四、惡性腫瘤

(一) 國內現況

自 1982 年起惡性腫瘤持續位居臺灣十大死因首位。發生率與死亡率也呈現逐年上升趨勢。若將癌症問題之嚴重性以年齡標準化死亡率上升幅度來表示，20 年來的成長率達 129%。

(二) 現行癌症篩檢時程／政策

表 9-7 現行癌症篩檢時程／政策

項 目	時 程
子宮頸抹片檢查	30 歲以上婦女，建議每 3 年 1 次
乳房 X 光攝影檢查	45~69 歲婦女、40~44 歲二等血親內曾罹患乳癌之婦女，每 2 年 1 次
糞便潛血檢查	50 至未滿 75 歲民眾，每 2 年 1 次
口腔黏膜檢查	30 歲以上有嚼檳榔（含已戒檳榔）或吸菸者、18 歲以上有嚼檳榔（含已戒檳榔）原住民，每 2 年 1 次

資料來源：衛生福利部國民健康署 (2020)．*癌症篩檢介紹*。https://www.hpa.gov.tw/Pages/List.aspx?nodeid=211

(三) 安寧緩和醫療

1. WHO 於 1990 年提出的安寧緩和醫療是一連續性之照顧方式，強調於癌症初期即開始提供服務，採全人化照顧，維護病人和家屬最佳的生命品質，並加上疼痛及其他症狀控制，以緩減身體上其他不適的症狀。亦即四全的照護概念：**全人、全家、全隊、全程**。
2. 強調將服務理念融入病人日常的醫療照護中，使症狀得到妥善緩解，進而心靈亦得到平撫，安詳面對死亡。

3. 安寧緩和醫療條例：於 2013 年時為尊重末期病人之醫療意願及保障其權益而設立，主管機關於中央為行政院衛生福利部，各地區則為各地縣市政府，全條例共 15 條；其中提到實施安寧緩和醫療及執行意願人維生醫療抉擇之**醫療機構所屬人員不得為見證人**，且最近親屬序為配偶→成年子女→孫子女父母，意願書將註記於**健保卡**上，因此**不會有失效**的疑慮。

4. **預立醫療決定書**：即事前表達醫療意願的規劃書，可預先表達若未來遇符合特定臨床的情況時（疾病末期、不可逆轉之昏迷、永久植物人、極重度失智和其他疾病痛苦難以承受、無法治癒且無其他合適之醫療解決方法之疾病），接受或不接受維持生命治療／人工營養及流體餵養。依「**病人自主權利法**」規定，具完全行為能力之人（＞20 歲或＜20 歲但已婚），可自行簽署預立醫療決定，若為**輕度認知障礙者，須先經醫療機構「預立醫療照護諮商」後才可簽立**。

(四) 癌症警訊

1. **大小便習慣改變**。
2. **潰瘍經久不癒**。
3. **不正常出血及分泌：包括耳、鼻、陰道等黏膜或上皮組織**。
4. **皮膚變厚或硬塊**。
5. **持續腸胃功能不良**。
6. **疣或痣明顯改變，包括顏色與大小的變化**。
7. **長期咳嗽聲音沙啞**。

(五) 戒菸服務

菸害防制法第三條第一項所指之菸品，係指全部或部分以菸草或其他含有尼古丁之天然植物為原料，製成可供吸食之紙菸、菸絲、**雪茄**等菸品。吸菸除造成許多健康問題，其成分中的焦油更是致癌因子；而吸菸者會逐漸對尼古丁產生依賴，一旦**減少吸收尼古丁**，便會**產生戒斷症候群**，難以忍受。菸害防制法的規定即使是家人也**不得供應菸品予未滿 20 歲者，孕婦或未滿 3 歲兒童在場之室內場所，應禁止吸菸，對在禁菸場所吸菸者，在場人士有權勸阻**。

為了幫助戒菸，衛生福利部於 101 年推出「二代戒菸服務計畫」，於門診、住院、急診及社區藥局皆可提供戒菸服務，費用由菸品健康福利捐的收入支應。

戒菸「治療」對象為 18 歲以上之全民健保保險對象，尼古丁成癮度測試分數 4 分以上，或平均 1 天吸 10 支菸以上者；戒菸「衛教」對象則是只要為全民健保保險對象的吸菸者，有戒菸意願皆可，每人每年補助 2 個戒菸治療及衛教療程（每療程 8 週），但每一療程限於同一家院所或藥局 90 天內完成。

111 年 5 月起接受戒菸輔助用藥服務，不分對象皆免收部分負擔費用。接受戒菸服務後，3 個月及 6 個月有專人追蹤及輔導，全程關懷增強戒菸動機及意志力。

我國已建置多元化、具科學實證且有效的戒菸服務，**切勿相信減少吸菸量或使用電子菸可以幫助戒菸**，應由專業醫事人員協助，或至各縣市政府衛生局（所）辦理之戒菸班尋求幫助。

五、高脂血症

1. 血液中的總膽固醇濃度＞200 mg/dL 或**低密度脂蛋白膽固醇濃度偏高(>100 mg/dL)**，或**血中三酸甘油酯的濃度＞200 mg/dL** 即為高脂血症。

2. 飲食原則：**血脂異常時，先行 3~6 個月飲食治療為處理原則**。
   (1) **維持理想體重**可明顯降低血液中三酸甘油酯濃度。
   (2) 控制油脂攝取量，少吃油炸或油酥食物及豬皮、雞皮等。
   (3) 宜選用單元不飽和脂肪酸高者（花生油、菜籽油、橄欖油等）；少用飽和脂肪酸含量高者（豬油、牛油、奶油等）。烹調宜多採用清蒸、水煮、涼拌、烤、燒、燉、滷方式。
   (4) 避免膽固醇含量高的食物，如內臟、蟹黃、魚卵等。若血膽固醇過高，則每週不攝取超過 2~3 個蛋黃為原則。
   (5) 多食用富含纖維質的食物。
   (6) 高三酸甘油酯者應多攝取富含 ω-3 脂肪酸的魚類，如秋刀魚、鮭魚、鯖魚、鰻魚、白鯧魚等。
   (7) 盡量少喝酒。
   (8) 適當調整生活型態，例如**戒菸**、**運動**及壓力調適。

QUESTION 題庫練習

1. 社區衛生護理師篩檢發現社區中糖尿病控制不佳失明的獨居老太太，安排門診並協助入住社區安養機構。上述護理措施，運用「慢性病防治」中的哪些策略？(1)發現個案 (2)復健 (3)追蹤檢查治療 (4)監護性照護：(A) (1)(2)(3) (B) (1)(2)(4) (C) (1)(3)(4) (D) (2)(3)(4)。 (103專高一)

解析 文中並未提及社區護理師對個案進行復健，故有(2)選項的(A)(B)(D)皆不考慮。

2. 社區衛生護理師在社區中欲進行肥胖防治時，第一個步驟應為：(A)評估社區民眾減重的需求 (B)進行體重控制班課程設計 (C)與里長討論體重控制班之合適場所 (D)邀請體重控制相關課程的老師。 (103專高一)

解析 社區護理過程的第一步為評估，以了解社區特性提供適切服務。

3. 根據國民健康署建議，下列何項活動無法達到加強心肺耐力的目的？(A)健走5公里 (B)有氧舞蹈 (C)100公尺短跑 (D)水中大跨步走路15分鐘。 (103專高二)

解析 (A)(B)(D)皆為衛福部建議可增進心肺耐力之運動項目。

4. 社區衛生護理師接獲里長通報，有一獨居老人因糖尿病截肢後甫出院返家，社區衛生護理師若要評估老人是否適合繼續獨居，需優先評估下列何項家庭資料？(A)人際關係 (B)社會化功能 (C)發展階段 (D)照護能力。 (103專高二)

5. 社區護理師在教導糖尿病民眾飲食代換項目中，下列何者錯誤？(A) 1顆蛋＝1根香蕉 (B) 1個蘋果（小）＝1個橘子 (C) 2碗麵條（熟）＝1碗飯 (D) 1碗稀飯＝半碗飯。 (103專高二)

6. 依據衛生福利部定義，成人身體質量指數(BMI)大於多少即屬於肥胖？(A) 24 (B) 27 (C) 30 (D) 35。 (103專高二)

解析 衛生福利部定義BMI值大於27即為肥胖。

解答： 1.C 2.A 3.C 4.D 5.A 6.B

7. 有關測量腰圍的正確方法，下列何者錯誤？(A)除去腰部衣物後再測量 (B)將皮尺置於兩側骨盆上緣至肋骨下緣的中間點測量 (C)測量時皮尺緊貼、不擠壓皮膚 (D)在吸氣時量取腰圍。

解析 (D)維持正常呼吸，於吐氣結束時，量取腰圍。 (103專高二)

8. 在教導糖尿病民眾足部自我照顧時，下列何者正確？(A)避免穿露趾鞋 (B)冬天用熱水袋保暖雙腳，促進血液循環 (C)腳趾甲應修剪成弧形 (D)選購鞋子時，宜在早上試穿會較準確。

解析 (B)雙腳不宜用熱水袋以免燙傷；(C)腳趾甲應修剪成平形；(D)選購鞋子時，宜在下午試穿會較準確。 (103專高二)

9. 台灣在1993年正式邁入人口老化國家，下列敘述何者錯誤？(A)台灣人口老化速度為世界之冠 (B)老人罹患以慢性退化性疾病為最多 (C)老老人（85~94歲老人）之成長比率最高 (D)老年人口之照顧主要著重生活功能之維持而非治癒疾病。(104專高一)

10. 社區護理師家訪時，發現74歲的唐老先生因中風而導致吞嚥較困難，而且家屬表示個案最近因復健效果不彰，於3週前中斷復健。對唐老先生的護理評估項目中，下列應優先評估的項目，何者錯誤？(A)個案自我照顧能力 (B)個案一般身體健康 (C)個案宗教觀 (D)家屬照顧能力。 (104專高二)

解析 個案因疾病進行復健，但效果不彰而中斷，故應評估與健康及照顧能力，(C)與此最無關。

11. 承上題，對於中風的唐老先生因復健效果不彰而中斷復健，下列護理措施何者不適當？(A)了解個案及家屬的困難 (B)了解個案目前的身體功能 (C)與案家一同訂定具體可行的目標 (D)直接轉介個案去護理之家。 (104專高二)

12. 台灣心臟病和糖尿病防治工作困難的原因，下列何者錯誤？(A)民眾認知不足，無法建立健康的生活型態 (B)疾病本身錯綜複雜、彼此影響，使得防治工作繁複 (C)醫療院所對保健工作參與度不夠 (D)區域性醫療院所普遍不足。 (105專高一)

解答： 7.D 8.A 9.AC 10.C 11.D 12.D

13. 目前成人代謝症候群的診斷標準之一為空腹血糖值至少超過：(A) 95 mg/dL (B) 100 mg/dL (C) 105 mg/dL (D) 110 mg/dL。
(105專高一)

14. 成年人當骨質密度（T值，T-score）大於等於多少時，表示其骨質正常？(A) 1 (B) 0 (C) －1 (D) －2.5。 (105專高一)

15. 有關正常老化過程所產生之生理功能改變的敘述，下列何者錯誤？(A)心輸出量增加 (B)唾液腺分泌減少 (C)胰島素分泌減少 (D)腦組織重量減少。 (105專高一)

解析 心輸出量減少。

16. 慢性腎臟病的高危險群，下列何者錯誤？(A)糖尿病患者 (B)痛風患者 (C)體重過輕者 (D)高血壓患者。 (105專高二)

17. 衛生福利部國民健康署呼籲腎臟保健健康寶典的「三少」，下列何者錯誤？(A)少熱量 (B)少鹽 (C)少糖 (D)少油。(105專高二)

18. 糖尿病的診斷依據之一為空腹8小時以上，血糖值至少高於多少？(A) 100 mg/dL (B) 110 mg/dL (C) 126 mg/dL (D) 140 mg/dL。 (105專高二)

19. 教導中老年慢性病預防的內容，下列何者錯誤？(A)每日膽固醇的攝取量不宜超過400毫克 (B)每週至少累計150分鐘的中度身體運動 (C)每日食鹽的攝取量不宜超過6公克 (D)每週累計75分鐘的費力身體運動。 (105專高二)

解析 (A)每日膽固醇的攝取量不宜超過300毫克。

20. 世界衛生組織倡導的「高齡友善城市」所包括的面向，下列何者錯誤？(A)醫院數目 (B)無障礙空間 (C)交通運輸 (D)通訊聯絡。

解析 高齡友善城市八大面向：無礙、暢行、安居、親老、敬老、不老、連通、康健。(B)無礙；(C)暢行；(D)連通。 (106專高一)

21. 造成代謝症候群最主要的因素為：(A)遺傳因素 (B)環境因素 (C)生活型態 (D)經濟因素。 (106專高一)

解答： 13.B 14.C 15.A 16.C 17.A 18.C 19.A 20.A 21.C

解析 代謝症候群的臨床診斷準則（達成三項或以上即可代表有代謝症候群的症狀）：(1)肥胖；(2)高血壓；(3)高血糖；(4)高密度脂蛋白膽固醇；(5)高三酸甘油酯。以上診斷準則皆是個人生活、飲食型態造成的症狀指標，故選(C)。

22. 下列哪些情況可能使高血壓病人血壓突然上升？(1)體表溫差過大 (2)用力排便 (3)夜間上廁所 (4)抬腿運動：(A) (1)(2) (B) (1)(3) (C) (2)(3) (D) (2)(4)。 （106專高一）

解析 (1)(2)溫度及排便動作皆會造成血壓的上升；(3)夜間上廁所不一定會影響血壓，但可能是患有高血壓的徵兆（高血壓會有夜尿情形）；(4)運動可促進血液循環，使血壓維持正常狀態。

23. 社區衛生護理師對糖尿病民眾的運動指導，下列何者正確？(1)以有氧運動最佳 (2)如想要減重，則需每星期達到120分鐘的運動 (3)必須從事高強度的運動，才能達到減重效果 (4)晨起運動者，宜先進食部分食物：(A) (1)(2) (B) (1)(4) (C) (2)(3) (D) (3)(4)。 （106專高一）

解析 (2)運動頻率最好是一週3~5次，且每天運動約40~60分鐘為宜。即使不是為了減重也須維持運動；(3)糖尿病患者運動最好在早上，避免黃昏或晚上劇烈運動以防止半夜低血糖。

24. 下列何項最能描述四大非傳染性疾病（癌症、糖尿病、心血管疾病、慢性呼吸道疾病）的共同危險因素？(A)吸菸、不當飲酒、缺乏運動、不健康飲食 (B)體重過重、吸菸、睡眠品質不良、憂鬱 (C)吸菸、久坐、憂鬱、體適能不佳 (D)久坐、不健康飲食、空氣汙染、吸菸。 （106專高一）

解析 (B)睡眠品質不良及憂鬱傾向並非此4大非傳染性疾病的共同危險因素；(C)久坐及憂鬱和體適能不佳非此4大非傳染性疾病的共同危險因素；(D)久坐非此4大非傳染性疾病的共同危險因素。

解答： 22.A 23.B 24.A

25. 張先生為中度失智個案，常有走失、健忘、重複問時間、焦慮等問題，社區衛生護理師家訪時對家屬的建議，下列何者最不適當？(A)讓張先生戴有姓名及電話的手鍊 (B)變動環境擺設與布置避免環境單調 (C)在大門加裝另一門栓或密碼鎖 (D)將時鐘及日曆掛於醒目處。 （106專高二）

解析 失智症患者最早被影響的認知功能是記憶力減退，居住環境應減少環境布置變化、避免複雜或令人眼花撩亂的樣或飾物，並在其經常活動的空間，提供人、時、地定向感的指示。

26. 有關慢性病的特性，下列何者錯誤？(A)早期發現可避免疾病惡化 (B)須終生控制，無法根治 (C)初期通常沒有明顯症狀 (D)通常不會造成殘障與機能不全。 （106專高二）

解析 (D)慢性病常遺留殘障或機能不全，視病況不同而需要復健或長期用藥。

27. 慢性病危險群個案管理需要完整的計畫與防治步驟，其中最優先且重要的是：(A)追蹤個案的檢查與治療 (B)提升個案對疾病的認知 (C)運用篩檢與檢查發現個案 (D)早期治療以保持個案正常功能。 （106專高二）

28. 下列敘述何者為具有代謝症候群危險因子？(A)白女士腰圍82 cm (B)張先生血壓128/83 mmHg (C)李先生高密度脂蛋白膽固醇60 mg/dL (D)陳女士三酸甘油酯144 mg/dL。 （106專高二補）

解析 代謝症候群危險因子：男性腰圍＞90公分，女性腰圍＞80公分；血壓＞130/85 mmHg；高密度脂蛋白膽固醇男性＜40 mg/dL，女性＜50 mg/dL；三酸甘油酯＞150 mg/dL。

29. 社區衛生護理師在教導罹患糖尿病的陳先生攝取低升糖指數(glycemic index, GI)食物時，下列何者錯誤？(A)多醣類澱粉比單醣類GI值低 (B)塊狀水果比果汁GI值低 (C)纖維量越高的食物GI值越低 (D)澱粉糊化後GI值越低。 （106專高二補）

解析 (D)食物熬煮越久，澱粉糊化程度越高，GI值也越高。

解答： 25.B 26.D 27.C 28.A 29.D

30. 有關安寧緩和醫療條例的敘述，下列何者正確？(A)二十歲以上具完全行為能力之人，若有意願接受安寧緩和醫療，得預立安寧緩和醫療意願書 (B)病人簽署安寧緩和意願書時，得請醫療機構的工作人員作為見證人 (C)當末期病人無簽署意願書且意識昏迷時，最近親屬可出具安寧緩和同意書替代，最近親屬序為父母、配偶、成年子女、孫子女 (D)已簽署意願書或同意書者，轉診至其他醫療機構時，原意願書即失效，需重新簽署。

解析 (B)醫療機構所屬人員不得為見證人；(C)最近親屬序為配偶、成年子女、孫子女父母；(D)意願書將註記於健保卡，不會失效，無須重簽。 (106專高二補)

31. 下列何者不包含在四癌防治計畫篩檢中的項目？(A)乳癌篩檢 (B)口腔癌篩檢 (C)子宮頸癌篩檢 (D)肺癌篩檢。 (106專高二補)

解析 四癌防治篩檢包括：乳癌、口腔癌、子宮頸癌及大腸癌。

32. 規律且正確的運動對糖尿病個案的益處，下列何者錯誤？(A)增強心肺耐力 (B)增進胰島素功能 (C)降低血中三酸甘油酯 (D)增加低密度脂蛋白膽固醇。 (107專高一)

解析 (D)增加高密度脂蛋白膽固醇。

33. 骨質疏鬆的危險因子，下列何者錯誤？(A)骨質疏鬆症家族史 (B)飲酒過量 (C)更年期或停經 (D)男性高於女性。 (107專高一)

解析 (D)女性＞男性。

34. 某國老年人口比率為12.51%，請問是屬於下列何種社會？(A)高齡化社會(aging society) (B)高齡社會(aged society) (C)超高齡社會(hyper-aged society) (D)超級高齡社會(super-aged society)。

解析 老年人口比率達7%為高齡化社會，達14%為高齡社會，達20%為超高齡社會。 (107專高一)

35. 世界衛生組織訂出在2025年之前要將哪些非傳染病所造成的死亡率降低25%？(1)癌症 (2)心血管疾病 (3)糖尿病 (4)慢性阻塞性肺疾病 (5)憂鬱症。(A) (1)(2)(3)(4) (B) (1)(2)(3)(5) (C) (1)(3)(4)(5) (D) (2)(3)(4)(5)。 (107專高一)

解答： 30.A 31.D 32.D 33.D 34.A 35.A

36. 張老先生進入腎臟疾病晚期，社區衛生護理師家訪時，對他的飲食指導，下列何者錯誤？(A)避免使用含鉀的低鈉鹽作為調味品 (B)避免使用肉汁或高湯拌飯 (C)宜攝取新鮮蔬果，減少烹煮，尤以生菜或精力湯為佳 (D)宜攝取低氮澱粉類食物，如冬粉、米粉或米苔目等。 (107專高一)

解析 患者飲食應採低鹽、低鉀、低磷，部分蔬菜鉀離子含量較高，應川燙去除鉀離子，不建議生食。

37. 王先生社區整合性篩檢的檢查結果，哪些符合代謝症候群判定標準？(1)身高150公分、體重72公斤 (2)血壓為128/80 mmHg (3)腰圍90公分 (4)空腹血糖130 mg/dL (5)高密度脂蛋白膽固醇(HDL-C) 43 mg/dL。(A) (1)(5) (B) (3)(4) (C) (4)(5) (D) (2)(4)。 (107專高一)

解析 (1)不包括身高、體重標準；(2)收縮壓≧130 mmHg或舒張壓≧85 mmHg；(5)男性＜40 mg/dL、女性＜50 mg/dL。

38. 承上題，社區衛生護理師應該對王先生提供的衛教，下列何者最不恰當？(A)明年可以再接受整合性篩檢服務 (B)安排進一步血糖檢測 (C)維持現有體重與生活型態 (D)運動宜在飯後一小時。 (107專高一)

39. 正常老化所產生的生理機能退化，常見的健康問題有下列何者？(1)心輸出量增加 (2)從食物中吸收鈣質能力減少 (3)唾液腺分泌減少 (4)胰島素分泌增加 (5)免疫力降低。(A)(1)(2)(5) (B)(2)(3)(5) (C)(2)(4)(5) (D)(1)(4)(5)。 (107專高二)

解析 (1)心輸出量下降；(4)胰島素分泌未改變，但功能下降。

40. 社區健康女性長者最需要的照護應為？(A)共餐服務 (B)生活照護指導 (C)門診醫療照護 (D)社區的居家護理。 (107專高二)

41. 有關中老年人罹患高血壓危險因子的敘述，下列何者錯誤？(A)懷孕時曾發生妊娠毒血症 (B)從事需久坐的工作 (C)工作壓力大經常熬夜 (D)BMI = 24。 (107專高二)

解析 (D)肥胖(BMI>27)是高血壓的危險因子。

解答： 36.C 37.B 38.C 39.B 40.B 41.D

42. 王先生，62歲，1個月前檢查三酸甘油脂為250 mg/dL，血壓142/92 mmHg，飯前血糖96 mg/dL；王先生具有的心血管疾病危險因子中，下列何者錯誤？(A)男性 (B)大於60歲 (C)血脂過高 (D)飯前血糖過高。 （108專高一）

解析 飯前血糖正常值為70~110 mg/dL。

43. 下列何者不是台灣老年人口成長的因素？(A)社會經濟水準的提升 (B)醫療科技的進步 (C)全球化風潮的影響 (D)公共衛生水準的提升。 （108專高一）

44. 有關慢性病的敘述，下列何者最正確？(1)僅好發於高齡群體 (2)潛伏期長須終生控制 (3)需要密集的醫療照護 (4)常殘留殘障或機能不全。(A) (1)(2) (B) (2)(3) (C) (2)(4) (D) (1)(4)。

解析 (1)肥胖、抽菸、生活壓力大都可能導致慢性併發生；(3)需要長期醫藥指導、觀察、照護及復健。 （108專高一）

45. 有關社區衛生護理人員提供代謝症候群個案的飲食衛教，下列何者錯誤？(A)少鹽、少油 (B)少吃澱粉高的食物，每日控制不超過6公克 (C)多吃含高纖維飲食 (D)避免空腹飲酒。 （108專高一）

解析 (B)每日需攝取五穀雜糧類2.25碗，不偏食、不過量。

46. 有關代謝症候群的防治策略，下列何者為初段預防？(A)控制體重 (B)疾病篩檢 (C)個案管理追蹤 (D)轉介就醫。（108專高二）

解析 (B)(C)(D)為次段預防。

47. 成人空腹8小時以上，血清三酸甘油酯高於多少，即屬於高血脂？(A) 150 mg/dL (B) 160 mg/dL (C) 180 mg/dL (D) 200 mg/dL。 （108專高二）

48. 根據世界衛生組織的定義，所謂超高齡社會是指該國家65歲以上老年人口占總人口比率為何？(A) 7% (B) 14% (C) 20% (D) 25%。 （108專高二）

解析 (A)為高齡化社會；(B)為高齡社會。

解答： 42.D 43.C 44.C 45.B 46.A 47.D 48.C

49. 社區衛生護理師在教導民眾預防慢性腎臟病的方法，下列何者正確？(A)減少飲水量，以避免對腎臟的負荷 (B)盡量採用低蛋白飲食，以減少對腎臟的負荷 (C)定期接受血壓、血糖、肌肝酸與蛋白尿的檢查 (D)按時服用藥物改善腎臟功能。 (108專高二)

解析 護理師的作法為三段五級中的初段預防，民眾乃屬未發病之健康人口，故選(C)鼓勵定期身體檢查，(A)(B)(D)為針對疾病治療的次段預防。

50. 有關「代謝症候群」判定標準，下列何者錯誤？(A)三酸甘油酯≧150 mg/dL (B)收縮血壓≧130 mmHg/舒張血壓≧85 mmHg (C)高密度脂蛋白膽固醇：男性＞40 mg/dL、女性＞50 mg/dL (D)空腹血糖值≧100 mg/dL。 (109專高一)

解析 (C)男性＜40 mg/dL、女性＜50 mg/dL。

51. 有關高纖維飲食的益處，下列何者錯誤？(A)促進膽固醇排泄 (B)降低蛋白質吸收 (C)延長糖分吸收時間 (D)促進腸胃道蠕動。 (109專高一)

52. 若要探討慢性疾病的致病機轉，下列哪種致病模式最不適合？(A)網狀模式 (B)輪狀模式 (C)三角模式 (D)螺狀模式。

解析 (C)是傳染病的致病模式。 (109專高二)

53. 高齡社會(aged society)是指65歲以上人口比率為何？(A) 7% (B) 14% (D) 20% (D) 25%。 (109專高二)

解析 14%是高齡社會、20%是超高齡社會。

54. 周先生近日痛風頻繁發作，社區護理師進行家訪衛教，下列何者錯誤？(A)多攝取豆苗、蘑菇等新鮮蔬菜 (B)避免飲用啤酒 (C)每日飲水2,000 mL以上 (D)定期檢查腎功能。 (109專高二)

55. 有關慢性病的特性，下列何者錯誤？(A)初期通常沒有明顯症狀 (B)穩定控制代表治癒 (C)早期發現可避免疾病惡化 (D)可能會造成失能。 (109專高二)

解析 (B)患病時間是長期的，需終生控制，無法根治。

解答： 49.C 50.C 51.B 52.C 53.B 54.A 55.B

56. 下列何項血液檢查可以反映出糖尿病病人長期血糖控制是否良好？(A)酮體 (B)血糖 (C)糖化血色素 (D)紅血球生成素。

（109專高二）

57. 社區護理師接獲通報，社區中有位獨居老人疑似有中風徵兆，安排送醫救治並協助轉入社區安養機構。上述護理措施運用哪些策略？(1)發現個案 (2)復健 (3)追蹤檢查治療 (4)居家照護服務。(A) (1)(2) (B) (2)(3) (C) (3)(4) (D) (1)(3)。 （110專高一）

58. 李先生是高血壓個案，喜愛從事的休閒活動包括：(1)洗三溫暖 (2)打太極拳 (3)舉重訓練 (4)游泳，社區護理師應建議他避免哪些活動？(A) (1)(2) (B) (1)(3) (C) (2)(4) (D) (3)(4)。

解析 (1)高血壓病人應避免體表溫差變化過大的活動；(3)應避免過度用力的活動。 （110專高一）

59. 下列何者屬於低升糖指數(glycemic index)食物？(1)小麥片 (2)全麥麵包 (3)山藥 (4)地瓜 (5)糙米飯 (6)南瓜。(A) (1)(2)(3) (B) (1)(3)(5) (C) (2)(4)(6) (D) (4)(5)(6)。 （110專高一）

60. 國人十大死因中多項死因與肥胖有關，為減低肥胖，有關衛生福利部推動之健康飲食建議，下列敘述何者錯誤？(A)減少攝取游離糖(free sugars) (B)以白肉代替紅肉 (C)多攝取膳食纖維 (D)多攝取不完全氫化油(hydrogenated oils)。 （110專高一）

解析 (D)不完全氫化油會產生反式脂肪，對健康產生負面影響。

61. 有關原住民族在人口學的措施，下列健康政策的敘述何者最不適當？(A)年齡未滿20歲及年滿55歲以上者，部分補助其自付保險費 (B)居住偏遠地區原住民，另可申請就醫交通費補助 (C) 55歲以上免費每年1次成人預防保健服務 (D) 30歲以上婦女免費每年1次子宮頸抹片檢查。 （110專高二）

解答： 56.C 57.D 58.B 59.AB 60.D 61.A

62. 糖尿病病人經常出現血管與神經病變，需定期進行併發症篩檢，下列何者不屬於糖尿病併發症篩檢項目？(A)視網膜檢查　(B)尿蛋白檢查　(C)胎兒甲型蛋白(α-fetoprotein, AFP)檢查　(D)足踝神經檢查。 （110專高二）

解析 (C)是檢測肝癌的篩檢項目，也常作為胎兒評估。

63. 王老先生向社區護理師主訴他最近常提不起精神、感覺無力、不想出門、體重也減輕，下列護理師的處置何者最不適當？(A)轉介至老年醫學科或家醫科就診　(B)轉介參加社區延緩失能失智活動　(C)教導預防跌倒策略　(D)建議多休息，以利恢復體能。

（110專高二）

64. 依據病人自主權利法規定，有關輕度認知障礙者事先預立醫療決定的敘述，下列何者正確？(A) 18歲以上者都可以簽署預立醫療決定　(B)意願人簽署「預立醫療決定」前須先經醫療機構「預立醫療照護諮商」　(C)家屬可全權代理簽署「預立醫療決定」文件　(D)有認知障礙者不能簽立「預立醫療決定」。

（110專高二）

解析 (A)具完全行為能力之人（>20歲或<20但已婚），可以簽署預立醫療決定；(C)應經意願人出於自願，如果不是如此，醫療機構可以不予核章證明；(D)可洽詢醫院預立醫療照護諮商，評估是否能簽署。

65. 有關聯合國對於人口老化的敘述，下列何者最不適當？(A)高齡化社會(aging society)指65歲以上老年人口占總人口7%以上　(B)高齡社會(aged society)指65歲以上老年人口占總人口14%以上　(C)超高齡社會(super-aged society)指65歲以上老年人口占總人口25%以上　(D)我國於2018年進入高齡社會(aged society)。

解析 (C) 65歲以上老年人口占總人口20%以上。 （110專高二）

解答：　62.C　63.D　64.B　65.C

66. 張老先生患有失智症，因他有隨地大小便，且有誤食之問題。基於安全考量，社區護理師應優先建議家屬使用下列何項措施？(A)將張老先生送至失智症專門照顧機構 (B)盡量將危險物品收起 (C)盡量為張老先生包尿片 (D)訓練張老先生按時如廁。
(111專高一)

67. 有關獨居老人預防跌倒的安全議題，下列何者正確？(A)室內燈光不足是內因性的危險因子 (B)浴室門口放置活動地毯，擦乾鞋底 (C)建議家中物品固定擺放 (D)預防跌倒是屬於三段五級中的第四級。 (111專高一)

68. 有關衰弱評估量表SOF (Study of Osteoporotic Fractures frailty index)的敘述，下列何者錯誤？(A)有三項評估項目 (B)體重減輕(weight loss)：與1年前相比體重減少超過5公斤以上 (C)下肢功能(lower extremity function)：無法從椅子不用手扶站起5次 (D)符合二項以上者為衰弱(frail)。 (111專高一)

解析 (B)關於體重減輕的評估為：非刻意減重狀況下，過去一年體重減少3公斤或5%以上。

69. 獨居的張爺爺罹患氣喘多年，最近因氣喘發作反覆入院，近日出院返家，每週會有居服員到宅服務，社區衛生護理師到家中訪視，下列建議何者最不適當？(A)請居服員每週以攝氏55度熱水清洗寢具 (B)請居服員以濕抹布打掃環境 (C)建議張爺爺將厚重窗簾移除，改用百葉窗或塑膠板 (D)建議張爺爺飼養貓或狗等寵物陪伴。 (111專高一)

解析 (D)可能引發過敏、氣喘。

70. 有關戒菸的護理指導，下列何者正確？(A)戒菸會有戒斷症候群，是體內尼古丁減少的正常反應 (B)減少吸菸量，就可以成功戒菸 (C)使用電子菸替代一般菸品有助戒菸 (D)所有吸菸者都是戒菸治療服務對象。 (111專高一)

解答： 66.B 67.C 68.B 69.D 70.A

71. 以腰圍作為代謝症候群指標之一，是因為腹部肥胖可以推估下列何者之多寡？(A)皮下脂肪 (B)內臟脂肪 (C)蛋白質 (D)肌肉。 (111專高一)

72. 整合性篩檢是現階段政府推動重要的社區中老年防治計畫，下列何者正確？(1)肺癌、肝癌、乳癌、口腔癌、子宮頸癌是五種癌症的項目 (2)早期防治能見效是因慢性病的病因較為單純 (3)糖尿病、高血壓與高血脂是慢性病防治重點 (4)此項業務隸屬在衛生福利部國民健康署。(A) (1)(2) (B) (1)(4) (C) (2)(3) (D) (3)(4)。 (111專高一)

解析 (1)為子宮頸癌、大腸癌、乳癌、口腔癌篩檢；(2)早期介入及治療，能降低疾病嚴重合併症及死亡率。

73. 社區護理師用來改善社區獨居老人支持系統的措施，下列何者最不適當？(A)介紹參與宗教活動 (B)定期關懷訪視 (C)轉介社福機構 (D)建議入住長期照護機構。 (111專高二)

74. 有關長者在家進行肌力和肌耐力訓練，下列敘述何者錯誤？(A)長者每週應累計至少150分鐘中等費力運動 (B)運動的強度，以不疼痛為原則，體能提升後再逐漸增加活動的類型、強度及次數 (C)坐姿肌力訓練不適合長者採用 (D)除特殊禁忌外，身體活動量不足且體能差的長者，以增加日常性活動為優先。(111專高二)

75. 67歲的歐陽先生於上個月參加成人健檢，檢查結果：三酸甘油酯為218 mg/dL、低密度膽固醇196 mg/dL、血壓158/110 mmHg、空腹血糖99 mg/dL。下列何者不是心血管疾病危險因子？(A)高血壓 (B)大於60歲 (C)高血脂 (D)高血糖。 (111專高二)

解析 心血管疾病危險因子有：三酸甘油酯≧150 mg/dL、低密度膽固醇＞160 mg/dL、血壓＞80/120 mmHg、空腹血糖值(FG)≧100 mg/dL。

76. 有關老人跌倒的危險因子中，下列何者屬於外因性的因素？(A)光線不足 (B)中風病史 (C)使用鎮靜劑 (D)白內障。 (111專高二)

解答： 71.B 72.D 73.D 74.C 75.D 76.A

77. 有關慢性腎臟病初期病人的飲食指導，下列何者最不適當？(A)建議攝取高品質蛋白質食物為原則 (B)麵筋、麵腸等屬高蛋白質食物可以多食用 (C)減少攝取磷含量高的食物 (D)多食蔬菜且盡量減少湯汁攝取。 (111專高二)

解析 (B)豆類食物屬於低生物價值蛋白質飲食。

78. 有關中老年慢性病個案管理的目標，下列何者最不適當？(A)個案學習自我照顧是最終目標 (B)定期監測疾病，以利早日痊癒 (C)控制疾病，預防合併症產生 (D)個案能利用資源，接受疾病相關的保健諮詢。 (111專高二)

79. 陳先生的成人健檢血液報告呈現總膽固醇190 mg/dL，低密度膽固醇135 mg/dL，高密度膽固醇44 mg/dL。護理師給予的護理指導，下列何項錯誤？(A)總膽固醇數值是正常 (B)好膽固醇數值是正常 (C)壞膽固醇數值偏低 (D)建議飲食要清淡、少油炸。

解析 總膽固醇正常值：<200 mg/dL；LDL<100 mg/dL；HDL>40 mg/dL。故其總膽固醇、HDL正常，LDL過高。 (112專高一)

80. 王老先生78歲，接受成人健檢抽血檢查發現腎絲球過濾率值(GFR)為53 mL/min/$1.73m^2$前來健康諮詢。社區護理師的衛教與評估，下列何項最不適宜？(A)衛教個案腎功能約為正常成人的70% (B)老年人的腎絲球過濾率值常會比年輕人低 (C)評估個案是否有水腫和倦怠感 (D)建議個案少吃高蛋白食物。 (112專高一)

解析 (A) GFR正常值在100~120 mL/min/$1.73m^2$。

81. 依據糖尿病照護指引，糖尿病之控制標準下列何者較不適宜？(A)飯前血糖80~130 mg/dL (B)糖化血色素＜9% (C)血壓＜140/90 mmHg (D)三酸甘油酯＜150 mg/dL。 (112專高一)

解答： 77.B 78.B 79.C 80.A 81.B

82. 社區護理師家訪過程，失智症個案王老先生反覆問：「小姐請問你是誰？叫什麼大名？」護理師應採何種應對方式最適宜？(A)不用正面回答，這是疾病特性之一 (B)對話過程，多次做簡短自我介紹 (C)請個案將護理師姓名背起來，當他問時，反問他 (D)告知名字不是重要議題，應先關注疾病問題。 (112專高一)

83. 有關衰弱(frailty)的敘述，下列何者最不適宜？(A)是介於健康與生病或失能前的一個階段，不是一種疾病 (B)通常是身體多處系統發生進展性功能下降 (C)是指身體健康無法恢復較好的功能狀態 (D)可以透過周全性評估提早發現。 (112專高一)

84. 王太太53歲，從未接受過全民健康保險篩檢服務，目前無抽菸，檳榔已戒。社區衛生護理師可建議其接受那些篩檢項目？(1)乳房X光攝影 (2)子宮頸抹片 (3)糞便潛血 (4)口腔黏膜。(A)僅(1)(3)(4) (B)僅(1)(2)(4) (C)僅(2)(3)(4) (D)(1)(2)(3)(4)。

(112專高二)

解析 (1) 45~69歲婦女每2 年1 次；(2) 30歲以上婦女每年1次；(3) 50歲以上未滿75歲，每2 年一次；(4) 30歲以上有嚼檳榔或吸菸者、18歲以上有嚼檳榔原住民，每2年1次。

85. 周女士BMI＝26 (kg/m^2)，腰圍88公分且無規律運動習慣，想要利用運動來減重，下列何者對她減重的運動指導最為正確？(1)以有氧運動最佳 (2)每週至少需進行150分鐘以上中強度身體活動 (3)從事高強度的運動，才能達到減重效果 (4)騎一般速度腳踏車比跑步消耗更多熱量。(A) (1)(2) (B) (1)(4) (C) (2)(3) (D) (3)(4)。 (112專高二)

86. 65歲陳女士有高血壓及高血脂之狀況，下列何項護理指導最不適當？(A)高密度膽固醇高於50 mg/dL (B)血壓正常後應暫停服藥觀察 (C)控制收縮壓／舒張壓低於140/90 mmHg (D)可攝取大麥、燕麥及堅果等高纖食物。 (112專高二)

解析 (B)高血壓係一慢性疾病，應持續服藥以維持正常血壓。

解答： 82.B 83.C 84.D 85.A 86.B

87. 社區護理師教導糖尿病患者足部自我照顧的內容，下列何者最不適當？(A)每日自我檢視足部是否有傷口 (B)每週自我修剪硬皮及雞眼 (C)穿包覆式的鞋子 (D)足部避免使用電熱毯。

(112專高二)

88. 陳老太太過去一年在沒有改變生活習慣與減重下，體重從65公斤降到63公斤，在沒有手扶支撐下只能連續站立坐下3次，自覺一個月約有2~3日覺得懶懶的不想做家事。依據老年衰弱評估量表(Study of Osteoporotic Fractures, SOF)，陳老太太屬於下列何種衰弱程度？(A)無老年衰弱 (B)有老年衰弱傾向 (C)已有老年衰弱 (D)已達嚴重老年衰弱。 (112專高二)

89. 根據內政部對獨居老人之界定標準，下列何者符合？(1) 70歲個案喪偶，與心理年齡未滿3歲的成年女兒同住 (2) 70歲個案與小4歲的太太同住，獨子結婚定居國外 (3) 70歲個案喪偶和獨子同住，該子每週二和三因工作出差不在家。(A)僅(1) (B) (1)(2) (C) (1)(3) (D) (2)(3)。 (112專高二)

解析 獨居老人標準如下：65歲以上獨自居住、同住者無照顧能力、65歲以上夫妻同住。

90. 有關菸害防制法的規定，下列何者錯誤？(A)菸害防制法規範之菸品不包括雪茄 (B)即使是家人也不得供應菸品予未滿20歲者 (C)於孕婦或未滿3歲兒童在場之室內場所，應禁止吸菸 (D)對在禁菸場所吸菸者，在場人士有權勸阻。 (112專高三)

解析 菸害防制法第三條第一項所指之菸品，係指全部或部分以菸草或其他含有尼古丁之天然植物為原料，製成可供吸食之紙菸、菸絲、雪茄等菸品。

91. 王女士，76歲，被診斷為糖尿病，空腹血糖值為250 mg/dL，主訴定期回診接受治療。社區護理師對於王女士之照護措施，下列何項最不適當？(A)建議定期檢測血糖 (B)評估藥物使用狀況 (C)評估運動狀況 (D)建議禁止吃多醣類澱粉。 (112專高三)

解答： 87.B 88.B 89.B 90.A 91.D

92. 下列何者不是慢性腎臟病的危險因子？(A)血糖高　(B)尿酸高　(C)高密度脂蛋白膽固醇高　(D)血壓高。　(112專高三)

解析 (C)高密度脂蛋白膽固醇過低，是代謝症候群的危險因子之一。

93. 影響長者營養狀況的常見因素，下列何者最不適當？(A)共餐據點的餐點供應有限　(B)因服用藥物引起味覺的問題或喪失食慾　(C)唾液腺無法分泌足夠的唾液潤滑消化食物　(D)進食時假牙摩擦使得牙床疼痛無法咬碎食物。　(113專高一)

解析 (A)老人營養狀況通常與其生理狀況、疾病、經濟及社會能力有關。

94. 邱先生60歲，已戒菸20年，未曾接受過健康檢查，邱先生可接受全民健保哪些免費篩檢？(1)口腔癌篩檢　(2)大腸癌篩檢　(3)攝護腺癌篩檢　(4)低劑量電腦斷層檢查。(A) (1)(2)　(B) (1)(3)　(C) (2)(4)　(D) (3)(4)。　(113專高一)

解答：　92.C　93.A　94.A

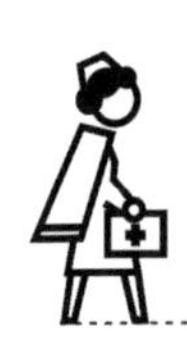

MEMO

傳染病防治

出題率：♥♥♡

- 傳染病概念
  - 定　義
  - 感染鏈
- 傳染病流行動力學
  - 共同傳染
  - 連鎖感染
- 傳染病的分類及管制步驟
  - 國際法定傳染病
  - 通報法定傳染病
  - 國內法定傳染病
  - 管制措施
- 傳染病的防治
- 預防接種
  - 疫苗分類
  - 接種時間
  - 接種禁忌
- 當前重要防疫政策

重要傳染病
- 登革熱
- 腸病毒
- 結核病
- 病毒性肝炎
- 後天免疫缺乏症候群(AIDS)
- 日本腦炎
- 嚴重急性呼吸道症候群(SARS)
- 炭疽病
- 新型 A 型流感
- 流感併發重症
- 中東呼吸症候群冠狀病毒感染症(MERS)
- 伊波拉病毒感染
- 茲卡病毒感染症
- 嚴重特殊傳染性肺炎（新冠肺炎）(COVID-19)
- M 痘

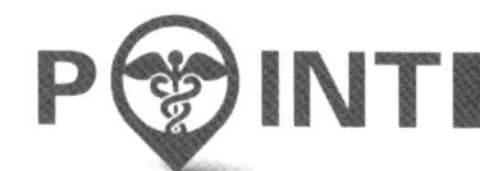

10-1 傳染病概念

一、定 義

傳染病(communicable disease)是指**病原體**(infectious agent)從**病人或其他傳染窩**經由**媒介物、病媒**等直接、間接的**接觸**，而傳播給**易感宿主**的疾病。

二、感染鏈

(一) 傳染窩

病原可以生存、繁殖並藉以傳播至易感者身上的處所。包括人、動物及環境三方面。

1. 人：人體是最常見的傳染窩。
   (1) 帶原者：受到感染而帶有病原，但無明顯症狀的人，也可能將病原傳給別人。
   (2) 隱性帶原者：尚在不顯性感染階段，即有傳染他人能力者。如小兒麻痺、腦膜炎、肝炎。
   (3) 潛伏期帶原者：疾病潛伏期階段，受感染的人才會散播病原。如水痘、麻疹、肝炎。
   (4) 康復期帶原者：疾病的帶原者，是在逐漸康復的時候才傳染給人。如白喉、B 型肝炎、沙門氏菌。
   (5) 慢性帶原者：帶原者長時間未被妥善治療或自行痊癒，使帶原時間超過半年以上。如 B 型肝炎、傷寒桿菌。
2. 動物：透過動物傳給人體的稱為動物性疾病(zoonoses)。在生存繁殖階段存在動物體內，最後以人體為發病宿主，如炭疽病

（anthrax，羊）、鼠疫（plague，鼠）、狂犬病（rabie，狗或其他哺乳動物）、瘧疾(malaria)等。

3. 環境：植物、土壤或無生命的有機物亦可作為病原存在的場所，如引起退伍軍人症的退伍軍人桿菌(*Legionella pneumophila*)即常存在潮濕陰暗的處所中。

(二) 傳染途徑

指病原體侵入人體的過程。包括病原從傳染窩游離出來，傳送到易感宿主而進入其體內。

1. 接觸傳播
   (1) **直接接觸傳播**：是指病原體直接傳染給易感宿主，經由直接的體表與體表接觸，如結膜炎、**疥瘡**、MRSA 等；又如藉由性行為傳染，如梅毒、淋病及後天免疫缺乏症候群(AIDS)。
   (2) 間接接觸傳播：是指易感宿主因接觸被汙染的環境、敷料或器械等而被傳染。

2. 飛沫傳播：經由咳嗽、打噴嚏或談話所產生帶有致病病原體的飛沫（**直徑大於 5 μm**），飛揚的距離未超過 **1 公尺**，沉積在易感宿主的結膜、鼻或口腔黏膜傳染給易感宿主，如**麻疹**。

3. 空氣傳播：由直徑小於 5 μm 的飛沫核(droplet nucleus)或塵埃粒子，帶有致病菌的微小粒子傳播。飛揚或漂浮的距離超過 1 公尺，才被易感宿主吸入而發生感染，如白喉、流行性腦脊髓膜炎、水痘、德國麻疹、開放性肺結核等。

4. 共通媒介物傳播：經由攝入遭受汙染的物品而被傳染，如水、食物、藥物、體液、血液等。霍亂、阿米巴痢疾、腸病毒群、**桿菌性痢疾**、肝炎、傷寒、小兒麻痺等屬於此類。

5. **病媒傳播**：經由病媒生物攜帶病原菌而傳播，如蚊子傳播**瘧疾**、登革熱、**日本腦炎**；**硬蜱**(tick)傳播**萊姆病**。
   (1) 機械性傳染：蟲媒只將病原攜帶在腳部或吻部，傳播給易感宿主，病原並不在蟲體內繁殖。
   (2) 生物性傳染：病原在蟲媒傳播之前，已先在體內繁殖。病原在蟲媒體內繁殖，直接變成具有感染力的期間，稱之為外在潛伏期。
6. 氣（溶）膠傳播(aerosol transmision)：氣（溶）膠意指氣體介質中懸浮的固體或液體顆粒；呼吸、說話、打噴嚏或咳嗽時會產生許多微粒，而氣膠粒直徑小於 5μm，可以在空氣中懸浮達數十分甚至數小時之久，傳播範圍超過 1 公尺，經由宿主吸進體內造成感染，如 COVID-19。

(三) 宿　主

1. 隱性感染：或稱最不顯性感染、次臨床感染。病原體在宿主體內繁殖，導致宿主的病理反應，但尚無可察覺的臨床症狀。如結核菌素測驗呈陽性，卻無結核病症狀的人，絕大部分屬隱性感染。
2. 顯性感染：或稱臨床感染。宿主已發生傳染病；可以將人體受到病原感染後的反應細分成五級：不顯性感染、輕度反應、中度反應、重度反應和死亡。

病原對人體所造成的嚴重程度，也常以致病力(pathogenicity)和毒力(virulence)來表示。

1. 致病力：指病原體導致宿主生病的能力。

$$致病力 = \frac{病例數}{所有的受感染數}$$

2. 毒力：指病原體導致宿主產生嚴重疾病的能力。

$$毒力=\frac{嚴重的病例數與死亡的病例數之和}{所有的病例數}$$

10-2 傳染病流行動力學

一、共同傳染

指一群人同時受到同一病原的侵襲，集體發病而造成的爆發性流行。流行時間發生率曲線陡升陡降，屬高狹峰分布，傳染動力學單純，易找出傳染窩和傳染途徑。如機關團體的飲食汙染，致集體食物中毒或工廠爆炸，釋出大量有毒氣體，致使周圍居民集體化學中毒。

二、連鎖感染

傳染病直接或間接地由帶原者傳染至其他易感宿主。時間發生率曲線較共同感染的曲線緩和，屬於低闊峰分布。該流行狀況會受到**傳染代隔**、**群體免疫力**和**續發侵襲率**的影響。如德國麻疹在社區流行的狀況。

1. 傳染代隔：連鎖感染的過程當中，第一波病例與第二波病例之間的時間間隔，相當於從宿主得到感染至產生最大感染力的時間。傳染代隔越短，流行發生既來得快且幅度大，流行曲線的升降既快且陡。
2. 群體免疫力(herd immunity)：**團體中成員大多具有抵抗感染的免疫力，而使得該團體整體具有對抗該傳染原侵襲和散播的能力**。常被用來說明連鎖感染的流行曲線、週期循環和疫苗接種之重要性。一般來說，群體免疫力高的群體，疾病的流行曲線會較平緩且幅度較小。

3. 續發侵襲率：潛伏期間，流行單位所有易感宿主被初發病例接觸後的發病機率，其算法是將所有新發病例數扣除指標病例，和在發病時間上與指標病例同屬於一個流行代的病例數來當作分子，而以所有易感宿主當分母。續發侵襲率越高流行曲線越陡峭而幅度也大。

4. 易引起大規模的連鎖感染：(1)當族群從未曝露於該病原或該病原已消失許多年；(2)在封閉的社區中移入可感染性的個體。

10-3 傳染病的分類及管制步驟

一、國際法定傳染病

過去依 1969 年國際衛生條例計有**霍亂、鼠疫、黃熱病**三項，2007 年 6 月修訂擴大通報範圍，包含任何新發現的傳染病和輻射、化學引發的事件。

二、通報法定傳染病

被「國際衛生條例 2005」視為具有嚴重的公共衛生影響，應當通報的疾病包含天花、由野生型病毒引起的新型流行性感冒、嚴重急性呼吸道症候群(SARS)。被證實能夠造成嚴重的公共衛生影響，並在國際上迅速傳播的疾病如霍亂、鼠疫、黃熱病、病毒性出血熱（伊波拉病毒出血熱、拉薩病毒出血熱、馬堡病毒出血熱）、西尼羅熱、引起國家或區域特別關注的其他疾病，如登革熱、裂谷熱和流行性腦脊髓膜炎。

經評估上述疾病引起嚴重公共衛生問題、為不尋常突然發生、具有國際傳染的嚴重威脅、需限制國際旅行及貿易時應依條例規定通報 WHO。

三、國內法定傳染病

表 10-1 國內法定傳染病的分類

類別	傳染病名稱	病例報告期限
第一類	天花、鼠疫、嚴重急性呼吸道症候群、狂犬病	24 小時內
第二類	M 痘、**登革熱**、德國麻疹、霍亂、流行性斑疹傷寒、白喉、流行性腦脊髓膜炎、西尼羅熱、傷寒、副傷寒、小兒麻痺症／急性無力肢體麻痺、**桿菌性痢疾**、阿米巴性痢疾、瘧疾、麻疹、急性病毒性 A 型肝炎、腸道出血性大腸桿菌感染症、漢他病毒症候群、多重抗藥性結核病、屈公病、炭疽病、茲卡病毒感染症	24 小時內
第三類	先天性梅毒、腸病毒感染併發重症、結核病、漢生病、百日咳、新生兒破傷風、破傷風、急性病毒性 B 型肝炎、急性病毒性 C 型肝炎、急性病毒性 D 型肝炎、急性病毒性 E 型肝炎、流行性腮腺炎、梅毒、先天性梅毒、淋病、侵襲性 b 型嗜血桿菌感染症、退伍軍人病、先天性德國麻疹症候群、日本腦炎、急性病毒性肝炎未定型	1 週內
	人類免疫缺乏病毒感染	**24 小時內**
第四類	疱疹 B 病毒感染症、鉤端螺旋體病、類鼻疽、肉毒桿菌中毒、發熱伴血小板減少綜合症	24 小時內
	李斯特菌症、嚴重特殊傳染性肺炎(COVID-19)	72 小時內
	侵襲性肺炎鏈球菌感染症、Q 熱、地方性斑疹傷寒、萊姆病、兔熱病、恙蟲病、水痘併發症、弓形蟲感染症、流感併發重症、布氏桿菌病	1 週內
	庫賈氏病	**1 個月內**
第五類	中東呼吸症候群冠狀病毒感染症、**新型 A 型流感**、裂谷熱、馬堡病毒出血熱、黃熱病、伊波拉病毒感染、拉薩熱	24 小時內

表 10-1 國內法定傳染病的分類(續)

類 別	傳染病名稱	病例報告期限
其他	社區型 MRSA、棘狀阿米巴、福氏內格里阿米巴腦膜腦炎、貓抓病、NDM-1 腸道菌感染症、發熱伴血小板減少綜合症、細菌性腸胃炎、常見腸道寄生蟲病、中華肝吸蟲感染症、旋毛蟲感染症、肺吸蟲感染症、人芽囊原蟲感染、廣東住血線蟲感染症、鸚鵡熱、亨德拉病毒感染症、立百病毒感染症、第二型豬鏈球菌感染症、病毒性腸胃炎、沙門氏菌感染症、疥瘡感染症、頭蝨感染症、隱球菌症、CRE 抗藥性檢測、VISA/VRSA 抗藥性檢測、肺囊蟲肺炎、淋巴絲蟲病、肺炎黴漿菌感染症	疑似病例應盡速通報

資料來源:衛生福利部疾病管制署。

四、管制措施

1. 報告:發現傳染病後應於醫師或感染小組成員於規定時限內向中央主管機關報告,一般為 **24 小時內**。對於急診檢傷與疑似呼吸道感染之病人應落實「TOCC」機制,確實詢問並記錄**旅遊史**(Travel history)、**職業別**(Occupation)、**接觸史**(Contact history)及**是否群聚**(Cluster)等資訊,並遵循相關感染管制措施,及時採取適當的隔離防護措施。
2. 登記及確定診斷。
3. 隔離:將受感染者自人群中分離,**送往指定隔離治療機構**,俾使管訓與診治。
4. 消毒:消毒是殺滅病原體,為管制無生物傳染窩的最佳方法。
5. 檢疫:**檢疫目的在於防止疾病流行,期間以最長潛伏期為準。**依國際衛生條例指「限制疑似但無症狀的個人,或有嫌疑的行李、貨櫃、交通工具或物品的活動,將其與其他人員和物體隔離,以防止感染或汙染的可能傳播。」**與病人接觸者**加以檢查並限制其行動，目的在防止疾病流行或國外傳染病傳入。可分成**國際檢疫**（**防止國外傳染病的傳入**）和**國內檢疫**（**防止傳染病在國內蔓延**）兩大類。

6. 接觸者與傳染來源之偵查。
7. 預防接種，增強宿主抵抗力。
8. 特效治療。

10-4 傳染病的防治

可由兩方面來進行，即一般性預防和特殊預防。一般性預防包括注意個人衛生、促進身體健康、改善環境衛生、健全社區組織、加強防疫體系、普及衛生教育、強化例行偵測；特殊預防係針對特定疾病流行所採行的措施，包括傳染窩的管制、傳染途徑的管制、增強宿主抵抗力。

1. 傳染窩的管制
   (1) 傳染窩為動物：撲殺或降低感染力、治療使其變成不傳染。
   (2) 傳染窩為人：隔離、檢疫和治療來防止傳染性病原的散播，減低或消除傳染窩的傳染性。
2. 傳染途徑的管制
   (1) 直接傳染：避免和具有傳染力的人或動物接觸。
   (2) 媒介傳染：在未發生疾病前應積極改善環境衛生；疾病發生之後應加強媒介物的管理。
   (3) 蟲媒傳染：殺滅蟲媒來控制流行。
   (4) 空氣傳染：注意房屋衛生、保持空氣流通等。
3. **增加宿主免疫力**：包括健康促進及特殊性預防方法，如衛生教育及**預防接種疫苗**、**攝取均衡飲食**、**保持規律運動**。

10-5 預防接種

透過疫苗接種，將抗原接種至人體內，刺激自身免疫系統對抗該抗原，進而產生抗體獲得免疫力；或者注射血清來達到抵抗病原的目的，皆屬於**人工免疫**。可細分為：

1. **主動免疫**：毒素、類毒素、活性及非活性疫苗、抽取物及基因工程疫苗。
2. **被動免疫**：免疫血清、免疫球蛋白、人血、胎盤血、γ球蛋白及特異免疫球蛋白。

一、疫苗分類

1. **不活化疫苗**：(1)白喉、破傷風、百日咳、b 型嗜血桿菌及不活化小兒麻痺混合疫苗(DTaP-Hib-IPV)；(2)減量破傷風、白喉、白日咳、不活化小兒麻痺混合疫苗(Tdap-IPV)；(3)A/B 型肝炎疫苗；(4)**流行性感冒疫苗（臺灣目前使用雞胚蛋製程製備）**；(5)肺炎鏈球菌疫苗；(6)狂犬病疫苗；(7)霍亂疫苗；(8)流行性腦脊髓膜炎疫苗。
2. **活性減毒疫苗**：(1)卡介苗；(2)小兒麻痺口服疫苗(OPV)；(3)麻疹疫苗；(4)德國麻疹疫苗；(5)麻疹、腮腺炎、德國麻疹混合疫苗(MMR)；(6)水痘疫苗；(7)黃熱病疫苗；(8)**日本腦炎疫苗**（2017 年起改用活性減毒疫苗）。

二、接種時間

1. 不同不活性疫苗可同時接種。
2. 不同的活性減毒疫苗可同時接種；不活化疫苗與活性減毒疫苗間可同時接種，但**霍亂疫苗與黃熱病疫苗最好間隔 3 週以上**。

3. **小兒麻痺症、先天性德國麻疹症候群、麻疹、新生兒破傷風簡稱「三麻一風」**。我國常規預防接種簡介及接種時間如表 10-2、10-3 所示。另外，十三價結合型肺炎鏈球菌疫苗(PCV-13) 2014 年起提供 1~5 歲幼兒全面免費接種。

4. 流感疫苗建議**每年接種一次**，並盡量於 9 月中旬後、11 月下旬前完成接種，以預防農曆新年前後及 2~3 月的流感流行期。

5. 嚴重特殊傳染性肺炎(COVID-19)疫苗

(1) AstraZeneca：為非複製型腺病毒載體之疫苗，須保存在 2~8°C；採 0.5c.c.肌肉注射（手臂三角肌）。

A. 接種後反應：多為接種部位疼痛、紅腫、發燒(≧38°C)，48 小時可緩解；其他包含疲倦、頭痛、痠痛、關節痛及噁心，通常輕微並於數天內消失。

B. 注意事項：與血栓併血小板症候群可能有關聯，接種前應評估相關風險。若接種部位發生膿瘍、持續發燒或嚴重過敏反應等不適症狀，盡快就醫；接種後 28 天內若出現以下任一症狀需立即就醫：嚴重持續性頭痛、視力改變或癲癇、嚴重且持續腹痛超過 24 小時、嚴重胸痛或呼吸困難、下肢腫脹或疼痛、自發性出血點、瘀青、紫斑等。

C. 禁忌：對該疫苗成分有過敏反應史、血栓合併血小板低下症候群者、過去曾發生微血管滲漏症候群(capillary leak syndrome, CLS)之病人。

(2) Pfizer-BioNTech：為 mRNA 疫苗，-60~-90°C冷凍保存，若轉置 2~8°C冷藏設備可保存 1 個月；採肌肉注射（手臂三角肌），5~11 歲追加劑為 0.2c.c.、12 歲以上基礎劑及追加劑為 0.3c.c.。

A. 接種後反應：多為接種部位疼痛、紅腫，其他包含疲倦、頭痛、痠痛、發燒(>38°C)，48 小時可緩解、關節痛及噁心，通常輕微並於數天內消失；接種第二劑之副作用發生比率高於第一劑。

B. 注意事項：持續發燒超過 48 小時、嚴重過敏反應等，應盡速就醫；亦可能出現極罕見之心肌炎或心包膜炎，接種後 28 天內若發生胸痛、胸口壓迫感、心悸、暈厥、呼吸急促、運動耐受不良等，立即就醫。

C. 禁忌：對該疫苗成分有過敏反應史者。

(3) Spikevax XBB.1.5 (Omicron XBB.1.5) (Moderna)：為 mRNA 疫苗，須在-25~-15°C下冷凍保存（不得低於-50°C），不可使用乾冰冷運冷儲；若轉置 2~8°C冷藏設備保存，必須於 30 天內使用完畢。採肌肉注射（手臂三角肌），6 個月~11 歲為 0.25c.c.、12 歲以上 0.5c.c.。

A. 接種後反應：多為接種部位疼痛、紅腫、心肌炎和心包膜炎（極罕見）。主要發生在接種後 14 天內，較常見於接種第二劑後和年輕男性，若出現急性和持續性胸痛、呼吸急促或心悸，立即就醫。

B. 注意事項：使用抗血小板、抗凝血藥物或凝血功能異常者，施打後至少加壓 2 分鐘，並觀察是否仍有出血或血腫情形。

C. 禁忌：對該疫苗成分有過敏反應史者。

(4) 高端新冠肺炎疫苗(MVC COVID-19 Vaccine)：為蛋白質次單元疫苗，須保存於 2~8°C，採 0.5c.c.肌肉注射（手臂三角肌）。

A. 接種後反應：多為接種部位疼痛、紅腫，常見不良反應如發燒、頭痛、無力、肌肉痛、噁心、嘔吐、腹瀉等，大部分於接種後 7 天緩解或消失。

B. 注意事項：使用抗血小板、抗凝血藥物或凝血功能異常者，施打後至少加壓 2 分鐘，並觀察是否仍有出血或血腫情形。

C. 禁忌：對該疫苗成分有過敏反應史者。

(5) Nuvaxovid (Novavax XBB.1.5)：是含佐劑 Matrix-M 之 SARS-CoV-2 重組棘蛋白的蛋白質次單元疫苗，2~8°C 避光冷藏儲存，不可冷凍。適用接種年齡為 12 歲以上，採 0.5c.c.肌肉注射（手臂三角肌），基礎劑接種劑次為 2 劑，接種間隔 21 天以上。

A. 接種後反應：注射部位疼痛、疲勞、肌肉痛、頭痛、全身無力、關節痛、噁心、嘔吐。

B. 注意事項：可能出現罕見心肌炎或心包膜炎。

C. 禁忌：對該疫苗成分有過敏反應史者。

三、接種禁忌

1. 發燒與其他需特殊治療之疾病：雖無證據顯示發燒、生病接種疫苗會加重病情或影響疫苗效力，但易混淆病情判斷故不施打。

2. 對同種疫苗曾有嚴重反應者。

3. 未接受治療的結核病人；因會影響細胞免疫功能。

4. 免疫不全與正接受免疫抑制治療者不接種活性減毒疫苗。

5. 罹患惡性腫瘤；但初步化療緩解可接種水痘疫苗。

6. 懷孕或嚴重營養不良者。

7. 接受免疫球蛋白治療 **3 個月內**、接受靜脈注射高劑量免疫球蛋白 **6 個月內**，不宜注射活性減毒疫苗；活性減毒疫苗注射後 **2 週內**不宜接受免疫球蛋白治療。

表 10-2 我國預防接種簡介

種類	性質	保存溫度	途徑	劑量	接種後反應	注意事項	禁忌
卡介苗(BCG)	活性減毒牛型結合桿菌液態疫苗	2~4℃，稀釋後保冷2小時，抽於針筒5分鐘內需用完	**皮內注射（左上臂三角肌中央）**	0.1 c.c.	· 數小時後小丘疹消失 · 7~10天後有小紅結突起，微痛癢 · 6~8週可能發生膿瘡後自行結疤 · 2~3個月會結疤	用前需輕輕搖勻10次	1. 發高燒 2. 患有嚴重急性症狀及免疫不全者 3. 出生時伴有嚴重之先天性疾病 4. 新生兒體重低於2,500公克 5. 可疑之結核病患，勿直接接種卡介苗，應先做結核菌素試驗 6. 嚴重濕疹
B型肝炎疫苗	B型肝炎免疫球蛋白(HBIG)	2~8℃	肌肉注射（大腿前外側）	1 c.c.	· 很少發生反應 · 注射部位局部酸痛，偶有輕微發燒（一般注射後2天內消退）	· 用前需搖勻 · 母體HBsAg(+)、HBeAg不論是否陽性：出生24小時內需注射一劑HBIG及三劑B肝疫苗	1. 窒息、呼吸困難、心臟機能不全、昏迷或抽搐、發燒者 2. 免疫不全者

表 10-2 我國預防接種簡介（續）

種類	性質	保存溫度	途徑	劑量	接種後反應	注意事項	禁忌
B型肝炎疫苗	B型肝炎疫苗 (HepB)	2~8°C	**肌肉注射（大腿前外側）**	1 c.c.	・很少發生反應 ・注射部位局部酸痛，偶有輕微發燒（一般注射後2天內消退）	・孕婦若為低傳染性帶原者或健康者：嬰兒需按時接種三劑B肝疫苗 ・可和其他疫苗同時接種（與日本腦炎疫苗需間隔一個月），並於不同部位接種	1. 出生後觀察48小時，嬰兒外表、內臟機能及活動欠佳者 2. 早產兒體重未達2,200公克（出生一個月後或體重超過2,200公克，即可接種） 3. 窒息、呼吸困難、心臟機能不全、嚴重黃疸、昏迷或抽痙者 4. 先天性畸形及嚴重的內臟機能障礙者

表 10-2 我國預防接種簡介（續）

種類	性質	保存溫度	途徑	劑量	接種後反應	注意事項	禁忌
白喉破傷風百日咳、b型嗜血桿菌及不活化小兒麻痺五合一疫苗	· 白喉、破傷風類毒素 · 非細胞性百日咳 · 非活化b型嗜血桿菌 · 不活化小兒麻痺病毒	2~4°C	**肌肉注射（大腿前外側）**	0.5 c.c.	注射局部偶有紅腫、痛或結硬、輕微發燒、倦怠、食慾減低、哭鬧，1~2日後反應即消失	· 指導多喝水、休息 · 局部紅腫，24小時內冰敷，24小時後熱敷 · 接種部位紅腫擴大、接種後持續高燒>48小時、嚴重過敏或不適，立刻就醫	1. 發燒急性重病症 2. 對疫苗成分過敏 3. 五歲以上兒童及成人
小兒麻痺疫苗(OPV)	活性減毒的小兒麻痺病毒疫苗	2~4°C	口服	2滴	· 很少發生反應 · 偶有噁心、嘔吐、發燒、腹瀉現象	口服後禁食30分鐘	1. 發高燒 2. 免疫能力受損者 3. 接受腎上腺皮質素或抗癌藥物治療者 4. **懷孕婦女** 5. 腹瀉或腸胃障礙者 6. 急性疾病

表 10-2 我國預防接種簡介（續）

種類	性質	保存溫度	途徑	劑量	接種後反應	注意事項	禁忌
水痘疫苗	活性減毒的水痘帶狀疱疹疫苗	2~8°C	皮下注射（上臂外側或大腿前外側）	0.5 c.c	・注射部位有紅、腫、痛的情形 ・少數（約4%）可能會產生輕微而短暫的發燒或出疹（平均2~5顆）	・與MMR疫苗可同時接種或至少間隔一個月，並於不同部位接種 ・施打後6週內勿服用水楊酸製劑(Aspirin)	1. 罹患白血病者及正使用類固醇治療者 2. 長期服用水楊酸製劑者 3. 患有嚴重疾病者 4. 免疫能力不全者 5. **懷孕婦女**
麻疹、腮腺炎、德國麻疹混合疫苗(MMR)	活性減毒疫苗	2~4°C	**皮下注射（上臂外側或大腿前外側）**	0.5 c.c.	・注射後7~10天有輕微發燒，約1~2天即消失 ・輕微出疹或沒有疹子	如曾注射過免疫球蛋白、血漿或輸血，則要等3個月後才能接種，以免失效	1. 嚴重急性呼吸道感染或其他感染而導致發高燒者 2. 免疫能力不全者 3. 正使用腎上腺皮質素或抗癌藥物治療者 4. **懷孕婦女** 5. 對蛋白質過敏者 6. 流行麻疹患者

表 10-2 我國預防接種簡介（續）

種類	性質	保存溫度	途徑	劑量	接種後反應	注意事項	禁忌
日本腦炎疫苗(JE)	2017年5月起改用活性減毒疫苗	2~4°C	皮下注射（上臂外側或大腿前外側）	1 c.c.	・很少發生反應 ・少數注射部位會潮紅、全身輕度倦怠、頭痛、惡寒、發燒，但2~3天即可消退	・接種後，需多喝開水、多休息 ・兩劑疫苗的接種時間需間隔12個月 ・與MMR疫苗應間隔一週以上	1. 患有嚴重疾病者，如：發高燒 2. 過敏體質 3. 痙攣體質 4. **懷孕婦女**
德國麻疹疫苗	活性減毒疫苗	2~4°C	皮下注射	0.5 c.c.	很少發生反應	育齡婦女接種（共一劑）	1. 免疫機能不全者 2. 嚴重疾病者 3. **懷孕婦女** 4. 正接受類固醇或腎上腺皮質刺激素治療者
流感疫苗	非活化疫苗	2~8°C	肌肉注射（上臂外側或大腿前外側）	・6個月～3歲：0.25 c.c. ・>3歲：0.5 c.c.	・偶有發燒，注射部位輕微紅、腫痛	6個月～學齡前、>65歲老人、重大傷病患者、防疫人員免費接種	1. 發燒、急性重病者 2. 對疫苗成分過敏 3. 6個月以下嬰兒 4. 孕婦由醫師評估

註：1. 已知對上述疫苗之成分過敏者，不予接種。
　　2. 針對二歲以前嬰幼兒，建議接種部位為大腿前外側（卡介苗除外）。

表 10-3 我國現行預防接種時程

適合接種年齡	疫苗種類	
出生 24 小時內盡速接種	B 型肝炎免疫球蛋白（詳見表 10-2）	一劑
	B 型肝炎疫苗(HepB)	第一劑
出生滿 1 個月	B 型肝炎疫苗(HepB)	第二劑
出生滿 2 個月	白喉破傷風非細菌性百日咳、b 型嗜血桿菌及不活化小兒麻痺五合一疫苗(DTaP-Hib-IPV)	第一劑
	結合型肺炎鏈球菌疫苗（13 價）	第一劑
出生滿 4 個月	白喉破傷風非細菌性百日咳、b 型嗜血桿菌及不活化小兒麻痺五合一疫苗(DTaP-Hib-IPV)	第二劑
	結合型肺炎鏈球菌疫苗（13 價）	第二劑
出生滿 5 個月	卡介苗(BCG)	一劑
出生滿 6 個月	B 型肝炎疫苗(HepB)	第三劑
	白喉破傷風非細菌性百日咳、b 型嗜血桿菌及不活化小兒麻痺五合一疫苗(DTaP-Hib-IPV)	第三劑
	流感疫苗(influenza)：至國小 1 年級為止，以及 65 歲以上長者每年接種一劑	初次二劑
出生滿 12 個月	水痘疫苗(Varicella)	一劑
	麻疹腮腺炎德國麻疹混合疫苗(MMR)	第一劑
出生滿 12~15 個月	結合型肺炎鏈球菌疫苗（13 價）	第三劑
	A 型肝炎疫苗(HepA)	第一劑
出生滿 1 年 3 個月	活性減毒嵌合型日本腦炎疫苗(JE)	第一劑
出生滿 1 年 6 個月	白喉破傷風非細菌性百日咳、b 型嗜血桿菌及不活化小兒麻痺五合一疫苗(DTaP-Hib-IPV)	第四劑
出生滿 18~21 個月	A 型肝炎疫苗(HepA)	第二劑
出生滿 2 年 3 個月	活性減毒嵌合型日本腦炎疫苗(JE)	第二劑
滿 5 歲至入國小前	白喉破傷風非細菌性百日咳及不活化小兒麻痺混合疫苗(DTap-IPV)	一劑
	活性減毒嵌合型日本腦炎疫苗(JE)	一劑
	麻疹腮腺炎德國麻疹混合疫苗(MMR)	第二劑
國小 1 年級	卡介苗普查（無接種記錄且測驗陰性者補種）	

10-6 當前重要防疫政策

1. 臺灣於 2000 年 7 月由 WHO 正式宣布已為小兒麻痺根除區。
2. 國內傳染病防治法提出**預防接種業務得由護理人員執行之**，不受醫師法第 28 條規定之限制；若**拒絕**、**規避**或**妨礙**各級政府的**防疫措施，處新台幣三千元以上及一萬五千元以下罰鍰**。
3. 「國際衛生條例 2005 (International Health Regulations 2005-IHR 2005)」擴大通報國際關注之公共衛生突發事件，規範締約國應建立「國家對口單位」、WHO 應指定「聯絡點」，以建構全球防疫聯繫機制。未來 WHO 與各締約國執行「IHR 2005」時，秉持一致性、及時性、卓越性及透明公開等四大原則，以達成偵測、辨認、評估、通報與協助之目的。

10-7 重要傳染病

一、登革熱

1. 病原：由黃病毒科黃病毒屬中的**登革病毒**亞屬所引起，依抗原性的不同分為第一、二、三、四型。
2. 傳染途徑：主要因人被帶有登革病毒的病媒蚊叮咬而感染（屬於**節肢動物媒介病毒**），如**埃及斑蚊（多白天活動）**、**白線斑蚊**。**發病期間的病人或發病前一天一旦受叮咬**，病毒即會**在蚊蟲體內繁殖，潛伏期為 5~8 天，8~11 日後便具感染力**。**極少數垂直傳染給胎兒**。
3. **症狀：感染不同型別之病毒時，可能發生嚴重的登革出血熱，**死亡率 15~50%；再次感染同型病毒時可獲長時間免疫。
   (1) **登革熱：突發高燒(≧38°C)**、頭痛、後眼窩痛、肌肉／關節痛、出疹、出血性徵候和白血球減少。

(2) **登革出血熱**：發燒、出血傾向（如血壓帶試驗陽性、點狀出血、瘀斑、紫斑、黏膜、腸胃道或其他地方出血、血便、吐血等）、血小板下降（10 萬以下）。

(3) **登革休克症候群**：具備登革熱及登革出血熱疾病症狀，併有皮膚濕冷、四肢冰涼、坐立不安、脈搏微弱至幾乎測不到（脈搏壓≦20 mmHg）。

4. 預防保健

(1) 做好孳生源清除工作、避免被病媒蚊叮咬，如加裝紗窗、紗門、出入高感染地區宜穿著長袖衣服與長褲，並在裸露部位噴防蚊液。

(2) 進行**病媒蚊密度調查**（**布氏指數**是指**調查 100 戶住宅，發現有登革熱病媒蚊幼蟲孳生陽性容器數**），監測密度及明瞭孳生源以利清除。

(3) 對病人、接觸者及周圍環境進行管制：

A. 報告當地衛生主管機關。

B. 病人在燒退之前應預防被病媒蚊叮咬，如病房加裝紗窗、紗門或噴灑殺蟲蚊藥，病人應睡在蚊帳內。

C. 病人居住地及工作地或停留地（1 小時以上）進行殺蟲劑噴灑以殺死帶病毒成蚊，並執行孳生源清除工作。

D. 調查發病前 2 週及發病後 1 週的停留地點，並調查是否還有其他疑似病例。

5. **治療照護**：以**症狀治療**為主。

二、腸病毒

1. 病原：為一群病毒的總稱，屬於小 RNA 病毒科，包括小兒麻痺病毒(poliovirus) 3 型、克沙奇病毒(coxsackievirus) 29 種、伊科病毒(echovirus) 30 型、腸病毒(enterovirus)等 60 餘型，其中**腸**

病毒 71 型被歸類於人類腸病毒 A 型，易引起神經系統併發症，是**近年來臺灣較常見且致死率較高者**。

2. 傳染途徑

A. 腸病毒適合在濕、熱的環境下生存與傳播，故於**夏季、初秋**流行，而臺灣因位在亞熱帶，所以全年都可能有感染發生。

B. 人類是腸病毒唯一的傳染來源，主要經由腸胃道（糞－口、水或食物汙染）或呼吸道（飛沫、咳嗽或打噴嚏）傳染，亦可經由直接接觸病人皮膚水泡的液體而感染。

C. 發病前數天喉嚨與糞便就可發現病毒，此時即有傳染力，通常以發病後一週內傳染力最強；而腸道可持續釋出病毒，時間長達 8~12 週之久，潛伏期 2~10 天，平均約 3~5 天。

D. 感染過一種腸病毒後，至少會持續數十年的免疫力，所以對同一種病毒而言不會復發，但腸病毒目前有 60 多型，感染其中一種後仍有可能會再感染其他類型。

3. 症狀：多是無症狀或僅發燒類似一般感冒症狀，而特殊的臨床表現，如克沙奇病毒及伊科病毒引起的發燒合併皮疹、**A 族克沙奇病毒引起的疱疹性咽峽炎與急性淋巴結性咽炎**、A 族克沙奇病毒及**腸病毒 71 型**引起的**手足口病**（主要分布於口腔黏膜及舌頭、手掌及腳掌、手指及腳趾）、**B 族克沙奇病毒引起的嬰兒急性心肌炎及成人心包膜炎**。

4. 預防保健

(1) 預防方法

A. 注意居家環境的衛生清潔及通風。

B. **勤洗手（控制傳染途徑）**，養成良好的個人衛生習慣，尤其是幼童之照顧者或接觸者。

C. 均衡飲食、適度運動及充足睡眠，以提升免疫力。新生兒可多餵食母乳，以提高抵抗力。

D. 生病時盡速就醫，請假在家多休息。流行期間避免出入人潮擁擠或空氣不流通的公共場所。

E. 盡量不要與疑似病人接觸，尤其是孕婦、新生兒及幼童。

F. 兒童玩具（尤其是絨毛玩具）經常清洗、消毒。

(2) 消毒方法

A. 消毒方法的選用：

- 腸病毒於室溫可存活數天，但在 50°C 以上的環境很快就會失去活性，所以食物經過加熱處理或將內衣褲浸泡熱水，都可減少腸病毒傳播。
- 乾燥可降低腸病毒在室溫下存活的時間。
- 紫外線可降低病毒活性。
- 醛類、鹵素類消毒劑（如市售含氯漂白水）可使腸病毒失去活性，水中 0.3~0.5 ppm 的餘氯即可使其不活化，而衣物漂白水（含氯）亦可殺死腸病毒。

B. 泡製消毒水：以泡製 200 ppm 含氯漂白水為例，取市售家庭用漂白水（濃度 6~7%）1 湯匙（約 15~20 c.c.）加入 5 公升的自來水中攪拌均勻即可。

C. 環境消毒重點：對於常接觸的物體表面（門把、課桌椅等）、玩具、遊樂設施做重點性消毒。清洗完畢的物品移至戶外，接受陽光照射。

5. **治療照護**：採取支持療法，大多數發病後 7~10 天內可自行痊癒，少數嚴重併發症依已建立治療準則處理。

三、結核病

國內四季皆有病例；罹病率男性高於女性、老年人高於年輕人、社會階層低者高於社會階層高者。依 2002 年健保結核病就醫資料推估，20 歲以上人口結核病盛行率為 0.113%，已低於 WHO 結核病達到控制的標準(0.143%)。

1. **病原：結核分枝桿菌**。分裂速度很慢，為好氧性的抗酸性細菌。不會製造毒素，人體感染後不會立即產生反應。
2. 傳染途徑：**飛沫傳染，可發生在人體任何器官或組織**。從感染到初發病灶出現約 4~12 週；感染後 6~12 個月是病程繼續進行到肺結核的最危險期。一旦受感染，終其一生均可能為潛在發病源。而有效的抗結核藥物治療，通常在 2 週內即可大幅降低傳染力。此外，**潛伏結核感染通常無症狀且不具傳染性**。
3. 症狀：**咳嗽**（持續 **3 週以上**可列為疑似個案）、胸痛、體重減輕、倦怠、食慾不振、午後微燒、夜間盜汗、咳血等。
4. 診斷
   (1) 胸部 X 光檢查。
   (2) 痰液耐酸性桿菌染色／培養(sputum acid-fast bacilli, AFB smear/culture)：陽性表示具傳染性，為開放性肺結核。
   (3) **皮膚結核菌素試驗**：以一定量的結核菌素皮內注射於前臂內側中點，48~72 小時後判讀，量測反應硬結橫徑大小，10 mm 以上為陽性。目前我國針對 5 歲以下接觸者提供此試驗，做為**潛伏結核感染檢驗工具**。
   (4) **丙型干擾素釋放試驗(IGRA)**：抽血檢驗 T 細胞對於結核菌抗原的免疫反應，**適用於接受卡介苗多次接種的接觸者或 2 歲以上病人**。
5. 預防保健
   (1) 教導民眾認識疾病傳染方式、防治方法，以期早期診斷與治療。
   (2) 改善居住環境，避免過度擁擠，減少疾病傳染機會。
   (3) 普及醫療資源，充實醫療設備。
   (4) 加強病人之追蹤管理，進行家庭訪視，直接監督病人服藥，並安排複查、接觸者檢查及預防接種。
   (5) 卡介苗的接種：最好能在 1 歲之內完成初次接種。

6. 治療照護

(1) 痰塗片陽性結核病個案須住院 2 星期隔離治療，確保**病人確實服藥**，待痰液無法檢驗出結核分枝桿菌後回家繼續治療。社區衛生護理人員應嚴密監控個案治療情形，減少產生多重抗藥性(MDR-TB)，因造成多重抗藥性結核病的原因多是**未依規定按時服藥，對 Isoniazid 與 Rifampin 藥物具抗藥性**。

(2) **潛伏結核感染**(latent tuberculosis infection, LTBI)：**適時給予抗結核藥物治療潛伏感染，可有效減少日後發病的機會**。建議處方如下：

A. 3 個月 Isoniazid+Rifapentine（又稱**速克伏**、**3HP**）：**每週服用一次 Isoniazid+Rifapentine，共 12 劑**。須加入都治計畫，由關懷員監督服藥，完成率高。

B. 3 個月 Isoniazid 及 Rifapentine (3HR)：每日服用，一天一次，持續 3 個月，共服用 90 次，所有年齡層皆可使用。

C. 9 個月 Isoniazid (9H)：每日服用一次 Isoniazid，連續 9 個月，共 270 劑。因服藥時間長，完成率偏低。

D. 4 個月 Rifampin (4R)：每日服用一次 Rifampin，連續 4 個月，共 120 劑。須加入都治計畫，並僅適用於對 Isoniazid 抗藥性且 Rifampin 敏感指標個案之接觸者。

(3) WHO 建議各國推行 **DOTS 策略**（directly observed treatment, short course，臺灣譯作「**都治計畫**」），希望能發現 75%痰塗片陽性結核病人，並使治癒率達 85%。執行方式如下：

A. 住院都治：住院期間由醫療人員提供都治工作。

B. 社區都治：由縣市衛生局督導，關懷員送藥並親視服藥。

C. 人口密集機構都治：機構人員接受關懷員訓練後執行。

D. 雲端都治：關懷員以視訊方式監督服藥。

(4) 進階都治計畫：為提高抗藥性結核病的病人治癒率，臺灣於 2007 年成立「抗藥性結核病醫療照護體系」，執行社區進階都治(DOTS-plus)服務，提供每週至少 5 天、每天依治療處方頻率安排都治服務的關懷，嚴格監督病人服藥過程，提升服藥順從性。

(5) 潛伏結核全都治計畫：LTBI 診斷及治療評估對象擴展至全年齡層接觸者。針對 2 歲以上接觸者以丙型干擾素釋放試驗(IGRA)為 LTBI 診斷工具，未滿 2 歲接觸者以皮膚結核菌素試驗(TST)為 LTBI 診斷工具。IGRA 陽性者的治療以 9 個月 isoniazid (9H)、3 個月 isoniazid+rifapentine（亦稱為速克伏、3HP）、4 個月 rifampin (4R)為主。

(6) 2035 消除結核第二期計畫：WHO 於 2014 年提出之「Global stategy and targets for tuberculosis prevention, care and control after 2015」，以「終止全球結核病的流行」為未來努力目標，並以「零死亡、零個案、零負擔」為願景。臺灣已於 2015 年加入 WHO 2035 年消除結核第一期計畫，並於 **2020 年持續加入 2035 年消除結核第二期計畫**。

(7) 長照機構 LTBI 計畫：疾管署規劃由衛生局輔導各家長照機構認識潛伏結核感染檢驗及治療，計畫提供的服務項目如：

A. 衛教宣導。

B. 丙型干擾素釋放試驗(IGRA)。

C. 轉介潛伏結核感染(LTBI)治療、都治送藥及關懷員教育訓練。

D. 每月進行症狀監測，將潛伏結核感染檢驗內化為住民及機構工作人員自身常規檢查項目，以保護住民及工作人員健康。

(8) 常用結核藥物的副作用

A. Isoniazid (INH)：末梢神經炎、肝炎、過敏。

B. Ethambutol (EMB)：視神經炎。

C. Rifampin：肝炎、發熱；可能出現橘色尿液。

D. Streptomycin (SM)：腎毒性、傷害第八對腦神經，影響平衡及聽覺。

四、病毒性肝炎

由肝炎病毒感染所致，有 A、B、C、D、E 型。

(一) A 型肝炎

1. 傳染途徑：A 型肝炎病毒感染（RNA 病毒），主要**經糞口傳染**，如糞便汙染水源或食物，在衛生環境較差和社會經濟較差的國家易流行。

2. 症狀：潛伏期平均為 28~30 天。可能引發急性肝炎，症狀通常為突然出現噁心、厭食、全身倦怠、發燒、上腹部疼痛，數天之後發生黃疸，但多數人感染後沒有症狀，或症狀輕微且沒有黃疸，死亡率低。

3. 預防策略：

(1) 宣導環境、個人衛生、食品衛生，如勤洗手、不喝生水、不吃生食、公筷母匙、注意腸胃道排泄物之處理，並將病人加以隔離等。

(2) 加強食品相關從業人員、幼保人員、醫護人員之衛生概念。

(3) **2018 年起 A 型肝炎疫苗納入幼兒常規疫苗**。

4. 治療：採支持性療法。

(二) B 型肝炎

1. B 型肝炎病毒感染（DNA 病毒），主要**經由血液、體液、母子垂直感染。臺灣的成年人中約 15~20%為慢性帶原者**。肝炎病毒標記：HBsAg、anti-HBs、anti-HBc、HBeAg、anti-HBe。
2. 症狀：潛伏期 60~90 天，伴隨著厭食、腹部不適、噁心、嘔吐，有時會有關節痛和出疹，通常隨後會發生黃疸。
3. 預防策略
   (1) 疫苗可有效預防 B 肝病毒感染。**孕婦**需接受 B 肝檢驗，若**為 s 抗原陽性者**，其**新生兒需在出生 24 小時內接受 HBIG 注射乙劑**，然後再按時接受疫苗注射。
   (2) 加強輸血檢驗，血袋需做 B 肝表面抗原檢驗。對受血者做追蹤監視，包括供血者之資料記錄。
   (3) 使用拋棄式注射用物。
   (4) e 抗原陽性之帶原者需特別注意不要傳染他人，尤其是工作上常需接觸傷口之醫療人員及牙醫。
4. 治療：使用干擾素及 Lamivudine。

(三) C 型肝炎

1. C 型肝炎病毒感染（RNA 病毒），主要**經血液傳染**，如**輸血**。
2. 症狀：潛伏期通常為 6~9 週。疾病嚴重度可從不明顯的症狀到會引發致命情況的猛爆性肝炎，但大都症狀輕微或無症狀。慢性 C 肝可能演變為肝硬化，部分病人也會產生肝細胞癌。
3. 預防策略
   (1) 血庫先對血袋進行肝臟酵素指數及 C 肝抗體篩檢。
   (2) 對受血者做追蹤監視，包括供血者之資料記錄。
   (3) 使用拋棄式注射用物。

4. 治療：急性 C 肝病人 15~40%可自癒，3 個月後若病人血中 HCV RNA 仍陽性才考慮治療。

(四) D 型肝炎

1. D 型肝炎病毒（RNA 病毒）為**缺陷型病毒，必須披上 B 肝病毒的外套後才能具有傳染力**。可以與 B 肝同時感染，或原為慢性 B 肝帶原者的人感染到 D 肝（覆加感染）。
2. 症狀：與 B 肝相似，潛伏期約 2~8 週。多無症狀，部分人會有食慾不振、全身無力、疲倦、噁心、嘔吐等症狀，甚至黃疸。
3. 預防策略：預防 B 肝病毒感染即可預防 D 肝病毒感染，避免曝露在 D 肝病毒感染源是唯一有效的預防方法。
4. 治療：目前無特別藥物能有效的治療；且注射 HBIG、球蛋白或 B 肝疫苗並無法預防 B 肝帶原者覆加感染 D 肝。

(五) E 型肝炎

1. E 型肝炎病毒為 RNA 病毒，主要**經口傳播**，潛伏期約 2~9 週，症狀與 A 肝病毒相似，易造成大流行。無檢驗試劑或疫苗。
2. 預防策略：加強衛教，在糞便處理、環境衛生、便後及處理食物前需充分洗手，預防傳染。
3. 治療：採支持性療法。

五、後天免疫缺乏症候群(AIDS)

1. 病原：即**愛滋病，又稱「二十世紀的黑死病」**，是受到**人類免疫缺乏病毒**(HIV)的感染。感染 HIV-1 後超過 90%的病人會在 10~12 年內發病；感染 HIV-2 則往往沒有相關的病症。

2. 傳染途徑

(1) **性行為傳染**：與 HIV 感染者發生口腔、肛門、陰道等方式之性交或其他體液交換時感染。

(2) **血液傳染**

A. 與感染 HIV 感染者之**靜脈藥癮者**共用注射針頭、針筒。

B. 輸入或接觸被 HIV 汙染的血液、血液製劑。

C. 接受 HIV 感染者之器官移植。

(3) **母子垂直感染**：嬰兒由其已感染病毒的母親在妊娠期、生產期或授乳而得到 HIV。

3. 症狀

(1) 超過 50%的病人約感染 2~6 週會出現似感冒的原發性感染症狀。

(2) 症狀消失，病人進入無症狀的隱性期或次臨床期。

(3) 臺灣常見症狀為不明原因的發燒、腹瀉、體重減輕、咳嗽、口腔念珠菌等感染。

(4) 空窗期：約感染後 6~12 週內，亦有長達 12 個月。

4. 預防保健

(1) 安全性行為。

(2) 維持單一固定性伴侶。

(3) 不與他人共用針頭、針筒。

(4) 減少不必要的輸血或器官移植。

5. 治療：合併數種抗 HIV 藥物治療的「雞尾酒混合療法」，可大幅降低發生伺機性感染和腫瘤的機會及致死風險。

6. 行政院推動減害計畫(harm reduction program)，主要措施包括擴大藥癮者 HIV 篩檢、辦理清潔針具計畫、美沙冬替代療法。

六、日本腦炎

1. 病原：**日本腦炎病毒**。
2. 傳染途徑：由**三斑家蚊**、**環紋家蚊**叮咬人受感染而引起。
3. 症狀：經過 5~15 天的潛伏期後出現臨床症狀，前驅期（2~3 天）症狀發作快，如**頭痛**、**噁心**、**嘔吐**、**食慾不振**、**發燒或輕微呼吸道感染**；急性期（3~4 天）時出現**高燒**、部分兒童有**抽筋**症狀，伴隨**腦膜刺激現象**、**頸部及四肢僵硬**、深部及淺部反射異常、震顫、言語困難、小腦性的共濟官能喪失、神智不清、甚至昏迷或死亡。其臨床過程與預後變化較大，恢復期較長，神經性後遺症包括不正常肌張力、語言障礙、運動肌無力等。
4. 預防策略
   (1) 依規定時程接種疫苗：2017 年起使用**新型活性減毒疫苗**，每年 **3~5 月**為主要接種期，年滿 15 個月的幼童接種第 1 劑，間隔 12 個月接種第 2 劑，共 2 劑。
   (2) 安裝紗門並使用蚊帳。
   (3) 盡量避免於病媒蚊活動的高峰期（黃昏及黎明），在豬舍、其他動物畜舍或病媒蚊孳生地點附近活動；或穿著淺色長袖長褲、身體裸露處塗抹防蚊藥劑，避免蚊蟲叮咬。

七、嚴重急性呼吸道症候群(SARS)

1. 病原：冠狀病毒，被正式命名為「SARS 病毒」。
2. 傳染途徑：**近距離傳染**，需接觸到病人呼吸道分泌物、體液及排泄物狀況下才可能遭受感染。
3. 症狀：潛伏期 2~7 天不等，最長可達 10 天以上。主要症狀為**高燒(＞38℃)**、**咳嗽**、**呼吸急促或呼吸困難**；其他症狀包括：頭痛、肌肉僵直、食慾不振、倦怠、意識紊亂、皮疹及腹瀉，胸部 X 光檢查可發現肺部病變。

4. **治療照護**：採支持性療法。

八、炭疽病

1. 病原：炭疽桿菌。

2. 傳染途徑：為人畜共通傳染病，主要發生在草食性家畜或野生動物（如山羊、綿羊、牛、馬及豬）。
   (1) 皮膚型炭疽病：最常見；接觸到死於炭疽病的動物組織或汙染的動物製品、土壤等，蒼蠅也可間接傳播細菌。
   (2) 吸入型炭疽病：處理毛皮或肉品加工時吸入炭疽桿菌孢子而感染。
   (3) 腸胃型炭疽病：食用遭炭疽桿菌汙染而未煮熟的肉類所致。

3. 症狀：潛伏期約 1~7 天，也可能一個月。
   (1) 皮膚型炭疽病：感染初期皮膚出現小膿皰或丘疹，3~4 天後，周圍出現一圈無痛性水泡，接著丘疹潰爛，中央形成黑色焦痂，1~2 週後結痂、乾裂而脫落。
   (2) 吸入型炭疽病：初期有輕微發燒、頭痛、喉嚨痛、肌肉痠痛、疲倦等症狀，2~4 天後會突然惡化，出現咳嗽、胸痛、呼吸困難、突發性高燒、發汗及休克，通常在 24 小時內死亡；另外有半數病人引發腦膜炎。可於 X 光片發現縱膈淋巴結嚴重腫大、肋膜積水。
   (3) 腸胃型炭疽病：會造成上或下消化道之病變，如口腔潰瘍、頸部水腫、咽喉淋巴腺炎，或噁心、嘔吐、嚴重腹痛、血便、吐血、毒血及休克症狀，約 5 天內死亡，因此需早期治療。

4. **防疫措施**：處理疫區動物製品的相關工業為高危險群，工作時應注意個人防護及遵循處理相關動物製品之標準流程。

5. 治療照護

(1) 為第一類法定傳染病，應於 24 小時內通報當地衛生機關。

(2) 隔離：皮膚型及吸入型炭疽病人生病期間，採取一般標準防護，需特別小心避免接觸傷口之分泌物。

(3) 全面消毒：包括使用器械及周遭環境。

(4) 檢疫：應配合畜政檢疫單位執行，並針對高危險群人員進行血清抽樣篩檢。

(5) 接觸者保護：嚴密監視病人家人及與病人有親密接觸人員之早期症狀，如發燒等，若有症狀則立即給予治療或預防性投藥；接觸病人者須著防護衣，戴手套、口罩以避免感染。

(6) 接觸者及感染來源調查。

(7) 治療方法：抗生素（Penicillin、Ciprofloxacin 或 Doxycycline）治療 7~10 天。

九、新型 A 型流感

1. 衛生福利部在 2014 年將原第一類傳染病「**H_5N_1 流感**」及原第五類傳染病「**H_7N_9 流感**」等新興 A 型亞型流感合併為「新型 A 型流感」，列為**第五類傳染病**。新型 A 型流感係指**每年週期性於人類間流行的季節性流感 A (H_1N_1)及 A (H_3N_2)以外**，偶發出現感染人類的其他動物流感病毒，這些病毒主要感染對象為禽鳥類或哺乳動物，屬於 A 型流感病毒，一旦感染人類，即統稱為「新型 A 型流感」。其中 H_5N_1、H_7N_9 屬疾病嚴重度高類型。

2. 傳染途徑：人類可能是透過吸入及**接觸病毒顆粒或受污染的物體／環境等途徑而感染**。

3. 症狀：輕者症狀為類流感症狀及結膜炎等，重症者早期為發燒、咳嗽及呼吸短促等急性呼吸道感染症狀，之後快速發展為嚴重肺炎，可能併發急性呼吸窘迫症候群、敗血性休克及多重器官衰竭而死亡，一般死亡率小於 1%。
4. **防疫措施**：四大策略－及早偵測、傳染阻絕手段、流感抗病毒藥物及流感疫苗。五道防線－透過阻絕境外、邊境管制、社區防治、醫療體系保全、個人及家庭防護。密切接觸者須自主健康管理 10 天。
5. 治療方法：投以流感抗病毒藥劑，標準建議療程為 5 天。

十、流感併發重症(Severe Complicated Influenza)

1. 病因病理：流感併發重症係指出現類流感症狀後 2 週內因併發症（如肺部併發症、神經系統併發症、侵襲性細菌感染、心肌炎或心包膜炎等）而需加護病房治療或死亡者。流感病毒(influenza virus)可分為 A、B、C 及 D 四型。一般流感併發重症以感染 A 型流感病毒為主，B 型流感病毒次之。屬於第四類傳染病。
2. 流行病學：臺灣以秋冬兩季較容易發生流行，高峰期自 12 月至隔年 3 月。高危險群包括老年人、嬰幼兒、孕婦、免疫功能不全者，以及**罹患慢性疾病**或 BMI≧30 者。重症發生率及死亡率較高的年齡層為＜5 歲及≧65 歲兩大族群。
3. 傳染途徑：**空氣**、**飛沫傳染**或直接接觸病人分泌物。
4. 臨床症狀：包括**發高燒**、頭痛、乾咳、鼻塞、流鼻水、打噴嚏、喉嚨痛、疲倦、全身肌肉痠軟等。大多數人約可在一週內康復，出現併發症的時間則約在發病後的 1~2 週內。

5. 醫療及護理處置：
 (1) 神經胺酸酶抑制劑：Zanamivir（瑞樂沙）、Oseltamivir（Tamiflu®, 克流感、Eraflu®, 易剋冒）以及 Peramivir（瑞貝塔）。
 (2) 核酸內切酶抑制劑：Baloxavir（紓伏效）。
 (3) 每年接種流感疫苗。
 (4) 加強個人衛生，勤洗手，避免接觸傳染。
 (5) 注重保健、均衡營養、適度運動，以提升自身抵抗力。
 (6) 宜盡量在家休息，減少出入公共場所；如有外出需戴上口罩。

十一、中東呼吸症候群冠狀病毒感染症 (Middle East Respiratory Syndrome, MERS)

2012 年 9 月公布確診病例，主要症狀為發燒、咳嗽、呼吸急促與呼吸困難等急性嚴重呼吸系統感染症狀。潛伏期為 10 天，傳染途徑可能為飛沫傳染。臺灣於 2012 年 10 月 3 日公告為第五類傳染病，世界衛生組織(WHO)於 2013 年 5 月 23 日正式命名。

十二、伊波拉病毒感染

1. 傳染途徑為接觸傳染。初期症狀為突然出現高燒、嚴重倦怠、肌肉痛、頭痛與咽喉痛等，接著出現嘔吐、腹瀉、皮膚斑點狀丘疹與出血現象。重症者常伴有肝臟受損、腎衰竭、中樞神經損傷、休克併發多重器官衰竭。
2. 臺灣於 2014 年 8 月 8 日修正名稱並公告為第五類傳染病。

十三、茲卡病毒感染症(Zika Virus Infection)

1. 由茲卡病毒(Zika virus)所引起的急性傳染病，為黃病毒的一種。主要傳播途徑是經由蚊子叮咬，臺灣可傳播茲卡病毒的病媒蚊為埃及斑蚊及白線斑蚊。
2. 症狀：典型為發燒合併斑丘疹、關節疼痛或結膜炎等，有時也有頭痛、肌肉痠痛及後眼窩痛，與登革熱相較症狀輕微，僅有少數的重症病例。依據流行地區監測資料顯示，巴西及玻里尼西亞等流行地區曾有少數病例出現神經系統（如 Guillain-Barré syndrome）或免疫系統（如特異性血小板低下性紫斑症）併發症，且有孕婦產下小頭畸形新生兒之案例，但仍待證實。

十四、嚴重特殊傳染性肺炎（新冠肺炎）(COVID-19)

1. 2019 年 12 月中國湖北省武漢市發生多起病毒性肺炎群聚，經檢驗其病原體為新型冠狀病毒(severe acute respiratory syndrome coronavirus2, SARS-CoV-2)，為第四類傳染病。
2. 傳染途徑：目前證據顯示，當感染者呼吸、說話、唱歌、運動、咳嗽或打噴嚏時，會釋放含有病毒的飛沫顆粒，細小粒徑的飛沫核可在空氣中懸浮數分鐘至數小時，而較大粒徑的飛沫會快速沉降，飛行距離約 1 公尺，可能停留在地面或物體表面，使病毒可以透過吸入、直接或間接接觸途徑傳播。
   (1) 吸入含有病毒的呼吸道飛沫及氣膠粒(aerosol)：感染者長時間待在室內，使空氣中病毒濃度升高，即使距離 6 英尺（約 1.82 公尺）以上都可能被傳染。而暴露時間長（通常大於 15 分鐘）的情形下，也會提高感染風險。
   (2) 帶有病毒的飛沫直接噴濺於眼、口、鼻黏膜。

(3) 手部直接碰觸到帶病毒的飛沫或間接碰觸帶病毒的物體表面，手部遭受汙染後再碰觸眼、口、鼻黏膜。

3. 症狀：發燒、乾咳、倦怠，約 1/3 有呼吸急促。其他包括肌肉痛、頭痛、喉嚨痛、腹瀉等，部分出現嗅或味覺喪失（或異常）。多數能康復，少數進展至嚴重肺炎、呼吸道窘迫症候群或多重器官衰竭、休克等，也會死亡。死亡個案多具有潛在病史，如糖尿病、慢性肝病、腎功能不全、心血管疾病等。以成人為主，兒童大多症狀輕微，但也有零星死亡個案。

4. 治療方法：目前並無特殊藥物可治療，採適當的支持性療法。

5. 防疫措施：應避免直接接觸到疑似個案之分泌物與預防其飛沫傳染、維持手部衛生習慣、避免出入人潮擁擠、空氣不流通的公共場所、維持社交距離（室外 1 公尺，室內 1.5 公尺）或配戴口罩、減少探病與非緊急醫療需求而前往醫院、配合 COVID-19 疫苗接種政策，按時完成接種，以及關注並配合中央疫情中心最新公告防疫政策。

十五、M 痘(MPox)

1. 病原：1958 年 M 痘病毒(mpox virus)首次從研究用猴子身上被發現，屬痘病毒科(Poxviridae)，正痘病毒屬(Orthopoxvirus)，因此命名。

2. 流行病學：自 1970 年以來有 11 個非洲國家出現人類 M 痘病例，2017 年奈及利亞爆發有史以來最大的疫情，致死率 3%。2022 年 5 月 14 日英國接獲兩例家庭群聚 M 痘病例通報，隨後歐洲與北美洲陸續通報確定病例，我國亦於 2022 年 6 月出現首例境外移入病例。

3. 傳染途徑

(1) 人畜共通傳染：直接接觸感染動物的血液、體液、損傷的皮膚或黏膜而被感染。

(2) 人傳人：接觸到感染者呼吸道分泌物、損傷的皮膚或黏膜或被污染物品而感染；飛沫傳播需在長時間面對面接觸情境下較容易發生。產婦可經胎盤垂直傳染給胎兒，或於產程中接觸而傳染。儘管密切接觸是傳染危險因子，但尚未確定是否會透過性接觸傳染。

4. 症狀：發燒、寒顫、肌肉痛、淋巴腺腫大、極度倦怠。發燒 1~3 天後出現皮膚病灶，通常自臉部蔓延至其他部位。皮膚病灶出現後，會依斑疹(macules)、丘疹(papules)、水泡(vesicles)、膿疱(pustules)階段變化，最終結痂(crust)脫落，嚴重者出疹可達數千。症狀約持續 14~21 天，致死率低，大多於數週內康復。

5. 治療：目前僅建議嚴重病人或免疫低下者採藥物治療，故以支持性療法為主。

(1) Tecovirimat：作用機制為干擾正痘病毒屬表面蛋白質(VP37)，抑制病毒繁殖。有膠囊與靜脈注射兩種劑型，適用於成人及體重至少 13 公斤以上的孩童，成人劑量為 600 mg 每 12 小時一次，共使用 14 天。

(2) Cidofovir 與 Brincidofovir：為干擾病毒核酸合成之抗病毒藥物，對正痘病毒屬有療效。

(3) Vaccinia Immune Globulin Intravenous (VIGIV)：本是針對天花病毒的靜脈注射免疫球蛋白，美國 FDA 核准其用於治療正痘病毒屬病毒感染病人。

6. 防治

(1) 降低人畜共通傳播風險：前往 M 痘病毒流行地區時，避免接觸齧齒和靈長類動物，以及生病或死亡的動物；食物必須徹底煮熟才食用。

(2) 降低人際間傳播風險：避免與感染者接觸。針對陽性個案應啟動接觸者追蹤，並隔離曾接觸之哺乳類動物寵物。

(3) 如有任何疑似症狀應及時就醫，並告知旅遊史與接觸史。

(4) 疫苗接種：美國 FDA 於 2019 年核准由含有減弱天花病毒株 (attenuatedvaccinia virus Ankara strain) 製成之新疫苗 (JYNNEOS)，可用預防天花和 M 痘感染，適用於 18 歲以上。有關此次疫情是否需大規模疫苗接種，歐洲疾病管理局 (ECDC)建議，若國內有疫苗，可考慮針對高風險密切接觸者接種；而美國 CDC 表示 M 痘不易在人際間傳播，所以不需大規模接種，建議暴露於高風險工作者再接種。

QUESTION 題庫練習

1. 有關禽流感之敘述，下列何者正確？(1)第三類法定傳染病 (2)致病原是H_5N_1流感病毒 (3)預防禽流感的最佳方法是避免接觸禽鳥 (4)經由吸入或眼鼻黏膜之接觸而造成之感染。(A) (1)(2)(3) (B) (2)(3)(4) (C) (1)(2)(4) (D) (1)(3)(4)。 (98專高一)

   解析 衛生福利部在2014年將原第一類傳染病「H_5N_1流感」及原第五類傳染病「H_7N_9流感」等新興A型亞型流感合併為「新型A 型流感」，列為第五類傳染病。

2. 有關易感性群體(vulnerable population group)的敘述，下列何者錯誤？(A)是群體(population)中之次群體(sub-population) (B)每個國家中的易感性群體是相同的 (C)易感性群體有較差的健康結果 (D)易感性群體較會曝露於健康危險因子。 (98專高一)

3. 下列何者是公共衛生護理人員對弱勢群體做健康服務時，最需要確認的？(A)生理缺陷(physiological deficiencies) (B)心理缺陷(psychological deficiencies) (C)回復力(resilience) (D)抵抗力(resistence)。 (98專高一)

4. 有關結核菌素測驗(PPD test)的敘述，下列何者錯誤？(A)結核菌素是一種結核菌體蛋白，與卡介苗同樣屬活性減毒疫苗 (B)通常注射於左手前臂中段的內側以0.1 c.c.皮內注射 (C)於注射後48~72小時判斷 (D)腫脹10 mm以上者為陽性反應。 (98專高二)

5. 有關登革熱的預防與管制之敘述，下列何者正確？(1)若發現登革熱應立即通報為第一類法定傳染病 (2)埃及斑蚊多於夜間活動，夜間減少外出 (3)清除易積水容器，減少蚊蟲滋生 (4)若有疑似病例應在住家周圍噴藥。(A) (1)(2) (B) (3)(4) (C) (1)(4) (D) (2)(3)。 (98專高二)

6. 在各類的結核病中，最常見且最具傳染性者，為下列何者？(A)肺結核 (B)結核性腦膜炎 (C)結核性關節炎 (D)結核性腎臟炎。

解答： 1.B 2.B 3.C 4.A 5.B 6.A

解析 肺結核因結核桿菌由空氣傳播，隨呼吸道進入人體，傳染力高，所以占所有結核病的大多數。 （98專普一）

7. 有關主動免疫與被動免疫的敘述，下列何者正確？(A)一般而言，被動免疫產生抗體所需的時間比主動免疫還要長 (B)一般而言，被動免疫所產生的抗體持續的時間比主動免疫還要長 (C)嬰兒由母體所獲得的抗體是屬於被動免疫的一種 (D)一般人得到傳染病後所獲得的免疫力屬於被動免疫。 （98專普一）

解析 (A)(B)被動免疫產生抗體所需時間比主動免疫短，抗體持續時間也較短；(D)一般人得到傳染病後所獲得的免疫力屬主動免疫。

8. 腸病毒中，致病力最高的是哪一型？(A)腸病毒71型 (B)A型克沙奇病毒 (C)腸病毒69型 (D)小兒麻痺病毒。 （98專普二）

解析 腸病毒71型感染的病例中，有80%為手足口病，併發重症（主要有腦幹腦炎、心臟衰竭、肺水腫與肺出血等）者以5歲以下最多，這些嚴重病症均於發病後一週內出現，因此需特別注意及觀察是否出現相關病徵。

9. 我國醫療人員發現第一類傳染病，應於幾小時內完成病例通報？(A) 24 (B) 36 (C) 48 (D) 72。 （98專普二）

10. 炭疽病不會經由下列何種途徑傳染？(A)吸入感染 (B)接觸傳染 (C)汙染的食物 (D)血液傳染。 （99專高一）

解析 炭疽病有三類型，吸入型是於處理毛皮或肉品加工時吸入炭疽桿菌孢子而感染；皮膚型是接觸到死於炭疽病的動物組織或汙染的動物製品、土壤等，叮人的蒼蠅也可間接傳播細菌；腸胃型是吃進遭炭疽桿菌汙染而未煮熟的肉類所致。

11. 社區護理人員對於居家肺結核個案，最優先的護理措施為：(A)定期胸部X-ray檢查 (B)常規性驗痰 (C)監測結核菌素試驗 (D)請個案按時服藥。 （99專高一）

解析 不按時規則服藥是治療失敗的主因。

解答： 7.C 8.A 9.A 10.D 11.D

12. 有關嚴重急性呼吸道症候群(SARS)之敘述，下列何者正確？(1)是由SARS桿狀病毒所引起 (2)發燒是SARS病患具傳染性的最好指標 (3)近距離的人對人飛沫傳染 (4)被列入第一類法定傳染病。(A) (1)(2)(3) (B) (2)(3)(4) (C) (1)(2)(4) (D) (1)(3)(4)。

解析 SARS是由SARS冠狀病毒所引起。 (99專高一)

13. 漢他病毒的宿主及傳播方式為何？(A)蚤類，接觸傳染 (B)蟑螂，空氣傳染 (C)鼠類，空氣傳染 (D)蒼蠅，接觸傳染。

解析 漢他病毒生存在齧齒類動物身上，人是意外宿主，其傳染給人類的途徑是呼吸道吸入鼠類分泌物之飛沫或接觸遭病毒汙染的空氣。 (99專高二)

14. 有關「檢疫」的敘述，下列何者正確？(1)防止傳染病的傳入 (2)檢疫對象以接觸傳染病的人為主，不包含其他食物 (3)檢疫時間長短要依據該傳染病最長潛伏期 (4)增強宿主的抵抗力。(A) (1)(2) (B) (1)(3) (C) (2)(3) (D) (2)(4)。 (99專普一)

解析 (2)檢疫對象包括接觸到傳染病的人、動物；(4)增強宿主的抵抗力是注射疫苗。

15. 依據台灣本國籍愛滋病毒流行病學的分析，最近三年診斷的感染者中，下列何者比率最高？(A)靜脈毒癮者 (B)接受輸血者 (C)母子垂直感染者 (D)雙性間性行為者。 (99專普一)

16. 在執行檢疫措施時，限制行動的原則期限為：(A)與最短可能潛伏期一樣長 (B)與最長可能潛伏期一樣長 (C)與最短發病期一樣長 (D)與最長發病期一樣長。 (99專普二)

解析 與最長可能潛伏期一樣長，才能確保受限制者染病卻因潛伏期而未被檢疫出來。

17. 有關肺結核的敘述，下列何者正確？(1)病原體是結核桿菌 (2)無論痰裡含有死或活的結核桿菌均會傳染 (3)屬終生免疫疾病 (4)一旦感染若不予治療，在3年內，約有一半的病患會死亡。(A) (1)(2) (B) (3)(4) (C) (1)(4) (D) (2)(4)。 (100專高一)

解答： 12.B 13.C 14.B 15.A 16.B 17.C

18. 有關登革熱之敘述，下列何者正確？(1)登革熱病毒－抗原可分為四型 (2)其病原體為樹棲病毒(arbovirus) (3)傳染源為三斑家蚊 (4)預防最佳方法就是接種疫苗。(A) (1)(2) (B) (1)(3) (C) (2)(3) (D) (2)(4)。 (100專高一)

解析 (3)傳染源為埃及斑蚊、白線斑蚊；(4)預防最佳方法就是消滅病媒蚊、維護居家環境衛生。

19. 新生兒在出生24小時內注射B型肝炎免疫球蛋白是屬於哪一種免疫方式？(A)自然被動免疫 (B)自然主動免疫 (C)人工被動免疫 (D)人工主動免疫。 (100專高一)

20. 有關B型肝炎感染的敘述，下列何者正確？(A)傳染途徑主要是經口嚼食物餵食小孩 (B)有逐年上升的趨勢 (C)感染後，無論成人或年幼者均會轉成為慢性帶原者 (D)B型肝炎病毒表面抗原(HBeAg)檢驗若為陽性，代表傳染力很高。 (100專高二)

解析 傳染途徑主要是血液、體液感染；5%成人、90%新生兒病人會轉為慢性帶原者；HBeAg陽性表示血清與肝臟有高度的B型肝炎病毒顆粒，血清傳染性力高。

21. 下列何者不是檢疫的對象？(1)已感染者 (2)與病患接觸過的人 (3)帶原者 (4)病癒者。(A)(1)(2) (B)(2)(3) (C)(3)(4) (D)(1)(4)。 (100專普一)

22. 有關禽流感的敘述，下列何者正確？(A)致病原是H_1N_5禽流感病毒 (B)目前禽流感病毒主要感染人類，在人與人的傳染性高並易致死 (C)傳染方式主要藉由接觸感染禽流感病毒之動物或其排泄物 (D)屬第二類傳染病，通報時限在24小時內。 (100專普一)

解析 (A)致病原是H_5N_1禽流感病毒；(B)主要感染鳥類，在鳥類間的傳染性高並易致死；(D)在民國103年歸為「新型A 型流感」，列為第五類傳染病。。

23. 傳染病的各種防治措施，可以透過下列何種途徑讓民眾自動的採取預防性的行為？(A)衛生教育 (B)預防接種 (C)隔離 (D)檢疫。 (100專普二)

解答： 18.A 19.C 20.D 21.D 22.C 23.A

24. 社區護理人員對傳染病的最根本預防之道在於：(A)進行高危險群的篩檢 (B)設置遊民收容中心 (C)加強衛生教育宣傳 (D)有效控制境外移入病例，凡發現帶有陽性傳染病者應即遣送返國。（100專普二）

25. 傳染病發生時，必須檢疫的對象為：(A)與病人接觸者 (B)曾到國外者 (C)有發燒的人 (D)曾施打該傳染病疫苗者。（101專高一）

解析 檢疫是對健康者的觀察、篩檢，隔離是對病人的區隔。

26. 麻疹不會經由以下何種途徑傳染？(A)飛沫 (B)血液 (C)接觸 (D)咽喉分泌物。（101專高一）

解析 麻疹經由接觸與飛沫傳染。

27. 有關桿菌性痢疾傳染方式之敘述，下列何者錯誤？(A)是由帶菌者糞便汙染之物而感染 (B)可能由蒼蠅散播病菌到食品而感染 (C)飛沫感染 (D)接觸帶菌者糞便後，沒有洗手或沒有清洗指甲間縫隙。（101專高一）

解析 桿菌性痢疾是因直接或間接攝食帶菌者糞便汙染的東西而感染，不為飛沫感染。

28. 行政院衛生署2007年修訂「人類免疫缺乏病毒傳染防治及感染者權益保障條例」，強化愛滋病病人的人權保障及健康照護政策與措施，下列何者錯誤？(A)愛滋病藥品費用由病人全額負擔 (B)訂定「執行人類免疫缺乏病毒傳染防治工作致感染者補償辦法」提供執行相關工作而導致感染人類免疫缺乏病毒者相關補償 (C)無健保之愛滋病毒感染者提供免費的抗愛滋病毒治療藥品 (D)自民國96年起開辦愛滋病個管師計畫，提升感染者醫療照護及自我健康管理。（101專高一）

解析 愛滋病藥品費用，由國家負擔。

29. 強調以「預防注射」來預防傳染病，是應用下列何項遏止傳染病流行的原則？(A)撲滅病原體 (B)控制傳染源 (C)增強人體的抵抗力 (D)控制傳染途徑。（101專高二）

解答： 24.C 25.A 26.B 27.C 28.A 29.C

30. 下列哪一種類型的腸病毒致病力最高？(A) 23型A型克沙奇病毒 (B) 6型B群克沙奇病毒 (C) 30型依科病毒 (D) 71型腸病毒。

(101專高二)

31. 腸病毒流行時多強調以「多洗手」來預防，是應用下列何種防止傳染病流行的原則？(A)撲滅病原體 (B)增強人體的抵抗力 (C)控制傳染源 (D)控制傳染途徑。 (101專普一)

32. 有關肝炎種類與傳染途徑，何者為正確組合？(A) A型肝炎－體液 (B) B型肝炎－血液 (C) C型肝炎－糞口 (D) E型肝炎－血液。 (101專普一)

解析 A型肝炎－糞口；C型肝炎－血液；E型肝炎－糞口。

33. 有關嬰幼兒預防注射種類、注射部位與途徑之組合，下列何者正確？(A)B型肝炎－手臂外上部內側－皮下注射 (B)麻疹－上臂外側－肌肉注射 (C)白喉、百日咳、破傷風混合疫苗－大腿前外側－肌肉注射 (D)卡介苗－左上臂三角肌中央－肌肉注射。

解析 B型肝炎－大腿前外側－肌肉注射；麻疹－上臂外側－皮下注射；卡介苗－左上臂三角肌中央－皮內注射。 (101專普一)

34. 下列哪些傳染方式是屬於直接傳染？(1)空氣傳染 (2)飛沫傳染 (3)病媒傳染 (4)垂直傳染。(A) (1)(2) (B) (1)(4) (C) (2)(3) (D) (2)(4)。 (101專普二)

解析 飛沫傳染、垂直傳染、直接接觸為直接傳染；空氣傳染、病媒傳染、媒介物傳染為間接傳染。

35. 社區衛生護理人員對於由疫區入境的民眾，採取防疫措施與協助調查傳染病來源，是屬於哪一段預防工作？(A)第一段預防 (B)第二段預防 (C)第三段預防 (D)第四段預防。 (101專普二)

解析 第二段預防是在疾病症候前期與臨床期，進行早期診斷發現、早期治療（疾病控制）。

36. 飲用水消毒，以何種方法的使用最為廣泛？(A)氯素消毒 (B)紫外線消毒 (C)臭氧消毒 (D)銀離子消毒。 (101專普二)

解答： 30.D 31.D 32.B 33.C 34.D 35.B 36.A

解析 目前飲用水消毒最常用的方法是氯氣消毒，氯氣在水中生成HOCl、OCl、初生態氧等，以達到殺菌效果。

37. 施打流行性感冒疫苗，在傳染病防治原則中屬於何種防治原則？(A)減少感染源之傳染力 (B)切斷傳染途徑 (C)增加宿主抵抗力 (D)降低疾病感受性。 （102專高一）

解析 施打流行性感冒疫苗可增加宿主抵抗力以防治疾病傳染。

38. 下列何種疾病可透過胎盤垂直傳染引起？(1)梅毒 (2)愛滋病 (3) B型肝炎 (4)肺結核：(A) (1)(2)(3) (B) (2)(3)(4) (C) (1)(3)(4) (D) (1)(2)(4)。 （102專高一）

解析 肺結核為飛沫傳染。

39. 有關腸病毒感染特徵的敘述，下列何者正確？(A)感染過腸病毒者，以後不會再感染 (B)流行季節是冬季 (C)傳染途徑為直接接觸傳染 (D)感染後，約在2天內出現症狀。 （102專高二）

解析 (A)感染過某一種腸病毒感染以後，至少會持續有數十年的免疫力。所以對於同一種病毒而言，不會復發。但腸病毒目前有60多型，感染其中一種後仍有可能會再感染其他類型；(B)夏季、初秋流行，臺灣地區因位在亞熱帶，所以全年都可能有感染之發生；(D)感染病毒後一般3~5天會出現症狀。

40. 承上題，下列哪些傳染病是可經由病媒（昆蟲）傳染的？(1)猩紅熱 (2)百日咳 (3)日本腦炎 (4)瘧疾：(A) (1)(2) (B) (1)(3) (C) (2)(3) (D) (3)(4)。 （102專高二）

解析 猩紅熱及百日咳的傳染途徑為飛沫傳染，日本腦炎及瘧疾為病媒蚊傳染。

41. 日本腦炎是屬於何種疫苗？(A)活的病毒 (B)活的細菌 (C)死的病毒 (D)死的細菌。 （103專高一）

解析 日本腦炎原為不活化疫苗，2017年開始改使用活性減毒疫苗。

解答： 37.C 38.A 39.C 40.D 41.C

42. 根據我國傳染病防治條例，第一類法定傳染病之處置，下列何者正確？(A)應於24小時內完成報告；應於指定隔離治療機構施行隔離治療　(B)應於24小時內完成報告；必要時，強制送指定隔離治療機構施行隔離治療　(C)應於一周內完成報告；應於指定隔離治療機構施行隔離治療　(D)應於一周內完成報告；必要時，強制送指定隔離治療機構施行隔離治療。（103專高二）

解析 發現傳染病後應於醫師或感染小組成員於規定時限內向中央主管機關報告，一般為24小時內報告，且需將感染者自人群中分離，送往指定隔離治療機構進行管訓與診治。

43. 在疾病傳染期間暫時關閉公共場所，這在傳染病的防治原則中是屬於何種防治原則？(A)減少感染源之傳染力　(B)切斷傳染途徑　(C)增加宿主抵抗力　(D)降低疾病感受性。（104專高一）

44. 有關肉毒桿菌的敘述，下列何者錯誤？(A)是一種厭氧產孢桿菌　(B)潛伏期約48至72小時　(C)對熱敏感　(D)中毒症狀以神經系統症狀為主。（104專高一）

解析 肉毒桿菌的潛伏期通常為12~72小時。

45. 下列何者易導致出血性登革熱？(A)感染到第一型登革熱病毒　(B)感染登革熱後未及時治療　(C)登革熱重複感染　(D)感染期間服用阿斯匹靈退燒。（104專高二）

解析 出血性登革熱可能的致病機轉為：(1)登革熱病毒株的毒性、(2)病人的遺傳基因或(3)續發性登革熱感染，引起激烈的免疫系統反應。

46. 下列傳染病中，何者的病原體不需經過病媒傳染或媒介物傳染，而直接由病人傳給宿主？(1) B型肝炎 (2)日本腦炎 (3)傷寒 (4)痲疹。(A) (1)(2)　(B) (2)(3)　(C) (3)(4)　(D) (1)(4)。（104專高二）

解析 日本腦炎需經由病媒蚊傳染；傷寒則是經由食物或餐具傳染。

47. 針對淋病確診個案之防疫措施，下列敘述何者正確？(A)應呈報當地衛生主管機關　(B)應隔離　(C)需要檢疫　(D)應給予被動疫苗注射。（104專高二）

解答：　42.A　43.B　44.B　45.C　46.D　47.A

解析 淋病為第三類法定傳染病，確診個案應於一週內通報。

48. 下列何者是病媒蚊造成的傳染疾病？(1)日本腦炎 (2)霍亂 (3) A型肝炎 (4)瘧疾 (A) (1)(2) (B) (1)(4) (C) (2)(3) (D) (2)(4)。

解析 霍亂、A型肝炎的傳播方式是透過糞－口傳染。 (105專高一)

49. 下列何者為我國「傳染病防治法」中規定之第一類法定傳染病？(A)百日咳 (B)白喉 (C)嚴重急性呼吸道症候群 (D)破傷風。

(106專高一)

解析 (A)(D)為第三類法定傳染病；(B)為第二類法定傳染病。

50. 為老人施打流感疫苗，是屬於哪一種傳染病防治策略？(A)消滅病媒 (B)保護易感宿主 (C)阻絕致病原及病原體 (D)去除中間宿主。 (106專高一)

解析 增強宿主免疫力的方法包括健康促進及特殊性預防方法，如進行衛生教育及預防接種疫苗。

51. 對處於潛伏期的結核感染者進行痰塗片及痰液培養，下列反應何者正確？(A)痰塗片陽性，但痰液培養陰性 (B)痰塗片陰性，但痰液培養陽性 (C)痰塗片及痰液培養皆為陽性 (D)痰塗片及痰液培養皆為陰性。 (106專高一)

解析 潛伏期的感染者進行實驗室篩檢時不會驗出被感染（陽性）。

52. 有關多重抗藥性結核病(MDR-TB)的描述，下列何者正確？(1)結核菌培養為陽性，且同時對於isoniazid與rifampin有抗藥性 (2)結核菌培養為陰性，對任何fluoroquinolone藥物有抗藥性者 (3)因為藥物副作用以致症狀無法明顯改善 (4)進階都治計畫(DOTs Plus)能更全面監控多重抗藥性結核病人。(A) (1)(2) (B) (2)(3) (C) (3)(4) (D) (1)(4)。 (106專高二)

解析 (2)多重抗藥性結核病主要對Isoniazid與Rifampin兩種藥具要抗藥性；(3)病人多因未能規則服藥造成治療上的困難。

53. 如果某傳染病的潛伏期是72小時到14天，則檢疫期間至少應為幾天？(A) 3 (B) 7 (C) 10 (D) 14。 (106專高二補)

解答： 48.B 49.C 50.B 51.D 52.D 53.D

解析 檢疫目的在於防止疾病流行，期間以最長潛伏期為準，依據題意可知此傳染病最長潛伏期為14天，故檢疫期至少要14天。

54. 有關流感疫苗的敘述，下列何者正確？(1)為活性疫苗 (2)為非活性疫苗 (3)保護效力約只能維持一年 (4)含硫汞成分 (5) 3歲以下幼兒接種0.5mL：(A) (1)(3) (B) (1)(4) (C) (2)(3) (D) (2)(5)。

解析 目前臺灣使用的流感疫苗是使用雞胚蛋製程所製備的不活化疫苗，接種時間建議是每年接種一次，盡量於9月中旬以後、11月下旬以前完成施打，以預防農曆春節前後及2~3月的流感流行期。 (106專高二補)

55. 若民眾拒絕配合登革熱的防疫措施將戶外易積水容器清除，主管機關可依法處以多少罰鍰？(A)新台幣六萬元以上及三十萬元以下 (B)新台幣五千元以上及三萬元以下 (C)新台幣一萬元以上及六萬元以下 (D)新台幣三千元以上及一萬五千元以下。

解析 傳染病防治法第70條：拒絕、規避或妨礙各級政府的防疫措施，處新台幣三千元以上及一萬五千元以下罰鍰。 (106專高二補)

56. 食用未煮熟雞蛋而導致腸道疾病，最常見之細菌為何？(A)肉毒桿菌(*Clostridium botulinum*) (B)金黃色葡萄球菌(*Staphylococcus aureus*) (C)沙門氏菌(*Salmonella*) (D)仙人掌桿菌(*Bacillus cereus*)。 (107專高一)

57. 有關腸病毒之描述，下列何者正確？(A)感染過腸病毒者，以後不會再感染 (B)發病前一週內傳染力最強 (C)以酒精來進行餐具消毒 (D)引起腸病毒感染併發重症之型別以腸病毒71型為主。 (107專高一)

解析 (A)腸病毒有60多型，同一病毒雖有免疫力，但可能感染其他型病毒；(B)發病一週後一週傳染力最強；(C)加熱消毒。

解答： 54.C 55.D 56.C 57.D

58. 從印尼旅遊回國的林小姐，機場通關時，發現體溫為39°C，就醫後確診為登革熱。下列描述何者正確？(1)衛生機關要追查同行者暴露史及健康資料 (2)感染某一型登革熱病毒患者，對該型病毒仍會重複感染 (3)只要入境就須進行檢疫程序 (4)登革熱只要服藥治療期間，仍可捐血 (5)登革熱應儘速於24小時內通報。(A) (1)(2)(3) (B) (2)(3)(4) (C) (1)(3)(5) (D) (2)(4)(5)。 (107專高一)

解析 (2)會對該型病毒終身免疫；(4)發病期間血液都具感染力。

59. 林太太，76歲，有高血壓並按時服藥；社區護理師可以建議她接受何種免費疫苗之注射？(1)帶狀皰疹疫苗 (2)肺炎鏈球菌疫苗 (3)流感疫苗 (4)人類乳突病毒疫苗。(A) (1)(2) (B) (1)(4) (C) (2)(3) (D) (3)(4)。 (107專高一)

解析 (1)(4)為自費疫苗。

60. 5個月大的小句，應完成下列何種疫苗接種？(A) B型肝炎(HBV)第三劑 (B)白喉破傷風非細胞性百日咳、b型嗜血桿菌及不活化小兒麻痺五合一疫苗(DTaP-Hib-IPV)第三劑 (C)卡介苗(BCG) (D)結核型肺炎鏈球菌疫苗(PCV13)第三劑。 (107專高二)

解析 (A)(B) 6個月；(D) 12~15個月。

61. 住護理之家的朱老先生，最近護理師發現他手指縫出現抓痕、紅斑，經醫師診斷為疥瘡，治療中。下列有關疥瘡之描述，何者正確？(1)常見於人口密集機構 (2)疥蟲在皮膚表面挖出隧道產卵 (3)只要40度高溫即可殺死疥蟲 (4)照顧者常接觸，只要勤清潔不需要一同治療 (5)常見於白天劇烈搔癢。(A)僅(1)(2) (B)僅(3)(5) (C)(1)(2)(3) (D)(2)(3)(4)。 (107專高二)

解析 (3)暴露在50度高溫10分鐘，或離開人體2~3天後就會死亡；(4)需一同治療，以避免互相傳染；(5)搔癢在夜間更嚴重。

62. 每年6~8月藉由殺蟲劑的噴灑以防止登革熱的傳染，是屬於哪一種傳染病防治的策略？(A)消滅致病原 (B)減少傳染原的傳染力 (C)傳播媒介的控制 (D)增加宿主的免疫力。 (108專高一)

解答： 58.C 59.C 60.C 61.A 62.C

63. 多重抗藥性肺結核(MDR-TB)的逐漸增加，目前WHO在肺結核治療大力推動的方法為何？(A) DOTS (directly-observed treatment, short-course) (B) IDOTS (indirectly-observed treatment, short-course) (C)DOTL (directly-observed treatment, long-course) (D) IDOTL (indirectly-observed treatment, long-course)。 (108專高一)

解析 (A)即短程直接觀察治療法，我國翻譯為都治計畫，目的在讓病人於關懷員督促之下，按時服藥。

64. 有關梅毒的敘述，下列何者正確？(1)晚期梅毒傳染性較強 (2)性行為是主要傳染途徑 (3)孕期35週需接受梅毒篩檢 (4)孕期感染梅毒，胎兒可經垂直傳染罹患先天性梅毒。(A) (1)(2) (B) (1)(3) (C) (2)(4) (D) (3)(4)。 (108專高一)

解析 (1)越晚期傳染性越弱；(3)於孕期32週接受篩檢。

65. 有關新型A型流感之描述，下列何者正確？(1)H1N1、H3N2屬於每年週期性流行的流感 (2)致死率約為80~90% (3)常見於禽鳥病毒傳染人類，如：H7N9、H5N1 (4)密切接觸者須自主健康管理5天 (5)發現個案須於48小時內通報。(A) (1)(2) (B) (2)(4) (C) (1)(3) (D) (4)(5)。 (108專高二)

解析 (2)一般死亡率小於1%；(4)須自主健康管理10天；(5)應於24小時內通報。

66. 小華，長住上海，預防接種都在當地完成。今年即將回國就讀國小一年級，家長發現日本腦炎僅接種兩劑，下列何者正確？(A)需再接種兩劑，間隔6個月 (B)中國大陸是接種活性減毒日本腦炎疫苗，僅需再接種一劑 (C)時效已過，需接種三劑 (D)需接種兩劑，間隔1個月。 (108專高二)

67. 根據傳染病通報規定，下列何者不需於24小時內完成病例通報？(A)庫賈氏病 (B)登革熱 (C)狂犬病 (D)肉毒桿菌中毒。

解析 (A)為第四類傳染病，一個月內通報，必要時得於指定隔離治療機構施行隔離治療。 (109專高一)

解答： 63.A 64.C 65.C 66.送分 67.A

68. 在長期照護機構內發現住民感染疥瘡，下列處理何者最不適當？(A)採用接觸性隔離法隔離病人　(B)衣服及被單應使用攝氏60度以上熱水清洗　(C)無法清洗的枕頭或床墊應密封於塑膠袋內靜置兩週　(D)抗疥藥物勿塗抹於紅斑或水泡以外的皮膚。

解析 (D)不可只塗抹發病處，好發部位如腋下、指縫等都需仔細徹底塗抹。　(109專高一)

69. 關於登革熱之描述，下列何者錯誤？(A)登革病毒有四種血清型別，每一型都具有感染致病的能力　(B)治療登革熱沒有特效藥物，以症狀治療為主　(C)先後感染同型別之登革病毒，會有更高機率導致較嚴重的症狀　(D)對於疑似個案可使用登革熱NS1抗原快速篩檢。　(109專高二)

解析 (C)感染兩種或兩種以上不同型的病毒重複感染，會產生出血型登革熱症狀。

70. 有關免疫力(immunity)的敘述，下列何者正確？(A)自然被動免疫－新生兒經由胎盤獲得母體抗體　(B)人工被動免疫－給予接種者疫苗來產生免疫力　(C)人工主動免疫－給予接種者免疫球蛋白　(D)自然被動免疫－感染傳染病後獲得免疫力。　(109專高二)

71. 有關結核病防治工作敘述，下列何者錯誤？(A)目前我國加入「世界衛生組織(WHO)2035年消除結核第一期計畫」　(B)「丙型干擾素釋放試驗，IGRA」能確定有無潛伏性結核感染，並適用於所有年齡層　(C)結核病發病的高危險群，如適時給予抗結核藥物治療潛伏感染，可有效減少日後發病的機會　(D)潛伏結核感染短期治療處方可採速克伏(3HP)，每週服藥一次，需12個劑量，共3個月完成療程。　(110專高一)

解析 (A)疾管署「擬定」我國加入WHO 2035消除結核為下一期結核病國家防治計畫；(B)適合用於接受卡介苗多次接種的接觸者或免疫不全的5歲以上病人。

解答：　68.D　69.C　70.A　71.AB

72. 接種麻疹疫苗，是屬於下列何種傳染病防治原則？(A)祛除病原體 (B)截斷傳染途徑 (C)提升宿主免疫力 (D)管制傳染窩。 （110專高一）

73. 下列哪些疾病是由病毒引起？(1)登革熱 (2)日本腦炎 (3)霍亂 (4)麻疹。(A) (1)(2)(3) (B) (2)(3)(4) (C) (1)(2)(4) (D) (1)(3)(4)。 （110專高一）

解析 (3)霍亂弧菌為其致病原。

74. 有關病毒性腸胃炎之敘述，下列何者正確？(A)腺病毒好發於6歲以上小孩 (B)輪狀病毒好發於65歲長者 (C)克沙奇A型最容易引發重症心肌炎 (D)諾羅病毒好發於學校、機構等人口密集處。 （110專高二）

解析 (A)好發於嬰幼兒；(B)好發於嬰幼兒、老年人、免疫力差的成人；(C)由B型克沙奇病毒引起。

75. 有關孕婦的疫苗接種，下列何者是可以接種的？(A)麻疹疫苗 (B)水痘疫苗 (C)流感疫苗 (D)日本腦炎。 （110專高二）

解析 (A)(B)(D)接種後4週內應避免懷孕。

76. 有關「急性病毒性A型肝炎」的敘述，下列何者錯誤？(A)感染A型肝炎病毒後，約70~80%會演變成慢性肝炎 (B)衛生局所接獲轄區內有A型肝炎通報病例發生時應即進行訪視 (C)病人罹病期間需採腸胃道隔離措施 (D) A型肝炎疫苗自2018年起列入本國滿12個月以上之幼兒常規接種項目。 （111專高一）

解析 (A) B型肝炎年幼時期的感染易演變成慢性帶原者。

77. 有關登革熱的敘述，下列何者錯誤？(A)屬於第二類法定傳染病 (B)典型登革熱的潛伏期約為1~2天 (C)典型臨床症狀有突發性的高燒(≧38°C) (D)臺灣病媒蚊主要為埃及斑蚊與白線斑蚊。

解析 (B)潛伏期為5~8天。 （111專高一）

解答： 72.C 73.C 74.D 75.C 76.A 77.B

78. 有關結核病的敘述，下列何者錯誤？(A)由結核桿菌引起，為一種慢性傳染病　(B)在臺灣一年四季都有病例，男性發生率比女性高　(C)結核病可發生在人體任何器官或組織　(D)潛伏結核感染者雖無症狀，但具有傳染力。 （111專高一）

解析 (D)潛伏結核感染通常無症狀且不具傳染性。

79. 有關傳染病與其病媒的敘述，下列何者錯誤？(A)霍亂－蒼蠅　(B)鼠疫－跳蚤　(C)萊姆病－蚊子　(D)漢他病毒症候群－老鼠。 （111專高二）

解析 (C)萊姆病的病媒是硬蜱(tick)。

80. 有關校園結核病護理指導，下列何者正確？(1)結核病主要為直接接觸傳染應保持教室通風　(2)教職員生若有咳嗽超過一週應建議其盡速就醫　(3)都治計畫是針對確診個案的治療策略　(4)結核病指標個案是指確定診斷的結核病病人。(A) (1)(2)　(B) (2)(3)　(C) (3)(4)　(D) (1)(4)。 （111專高二）

解析 (1)結核病傳染途徑為空氣、飛沫傳播；(2)咳嗽3週以上者可列為結核病疑似個案。

81. 依據傳染病致病三角模式，若要提升宿主的抵抗力，下列敘述何者最適當？(1)離開醫院要洗手　(2)注射疫苗　(3)攝取均衡飲食　(4)保持規律運動　(5)手部噴酒精。(A) (1)(2)(3)　(B) (1)(2)(5)　(C) (2)(3)(4)　(D) (3)(4)(5)。 （111專高二）

解析 (1)(5)是消滅致病原及傳染途徑。

82. 有關登革熱防治的敘述，下列何者最適宜？(1)埃及斑蚊多於夜間活動　(2)布氏指數是指調查100戶住宅，發現有登革熱病媒蚊幼蟲孳生陽性容器數　(3)登革病毒可透過懷孕母親，垂直傳染給胎兒　(4)屬於第三類傳染病，應於48小時內通報　(5)國內尚未有登革熱疫苗核准上市。(A) (1)(2)(4)　(B) (1)(3)(4)　(C) (2)(3)(5)　(D) (3)(4)(5)。 （112專高一）

解答：　78.D　79.C　80.C　81.C　82.C

解析 (1)埃及斑蚊多於白天活動；(4)為第二類傳染病，應於24小時之內通報。

83. 有關A型肝炎的描述，下列何者正確？(A)屬第三類傳染病 (B)主要經由糞口傳染 (C)潛伏期為7~14天 (D)發病6個月後仍會重複感染。（112專高一）

解析 (A)為第二類傳染病；(C)潛伏期約28~30天；(D)感染A肝後產生抗體即終身免疫。

84. 有關預防校園腸病毒措施，下列何項最適當？(A)加強腸病毒疫苗接種 (B)加強個人衛生常洗手 (C)可用500 ppm 濃度漂白水進行消毒 (D)得過腸病毒的學童就不會再被感染。（112專高二）

解析 (A)已有疫苗研發，但尚未廣為施打；(C) 0.5 ppm即可；(D)一種腸病毒感染後約有十多年免疫力，但腸病毒有60多型，可能感染其他種。

85. 根據傳染病防治法，下列何種法定傳染病應於24小時內完成通報主管機關？(A)桿菌性痢疾 (B)腸病毒感染併發重症 (C)急性病毒性C型肝炎 (D)恙蟲病。（112專高三）

解析 (B)(C)(D)一週內完成通報。

86. 若病人出現發燒、出疹、咳嗽等疑似麻疹症狀，應收集「TOCC」，TOCC包括下列何者？(1)抽菸史(cessation) (2)旅遊史(travel) (3)接觸史(contact) (4)職業史(occupation) (5)手術史(operation) (6)發病時間(time) (7)群聚史(cluster)。(A) (1)(2)(3)(5) (B) (1)(2)(4)(6) (C) (2)(3)(4)(7) (D) (3)(5)(6)(7)。（113專高一）

解答： 83.B 84.B 85.A 86.C

學校衛生護理

出題率：♥♡♡

- 學校衛生基本概念
- 學校衛生護理基本概念
- 學校衛生的行政組織與工作人員
  - 我國學校衛生行政組織
  - 學校衛生工作人員及職責
- 傳統學校衛生計畫（三三模式）
- 整體性學校衛生計畫
- 學校衛生實務工作
  - 學校健康促進計畫
    - 學校衛生政策
    - 學校物質環境
    - 學校社會環境
    - 社區關係
    - 個人健康技能
    - 健康服務
  - 健康促進學校需求評估－SWOT 分析法

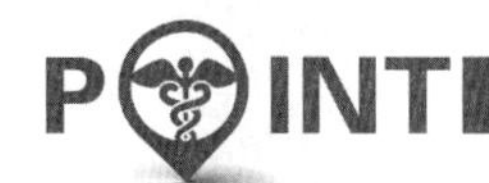

重點彙整

11-1 學校衛生基本概念

1. 學校衛生的意義：是以**學校群體**為服務對象的一項團體衛生工作。經由**學校人員**有系統的規劃、設計與推動各項衛生保健工作，以維護和促進學生及教職員工身心健康之統整性。
2. 學校衛生的重要性
   (1) 藉由學校有組織且有計畫的指導、將理論與生活配合起來，可從小**養成個人健康觀念、認知和行為**。透過**教育**的方法，使教職員工及學生獲得健康素養，實踐健康生活，達成健康人生的目標。
   (2) 培養良好衛生習慣，奠定健康基礎。
   (3) 早期發現缺點，及時矯治以提高學習效率。
   (4) 配合整體公共衛生，適應現代生活：學校衛生為社區衛生的基礎單位，為營造健康社區的重要場所。在疾病預防三段五級觀念中，以初段預防為主。

11-2 學校衛生護理基本概念

1. 定義與目的：以學校群體為服務對象的社區護理工作，透過衛生教育與社區護理的專業理論，提供護理服務及保健技能的教導，以降低影響學習的健康障礙，協助學生達到最高品質的健康。
2. 重要性
   (1) 校護扮演醫護專業與教育專業間的溝通橋樑。
   (2) 校護擔任健康知識、技能傳輸的管道。

(3) 學校衛生護理工作應著重在健康評估與轉介、緊急救護、提供專業資訊、特殊疾病個案管理。

(4) 校護應保障弱勢族群健康權益，支援與策動各項追求健康促進的活動。

3. 概念架構：學校衛生護理實務操作的概念如下(Wold, 1981)：

   (1) **公共衛生**：持續執行含三段五級的照護活動。

   (2) **系統化過程**：包括護理過程、簽訂契約過程、健康教育過程、研究過程、流行病學過程、行政管理過程、計畫改變過程、立法過程等。

   (3) **適應功能**：協助學生了解和適應學校生活的改變。

   (4) 互助性人際關係。

   (5) **工具**：透過詢問病史、身體評估、護理診斷、使用篩檢儀器工具，決定所提供的護理服務。

11-3 學校衛生的行政組織與工作人員

一、我國學校衛生行政組織

1. 中央及地方學校衛生行政組織：**教育部**為國內學校衛生工作之中央主管機關，**負責策劃、督導、考評全國學校衛生業務**，必要時會同衛生福利部、環保署共同辦理。我國學校衛生行政組織架構如圖 11-1。

2. 各級學校學校衛生行政組織：大多數學校學務處下設衛生保健組、衛生組或體育衛生組，負責學校衛生工作之策劃及推行，並設立衛生教育委員會，負責計畫及推行學校衛生教育事宜。

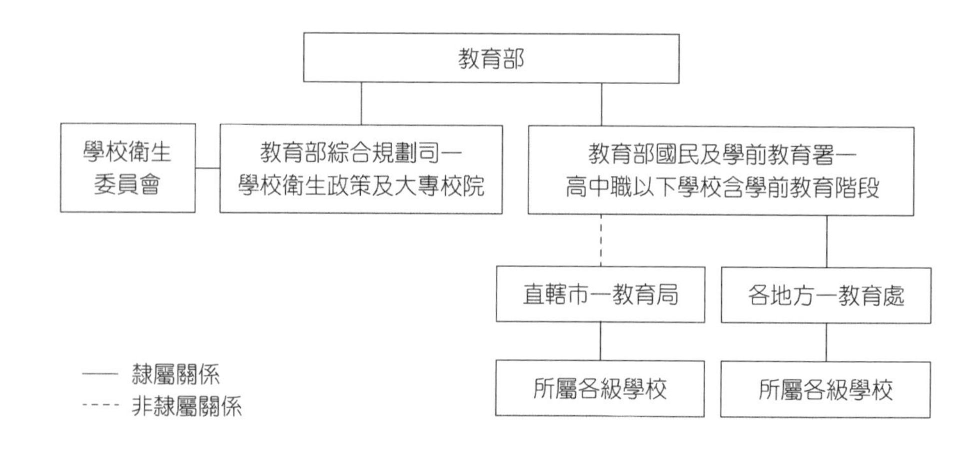

圖 11-1 我國學校衛生行政組織架構

二、學校衛生工作人員及職責

1. **工作人員**：包括**校長**、**衛生組長**、**導師**、**學校醫師**、**學校護理人員**（高級中等以下學校班級數**未達 40 班**者，應設**護理人員 1 人**；**40 班以上**者，至少應設**護理人員 2 人**。專科以上學校得比照前項規定設置護理人員）及其他有關人員（如高級中等以下學校，班級數 40 班以上者，應至少設置營養師 1 人）。
2. 學校護理人員的職責
   (1) 主持學校健康中心（保健室）一切事務。
   (2) 負責接洽、準備並協助健康檢查及缺點矯治等工作。
   (3) 負責辦理全校教職員工及學生預防接種事宜。
   (4) 負責傳染病預防及管理事宜。
   (5) 學校教職員及學生疾病與傷害之處理。
   (6) 安排訪問或聯繫因病或無故缺席學生之家長。**必要時進行家庭訪視**。
   (7) 促進學校健康教育，**對象包括全校師生**。
   (8) 促進各項衛生活動。

(9) 協助辦理學校衛生教育委員會有關工作。

(10) 促進學校衛生工作推展。

(11) 協助衛生組長蒐集並編製衛生教育資料。

(12) 負責管理健康記錄資料並作月報表及衛生統計。

(13) **協助維護校區之環境衛生安全**。

3. 學校護理人員的角色功能：健康服務者、健康管理者、健康促進者、健康輔導者、健康教育者、健康倡導者。

4. 根據 Wold (1981)所提，**從事學校衛生護理工作應具備公共衛生、適應功能、互助性人際關係、工具、系統化過程等系統性概念**。

11-4 傳統學校衛生計畫（三三模式）

1. **三大基本觀念**

(1) 健康的定義為生理、心理、社會三者合一的完整狀況。

(2) 健康行為包括達成健康知識、健康態度及健康習慣三層面。

(3) 實施對象包含學生個人、家庭至社區。

2. **三大動力：指推動學校衛生工作進行的主要單位**，包括**學校衛生教育委員會**（定期召開會議，策畫、協調、考核有關學校衛生事宜）、**衛生組**（實際規劃執行學校衛生工作的負責單位）、**健康中心**（提供健康服務）。

3. 三大內容：(1)**健康教學**；(2)**健康服務**：健康檢查、健康觀察、缺點矯治、傳染病管制、簡易治療、教職員保健、健康輔導；(3)**健康環境**。

11-5 整體性學校衛生計畫

Allensworth和Kolbe (1987)為強化學校衛生功能而積極推動之。包括**健康服務、健康教學、健康環境、健康體能、學校供膳、健康輔導、學校教職員工健康促進、學校與社區聯繫工作**。

1. **健康服務**。
2. **健康教學：屬三段五級之初級照護，透過各種教學方法促進良好健康認知及態度，並培養健康生活方式及行為習慣**。包括健康教育、道德與健康等教學、大專院校衛生教育等通識教育、急救訓練、衛生宣導、衛生專題演講等活動，以及體重控制、潔牙等健康促進措施，進行教學的場所主要為**教室、會議廳**等處。
3. **健康環境**
   (1) 人的環境：同學間、師生間人際關係之增進，培養和諧及相互尊重的校園氣氛。
   (2) 事的環境：學校安全、防火安全、環境整潔、作息時間安排等，以營造良好的校園管理措施。
      A. 作息時間：應配合學生的年齡、身心成熟度及學習能力而定。每堂上課時間小學以 30~40 分鐘、中學以上 50 分鐘為原則。
      B. 學校安全教育。
      C. 學校食品衛生。
   (3) 物的環境。
4. **健康體能**：如體育教學、運動競賽、生涯運動培養、健康體能促進、運動指導等，**健康體能應包含肌力、肌耐力、心肺耐力、柔軟度及身體組成等**（現行國民體能測驗項目見表 11-1）。為了掌握學生體適能情況，依《各級學校體育實施辦法》第 13 條規定，每學年至少檢測一次；且自 2007 學年度正式實施「體適能資料上傳管理系統」及「健康體育網路護照」。

「**體適能**(phyical fitness)」指身體適應生活、運動與環境的綜合能力，**任何運動都算是身體活動，但並不是所有的身體活動都能夠視為運動**，其分兩類：(1)與**運動競技**有關(sport-related fitness)；(2)與**健康**有關(health-related fitness)。教育部規定的健康體能評估項目為**跑步測量心肺耐力**、立定跳遠測量肌力、**1 分鐘屈膝仰臥起坐測量肌耐力、坐姿體前彎測量柔軟度**、BMI 得知身體組成。

5. **學校供膳**。
6. **健康輔導**：包括特殊疾病學生健康輔導、先天性或慢性病個案之追蹤和輔導、壓力調適、心理衛生輔導及諮商等。

表 11-1 國民體能測驗項目

健康體能要素	建議之測量方法
心肺耐力（最重要）	修正的登階測驗
	12 分鐘跑走
	800 公尺跑走（15~30 歲女性，含學生）
	1,600 公尺跑走（15~30 歲男性，含學生）
肌力與肌耐力	伏地挺身（男性採伸膝，女性採屈膝）
	1 分鐘屈膝仰臥起坐
柔軟度	坐姿體前彎
	立姿體前彎
身體組成（身體脂肪百分比）	身體質量指數(BMI)
	腰臀圍比
	皮褶厚度測量

註：1. 教育部建議國小以上男女學生之體能測驗項目可加上「立定跳遠」，以了解學生的瞬發力表現。
2. 取自衛福部國民健康署肥胖防治網（無日期）。

7. **學校教職員工健康促進**：包括教職員工胸部 X 光檢查、預防接種、廚房工作人員健康檢查、優生保健等。
8. **學校與社區之聯繫與合作**：包括與社區醫療院所聯繫推動各項學校衛生活動、聯繫學生家長共同推動學生健康促進工作、結合學校、家庭和社區力量，促進兒童或青少年健康等。

11-6 學校衛生實務工作

一、學校健康促進計畫

學校健康促進計畫(health-promotimg school programs)是將原本傳統學校衛生（三三模式）精神擴展到美國學校衛生學會推動「統整性學校衛生計畫(coordinated school health program, CSHP)」主張之八大內容，再到世界衛生組織提出的健康促進學校六大範疇（構面）：(1)建立學校健康政策；(2)創造學校支持性物質環境；(3)建立學校友善的社交互動環境；(4)創造學校團體間的連結；(5)舉辦能營造健康生活的趣味競賽；(6)提供學校中的醫療照護服務及健康促進資訊。

(一) 學校衛生政策

組成工作組織，評估學校自己的健康問題、社區需求、政策的方向，訂定學校健康政策。

(二) 學校物質環境

泛指校園內房舍建築、操場、各項設備及器材等硬體設施的提供、保養與安全，以及健康的學習環境、飲食環境、無菸及無毒環境的營造。藉由控制和改善環境中可能對人體健康有害的因素以促進教職員生的健康狀態，並且提供適合教師教學及學生學習的良好環境。

1. 校址：選擇環境寧靜、交通便利、排水良好、水電供應不缺、安全正當（勿臨近鐵公路沿線、工廠、公害汙染及娛樂風化區）、場地寬大及空間足夠（每名學生占地平均 15~20 平方公尺）的地區。
2. 校舍建築：需符合安全衛生、方便、美觀，避免封閉式建築。
3. 教室
   (1) 大小：**以每一學生占 1~2 平方公尺為佳**。外形以長寬比 3：2 或 4：3 的長方形較優。
   (2) 通風：教室通風包括空氣流動、溫度及濕度三項。通風方法可選用窗戶對流的自然通風（**窗戶面積宜占教室建坪的 1/4**）或抽風機等；溫度以 25~26°C 為宜；濕度以 60~65%為佳。
   (3) 採光：可分自然採光和人工採光。**窗戶面積需為地板面積的 1/4~1/5**，牆壁顏色以反光率達 80%的白色為佳，人工採光以日光燈最佳。教室內的照度標準為**黑板照度不低於 500 米燭光**(LUX)、**桌面照度不低於 350 米燭光為原則**。
   (4) 防音：避免校外車輛、工廠噪音及校內運動、特科教室噪音，並加強教室遮音效果。**教室內的噪音響度以不超過 60 分貝為原則**。
   (5) 課桌椅：**桌高＝42.94%×平均身高＋2 (cm)**，桌面深 40~45 cm，桌面寬 60 cm。**椅座高＝22.98%×平均身高＋2 (cm)**，膝蓋最大活動深度＝桌面深－7 cm。
   (6) 黑板：宜用黑色或墨綠色，**反光率不可超過 20%**；黑板下緣與學生坐正時的眼睛同一水平面，與前排課桌椅維持 2 公尺距離。
4. 給水設備：必須水質優良、水量充足，水塔及蓄水池每半年清洗一次。每兩間教室前應有洗手台一座，水龍頭三個及洗手液或肥皂。**飲水機濾心**須每週清洗一次、**每半年更換一次**。飲水機的水質檢查標準為：

(1) **餘氯**：0.2~1.5 mg/L。

(2) pH 值：6.0~9.0。

(3) 氯鹽：250 mg/L 以下。

(4) **大腸桿菌**：0/100 mL。

(5) 細菌數：100 個／mL 以下。

5. 廁所：**中小學每 30 名男生至少需設置一個小便器，每 50 名男生、每 10 名女生至少需各設置一個大便器**。廁所間隔上下方應留有空間，以利空氣流通；大小便槽均應裝設自動沖水設備，且應設置殘障者專用之座式噴射沖水馬桶。

6. 垃圾：每間教室設置二有蓋垃圾桶，校園適當地方設垃圾桶，並做垃圾分類。每日收集所有垃圾於密閉式垃圾集中場，最好每天清運。

7. 學校安全教育：從 1972 年以來，**事故傷害**為國人十大死因的前幾名及兒童與青年十大死因首位，其防制教育工作最為重要。

8. 學校飲食衛生：學校供膳包括學校自設午餐之管理、外訂餐盒之衛生管理、午餐營養教育、用餐禮儀、午餐成本控制等。落實餐盒及食品留驗制度，當日訂購之食品應隨機抽存一份，標示日期、餐別及廠商名稱，於 7°C 以下冷藏 48 小時，以備查驗。學校員生消費合作社販賣食品、飲料、餐盒須經衛生機關合格合法廠商所製造。

9. 無菸及無毒校園環境：**高級中等學校以下學校、大專校院之室內場所全面禁止吸菸**。藥物濫用防治方面可篩檢尿液，以了解是否使用安非他命、嗎啡、可待因、鴉片、Demerol 等物質。

(三) 學校社會環境

面對不同年齡層的對象，學校除了提供知識的學習外，亦須教導如何與人相處、從群體生活中培養自信等，並視需要調整學校作息，營造重視全人健康的環境，以形成支持性社會網絡。

(四) 社區關係

社區關係是指學校與家長、政府機構、地方健康服務機構或社區組織間的聯繫狀況。在學校社區化、社區學校化及社區總體營造的政策下，健康促進學校與社區機構或人員建立伙伴關係，共同營造健康校園。

(五) 個人健康技能

透過健康相關課程及訓練，教導學生對健康促進的認知、採取正向的健康行為，進而提升個人健康技能和生活品質。

(六) 健康服務

藉由健康觀察、調查與篩檢的過程掌握師生健康狀態，進而採取適當措施以協助獲得健康最佳狀態的一系列服務。**學校保健工作的目標在保障全校人員的健康，並藉以培養正確的保健態度和行為**，以享受健康的人生。其項目內容如下：

1. **健康檢查**：分為定期與不定期檢查，**屬三段五級預防架構的次段預防，即第三級—早期診斷適當治療**。定期檢查隨時間實施各項必要的檢測（表 11-2），**常規性檢查每學期進行身高、體重、視力檢查一次，全身健康檢查每 3 年一次；國小學童每學期應檢查視力、身高及體重，檢查結果應於 1 個月內書面通知學生與監護人，檢查資料予保密，對特殊疾病個案應於校內進行個案管理**；不定期檢查如傳染病流行期、運動體能競賽之前或學生有特殊狀況等可隨時實施臨時健康檢查。

表 11-2 學生健康檢查基準表

檢查項目＼實施對象	國小新生	國小四年級	國中新生	高中職新生	大專校院新生
身高	●	●	●	●	○
體重	●	●	●	●	○
血壓	△	△	△	○	○
視力	●	●	●	●	○
辨色力	○	○	○	△	△
立體感	○	×	×	×	×
斜視、弱視	○	○	×	×	×
其他異常	○	○	○	○	○
斜頸、異常腫塊及其他	○	○	○	○	○
齲齒、缺牙、咬合不正、口腔衛生及其他異常	◎	◎	○	○	○
聽力	○	○	○	○	○
唇顎裂	○	×	×	×	×
構音異常	○	○	×	×	×
耳膜破損、耵聹栓塞、扁桃腺腫大及其他異常	○	△	△	△	△
心肺疾病、**胸廓**異常及其他異常	▲	▲	▲	▲	▲
腹部異常腫大及其他異常	▲	▲	▲	▲	▲
癬、疥瘡、疣、異位性皮膚炎、濕疹及其他異常	○	○	○	○	○
脊柱側彎、肢體畸形、蹲踞困難及其他異常	○	○	○	○	○
隱睪症	▲	×	×	×	×

表 11-2 學生健康檢查基準表（續）

檢查項目 \ 實施對象	國小新生	國小四年級	國中新生	高中職新生	大專校院新生
包皮異常、**精索靜脈曲張**及其他異常	ⓐ	ⓐ	ⓐ	ⓐ	△
腸內寄生蟲	△	△	△	×	×
蟯蟲	○	○	△	×	×
尿蛋白、尿糖、潛血、酸鹼度	○	○	○	○	○
血液常規：血色素、白血球、紅血球、血小板、平均血球容積比 肝功能：SGOT、SGPT 腎功能：creatinine 尿酸、血脂肪：總膽固醇(TC)	△	△	△	○	○
血清免疫學： HBsAg、Anti-HBs 及其他	△	△	△	○	△
胸部 X 光	△	△	△	○	○

註：1. 本表摘自 109.04.23 公布之修正學生健康檢查實施辦法第二條之附表。

2. ○：應檢查項目；△：視需要而辦理項目；×：不需要檢查項目；◎：國小每學年應檢查項目；●：高級中等以下學校每學期應檢查項目；ⓐ：應檢查，但須家長同意之項目。

2. **缺點矯治**：依學校衛生法第 11 條規定，針對**視力不良**、**齲齒**、**寄生蟲病**、**肝炎**、**脊椎彎曲**、**運動傷害**、**肥胖**及**營養不良**等學生常見體格缺點或疾病，應加強預防及矯治工作。我國學生常見的體格缺點及矯治方法如下：

(1) **齲齒：**

A. 矯治方式：由醫師填補或根管治療、拔除。

B. 預防方式：養成正確潔牙習慣，包括正確刷牙方法、次數及時間，強調睡前刷牙重要性，使用牙線及含氟漱口水，攝取含鈣、磷、維生素 D、C 之食物，定期口腔檢查等。

(2) 近視：

A. 矯治方式：由眼科醫師檢查決定是否戴眼鏡（若**距書本 30 公分能看清字時不必戴眼鏡**）。

B. **檢測視力**：**(a) E 字視力表受測者應站在距離 6 公尺（即 20 呎）處；(b) C 字視力表受測者應站在距離 5 公尺處；**(c)史耐倫氏表(Snellen's chart)用於測量遠距離視力，**測量結果之呈現是以 20 呎為分子，分母為眼睛所能看清楚字形之距離**。

C. **預防方式：**

- **作息規律**、充足睡眠與休息、**均衡營養**、充足**戶外活動**、常眺望遠處。
- **幼兒 3~4 歲即可做視力篩檢**。
- 養成良好閱讀習慣，如姿勢端正、**書本和眼睛距離 30~40 公分**、每閱讀 40~50 分鐘休息 10 分鐘、光線柔和明亮、避免強光刺眼、光源最好來自左後方。
- 正確的看電視方法：保持電視螢幕對角線長的 6~8 倍距離、電視畫面比兩眼略低 15 度、**每看 30 分鐘電視需休息 10 分鐘**。
- **幼兒一天看電視或電腦的時間勿超過 60 分鐘**。
- 學校學童 8 歲以後視力發展較穩定，再開始學電腦。

(3) 砂眼：目前採用 **WHO 規定之「間歇療法」**→每月治療 5 天，每天擦藥 2 次，休息 3 星期後再開始治療 5 天，連續定期間歇治療 6 次（6 個月）**共 30 天**。採用藥品為鉑黴素

(Achromycin)、四環黴素(Tetracycline)或土黴素(Terramycin)眼藥膏。

(4) 頭蝨：以 1% Gamabenzene Hexachloride 藥液配中性洗髮精製成「滅蝨用洗髮精」。學童家人應同時接受檢查及治療。

(5) 頭癬：患處頭髮應剪短，塗擦 3%碘酒，乾後再擦上 10%硫磺膏或 Undecyclenic 軟膏，並配合紫外線照射增加療效。

(6) 寄生蟲：國小學童以蟯蟲、蛔蟲、鞭蟲較為普遍。

A. 矯治方式：國小學童**每學期 2 次膠紙肛圍擦拭二日法蟯蟲檢查**，蟲卵陽性學生及其共同生活家人給予投藥驅蟲治療，指導**照顧者燙洗衣物**、指導學生**飯前飯後應洗手**。

B. 預防方式：養成良好的清潔、洗手習慣。

(7) 肥胖：我國男性各年齡層肥胖之百分比平均為 6.2%；女性則平均為 5.8%。

3. **健康資料應用與管理**

(1) 健康檢查結果應記錄、整理、分析、統計。

(2) 檢查結果通知家長、導師或學校相關人員予以適當處置。若學童有較嚴重疾病，由校護協助老師為病童安排適當活動。

(3) 特殊疾病個案進行個案記錄及管理。

(4) 製作全校性的健康檢查統計圖表。

4. 健康觀察

(1) 實施：以級任導師為主、醫護人員為輔，隨時隨地觀察學生身心健康狀態。中小學的早自習、晨間檢查是極佳的觀察時間。

(2) 項目：外觀、體態姿勢、健康習慣、行為等方面。

5. **傳染病管制：為學校衛生工作中，最優先且最重要的項目。**

(1) 改善環境衛生。

(2) 施行預防接種

A. 國小一年級新生在入學時繳交嬰幼兒之預防接種記錄卡（黃卡），若有未完成或忘記曾否接種，均由學校和衛生所人員共同安排於學校集體補接種，以提高學童預防接種完成率，詳見表 11-3。

B. 國小一年級入學前追加減量破傷風白喉非細菌性百日咳及不活化小兒麻痺混合疫苗(Tdap-IPV)、MMR、**日本腦炎疫苗**(JE)；國小一年級經普查結核菌素測驗陰性者追加卡介苗(BCG)。

(3) 預防直接傳染

A. 早期發現。**疑似感染傳染病者應先予以採取隔離措施**。

B. 傳染病報告。

C. 接觸者檢疫：監視接觸者到已超過該病的最長潛伏期。

D. **缺課者調查：學生請假人數或日數明顯增加時，校護及班級導師應警覺**並查詢原因。流行病學專家建議，當學校內每 100 名學生中有 2 人請病假，或每班學生中有 3 人以上請病假，或一個班級中有 1 人請病假超過 3 天者，可視為值得注意的**流行警訊**。

E. 病癒返校。

F. 停課：防止傳染病蔓延。

(4) 實施衛生教育。

6. 校園緊急**傷病處理**：創傷出血、骨折、扭傷、脫臼、抽筋、燒燙傷、中暑、休克、腦震盪、中毒、動物咬傷、昆蟲螫傷等，校護應做簡易診療處理、初步急救。

(1) 運動傷害基本處置：**RICE－休息、冰敷、壓迫、抬高。**

(2) 燒燙傷基本處置：**沖、脫、泡、蓋、送。**

表 11-3 國小新生入學後預防接種記錄檢查與補種指引

疫苗別	學前應完成劑數	新生查卡注意事項	補種建議		
卡介苗(BCG)	1		無接種記錄者安排補種		
			完成劑次[2]	補種劑次	補種時程[1]
B型肝炎疫苗(HepB)	3	接種六合一疫苗之劑次列入計算	0	3	0→1m→6m
			1	2	0→5m
			2	1	
小兒麻痺疫苗(OPV/IPV)	4	1. 接種五合一或六合一疫苗之劑次列入計算。 2. DTP/DTaP/Tdap相關疫苗第4劑在4歲以後才完成接種，則滿5歲應接種之Tdap-IPV疫苗可不再接種。	0	4	DTap-IPV⇨IPV[3]⇨IPV➔IPV
			最近1劑＜4歲		
			1	3	DTap-IPV⇨IPV[3]➔IPV
			2	2	DTap-IPV➔IPV
			3	1	DTap-IPV
			最近1劑≧4歲		
			1	2	DTap-IPV➔IPV
			2、3	1	DTap-IPV
白喉破傷風百日咳混合疫苗(DTP/DTaP)	4		0	3	DTap-IPV⇨DTap-IPV➔Td
			最近1劑＜4歲		
			1	3	DTap-IPV⇨DTap-IPV➔Td
			2	2	DTap-IPV▸Td
			3	1	DTap-IPV
			最近1劑≧4歲		
			1	2	DTap-IPV➔Td
			2、3	1	DTap-IPV
麻疹腮腺炎德國麻疹混合疫苗(MMR)	**2**		0	2	MMR➢MMR
			1	1	MMR

表 11-3 國小新生入學後預防接種記錄檢查與補種指引（續）

疫苗別	學前應完成劑數	新生查卡注意事項	補種建議		
水痘疫苗(Varicella)	1	已自然感染過水痘經醫師確診者無須再接補種。	0	1	Varicella
日本腦炎疫苗(JE)[4]	2	已接種不活化日本腦炎疫苗者，依建議接續接種活性減毒疫苗	0	3	JE☛JE
			1		↔JE☛JE
			2		☛JE
			3		☛JE
		已接種活性減毒疫苗者	1	1	☛JE
	4	經評估不適合接種活性減毒日本腦炎疫苗者[5]	0	3	JE↔JE→JE
			1	3	JE↔JE→JE
			2	2	JE→JE
			3	1	JE
減量破傷風白喉非細胞性百日咳及不活化小兒麻痺混合疫苗(Tdap-IPV)	1	使用於入學前滿5歲以上接種。	0	1	Tdap-IPV

註：1. ↔：間隔2週；≻：間隔1個月；⇨：間隔2個月；→：至少間隔6個月；☛：至少間隔12個月。
2. 從未接種或忘記有無接種各項疫苗者，完成劑次視為0。
3. 如為OPV/IPV及DTP/DTaP/Tdap均未完成而需補種者，本劑應改接種DTaP-IPV/Tdap-IPV。
4. 自106年5月22日起改採用細胞培養之日本腦炎活性減毒疫苗，應接種2劑，2劑至少間隔12個月。針對完成3劑不活化疫苗之幼童，於滿5歲至入國小前再接種1劑，與前一劑疫苗間隔至少12個月。
5. 經醫師評估不適合接種活性減毒JE疫苗的孩童，衛生局／所儲備由鼠腦製成的不活化疫苗，可請院所協助申請。

資料來源：整理自衛生福利部疾病管制署網站。

(3) 自殺的急救處置：**呼救請求協助、檢查意識反應、通暢呼吸道，但勿移動傷者。**

(4) 突發性昏迷處置：應使用「叫叫 CAB」原則進行急救，確認意識反應及脈搏→向他人求救，指定現場某人協助撥打 119→以 30：2 比例進行心臟按壓與吹氣→緊急送醫並通知家長。

7. 特殊學生保健：包括健康檢查、觀察、一般醫療保健、心理輔導、與家長聯繫、成立體育特別班。

8. 教職員工保健：包括健康檢查、優生保健、簡易醫療與急救以及保健知識諮詢、學校教職員工健康促進等。

二、健康促進學校需求評估－SWOT 分析法

以經營管理理論為基礎發展而來的組織對策分析法，由 SWOT 四方向做分析，了解各因素內容彼此互動所產生的關係。包括用來分析影響學校衛生發展的**內部環境優勢因素**(strengths)**與劣勢因素**(weaknesses)**及外在環境條件之機會因素**(opportunities)**和威脅因素**(threats)，再按矩陣方式排列起來，把各種因素相互對照，進行有系統的綜合分析，由分析結果獲得處理對策。

1. 學校內部環境因素（主觀因素）

(1) 學校規模：位置、大小、面積、學生數、動線、校風等。

(2) 人力資源：教師人數、師資、教學經驗；行政人員人數、工作經驗、態度等。

(3) 課程與活動：內容、項目、教學專長等。

(4) 硬體設備：校舍、教室、教材、教具等。

(5) 管理運作：組織氣氛、行動力、溝通整合力、經費來源、社區關係等。

(6) 學生及家長：家長結構、參與程度、親子關係、經濟狀況；學生結構、背景特性、健康特質等。

2. 學校外部環境因素（客觀因素）
   (1) 地理環境：地理特性、交通、鄰近學校、機構、經濟活動。
   (2) 所在地人口結構：性別、年齡、職業、種族、婚姻狀況等。
   (3) 地方資源條件：社區參與、社區機構對學校的支援程度、地方資源提供的基金會、專家等人力、物力及其他。
   (4) 社會規範與民風：法令規章、風俗、文化特徵、保守或開放、價值觀等。
   (5) 對學校的期待：以升學為優先、提供安親或課後輔導、特殊技能訓練等。
3. 建構 SWOT 矩陣：將每個因素應就優勢、劣勢、機會與威脅四個向度建構表格，分別填入表格中，建構 SWOT 矩陣，逐一進行交叉檢視，找出最有利的對策，以決定採取的行動對策。

外部環境因素	內部環境因素：優勢 Strength	內部環境因素：劣勢 Weakness
機會 Opportunity	多加利用 SO	盡快改善 WO
威脅 Threat	加強監視 ST	盡量消除 WT

圖 11-2　SWOT 內外部影響因素交叉分析圖

QUESTION 題庫練習

1. 為了獲得適當的天然採光與通風，教室的窗戶面積應占教室建坪的：(A) 1/2 (B) 1/4 (C) 1/6 (D) 1/8。 (99專高一)

   解析 根據學校衛生工作手冊，教室的窗戶面積應占教室建坪的1/4，以利採光與通風。

2. 養成個人健康觀念、認知和行為最有利的場所為何？(A)學校 (B)家庭 (C)醫院 (D)社區。 (99專高二)

   解析 藉由學校有組織且有計畫的指導、將理論與生活配合起來，可從小養成個人健康觀念、認知和行為。

3. 學校護理人員要評值校園戒菸計畫，下列何者不是合適的指標？(A)找有參加此計畫之工作人員進行外在評價 (B)比較計畫前後學生吸菸率之改變 (C)了解參與戒菸計畫成員之感受及收穫 (D)比較計畫前後學生對於吸菸對身體危害的知識之改變。

   (99專高二)

4. 對於國小學童施以800公尺跑走測驗，是要測量其哪一方面之體適能？(A)肌肉適能 (B)心肺適能 (C)柔軟度 (D)身體組成。

   解析 體適能項目：(1)心肺適能（男性1,600公尺、女性800公尺跑步，或30~65歲成年男生、女生之3分鐘登階）；(2)肌力（立定跳遠）；(3)肌適能（1分鐘屈膝仰臥起坐）；(4)柔軟度（坐姿體前彎）；(5)身體組成（身體質量指數，即BMI）。 (100專普二)

5. 幼兒園的護理師應邀給家長進行「如何保護兒童眼睛健康」的演講，下列敘述哪些較適當？(1)幼兒3~4歲即可做視力篩檢 (2)作息規律、健康飲食、戶外活動 (3)一天看電視或電腦的時間可達90分鐘 (4)閱讀書籍宜保持20公分的距離。(A) (1)(2) (B) (2)(3) (C) (2)(4) (D) (3)(4)。 (101專高一)

   解析 (3)幼兒一天看電視或電腦的時間勿超過60分鐘；(4)閱讀書籍宜保持30~40公分的距離。

解答： 1.B 2.A 3.A 4.B 5.A

6. 某日中午小華在學校實驗室，被酒精燈燙傷手部，有大面積發紅及水泡，張護理師之處理步驟，以下何者較適當？(1)以冷水沖洗 (2)緊急送醫 (3)脫去傷口部位的身上衣物 (4)通知家長 (5)將患部泡於冷水中。(A)(1)(2)(3)(5)(4) (B)(1)(3)(5)(2)(4) (C)(3)(1)(4) (5)(2) (D)(4)(1)(5)(2)(3)。 (101專高一)
7. 教導幼兒園小朋友如何洗手，最好的教學方法為何？(A)提供圖片展覽法 (B)提供小班級演講法 (C)提供示範與演練法 (D)上網收集有關正確洗手的錄影帶播放。 (101專高二)
8. 下列有關校園「健康環境」的敘述，哪些正確？(1)飲水餘氯0.2~1.5 mg/L為宜 (2)桌面高度為學童身高的2/7 (3)教室內背景噪音不超過60分貝 (4)一般教室桌面照明維持在850米燭光。(A)(1)(2) (B) (1)(3) (C) (2)(3) (D) (3)(4)。 (102專高一)

   解析 (2)桌高：42.94%×平均身高+2 cm；(4)桌面照度不低於350 Lux為原則。

9. 校園是提供學童學習良好體適能的場所，有關評估學生體適能的描述，下列何者錯誤？(A)跑800公尺測量學生的心肺耐力 (B)仰臥起坐測量學生的肌耐力 (C)定期量血壓測量學生的血流動力學 (D)坐姿體前彎測量學生的柔軟度。 (102專高二)

   解析 健康體適能評估項目包含：跑步測量心肺耐力、立定跳遠測量肌力、1分鐘屈膝仰臥起坐測量肌耐力、坐姿體前彎測量柔軟度、BMI得知學生的身體組成。

情況：小英14歲女生，身高150公分，體重45公斤，表示擔心自己的體型問題，因此到健康中心找護理師。依此回答下列2題。

10. 請問小英的BMI (body mass index)為何？(A) 13.5 (B) 20.0 (C) 22.5 (D) 30.0。 (102專高二)

   解析 BMI=體重(kg)÷身高$(m)^2$=45÷$(1.5)^2$=20。

解答： 6.B 7.C 8.B 9.C 10.B

11. 承上題，依據小英的BMI(body mass index)，護理師最適合的回答方式為何？(A)妳覺得妳的體型有什麼問題 (B)看起來BMI 偏高，建議要多運動 (C)看起來BMI 正常，建議維持現在的體型 (D)看起來BMI偏高，建議減少脂肪的攝取。 （102專高二）

解析 BMI最好維持在18.5~24以內，小英的BMI為20，為正常範圍內，故應了解小英擔心的問題是什麼，進而協助解決。

12. 有關學校環境中良好教室的標準，下列敘述何者正確？(A)每一位學生至少擁有1~2平方公尺的空間 (B)每間教室窗戶面積至少應占教室建坪的1/3 (C)每位學生桌面之照明至少應為800米燭光 (D)每間教室之背景噪音應在80分貝以下為宜。 （103專高一）

解析 (B)每間教室窗戶面積至少應占教室建坪的1/4~1/5；(C)每位學生桌面之照明至少應為500米燭光；(D)每間教室之背景噪音應在60分貝以下為宜。

13. 學校護理師應採取哪些措施來協助氣喘學童？(1)經由多管道來發現個案 (2)告訴全班同學有氣喘的學童，請大家幫忙監測其健康 (3)進行電話或家庭訪視，並提供家庭保健指導 (4)通報教育局：(A) (1)(3) (B) (2)(4) (C) (1)(2) (D) (3)(4)。 （103專高一）

14. 學校護理師發現學生疑似遭到家暴，最適合採取下列何種行動？(A)通知校長及通報主管機關 (B)建議學生打113婦幼專線 (C)勸告父母不應體罰孩子 (D)請學生的好朋友幫忙。 （103專高一）

解析 依據兒童及少年福利與權益保障法53條規定：應立即向直轄市、縣（市）主管機關通報，至遲不得超過24小時。

15. 學校護理師面對學生在學校氣喘發作時，下列處置何者錯誤？(A)鼓勵學生補充水分 (B)關起門窗，避免吸入冷空氣 (C)協助學生進行腹式呼吸 (D)使用學生自備的支氣管擴張劑。

解析 (B)關起門窗，會使室內空氣汙染與過敏原聚集，更易引發氣喘。 （103專高二）

解答： 11.A 12.A 13.A 14.A 15.B

16. 下列有關健康促進學校的敘述，何者錯誤？(A)強調經由學校衛生政策的制定，達到由上而下的業務推動 (B)重視家長及社區的共同參與 (C)強調學校環境的營造以增強課堂教學效果 (D)強調健康促進計畫需整合於學校教育計畫中。 （103專高二）

解析 (A)強調經由學校衛生政策的制定，建立團隊合作的機制。

17. 某國小學生食用外賣便當，食用約2~4小時後發生噁心、嘔吐、腹痛、腹瀉等急性腸胃症狀，學校衛生護理師判斷發生食品中毒，下列處理方法何者錯誤？(A)迅速通知當地衛生機關 (B)保留剩餘食品，以確定中毒原因 (C)立即補充流質飲食 (D)迅速就醫。 （104專高一）

解析 應先禁食，並迅速就醫。

情況： 張護理師受僱於「愛愛幼兒園」，園長請她規劃這學期給家長的健康講座主題，若依據衛生福利部兒童健康統計資料。依上文回答以下三題：

18. 下列何項主題應優先選擇？(A)兒童癌症的議題 (B)如何預防事故傷害的產生 (C)如何預防家庭暴力 (D)兒童性別認同的議題。

解析 1~14歲少年的主要死因第一名為事故傷害。 （104專高一）

19. 承上文，張護理師最需要優先處理下列哪個情況？(A)學童發燒人數逐日增加 (B)學童近視人數逐年增加 (C)學童肥胖比率較鄰近學校高 (D)學童齲齒比率較鄰近學校高。 （104專高一）

20. 承上文，張護理師發現許多幼兒園兒童午餐時，出現偏食現象，於是她為學童安排一堂健康飲食的課程，下列何者內容最適當？(A)低油、低鹽飲食 (B)均衡飲食 (C)低熱量、高纖維飲食 (D)符合身高體重所需熱量之飲食。 （104專高一）

21. 小學2年級的小新近視350度，學校衛生護理師對家長的護理指導，下列何者正確？(A)書本與眼睛的距離應保持30~40公分 (B)桌面要有350燭光，越亮越好 (C)用電腦時要距離30~40公分 (D)每天應該避免暴露在陽光下。 （105專高一）

解答： 16.A 17.C 18.B 19.A 20.B 21.A

解析 (B)桌面要有150燭光，光線柔和明亮；(C)用電腦時要距離45~60公分；(D)每天適度的曬太陽有助預防近視。

22. 學校衛生護理師對膽固醇異常之大專生的指導，下列何者錯誤？(A)建議不吃早餐以減輕體重 (B)避免吸菸 (C)養成規律運動習慣 (D)攝取均衡飲食。 (105專高一)

23. 有關青春期學生的健康飲食建議，下列何者不適當？(A)宜選擇未精製之全穀類 (B)乳品類宜選擇全脂乳製品 (C)蔬菜類每日至少攝取3份 (D)水果類每日至少攝取2份。 (105專高一)

解析 乳品類宜選擇低脂乳製品。

24. 有關青少年第2型糖尿病的促成因素，下列何者錯誤？(A)糖尿病家族史 (B)身體活動量過少 (C)體重過重 (D)過敏體質。 (105專高一)

25. 下列有關學校健康中心的描述，何者錯誤？(A)為健康檢查與管理之主要場所 (B)為緊急傷病處理之主要場所 (C)為衛生諮詢之主要場所 (D)為健康教學之主要場所。 (105專高二)

解析 (D)為健康教學之主要場所為教室、會議廳等處。

26. 學校護理師對於過去從未接種過麻疹、腮腺炎、德國麻疹混合疫苗(MMR)的國小一年級新生，依據國小新生入學後預防接種補種指引，應如何處理？(A)因可能已自然感染，無須再補接種 (B)先安排血中抗體檢查，視抗體情況諮詢醫師決定 (C)補接種1劑 (D)補接種2劑。 (105專高二)

27. 有關校園糖尿病學童照護的描述，下列何者錯誤？(A)宜在糖尿病學童及家長同意後向同班同學衛教糖尿病 (B)校園低血糖好發情境為餐前及運動後 (C)以胰島素治療的學生應避免上體育課 (D)在校內懷疑有低血糖情形應先測量血糖。 (105專高二)

解析 (C)上體育課前應先進食點心。

解答： 22.A 23.B 24.D 25.D 26.D 27.C

28. 學童在校內打球時突然倒下，有關護理師急救的處置，下列何者錯誤？(A)用「叫叫CAB」原則執行急救　(B)第一步驟為確認意識反應及脈搏　(C)第二步驟為求救，指定現場某人打119　(D)第三步驟為以15：1比例進行心臟按壓與吹氣。 (106專高一)

解析 (D)以30：2比例進行。

29. 有關我國學校衛生的描述，下列何者錯誤？(A)學校衛生的主要負責單位是教育部　(B)實際執行學校衛生工作的負責單位是衛生保健組　(C)我國至今尚未通過學校衛生法　(D)各縣市由教育局、處負責轄區內各相關學校之衛生工作。 (106專高一)

解析 (C)學校衛生法於2002年頒布施行。

30. 某生參加大隊接力後，突冒冷汗、手發抖，護理師接獲通知，前往現場處理時，應該攜帶下列哪些設備至現場？(1)冰敷袋 (2)血壓計 (3)彈性繃帶 (4)血糖機 (5)葡萄糖片。(A) (1)(2)(3)　(B) (1)(3)(4)　(C) (2)(3)(4)　(D) (2)(4)(5)。 (106專高二)

解析 該學生未有外傷或發燒腫脹的症狀，故(1)(3)應不須攜帶前往。

31. 登階運動主要能加強哪一部分的健康體能？(A)肌力與肌耐力　(B)心肺耐力　(C)柔軟度　(D)平衡力。 (106專高二補)

解析 依據衛福部公告資訊，增進心肺耐力的建議測量法有修正的登階測驗、12分鐘跑走、800公尺跑走（15~30歲女性，含學生）、1600公尺跑走（15~30歲男性，含學生）。

32. 有關我國學童常見健康問題，下列何者錯誤？(A)近視　(B)過重與肥胖　(C)齲齒　(D) B型肝炎帶原。 (106專高二補)

解析 因B型肝炎疫苗之注射，我國B肝帶原已大幅下降。

33. 有關推動健康促進學校的行動綱要，下列敘述何者錯誤？(A)制定學校健康政策　(B)創造學校支持性物質環境　(C)加強藥物濫用管理　(D)提供健康服務。 (106專高二補)

解析 WHO提出的健康促進行動綱要有六大範疇為：(1)建立學校健康政策；(2)創造學校支持性物質環境；(3)建立學校友善的社交互動環境；(4)創造學校團體間的連結；(5)舉辦能營造健康生活的趣味競賽；(6)提供學校中的醫療照護服務及健康促進資訊。

解答：　28.D　29.C　30.D　31.B　32.D　33.C

34. 有關學校護理師在學生健康檢查實施方式的敘述，下列何者錯誤？(A)國小學童每學期皆應檢查視力、身高及體重　(B)檢查結果應於3個月內書面通知學生、家長或監護人　(C)健康檢查資料應予保密　(D)對特殊疾病個案應於校內進行個案管理。

解析 (B)應於1個月內。 (107專高一)

35. 小珊，國小二年級，學校護理師發現她身上及背部長有小水疱，下列處置何者正確？(1)立即採取隔離措施 (2)調查班上同學是否有同樣症狀，並進行通報 (3)曾經接種過水痘疫苗學生可以到校上課 (4)若水疱多於50處表示傳染力不高。(A)僅(1)(2)　(B)僅(3)(4)　(C) (1)(2)(3)　(D) (2)(3)(4)。 (107專高一)

36. 在學校透過健康檢查早期發現學生的健康問題，即早提供矯正與治療，屬於學校衛生護理三段五級預防架構何階段之預防？(A)第一級：促進健康　(B)第二級：特殊保護　(C)第三級：早期診斷適當治療　(D)第四級：限制殘障。 (107專高一)

37. 有關學校衛生護理師進行健康促進活動前的準備工作，下列何者較不恰當？(A)統計健康檢查結果，界定健康促進需求　(B)設定健康促進活動總目標與具體目標　(C)評值健康促進活動成效與目標達成情形　(D)調查人力、物力、財力等內外部資源。

解析 (C)為活動後的工作。 (107專高一)

38. 有關對血脂過高的高中生所提供的護理措施，下列何者不適當？(A)建議以降膽固醇的飲料代替飲水　(B)教導如何看食品營養標示　(C)鼓勵增加運動量　(D)協助學生了解血脂過高的危害。

(107專高二)

39. 根據Wold (1981)所提，從事學校衛生護理工作應具備哪些系統性概念？(1)公共衛生 (2)適應功能 (3)互助性人際關係 (4)工具 (5)系統化過程 (6)全球健康。(A) (1)(2)(3)(4)(5)　(B) (1)(2)(3)(5)(6)　(C) (1)(3)(4)(5)(6)　(D) (2)(3)(4)(5)(6)。 (107專高二)

解答： 34.B　35.A　36.C　37.C　38.A　39.A

40. 學校提供足夠的飲水機，以利推動多喝白開水活動，此策略是屬於健康促進的何種策略？(A)提供適切的健康服務 (B)提供完善健康教學 (C)擬定有效的健康政策 (D)創造支持性的健康環境。 (108專高一)

41. 健康體能的4大要素，下列何者正確：(1)心肺耐力 (2)平衡力 (3)肌力與肌耐力 (4)柔軟度 (5)身體組成。(A) (1)(2)(3)(4) (B) (1)(2)(4)(5) (C) (1)(3)(4)(5) (D) (2)(3)(4)(5)。 (108專高一)

42. 為了提升學童養成口腔衛生之習慣，學校衛生護理師應用PRECEDE-PROCEED模式，下列何者屬於增強因素(reinforcing factors)？(1)牙醫到校檢查學童口腔衛生 (2)布告欄張貼有口腔衛生海報 (3)媽媽讚賞學童餐後刷牙的行為 (4)老師給予餐後潔牙學童好寶寶點數。(A) (1)(2) (B) (2)(3) (C) (3)(4) (D) (1)(4)。

(108專高一)

43. 有關學校健康環境的建立與維護之敘述，下列何者正確？(A)飲水機濾心應每半年更換一次 (B)教室桌子高度約為身高之7分之2 (C)教室黑板照度至少應維持350米燭光以上 (D)教室噪音響度以不超過80分貝為原則。 (108專高一)

解析 (B)桌子高度為身高的3/7（或坐高的1/3）加上小腿長度；(C)應在500米燭光以上；(D)以不超過60分貝為原則。

44. 下列何者為學校護理師執行的非例行性教學？(A)在朝會時說明肥胖對健康的影響 (B)學生因經痛求助時，說明青春期生理變化 (C)與健康教育老師共同為學童講解腸病毒原因 (D)邀請家長參與校園健康講座。 (108專高二)

解析 每日安排好的活動稱例行性教學，當學生提問或遇到問題時，針對問題給予解答，則為非例行性教學。

解答： 40.D 41.C 42.C 43.A 44.B

45. 有關學校衛生行政組織之敘述，下列何者正確？(A)教育部綜合規畫司是目前最高教育行政機關 (B)學校衛生相關政策之擬訂與管轄大專院校學校衛生工作之單位為技職司 (C)非直轄市學校衛生工作是由教育局之醫政科負責 (D)直轄市之學校衛生工作是由教育局負責。 (108專高二)

解析 (A)教育部為最高教育行政機關；(B)為教育部綜合規劃司；(C)由各地方教育處負責。

46. 國小入學新生，其健康檢查必要檢查項目為：(1)尿液檢查 (2)立體感篩檢 (3)耳鼻喉科檢查 (4)蟯蟲檢查 (5)血液檢查。(A)(1)(2)(4)(5) (B)(1)(2)(3)(4) (C)(1)(3)(4)(5) (D) (2)(3)(4)(5)。 (108專高二)

47. 學校護理師進行罹患糖尿病個案管理時需考量的重點，下列何者正確？(1)了解學生用藥資料 (2)針對班上同學進行疾病教育 (3)協調減少體育課時數 (4)指導高、低血糖處理方法 (5)經醫囑備妥緊急用品。(A) (1)(2)(3)(4) (B) (1)(2)(3)(5) (C) (1)(2)(4)(5) (D) (1)(3)(4)(5)。 (109專高一)

48. 下列何者不是學校護理師收集學生視力不良資料之主要目的？(A)了解各年級視力不良學生之盛行率 (B)提供班級老師進行座位調整 (C)作為視力不良學生之個案管理 (D)作為校園安全教育之用。 (109專高一)

49. 有關兒童視力保健方法的敘述，下列何者最適當？(A)閱讀時書與眼睛距離20公分左右 (B)距離電視機對角線的2~3倍 (C)每看電視30分鐘眼睛要休息10分鐘 (D)電視機畫面的高度要高於眼睛正面視線15度。 (109專高二)

50. 某糖尿病學童在校發生手抖及冒冷汗現象，學校護理師測量其血糖為55 mg/dL，下列何者護理處置最適當？(A)請該學童即刻吃一個雜糧麵包 (B)給予果汁，待10分鐘後再測一次血糖 (C)通知家長並送該學童至急診就醫 (D)因血糖仍在正常範圍內，不予處理。 (109專高二)

解答： 45.D 46.B 47.C 48.D 49.C 50.B

51. 學校護理師需要優先處理的學生健康問題，下列何者適當？(A)全校過重體位學生超過12% (B)全校視力不良學生超過63% (C)全校當日腸病毒請假人數10人 (D)全校學生齲齒率超過20%。 （110專高一）

52. 有關視力保健的護理指導，下列何者較適當？(A)桌面照度要有600米燭光，越亮越好 (B)書本與眼睛的距離應保持30~40公分 (C)書桌光線最好由左前方來 (D)看電視的時間每一小時宜休息10分鐘。 （110專高一）

解析 (A)要有350燭光以上；(C)應放於慣用手的對側；(D)每看30分鐘休息5~10分鐘。

53. 下列何者是目前健康體適能的測量指標？(A)肌力與肌耐力、心肺耐力、柔軟度、身體組成 (B)肌力、腰圍、心肺耐力、柔軟度、身體組成 (C)肌力與肌耐力、心率變異、柔軟度、體重 (D)肌力與肌耐力、心肺耐力、柔軟度、體脂肪。 （110專高二）

54. 有關理想的校園健康環境，下列何者錯誤？(A)教室濕度應在60~65%之間 (B)窗戶應占教室建坪面積1/5以上 (C)教室噪音不超過70分貝 (D)桌面照度應高於350米燭光。 （110專高二）

55. 有關學校衛生法的敘述，下列何者錯誤？(A)專科以上學校應定期檢測學生的健康體適能 (B)高級中等以下學校班級數未達40班者，應置護理人員1人 (C)學校對患有心臟病、癲癇、糖尿病、血友病、癌症、精神疾病、罕見疾病等及其他重大傷病或身心障礙之學生，應加強輔導與照顧；必要時，得調整其課業及活動 (D)高級中等以下學校，應全面禁菸。 （110專高二）

56. 下列何者為我國目前國小校園最常見的傳染病？(A)痲疹 (B)腸病毒 (C)B型流感 (D)破傷風。 （110專高二）

解答： 51.C 52.B 53.A 54.CD 55.A 56.B

57. 有關國中學生健康檢查事項之敘述，下列何者正確？(A)學生定期健康檢查可分為3個月一次的常規性檢查及1年一次的全身健康檢查 (B)檢查項目中胸、腹部及泌尿生殖系統需家長及學生同意在校檢查，若家長不同意學生在校檢查，則需自行帶學生至醫療院所自費檢查，並將報告交回學校 (C)學生每學期都需要由護理人員檢查身高、體重與口腔 (D)對於視力不良、肥胖與氣喘等體格缺點需要進行缺點矯治。 (111專高一)

解析 (A)(C)常規性檢查每學期進行身高、體重、視力檢查一次，全身健康檢查每3年一次；(D)學校衛生法第11條：學校對罹患視力不良、齲齒、寄生蟲病、肝炎、脊椎彎曲、運動傷害、肥胖及營養不良等學生常見體格缺點或疾病，應加強預防及矯治工作。

58. 有關體適能的敘述，下列何者錯誤？(A)心肺適能為評估健康體能項目之一 (B)體適能分為健康體能(health-related fitness)及競技體能(skill-related fitness) (C)任何運動都算是身體活動，但並不是所有的身體活動都可以視為運動 (D)從事3週任何身體活動即可降低大腸癌的發生率。 (111專高一)

59. 有關學校護理師應用流行病學方法進行校園評估的目的，下列何者最不適當？(A)用於疾病監測 (B)瞭解校園環境中危險因子 (C)用於教學器材設備管理 (D)提供衛生教育宣導。 (111專高二)

60. 下列何者為學生健康體能四大要素中最重要的一項？(A)心肺耐力 (B)肌力與肌耐力 (C)柔軟度 (D)身體組成。 (112專高一)

61. 某校推動營養午餐計畫，期望減少全校體重過重學生人數，下列何者最適合做為評值計畫成果的指標？(A)學生對營養午餐的滿意度 (B)推動營養午餐所耗費的成本 (C)推動營養午餐面臨的困難 (D)學生體重過重的盛行率。 (113專高一)

解析 成果指標必與目標相關聯，故應選擇與減少全校體重過重學生人數相關之(D)。

解答： 57.B 58.D 59.C 60.A 61.D

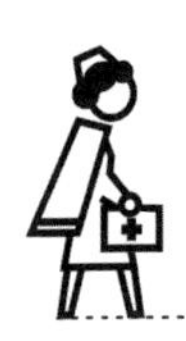

MEMO

職業衛生護理

出題率：♥♡♡

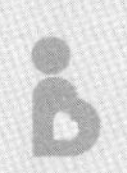

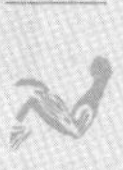

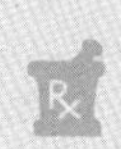
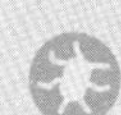

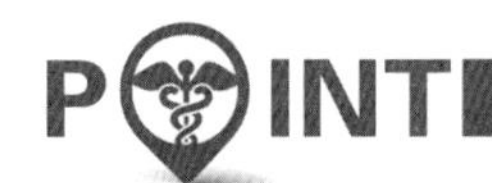

重點彙整

12-1 職業衛生

1. 定義：強調人的健康與工作環境相關的科學，所關心的不僅是沒有疾病或疼痛的存在，更重要的在於工作環境中安全(safety)、衛生(hygiene)問題與人類身、心、社會各方面的關聯。
2. 目的
   (1) 促進工作者生理、心理、社會均能維持良好和諧健康狀態。
   (2) 預防工作者的健康狀況因工作環境影響而無法工作。
   (3) 避免工作場所中形成健康危害因素。
   (4) 給予工作者分配適性工作。
3. 工作原則
   (1) 預防原則：預防工作之職業危害。
   (2) 保護原則：保護工作者的工作健康。
   (3) 適應原則：工作及工作環境適合工作者的能力。
   (4) 健康促進原則：增進工作者生理、心理及社會的福祉。
   (5) 治療復健原則：協助工作者職業傷害和疾病的治療及復健。

12-2 職業衛生護理

1. 定義：以護理自主專業、獨立判斷的能力，提供工作者、工作群體及社區民眾，職業及環境安全衛生相關健康服務，預防職業及環境危害對人體健康的負面影響。強調在安全衛生的環境中執行健康促進、疾病預防及恢復健康的專業。
2. 服務對象：具有工作或可能因工作環境影響健康的個體。
3. 工作環境：工業製造產業、服務業、醫療保健機構、商業或政府部門等。

4. 執行業務：工作者／工作環境評估與監測、基層健康照護、個案管理、諮商輔導、健康促進與特殊保護、行政管理、事務及財務規劃、研究及社區指導等。

5. 工作團隊

(1) 行政組織：**勞動部**為中央主管機關。

(2) 相關法令

A. **職業安全衛生法**：為防止職業災害，保障勞工安全與健康所制定。

B. **勞工健康保護規則**：與職業衛生護理業務直接相關，並規定**一般勞工健康檢查的必要項目**應包括**尿液檢查、胸部 X 光檢查**和**生活習慣調查**。

(3) 工作人員

A. 企業主、工作者、專業人員。

B. 專業人員主要指職業衛生護理人員、職業醫師、職業安全衛生管理人員。護理人員配置依勞工健康保護規則規定，詳見表 12-1。

6. 職業衛生護理人員的角色與職責：**勞工健康檢查之分析與評估**、個案管理、諮商及**危機處理、勞工衛生指導、健康促進、遵循法令規範**、監督環境危害、協助雇主選配勞工從事適當工作。

7. **職場周全健康促進**：健康的職場應提供安全、健康、支持性的工作環境、健康促進組織、健康行為改變及環境保護等措施，以促進員工身、心、社會健康。職場健康促進推動，應依循**啟動、整合**、需求評估、優先順序、**計畫**、執行、評價及改善等持續改善流程，依步驟循環，最後進行**健康職場認證**。

表 12-1 從事勞工健康服務之護理人員人力配置表

勞工作業別及總人數		特別危害健康作業勞工總人數			備 註
		0~99	100~299	300 以上	
勞工總人數	1~299	–	1人	–	1. 勞工總人數超過 6,000 人以上者，每增加 6,000 人，應增加護理人員至少 1 人 2. 事業單位設置護理人員數達 3 人以上者，得置護理主管 1 人
	300~999	1 人	1 人	2 人	
	1,000~2,999	2 人	2 人	2 人	
	3,000~5,999	3 人	3 人	4 人	
	6,000 以上	4 人	4 人	4 人	

12-3 職業衛生護理的工作實務

一、醫療救護衛生工作

1. 參與災變應變計畫
   (1) 委員會應包括安全、人事、工程、環境管理、工業衛生、護理人員、消防及其他特殊專業人員。
   (2) 災變的演習時程隨人力調動、危害物質原料多寡、建築物修改、外界急救單位的更動作修訂。

2. 規劃緊急救護
   (1) 勞工健康保護規則第九條所列急救人員，**每一輪班次應至少置 1 人**、若勞工人數超過 50 人，每增加 50 人應再置 1 人。
   (2) **物質安全資料表（MSDS）**：化學物質身分證，應張貼或置放於存有該化學物質地點，使工作人員能隨時取閱，**能提供重要的救護資訊**，原始資料由安全衛生業務主管保管。

3. 傷病員工評估及照護。

二、工作現場環境危害認知

1. 熟悉工作環境、製作流程、生產原料及產物等基本資料：工作現場危害物質、曝露族群、曝露發生點、曝露發生時間、曝露對人體健康的影響、曝露量多寡、針對曝露採取的防護、控制曝露的相關措施（取代、密閉、濕潤、通風、整潔與充分）。

2. 認知現存或潛在健康危害因素：**健康危害因子**是造成員工法律賠償疾病狀況的因素（表 12-2），影響員工健康，造成工時損失或導致員工明顯不適。

3. **確定物質安全資料表適用性**。

4. 熟悉相關危害物質的法定曝露限值
   (1) **8 小時日時量平均容許濃度**(time weighted average, TWA)：在該濃度下，幾乎所有的工作者，**每天工作 8 小時**，每週工作 5 天，終其一生**不會發生不良的健康效應**。
   (2) 短時間時量平均容許濃度：勞工連續曝露在此濃度 15 分鐘，不致於有不可忍受的刺激、慢性或不可逆的組織病變、因醉量作用增加事故傷害的傾向或降低工作效率的反應。
   (3) 最高容許濃度：不得使勞工任何時間遭遇不可忍受的刺激或生理病變。
   (4) 使用限制：勞工作業場所有害物質容許濃度標準是作業環境管理用的指標，不是「安全」與「不安全」的界限，不可作為：(A)以二種不同有害物之容許濃度比作為毒性比較的相關指標；(B)工作場所以外空氣汙染的指標；(C)職業疾病鑑定的唯一因素。

表 12-2 工作環境危害因子與健康效應

危害類別	危害物或情形	危害因素	健康效應	作業種類
化學性	· **粒狀物質**（粉塵、燻煙、霧滴）	· 礦物粉塵、棉塵	**塵肺症**	**礦業或紡織業**
		· 化學物質	急慢性中毒、癌症等	製造業
	· 氣體、液體	· 各種有害氣體與蒸氣、酸鹼	急性或慢性中毒、灼傷、癌症等	製造業、印刷業
	· 窒息	· 窒息性氣體	缺氧、死亡	侷限空間
物理性	· 異常溫濕度	· 高溫或低溫	熱傷害、凍傷	爐前作業、冷凍業
	· **異常氣壓**	· 高壓	**潛水夫病**	**潛水作業**
	· 噪音	· 可聽音域	聽力損失	各種工業
	· 振動	· 全身振動	頭痛、疲勞	運輸業
		· **局部振動**	**白指症**、頸肩傷害	**操作按鍵、振動工具**
	· 非游離輻射	· 微波	白內障、體溫上升	操作雷達
		· 紅外線	白內障	乾燥、烤漆塗裝、爐前作業
		· 可見光（雷射）	視網膜損傷、失明	通信、測距、金屬加工等
		· 紫外線	紅斑、角膜炎	特殊光源、熔接、殺菌

表 12-2 工作環境危害因子與健康效應（續）

危害類別	危害物或情形	危害因素	健康效應	作業種類
物理性	· **游離輻射**	· **X射線**	X射線障礙	**醫療**、非破壞性檢查
		· α射線、β射線、γ射線、質子射線、中子射線	放射線障礙，如：**白血病**、惡性貧血、皮膚炎、不孕等症狀	非破壞性檢查、使用放射線物質、輻射器材操作員
生物性	· **微生物**	· 細菌、病毒、黴菌	感染、過敏	**醫療業**、清潔業、研究人員
	· 寄生蟲	· 鉤蟲	寄生	礦業
	· 動物	· 囓咬、傳染	腫痛、中毒、傳染病	畜牧業、獸醫、伐木業
人因工程	· 姿勢	· 久立或**姿勢不良**	**下背痛**、靜脈曲張	教師、護理人員
		· **重複動作**	**腕隧道症候群**	**收銀員**、**電腦操作員**
	· 負荷	· 過重	疝氣、脊椎傷害	搬運工
精神心理	· 人際關係	· 性騷擾 · 暴力	憂鬱、物質濫用	一般事業
	· 工作情境	· 超時 · 衝突事件	心血管疾病、消化道功能不良、高血壓、失眠	

5. 職業傷害與疾病

(1) 職業傷害：在工作環境中因單一事故而形成切、割、扭傷、截肢、骨折等傷害的現象。

A. 原因：(1)**直接原因**：勞工無法承受不安全動作或狀態產生能量接觸；(2)**間接原因**：主要是個人不安全的動作與行為所造成的事故，例如操作方法不清楚、未使用安全防護具等；(3)**基本原因**：因職場行政管理的缺失或鬆懈，例如沒有制定安全規範及工作手冊，或是雖然有規定，但由於不適當的執行與規劃而導致發生危害。

B. **失能傷害頻率＝失能傷害次數**×1,000,000÷**總經歷工時**，即每百萬工時所發生的損時傷害事故次數。

C. 失能傷害嚴重率＝總損失日數×1,000,000÷總經歷工時，即每百萬工時所損失的工作日數。

D. 損時傷害事故：人員受傷後 24 小時內無法繼續工作。

E. 輕傷事故：人員受傷 24 小時內即可回工作崗位繼續工作。

(2) 職業病：指事業機構在合理管理下，員工因勞動本身因素或工作環境因素，而導致身心損害的現象（表 12-3）。職業病診斷原則包含：

A. 疾病的證據：如已診斷罹患腕道症候群。

B. 職業曝露的證據：如工作情境中具有重複性動作的可能致因。

C. 符合時序性：符合曝露在前，得病在後之時序性原則。應注意其誘發期(induction time)的概念。例如初任打字員工作數天，不應將腕道症候群的原因歸咎於該份工作內容。

D. 符合人類流行病學已知的證據。

E. 排除其他可能致病的因素。

表 12-3 職業性疾病

疾病名	工作／職業	致病因子
塵肺症	礦工、翻砂、噴砂作業、墓碑雕刻、珠寶研磨、鑄造業	二氧化矽
石綿肺症	拆船工人、煞車片工人	石綿
棉塵症	棉花工、紡織工	棉花、亞麻
職業性氣喘	農夫、麵粉業、飼養禽類或鴿類、動物實驗室工作、黏扣帶製造、汽車噴漆、塑膠工業、木材業、礦工	細菌、黴菌、動物蛋白、二異氰酸鹽(TDI、MDI)、溶劑、木屑（西洋杉）、五氧化釩
肺結核	醫護人員	結核菌
金屬燻薰熱	焊接工	氧化鋅、氧化鎂、氧化銅
吸入性肺傷害	化學工廠、塑膠工廠、煉油廠	氯氣、二氧化氯、氨氣、二氧化硫、氯化氫、硫酸、甲醛、磷
過敏性肺炎	農夫、麵粉業、飼養禽類或鴿類、動物實驗室工作、黏扣帶製造、汽車噴漆	細菌、黴菌、動物蛋白、二異氰酸鹽(TDI、MDI)
間質性肺病／重金屬肺病	合金工廠、製陶業、電子業	鈹、鋁
慢性阻塞性肺病	礦工、翻砂、噴砂作業、墓碑雕刻、珠寶研磨、鑄造業、棉花工、紡織工、焊接工	二氧化矽、矽酸鹽、煤、棉花、鋁
肺癌	礦工、電鍍工廠、精煉工廠、殺蟲劑工業、化學工廠	石綿、鉻、鎳、砷、硫酸、二氯甲醚(BCME)
肋膜斑、**間皮癌**	礦工、拆船工人、煞車片工人	石綿

表 12-3 職業性疾病（續）

疾病名	工作／職業	致病因子
肝炎	醫護人員	B肝、C肝病毒
急性肝炎	・溶劑、化學工廠、油漆、金屬清潔 ・人造皮革作業	含氯碳氫之有機溶劑 DMF
脂肪肝	化學工廠、彈藥工廠、溶劑、化學工廠、油漆、金屬清潔	MDA、TNT、四氯化碳、四氯乙烷
肉芽腫	合金工廠、製陶業、電子業	鈹
肝硬化	彈藥工廠、化學工廠、溶劑、金屬清潔	TNT、PCB、四氯乙烷
肝血管肉瘤	氯乙烯工廠	VCM、無機砷
過勞		工作壓力
多發性神經炎		重金屬（鉛、汞、砷、鉈）、甲苯、正己烷、丙烯醯胺、有機磷、二硫化碳
巴金森氏症	煉鋼、乾電池、顏料	**錳**
中毒性腦病變		有機溶劑、重金屬（鉛、汞、砷、鉈）、有機錫、甲苯、甲醇、正己烷、丙烯醯胺、二硫化碳、一氧化碳、氰化物、硫化氫
腕道症候群	打字員、縫紉工、裝配工、木工	重複性動作
椎間盤突出	負重工作、修路工、電鑽工人、卡車司機	長期負重工作、垂直振動
變性血色素血症／溶血性貧血	橡膠工業、鉛作業	Aniline、Nitroaniline、Arsine、鉛、汞
貧血	鉛作業	鉛

表 12-3 職業性疾病（續）

疾病名	工作／職業	致病因子
再生不良性貧血、白血球減少、白血病	・苯作業 ・游離輻射作業（核電廠員工、放射線技術員）	苯 游離輻射
白血球減少、白血病	清潔劑、化學工廠	環氧乙烷
血小板減少	黏扣帶製造、汽車噴漆	二異氰酸鹽(TDI)
多發性骨髓瘤	苯作業、游離輻射作業	苯、游離輻射
急性腎衰竭	溶劑、化學工廠、油漆、金屬清潔、礦工、半導體工業	有機溶劑、重金屬（鎘、汞）、Arsine
慢性腎衰竭	溶劑、化學工廠、油漆、金屬清潔、礦工	重金屬（鉛、汞、鎘、鈹）、有機溶劑
膀胱癌	染料工廠	芳香胺、奈胺、聯苯胺
椎間盤突出	負重工作、修路工、電鑽工人、卡車司機	長期負重工作、垂直振動
肱骨髁上炎	裝配工、作業員、修車工、木工、建築工人	重複性動作
滑膜炎、腱鞘炎、肌腱炎、肌肉韌帶疾患	裝配工、作業員、修車工、木工、建築工人、搬運工	重複性動作
半月板疾患	裝配工、作業員、修車工	長期蹲跪姿勢
白指症	伐木工、修路工、建築工人	震動
聽力損失	噪音作業	噪音
鼻咽癌、鼻竇癌	化學工廠、實驗室、電鍍工廠、精煉工廠	甲醛、木屑、鉻、鎳
喉癌	拆船工人、煞車片工人、化學工廠	石綿、硫酸
白內障	電焊工、農夫、郵差	紅外線

表 12-3 職業性疾病（續）

疾病名	工作／職業	致病因子
光角膜炎、角膜結膜炎、急性結膜炎	電焊工	紫外線
眼球震顫	礦工、坑內、地底工作	
減壓症（潛水夫症）	潛盾工程工人、潛水夫	異常氣壓
病毒性肝炎	醫護人員	B肝、C肝病毒
接觸性皮膚炎（刺激性）	維修工、裝配員、電子業作業員、油漆工、印刷工、清潔工、水泥工、廚工、美髮業	清潔劑、有機溶劑、化學物質、黏著劑、經常接觸水
接觸性皮膚炎（過敏性）	金屬加工、裝配員、電子業作業員、油漆工、印刷工、水泥工	鎳、鈷、鉻酸鉀、黏著劑、甲醛
職業性痤瘡	維修工、裝配員、印刷工、接觸礦物油／煤焦油工人	機油、潤滑油、礦物油、煤焦油、瀝青、含氯物質
白斑症	橡膠工業、樹脂製造業、電子業	對苯二酚、酚類
蕁麻疹	低溫、高溫、潛盾工程工人、潛水夫、伐木工、修路工、建築工人	低溫、高溫、異常氣壓、震動
皮膚癌	殺蟲劑工業、接觸礦物油／煤焦油工人	砷、礦物油、煤焦油、游離輻射
腕垂症	鉛作業	鉛

三、健康檢查

1. 健檢工作內容：檢查的計畫和排定→執行健康會談→協助健檢活動進行→彙整追蹤健檢結果。2017 年「勞工健康保護規則」規範勞工**一般體格檢查記錄應至少保存 7 年**。

2. 健檢時程規劃
   (1) **年滿 65 歲以上每年**檢查一次。
   (2) **年滿 40 歲未滿 65 歲每 3 年**檢查一次。
   (3) **未滿 40 歲每 5 年**檢查一次。

3. 特殊體（健）檢施行前考慮步驟：確認工作中可能的化學、物理、機械、生物性、人體工學方面已知或疑似的危害→監測環境中的危害因子及確立危害的嚴重程度→針對特定問題，多運用相關之專家意見→使勞資雙方了解有關工作中的健康危害，並提出改善建議→確認機構曝露特殊作業的勞工及其可能接觸的環境危害。

4. **特別危害健康之作業項目**
   (1) 高溫作業勞工作息時間標準所稱之高溫作業。
   (2) 勞工噪音曝露工作日 **8 小時日時量**平均音壓級在 **85 分貝**以上之噪音作業（**需配戴**戴耳塞、耳罩等**防音護具**；強烈噪音之機具應隔離，應有消音、震動隔離之材料）。
   (3) 游離輻射作業。
   (4) 異常氣壓危害預防標準所稱之異常氣壓作業。
   (5) 鉛中毒預防規則所稱之鉛作業。
   (6) 四烷基鉛中毒預防規則所稱之四烷基鉛作業。
   (7) 粉塵危害預防標準所稱之粉塵作業。
   (8) 有機溶劑中毒預防規則所稱之有機溶劑作業。
   (9) 製造、處置或使用特定化學物質或其重量比（苯為體積比）超過 1%之混合物之作業。

(10) 黃磷之製造、處置或使用作業。

(11) 聯吡啶或巴拉刈之製造作業。

(12) 其他經中央主管機關指定之作業。

四、健康管理

1. **職業傷病追蹤管理**

   (1) **第一級管理**：特殊健康檢查或健康追蹤檢查結果，全部項目正常或部分項目異常，經醫師綜合判定為無異常者。

   (2) **第二級管理**：特殊健康檢查或健康追蹤檢查結果，部分或全部項目異常，經醫師綜合判定為異常，而與工作無關者。

   (3) **第三級管理**：特殊健康檢查或健康追蹤檢查結果，部分或全部項目異常，經**醫師綜合判定為異常，無法確定此異常與工作之相關性**，應進一步請**職業醫學科專科醫師評估**者。

   (4) **第四級管理**：特殊健康檢查或健康追蹤檢查結果，部分或全部項目異常，經醫師綜合判定為異常，且與工作有關者。

2. 慢性病防治及追蹤管理。

3. 特殊群體健康管理：殘障群體、孕婦群體、學生群體。

   (1) 游離輻射照射：可能造成新生兒心智發展遲緩、小腦症及骨骼畸形。

   (2) 汞曝露：可能自發性流產，新生兒體重不足、畸形及中樞神經發育受損。

   (3) 曝露鉛、砷：可能造成流產。

   (4) 鉛危害：影響新生兒智能。

五、健康促進活動

營造出促進健康的工作場所，其方法有**推動健康促進活動**、員工（心理）輔助計畫等。促進工作者健康對機構的影響如下：

1. 增加生產力，降低疾病傷害、缺席率、事故傷害發生率、員工離職率，提高員工士氣、生產力、工作動機與工作表現。
2. 改善員工生理、心理功能。
3. 增加員工間或勞資雙方的互動及溝通機會。
4. 改善勞資關係，勞工感受到雇主的關心，有助於增加員工對機構的凝聚力。

2014 年 12 月 30 日公布的**女性勞工母性健康保護實施辦法**，規定雇主於得知女性勞工妊娠之日起至分娩後一年的期間，對於女性勞工從事有母性健康危害之虞之工作所應採取保護措施，包括危害評估與控制、醫師面談指導、風險分級管理、工作適性安排等。**例如產假後返回職場工作仍繼續哺餵母乳之女性勞工，雇主不宜安排輪夜班，需提供哺集乳室供其上班時使用，應評估身體狀況調整工作內容，職業衛生護理師應提供產後諮詢等**。

六、行政業務

擬訂職業衛生護理計畫、文書規條資料處理、年度預算、報表製作、醫療衛生單位管理、參與勞工安全衛生（健康相關）委員會、**參與單位內健康政策制定**、與社區各機構聯絡。

12-4 我國職業衛生護理的未來展望

1. 加強職業衛生護理人員教育訓練規劃，充實職業衛生知能。
2. 建立職業衛生護理人員證照制度，提高其聘僱率及地位。
3. 強調政府機構、事業單位與工作者的共同參與。
4. 積極推廣專業研究發展。

QUESTION 題庫練習

1. 在台灣，職業安全衛生業務之中央主管機關是：(A)經濟部　(B)工業技術研究院　(C)行政院衛生署　(D)行政院勞工委員會。（98專高二）
2. 評估因病請假員工的健康狀況及所需工作職務的改變，以確定其合適的職位，預防更進一步的疾病傷害，為下列何者？(A)職前評估　(B)復職評估　(C)離職評估　(D)健康監控。（98專普一）
3. 下列何者為職業災害中的機械性傷害？(A)施工架翻倒傷害　(B)紅外線傷害　(C)鋸子切割傷害　(D)電擊傷害。（98專普二）
4. 有關會影響職業衛生護理人員推行健康服務工作的因素，下列何者錯誤？(A)公司經營利潤及分紅制度　(B)服務機構之組織架構及衛生安全政策　(C)機構內職業安全衛生服務成員多寡及相關知識的認知　(D)職業安全衛生相關法令規章。（99專高一）
5. 採石廠工人因職業曝露，最可能導致下列何種職業病？(A)聽力受損　(B)掌蹠膿疱症　(C)矽肺症　(D)膀胱癌。（99專普一）

   解析 (A)車床工、煉鋼廠、飛機維修工易有聽力受損的職業病；(B)掌蹠膿疱症原因不明，可能與遺傳有關，外傷或感染等因素會誘發，在掌蹠發生反覆性的膿疱；(D)染料工易有膀胱癌的職業傷害。
6. 下列何者無法展現台灣地區職業衛生護理人員的獨立性功能？(A)預防職業傷害　(B)慢性病篩檢　(C)高危險群勞工的健康管理　(D)職業傷病的治療。（99專普二）
7. 新竹某科技公司發生化學物質爆炸事件，造成正在廠區操作的7名員工分受二、三級不等灼傷，該廠區之職業衛生護理人員執行之工作不包含下列何者？(A)啟動災變應變計畫　(B)依照「物質安全資料表」執行急救措施，進行初步除汙、急救　(C)協助受傷員工就醫，登錄傷害情形，並予後續追蹤　(D)立即停止使用該化學物質。（100專高一）

解答： 1.D　2.B　3.C　4.A　5.C　6.D　7.D

8. 工廠生產線勞工工作內容若須重複相同的肢體動作，易造成哪一類工作危險(work-related hazards)？(A)生物性 (B)物理性 (C)化學性 (D)社會性。 (101專高一)

解析 物理性工作危險，包括長時間維持相同姿勢、不正確或不自然姿勢、重複性和費力的動作、振動或扭轉、不正確的彎腰和拿物技巧等。

9. 依據勞工健康保護規則之敘述，在工廠服務的護理師應扮演的角色，下列何者錯誤？(A)參與刺激工廠經濟發展之事務 (B)參與廠區健康政策之制定 (C)與廠區員工形成夥伴關係 (D)推動健康促進活動。 (101專高二)

10. 工作者長期處在幾分貝以上的作業環境時，將會造成聽力傷害？(A) 55 (B) 65 (C) 75 (D) 85。 (101專普一)

解析 噪音量在85分貝以下，較不會造成聽音傷害，但若噪音量超過85分貝且曝露時間長達8小時以上，極易造成暫時性的聽閾值提高。

11. 依據「勞工健康管理規則」之規定，有2,050位員工的公司應至少設專任護理人員多少人？(A) 1人 (B) 2人 (C) 3人 (D) 4人。

解析 勞工人數1,000~2,999人，應設專任護理人員2人。 (102專高一)

12. 某日員工王先生來到健康中心，表示「一週前體檢醫生說我血壓值偏高，但是我沒有不舒服，家裡也沒有遺傳問題...」，此時護理師最恰當的處理方式為何？(A)直接請王先生到鄰近診所做診斷，並預約下次見面時間 (B)提供有關高血壓未獲得良好控制，容易發生合併症的衛教 (C)告知王先生只要依照醫生指示按時服藥就可以控制病情 (D)請王先生先坐下休息5分鐘後測量其血壓。 (102專高一)

13. 下列何種現象可以用來鑑別是否為職業性氣喘？(A)家人亦有此症狀 (B)接受治療即可改善 (C)離開工作場所數天後，症狀即有改善 (D)無法根治。 (103專高一)

解答： 8.B 9.A 10.D 11.B 12.D 13.C

14. 乾電池製造業員工發生職業性汞中毒，此屬何種因素的職業病？(A)物理性 (B)化學性 (C)生物性 (D)人體工學。 (103專高二)

解析 化學性職業病包含各種有害的化學液體、氣體及重金屬。

15. 職業衛生護理的中央主管機關為：(A)勞動部 (B)經濟部 (C)行政院經濟建設委員會 (D)衛生福利部。 (105專高二)

16. 下列造成職業危害的原因，何者與個人因素有關？(A)未依規定戴上防護罩 (B)通風與換氣不良 (C)職場未安排在職教育 (D)職場提供耳塞不足。 (106專高一)

解析 職業危害發生原因有：(1)直接原因：勞工無法承受不安全動作或狀態產生能量接觸；(2)間接原因：主要是個人不安全的動作與行為所造成的事故；(3)基本原因：因職場行政管理的缺失或鬆懈。個人因素造成的危害屬於間接原因的範疇。

17. 職業衛生護理師要評估職場失能傷害頻率(frequency rate)時需收集的資料，下列何者為必要的？(A)失能傷害次數 (B)傷害種類 (C)傷害損失日數總計 (D)傷害嚴重度。 (106專高一)

解析 失能傷害頻率＝失能傷害次數×1,000,000／總工時。

18. 某高噪音作業的員工其特殊健康檢查結果出現第三級管理，職業衛生護理師的立即處理為何？(A)按規定保存記錄即可 (B)請職業醫學專科醫師評估 (C)幫員工申請職災補償 (D)將員工調離該工作場域。 (106專高二)

解析 勞工特殊健康檢查第三級管理：結果為部分或全部異常，若經醫師判定為異常，而無法確定此異常與工作之相關性，應進一步請職業醫學科專科醫師評估者。

19. 某工廠員工人數共238人，其中從事特別危害健康作業人數為126人，依據勞工健康保護規則，該工廠需聘任專任護理師多少人？(A) 0人 (B) 1人 (C) 2人 (D) 3人。 (106專高二)

解析 特別危害健康勞工人數299人以下，總勞工人數300~999人應專任一名護理師；1,000~2,999人專任二名；3,000~5,999人專任三名；6,000人以上專任四名。

解答： 14.B 15.A 16.A 17.A 18.B 19.B

20. 任職於A醫院門診的辛小姐，最近轉任該院勞工健康服務之護理師。根據2016年3月23日修正公告的勞工健康保護規則，下列敘述何者錯誤？(A)辛小姐應接受從事勞工健康服務之護理師52小時訓練課程合格　(B)辛小姐於任職後每3年至少需接受12小時符合規定的在職教育訓練　(C)到A醫院就診病人突然發生跌倒傷害，辛小姐應做第一線的檢傷分類　(D)辛小姐對A醫院員工的健康檢查資料需做分析、管理及保存。　（106專高二補）

解析 (C)此非勞工健康保護規則第十條臨場服務辦理之範疇。

21. 經職業醫學專科醫師臨廠服務時，發現鞏先生有腕垂症、貧血和牙齦邊緣出現淡藍色線等問題。鞏先生最可能從事的工作為何？(A)鉛作業　(B)食品冷凍作業　(C)運輸物流貨運作業　(D)沖床高噪音作業。　（106專高二補）

解析 長期接觸鉛易造成變性血色素溶血症、貧血及腕垂症。

22. 辜小姐產假後返回職場工作仍繼續哺餵母乳，依據2014年12月30日公布的女性勞工母性健康保護實施辦法，下列哪個措施較不恰當？(A)安排辜小姐輪夜班　(B)職業衛生護理師提供產後諮詢　(C)辜小姐於上班時間使用哺集乳室　(D)評估辜小姐身體狀況適當調整工作內容。　（107專高一）

23. 有關我國職業安全衛生的敘述，下列何者錯誤？(A)職業安全衛生業務最高主管機關是勞動部　(B)執行公司員工緊急救護、健康教育是職場護理師的職責　(C)根據統計多數職業病都可透過預防而避免　(D)我國尚無職業安全衛生法，導致糾紛頻傳。

解析 我國早在1974年就公布勞工安全衛生法，2013年更名為職業安全衛生法。　（107專高二）

24. 護理師下背痛的主要危險因子為何？(A)物理性危害因子　(B)化學性危害因子　(C)人因工程危害因子　(D)生物性危害因子。

解析 (C)人因工程危害包括姿勢、負重，協助病人翻身時不正確的姿勢常使護理師下背痠痛。　（107專高二）

解答：　20.C　21.A　22.A　23.D　24.C

25. 依據勞工健康保護規則，有關事業單位急救人員之安排，下列何者正確？(A)每100位員工須安排1位急救人員 (B)每一輪班次至少要有1位急救人員 (C)急救人員必須由醫護人員擔任 (D)急救人員必須每年考試換證照。 (108專高一)

解析 (A)每一輪班次應至少設置1人，勞工超過50人者，每增加50人再置1人；(C)由接受18小時急救人員安全衛生訓練並取得執照者擔任；(D)應每3年再接受3小時在職訓練。

26. 有關職業衛生護理人員需具備的主要角色與能力之敘述，下列何者錯誤？(A)員工健康管理與促進，包含安排各項勞工健檢 (B)進行勞工作業環境測定，並將結果通報環安衛人員，進行現場作業改善 (C)按主管機關的法令規範，適度調整業務 (D)與主管或相關部門溝通協調，包括業務相關經費或配工。 (108專高一)

解析 (B)由勞安人員進行。

27. 根據勞工健康保護規則中規定，工作者暴露於下列哪一種作業環境超過8 hours/day，會造成聽力傷害？(A) 1,000 Hz (B) 1,500 Hz (C) 75 dB (D) 85 dB。 (108專高二)

28. 依據2017年「勞工健康保護規則」規範，雇主僱用勞工時，應就規定項目實施一般體格檢查，此檢查記錄應至少保存多久？(A) 10年 (B) 7年 (C) 5年 (D) 2年。 (108專高二)

29. 依據勞工健康保護規則，規定未滿40歲一般作業員至少多久做1次健康檢查？(A) 2年 (B) 3年 (C) 4年 (D) 5年。

解析 年滿65歲以上者應每年檢查一次；年滿40歲未滿65歲者每3年檢查一次；未滿40歲者每5年檢查一次。 (109專高二)

30. 長期暴露於何種物質的工作環境中，最容易導致罹患帕金森氏症候群？(A)錳 (B)鉛 (C)鎘 (D)砷。 (109專高二)

解析 (B)影響造、神經損傷；(C)使骨骼缺鈣、變脆而致痛痛病；(D)導致烏腳病。

解答： 25.B 26.B 27.D 28.B 29.D 30.A

31. 根據勞工健康保護規則，有關勞工健康檢查的敘述，下列何者正確？(A)不分作業性質年滿65歲的員工每年需做1次特殊健康檢查 (B)游離輻射作業員工的健康檢查結果保存7年後即可銷毀 (C)粉塵作業勞工的特殊健檢項目需包含肺功能檢查 (D)職場勞工健康檢查的安排由職業醫學專科醫師排定。 (109專高二)

解析 (A)此為一般作業員之規定；(B)特殊作業員知病例須保存10年以上；(D)由職護安排。

32. 長期暴露於游離輻射環境的勞工易罹患下列何種疾病？(A)白內障 (B)白血病 (C)腦栓塞 (D)角膜炎。 (110專高一)

解析 游離輻射對人體主要危害器官為造血器官及生殖系統。

33. 為了解勞工使用化學品的危害性，職業衛生護理師應從何處取得相關資訊？(A)標準作業流程表 (B)員工健康檢查報告 (C)物質安全資料表 (D)環境監測報告。 (110專高一)

解析 物質安全資料表包含成分辨識資料、危害辨識資料、急救措施、物理及化學性質等內容。

34. 職業衛生護理的工作內容與其他社區群體護理最大的不同為何？(A)健康照護 (B)工作現場訪視 (C)健康監測 (D)健康管理活動。 (110專高二)

35. 當環境噪音達多少分貝以上時，應立即配戴防音的防護具？(A) 55 dB (B) 65 dB (C) 75 dB (D) 85 dB。 (111專高一)

36. 某公司工作現場環境測定後，報告中出現8小時日時量平均容許濃度(time weighted average, TWA)是代表什麼意思？(A)不得使勞工有任何時間超過此濃度的暴露 (B)任何勞工連續暴露15分鐘，不可有無法忍受的刺激或工作效率降低 (C)勞工累積1天的容許暴露濃度 (D)勞工每天工作8小時，一般勞工重複暴露此濃度下，不會發生不良反應。 (111專高一)

37. 依據現行勞工健康保護規則，下列何者不是一般勞工健康檢查的必要項目？(A)胸部X光檢查 (B)生活習慣調查 (C)癌症篩檢 (D)尿液檢查。 (111專高一)

解答： 31.C 32.B 33.C 34.B 35.D 36.D 37.C

38. 衛生福利部推動職場健康促進的歷程依序為何？(1)強化職場健康促進計畫　(2)推廣職場健康體適能、職場戒菸、戒檳榔和降低體脂肪　(3)結合各種資源推行職場健康促進模式　(4)健康職場認證。(A) (1)(2)(3)(4)　(B) (2)(3)(1)(4)　(C) (3)(4)(2)(1)　(D) (4)(1)(3)(2)。　（111專高一）

39. 有關醫療工作環境常見的危害因子，下列何者最不適當？(A) X射線　(B)熱傷害　(C)微生物　(D)針扎。　（111專高二）

解析 (B)常見於爐前作業或須曝曬於烈日下的工作者。

40. 有關職業衛生護理人員的角色與職責，下列何者最不適當？(A)勞工健康檢查之分析與評估　(B)進行勞工衛生指導　(C)進行職業疾病診斷　(D)協助雇主選配勞工從事適當工作。　（112專高二）

解析 (C)職業衛生護理師其工作主要是在預防職業及環境危害對人體健康的負面影響。

41. 有關職業肌肉骨骼疾病的危險因子，下列何者最不適當？(A)姿勢不良　(B)反覆動作　(C)搬運重物　(D)低溫作業。　（112專高二）

解析 (D)會導致凍傷。

42. 依據職業安全衛生設施規則，雇主應對長期處於高噪音環境之勞工實施安全防護，下列何者錯誤？(A)勞工應戴耳塞、耳罩等防音防護具　(B)強烈噪音之機具應隔離，並與工作場所分開　(C)噪音高過75分貝之工作場所，需標示噪音危害公告　(D)震動及噪音之機具，應有消音、震動隔離之材料。　（112專高二）

解析 (C)在85分貝以上之噪音作業，需配戴防音護具。

43. 職業衛生護理師發現某些作業員突有壓力大增、情緒不穩的現象。下列何項措施最不適當？(A)評估員工身心壓力狀況　(B)建議服用抗憂鬱藥物　(C)進行異常個案追蹤管理　(D)辦理壓力調適健康講座。　（112專高三）

解析 (B)護理師應追蹤個案情形，必要時提供協助就醫。

解答：　38.B　39.B　40.C　41.D　42.C　43.B

環境衛生與食品衛生

出題率：♥♥♡

CHAPTER 13

環境衛生概述

全球性環境危機

環境衛生範疇
- 飲水衛生
- 汙（廢）水處理
- 垃圾處理
- 病媒管制
- 房屋衛生
- 公害防治
  - 公害定義
  - 空氣汙染
  - 熱汙染
  - 噪　音
  - 放射性物質汙染
  - 其他公害

食品衛生

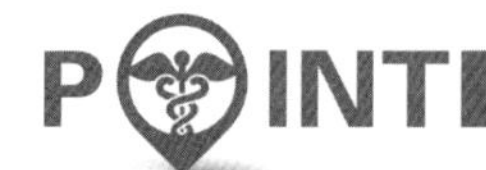

重點彙整

13-1 環境衛生概述

1. 環境衛生的定義
   (1) 控制人類生活環境中對人體健康和生存可能有害的所有因素。
   (2) 一種表現於清潔的家庭、田園、鄰居、廠商及社會的生存方式。出於人的自覺、主動，以追求人類生活的理想境界。
2. 環境影響評估(environmental impact assessment, EIA)：環境影響是指某活動或一連串事件導致環境變化或效應。**EIA 是具有前瞻性、預測性的事前評估工作。主要目的在評估計畫、活動、事件環境所造成的影響程度和範圍，所得結果可提供決策者作為執行該項計畫的參考。**

13-2 全球性環境危機

1. **都市化**：自 1900 年，人口增加 4 倍，物價指數增加 18 倍，汙染物增加耗用大量森林及適耕土地。
2. **臭氧層破壞：臭氧(O_3)多分布在大氣層平流層中，可保護地球免受紫外線危害**。由於**氟氯碳化物（CFCs，用於家電冷媒、工業用溶劑及氣膠噴霧罐的推進劑）**汙染物破壞臭氧分子，減少臭氧濃度，導致臭氧層產生破洞，而紫外線易對皮膚、眼睛造成傷害，使得人類較易罹患**皮膚癌**及**白內障**。紫外線指數是指到達地面單位面積的紫外線輻射量強度的數值，指數越大強度越強，依據世界衛生組織相關規範，紫外線指數分級如下：(1)低量級：指數≦2；(2)中量級：指數 3~5；(3)**高量級：指數 6~7**；(4)過量級：指數 8~10；(5)危險級：指數≧11。
3. **酸沉降**：因定點汙染或流動排放**氮氧化物**及**硫氧化物**，在**大氣中氧化成硝酸及硫酸所造成**。**酸雨**會造成土壤及湖泊酸化、腐蝕建築物，**能使岩石中有毒金屬元素溶解，會導致動植物之傷害及死亡**，也會引發人體呼吸系統的危害。依據環保署公告，以 pH **值小於** 5.0 作為酸雨之定義。

4. **生物多樣性損失**：大量森林砍伐會造成生態景觀改變，生物多樣性損失，也會引起全球氣候的變化。
5. 生態系統變遷。
6. **溫室效應**：**石化燃料**排放出大量 SO_2、**二氧化碳（CO_2，人為溫室氣體）**，加上森林的濫墾濫伐，使全球氣溫升高形成**溫室效應**，造成冰河融化、海平面上升、氣候改變。
7. **土壤沙漠化**：**森林濫伐**、**土地過度開發**等不當使用所造成。

13-3 環境衛生範疇

一、飲水衛生

1. 水質標準：如表 13-1~13-3 所示。

表 13-1 細菌性標準（總菌落數採樣地點限於有消毒系統之水廠配水管網）

項　目	最大限值	單　位
大腸桿菌群(coliform group)	6（多管發酵法）	MPN/100 mL
	6（濾膜法）	CFU/100 mL
總菌落數(total bacterial count)	100	CFU/mL

表 13-2 物理性標準

項　目	最大限值	單　位
臭度(odour)	3	初嗅數
濁度(turbidity)	2	NTU
色度(colour)	5	鉑鈷單位

表 13-3 化學性標準

	項目	最大限值	單位
	・影響健康物質		
	1. 砷(arsenic)	0.01	mg/L
	2. 鉛(lead)	0.05	mg/L
	3. 硒(selenium)	0.01	mg/L
	4. 鉻（總鉻）(total chromium)	0.05	mg/L
	5. 鎘(cadmium)	0.005	mg/L
	6. 鋇(barium)	2.0	mg/L
	7. 銻(antimony)	0.01	mg/L
	8. 鎳(nickel)	0.1	mg/L
	9. 汞(mercury)	0.002	mg/L
	10. 氰鹽（以 CN^- 計）(cyanide)	0.05	mg/L
	11. 亞硝酸鹽氮（以氮計）(nitrite-nitrogen)	0.1	mg/L
	12. 總三鹵甲烷(total trihalomethanes)	0.08	mg/L
	13. 溴酸鹽(bromate)（僅限加臭氧消毒之供水系統）	0.01	mg/L
揮發性有機物	14. 三氯乙烯(trichloroethene)	0.005	mg/L
	15. 四氯化碳(carbon tetrachloride)	0.005	mg/L
	16. 1,1,1-三氯乙烷(1,1,1-trichloroethane)	0.20	mg/L
	17. 1,2-二氯乙烷(1,2-dichloroethane)	0.005	mg/L
	18. 氯乙烯(vinyl chloride)	0.002	mg/L
	19. 苯(benzene)	0.005	mg/L
	20. 對-二氯苯(1,4-dichlorobenzene)	0.075	mg/L
	21. 1,1-二氯乙烯(1,1-dichloroethene)	0.007	mg/L

表 13-3 化學性標準（續）

	項 目	最大限值	單 位
農藥	22. 安殺番(endosulfan)	0.003	mg/L
	23. 靈丹(lindane)	0.0002	mg/L
	24. 丁基拉草(butachlor)	0.02	mg/L
	25. 2,4-地(2,4-D)	0.07	mg/L
	26. 巴拉刈(paraquat)	0.01	mg/L
	27. 納乃得(methomyl)	0.01	mg/L
	28. 加保扶(carbofuran)	0.02	mg/L
	29. 滅必蝨(isoprocarb)	0.02	mg/L
	30. 達馬松(methamidophos)	0.02	mg/L
	31. 大利松(diazinon)	0.005	mg/L
	32. 巴拉松(parathion)	0.02	mg/L
	33. 一品松(EPN)	0.005	mg/L
	34. 亞素靈(monocrotophos)	0.003	mg/L
・可能影響健康物質			
1. 氟鹽（以 F^- 計）(fluoride)		0.8	mg/L
2. 硝酸鹽氮（以氮計）(nitrate-nitrogen)		10.0	mg/L
3. 銀(silver)		0.05	mg/L
・影響適飲性物質			
1. 鐵(iron)		0.3	mg/L
2. 錳(manganese)		0.05	mg/L
3. 銅(copper)		1.0	mg/L
4. 鋅(zinc)		5.0	mg/L
5. 硫酸鹽（以 SO_4^{2-} 計）(sulfate)		250	mg/L
6. 酚類（以酚計）(phenols)		0.001	mg/L
7. 陰離子界面活性劑(MBAS)		0.5	mg/L
8. 氯鹽（以 Cl^- 計）(chloride)		250	mg/L

表 13-3 化學性標準（續）

項　目	最大限值	單　位
9. 氨氮（以氮計）(ammonia-nitrogen)	0.1	mg/L
10. 總硬度（以 $CaCO_3$ 計）(total hardness as $CaCO_3$)	300	mg/L
11. 總溶解固體量 (total dissolved solids)	500	mg/L
・有效餘氯限值範圍（僅限加氯消毒之供水系統）		
自由有效餘氯(free residual chlorine)	0.2~1.0	mg/L
・氫離子濃度指數（公私場所供公眾飲用之連續供水固定設備處理後之水，不在此限）限值範圍		
氫離子濃度指數（pH 值）	6.0~8.5	—

2. 水質處理

水源 ——曝氣→硿酸銅處理→沉澱→過濾→蓄水→消毒——→ 水塔

(1) **曝氣：使空氣與水充分混合，增加水中溶氧量。去除水中二氧化碳及不良氣味，及提高水中 pH 值，減低對水管的腐蝕性。**

(2) 硫酸銅處理：將 0.07~0.3 ppm 硫酸銅加入水中，形成膠狀氫氧化銅，使藻類酵素失去活性。

(3) 沉澱：去除懸浮物質、濁度、色度、臭與味、有機物、微生物及放射物質。分自然沉澱（利用重力）及膠凝沉澱（化學膠凝劑如鋁明礬、鋁酸鈉及助凝劑如石灰、矽酸鈉）。

(4) 過濾：利用生物膜原理去除微細物質。

A. 快濾池：化學濾膜，沉澱快，用於原水濁度＞30 ppm。

B. 慢濾池：生物濾膜，能有效清除藻類、微生物，需定期刮砂，用於原水濁度＜30 ppm。

(5) 消毒

A. **氯氣**：氯在水中形成次氯酸(HOCl)、次氯酸鹽(OCl)、初生態氧(O)而滅菌。**最便宜故國內廣泛使用**。

B. 臭氧：效果佳，成本高，無殘餘效果。

C. 煮沸：家庭用，可去除水中三鹵甲烷（煮沸後，打開蓋子續煮 3~5 分鐘），避免長期過量飲用受三氯甲烷汙染的水（會生成煙自由基，而誘發肝癌或腎癌）。

D. 紫外線照射：小型飲水。

3. 避免自來水二次汙染：

(1) 進水口高於最高水位。

(2) 使用橡皮管勿浸在水中。

(3) 自來水不與其他水源混合使用。

(4) 水池進水口應高於周圍，避免汙水流入。

(5) 避免馬達直接抽水造成錯接汙染。

(6) 採地上式水池。

(7) **用水水管**不可使用含鉛、銅、鍍鋅鐵管，應改為塑膠管、**不鏽鋼管**或 PVC 管。

(8) **水塔加蓋、通氣孔加紗網**以免汙染。**家庭使用水之水塔應每半年清洗一次**。

二、汙（廢）水處理

水資源利用：10%家庭用水、70%灌溉用水、20%工業用水。

(一) 汙染來源

有天然汙染、農業汙染、工業汙染、家庭汙水。**工業廢水**為目前臺灣主要水汙染來源之一。

(二) 汙染指標

1. 物理性指標：外觀、水溫（**熱汙染可能導致水中生物畸形**）、臭與味、色度、濁度。

2. 化學性指標

   (1) 溶氧：9.2 mg/L（20°C 純水）。

   (2) pH：純水為中性，pH 值為 7.0。

   (3) **生化需氧量(BOD)**：汙水被需氧性與厭氧性微生物分解所耗用的氧氣量。一般以最初 5 日，20°C 時所消耗的溶氧量測之，以 ppm 表示。**BOD 越高，水汙染程度越嚴重**。BOD 為零時，一為清水無汙染，一為毒性太強致微生物無法存活。

      A. **BOD 1 ppm 以下**：甲類河川用水，**公共給水一級**。

      B. BOD 1~2 ppm：乙類河川用水，公共給水二級。

      C. BOD 2~4 ppm：丙類河川用水，公共給水三級、水產用水二級、工業用水一級。

   (4) 化學需氧量(COD)：以加入強氧化劑的方式（重鉻酸鉀與濃硫酸）與廢水中有機物起氧化作用所耗去的溶氧量，以 ppm 表示。此法適用於工業廢水。

      A. 無法使用 BOD 時可用。

      B. 廢水中不含有毒物則 COD 與 BOD 相近，否則 COD＞BOD。

   (5) 氯鹽：太高，具腐蝕性。

   (6) 氮鹽：為受水肥汙染的指標，易產生優氧化(eutrophication)。

   (7) **磷酸鹽：工廠廢水、家庭汙水、清潔劑、肥料**。

   (8) 其他：農藥、導電度、油脂、清潔劑、**氨氮(NH3-N)升高**。

3. **生物性指標**

   (1) **大腸菌密度**(total coliform MPN)：**檢驗飲水、食物是否受糞便汙染**。

A. 甲類河川：MPN 50↓。

B. 乙類河川：MPN 5,000↓。

C. 丙類河川：MPN 10,000↓。

D. 甲類河域：水產用水（一級）MPN 1,000↓。

(2) **生物指標**：BI＝2A＋B（A：不耐汙染性生物種類；B：可耐汙染性生物種類）。BI＝0~5，重度汙染；BI＝6~10，中度汙染；BI＝11~19，輕度汙染；BI＝20~40，清淨。**汙染越嚴重，水中生物種類會減少但數量增多**。細菌總數越多表示汙染越嚴重。

(3) 生物試驗：用以檢驗工業廢水對魚類急性毒性影響，測其中等忍受值(TLM)以 ppm 表示。

(4) 病原菌：不可含有病原菌。

(5) 優氧生物：如水藻、水草等水生植物，因為水中氮磷含量增加，使得水中植物過度生長，間接影響水中生物的生存，稱為優氧化。

(三) 汙水對人體健康的影響

1. 水洗疾病：因缺乏清潔衛生用水引起，如砂眼、結膜炎。

2. 水昆蟲疾病：水扮演傳媒棲息地，如黃熱病、瘧疾、腦炎等。

3. 水接觸疾病：直接接觸水中微生物而感染，如血吸蟲病。

4. 水媒疾病：攝入含有腸道致病微生物的水而感染，如病毒性肝炎（A、E 型）、霍亂、傷寒。

5. 化學物質汙染疾病：如表 13-4 所示。

表 13-4 化學物質汙染疾病

水俣病	**汞→使魚類「生物濃縮」作用與「食物鏈」傳播→中樞神經等病變**
烏腳病	**砷**（砷為地下水流經岩石或土壤溶解而釋出）、腐植質（生物鹼）→皮膚、心、血管、骨骼病變
痛痛病	**鎘**→骨骼病變
齲齒症	水中或食物缺氟鹽
斑齒症	**氟鹽**過高
甲狀腺腫	**缺碘**
心血管疾病	含少數礦物質的軟水
嬰兒變性血色素症（俗稱藍嬰症）	**硝酸鹽**或**亞硝酸鹽**過量有關
威爾遜症	**銅**代謝障礙
頭痛、貧血、神經麻痺	**鉛中毒；孩童比成人更容易鉛中毒**，且可能**導致嬰幼兒的學習能力障礙**

(四) 汙水處理

完善汙水下水道才能有效處理汙水，該設施可區分為合流式（雨水汙水合併）及分流式。臺灣工業區汙水下水道設置近五成，家庭汙水下水道普及率極低。汙水處理的等級共有三種：

1. **一級處理（基本處理）**：可去除 60%無機物、40%有機物、50%固體懸浮物。處理法以欄柵篩濾、沉砂、浮渣去除為主。
2. **二級處理（生物處理）**：可去除有機物及固體懸浮物 80~95%。處理法以活性汙泥法、滴濾池法、旋轉生物盤法、終沉池、消毒法為主。
3. **三級處理（化學處理）**：處理法以**逆滲透法**、活性碳吸附法、砂濾池、微濾池為主。

三、垃圾處理

1. 將垃圾運用物理、化學、生物處理等方法，在垃圾「無害化」、「減量化」、「安定化」、「資源化」原則下分解處理。
2. 5R 原則
   (1) **減量**(reduce)：減少垃圾量、垃圾製造量或不必要之購物。
   (2) **重複使用**(reuse)：重複使用容器或產品，如**自備餐具**。
   (3) **維修**(repair)：重視維修保養，延長物品使用壽命。
   (4) **拒絕**(refuse)：拒用無環保觀念的產品。
   (5) **回收**(recycle)：回收使用再生產品。
3. 垃圾分類：分為資源垃圾（如紙、鋁鐵罐、玻璃等）、可燃垃圾（如樹枝等）、不可燃垃圾（如土石、磚塊等）、有毒垃圾（如破燈管、電池等）、巨大垃圾（如破冰箱、電視機等）。
4. 垃圾處理程序：前期處理→中間處理→最終處置。中間處理指以物理、化學、生物或熱處理方法（如焚化法），使廢棄物有害性消失、減少或趨於安定，以利最終處置（衛生掩埋法）。
5. 垃圾處理方式：**資源垃圾先回收後再分類處理**。
   (1) 傾倒法：將垃圾傾倒於距離市區 **3 公里**以外之郊區或距岸邊 **10 哩**以外之沿海，但易造成環境汙染。
   (2) 衛生掩埋法：缺點為土地取得不易、清運成本高、易受天候影響等。為防止二次公害，**掩埋場須設於周邊 200 公尺無住宅區、無礙公益之處**，且須先做不透水層及汙水處理設備，填土後會沉降 10~30%，2 年達穩定。
   (3) **焚化法**：以 700°C 以上的高溫焚化垃圾（**餘熱可再利用為能源，可利用餘熱發電**），需做好垃圾分類才能發揮功效。**可將垃圾體積降至最低**，故**為可燃性廢棄物最安全及最衛生的處理方法**，但灰燼仍須掩埋，故**不是最終處理法**。**我國垃圾**

處理已由掩埋方式逐漸變為以焚化為主之中長期垃圾處理方向，但設備費及維護費較昂貴。

(4) **堆肥法：利用生化作用將物質分解腐熟，可改善土壤。**

(5) 氣化法：有機廢棄物由厭氧性微生物的消化作用產生甲烷等燃料氣體，可用來供作熱能燃料，是具經濟效用的方法。

6. **醫院廢棄物的處理**

(1) 一般性事業廢棄物：**可燃**者以**白色透明**垃圾袋包裝，**焚化**處理；**不可燃**者以**藍色**垃圾袋包裝，**掩埋**處理。

(2) 有害性廢棄物

A. **感染性事業廢棄物：可燃**以**紅色**垃圾袋（註明「感染性」廢棄物標誌）包裝，**焚化**處理；**不可燃**以**黃色**垃圾袋（註明「感染性」廢棄物標誌）包裝，**掩埋**處理，**但若經滅菌處理，可視為一般廢棄物清除**。而依環保署公告「事業廢棄物儲存清除處理方法及設施標準」有關醫療院所感染性廢棄物儲存期限之規定：**攝氏 5 度以上儲存者，以 1 日為限；攝氏 5 度以下至零度以上冷藏者，以 7 日為限；攝氏零度以下冷凍者，以 30 日為限。**

B. 化學藥劑廢棄物：由事業所產生具有**毒性**、**腐蝕性**或危險性，其濃度或數量足以影響人體健康或汙染環境之廢棄物。以安全容器密封收集並標示廢棄物危害之特性，再依廢棄物危害之特性委託處理或自行處理。

(3) **放射性事業廢棄物：置於鉛桶（原為使用白色塑膠袋）**並貼**有輻射物質**標示特定容器，交由**原子能委員會**規定處理。

四、病媒管制

(一) 管制原則

認知病媒生態習性，對其弱點下策略。

表 13-5 醫院中常見的廢棄物種類

分類	細分類	範例項目
應回收廢棄物	回收	寶特瓶、鋁箔包、鐵鋁罐、乾電池（含鈕扣型汞電池）、汽機車、冰箱、電視、冷氣機、洗衣機、食品（含維他命）玻璃及塑膠容器、個人電腦（含筆記型電腦）、日光燈管（直管）、監視器、印表機、鉛蓄電池、廢機油、裝填成藥、醫師藥師藥劑生指示藥品之容器（僅限於藥廠售出時使用者）。
一般事業廢棄物	員工生活垃圾	辦公室廢棄物、訪客或非傳染病患者之生活廢棄物、落葉枯枝等。
	一般性醫療廢棄物	乾淨點滴瓶、非有害藥用玻璃瓶（藥水容器，包括ampul, vial）、未沾血且未與針頭相連的輸液導管、不含有害藥劑的食鹽水或葡萄糖軟袋。
	人體或動物用藥	非基因毒性廢棄物之廢藥品（含藥水、藥膏、藥錠）及殘留此類藥品之容器。
	巨大垃圾	廢棄家具、廢棄病床、輪椅、點滴架。
	營建廢棄物	房屋修繕廢棄物。
	再利用	事業產生且依相關法規認定非為有害事業廢棄物之下列物品： 廢紙、廢玻璃（瓶、屑、平板玻璃、滅菌處理後之廢玻璃）、廢金屬（藥罐、機械器具及滅菌處理後之廢金屬）、廢塑膠（瓶、罐、杯）、廚餘（不含隔離病房產生者）、廢石膏模（屑、塊、粉）、經滅菌處理後之廢尖銳器具（注射針頭、與針頭相連之注射筒及輸液導管、針灸針、手術縫合針、手術刀、載玻片、蓋玻片或破裂之玻璃器皿）、廢攝影膠片（卷）（包括X光膠片及以PET為片基材質的廢攝影膠片） 廢顯／定影液、經滅菌處理後之廢牙冠、廢食用油、醫療用廢塑膠（點滴輸注液容器、輸液導管、廢藥水桶）。
	其他	破損汰換之床單被服。

表 13-5 醫院中常見的廢棄物種類（續）

分類	細分類	範例項目	
有害事業廢棄物	生物醫療廢棄物	基因毒性廢棄物	致癌或可能致癌之細胞毒素或其他藥物。
		廢尖銳器具	**注射針頭**、與針頭相連之注射筒及輸液導管、針灸針、手術縫合針、手術刀、載玻片、蓋玻片或破裂之玻璃器皿等。
		感染性廢棄物	微生物類：廢棄之培養物、菌株、活性疫苗、培養皿或相關用具。
			病理組織類：人體組織、器官、殘肢、體液等。
			血液製品類：廢棄之人體血液或血液製品，包括血餅、血清、血漿及其他血液組成分。
			動物屍體類：實驗動物屍體、殘肢、墊料，包括經檢疫後廢棄或因病死亡者。
			手術類：用於外科手術、驗屍或解剖廢棄之衣物、紗布、覆蓋物、排泄用具、褥墊、手術用手套。
			實驗室類： 1. 生物安全等級第三級及第四級實驗室所產生的全部廢棄物。 2. 生物安全等級第二級實驗室中與微生物接觸之廢棄物，如拋棄式接種環及接種針、檢體、手套、實驗衣、拋棄式隔離衣等。
			透析廢棄物類：指血液透析時與病人血液接觸的拋棄式導管、濾器、手巾、床單、手套、拋棄式隔離衣、實驗衣等。

表 13-5 醫院中常見的廢棄物種類（續）

分類	細分類	範例項目	
			隔離廢棄物類：指隔離病房所產出之廢棄物。
			受血液及體液汙染類：與病人血液、體液、引流液或排泄物接觸之廢棄物（如輸液導管、壓舌板、沾血或膿之紗布等）。
	溶出毒性事業廢棄物	廢顯定影液、含水銀（汞）之廢棄溫度計及血壓計、牙科銀粉（汞齊）。	
	毒性事業廢棄物	福馬林、環氧乙烷（含殘留環氧乙烷之氣體罐）、三氯乙烯、四氯乙烯、戊二醛。	
	易燃性事業廢棄物	藥用酒精、有機溶劑、二甲苯、甲醇、丙酮、異丙醇、乙醚。	
	混合五金廢料	含油脂之充膠廢電線電纜、廢通信器材等、廢棄醫療儀器（屬電路版／含零件者）。	

註：放射性廢棄物另依照原子能委員會規定辦理。

資料來源：整理自行政院環保署網站。

(二) 管制方法

1. **環境管制法：三不原則（不讓牠來，不讓牠住，不讓牠吃）為病媒管制治本之道。**
2. 物理管制法：以機械方法誘捕撲殺，如捕蚊燈、聲波等。
3. 化學管制法：以化學製劑誘捕撲殺，如殺蟲劑、毒餌等。殺鼠靈會引起鼠類內臟出血而死，若誤食殺鼠靈(0.025% Warfarin)或可滅鼠(0.005% Brodifacoum)可用維生素 K 作為解毒劑。
4. 生物管制法：以天敵概念誘捕撲殺，如孑孓天敵為大肚魚。
5. 法規管制法：如貨櫃的檢疫、環境衛生用藥之許可。

(三) 常見病媒傳染病及管制措施

病媒	傳染病	病原體	管制措施
鼠	‧鼠疫 ‧出血性黃疸	‧螺旋體 ‧螺旋體	1. 住屋採水泥或砌磚牆 2. 天花板構造嚴密 3. 嚴密儲存食物，適當處理廚餘 4. 戶外清潔免鼠藏匿，堵塞其出入口 5. 使用殺鼠劑或捕捉
蚊	‧瘧疾（瘧蚊） ‧日本腦炎（三斑家蚊、環蚊、家蚊） ‧血絲蟲病（家蚊） ‧登革熱（斑蚊） ‧黃熱病（斑蚊） ‧茲卡病毒感染症（斑蚊）	‧瘧原蟲 ‧日本腦炎病毒 ‧血絲蟲 ‧登革熱病毒 ‧黃熱病病毒 ‧茲卡病毒	**1. 時常疏通溝渠，保持清潔暢通** **2. 設紗窗、紗門** **3. 避免積水處，常清洗儲水容器** **4. 裝捕蚊燈，使用蚊香**

<table>
<tr><th>病媒</th><th>傳染病</th><th>病原體</th><th>管制措施</th></tr>
<tr><td>蠅</td><td>・霍亂
・傷寒
・志賀桿菌痢疾
・痲瘋病
・寄生蟲病</td><td>・霍亂弧菌
・傷寒桿菌
・志賀桿菌
・痲瘋桿菌
・蛔蟲、條蟲、鉤蟲</td><td>1. 垃圾桶加蓋
2. 設紗窗、紗門
3. 避免環境中腐敗有機物
4. 噴灑合格殺蟲劑</td></tr>
<tr><td>蟑螂</td><td>・結核病
・副傷寒
・炭疽病
・寄生蟲病</td><td>・結核桿菌
・副傷寒桿菌
・炭疽桿菌
・蛔蟲、條蟲、鉤蟲</td><td>1. 家具擺設不留縫
2. 流理台浴室常保清潔，出水口常清洗
3. 垃圾桶加蓋
4. 嚴密儲存食物，適當處理廚餘
5. 施放殺蟑毒餌</td></tr>
<tr><td>蚤類</td><td>・鼠疫
・地方性斑疹傷寒</td><td>・鼠疫桿菌
・傷寒立克次體</td><td rowspan="2">1. 勿使貓狗自由出入室內外
2. 常清洗寵物及其棲息地
3. 使用殺蚤劑
4. 清掃室內，維持寵物墊俱清潔</td></tr>
<tr><td>體蝨</td><td>・回歸熱
・流行性斑疹傷寒</td><td>・螺旋體
・卜氏立克次體</td></tr>
<tr><td>疥蟎</td><td>・疥瘡</td><td>・葡萄球菌等</td><td rowspan="2">1. 以吸塵器清除塵埃，保持乾燥清潔
2. 減少使用地毯或榻榻米，家具多用非纖維製品
3. 避免飼養寵物
4. 床單常清洗曝曬
5. 使用合格殺蟲劑</td></tr>
<tr><td>恙蟎</td><td>・恙蟲病</td><td>・立克次體</td></tr>
</table>

(四) 登革熱病媒蚊指數

雄蚊以植物汁液維生，**雌蚊叮咬人血**。瘧蚊於天剛黑或破曉時分吸血；熱帶家蚊於夜間吸血；**三斑家蚊及環狀家蚊於黃昏或黎明時吸血；斑蚊於白天吸血**（為登革熱主要病媒，吸血高峰期為下午 4~5 時及上午 9~10 時）。

原發性登革熱死亡率低於 1%，但出血型登革熱死亡率 15~50%，**蚊蟲密度指數等級＞5 表示登革熱可能流行。登革熱病媒蚊指數代表登革熱病媒蚊之密度，有住宅指數、容器指數、布氏指數及成蟲指數**，前三者代表登革熱病媒蚊幼蟲期（含蛹）之多寡，而後者代表**登革熱病媒蚊成蚊之密度**。

1. 住宅指數：調查 100 戶住宅，發現有登革熱病媒蚊幼蟲孳生戶數之百分比。

$$\text{住宅指數}=\frac{\text{陽性戶數}}{\text{調查戶數}}\times 100$$

2. 容器指數：調查 100 個容器，發現有登革熱病媒蚊幼蟲孳生容器之百分比。

$$\text{容器指數}=\frac{\text{陽性容器數}}{\text{調查容器數}}\times 100$$

3. **布氏指數**：調查 100 戶住宅，發現有登革熱病媒蚊幼蟲孳生陽性容器數。

$$\text{布氏指數}=\frac{\text{陽性容器數}}{\text{調查戶數}}\times 100$$

4. 成蟲指數：每一戶住宅平均登革熱病媒蚊雌性成蟲數。

$$\text{成蟲指數}=\frac{\text{雌性成蟲數}}{\text{調查戶數}}$$

五、房屋衛生

1. 良好室內空氣品質：**增加室內通風有助於降低病態建築症候群** (sick building syndrome, SBS)。環保署 2012 年公告「室內空氣品質標準」，各項室內空氣汙染物標準規定如表 13-6。
2. 一般常見的室內空氣汙染物及其對健康的影響見表 13-7。
3. 舒適的溫度及濕度：夏天 20~24°C、冬天 16~20°C 為佳，若使用冷暖氣機來調節，則室內外溫差不超過 4~6°C。濕度以夏天 60~70%、冬天 55~65%為佳。
4. 適當的採光與照明。
5. 防止過量噪音，可用吸音板、隔音牆或表面粗糙而多孔的牆壁。
6. 保有個人隱私性。

表 13-6 室內空氣品質建議值

項目	標準值	
二氧化碳(CO_2)	**8 小時值**	**1,000 ppm**
一氧化碳(CO)	8 小時值	9 ppm
甲醛(HCHO)	1 小時值	0.08 ppm
總揮發性有機化合物（TVOC，包含：12 種揮發性有機物之總和）	1 小時值	0.56 ppm
細菌(bacteria)	最高值	1,500 CFU/m^3
真菌(fungi)	最高值	1,000 CFU/m^3，但真菌濃度室內外比值小於等於 1.3 者，不在此限
粒徑小於等於 10 微米(μm)之懸浮微粒(PM_{10})	24 小時值	75 μg/m^3
粒徑小於等於 2.5 微米(μm)之懸浮微粒($PM_{2.5}$)	24 小時值	35 μg/m^3
臭氧(O_3)	8 小時值	0.06 ppm

表 13-7 一般常見的室內空氣汙染物及其對健康的影響

汙染物	汙染物來源	健康影響
石綿	管線及導管的絕緣包覆、火爐墊片、天花板、地板、隔熱片，以及受損的絕緣、耐火或隔音材質	肺癌、矽肺病、間皮細胞瘤
生物性汙染物	黴菌、霉、真菌、細菌、病毒、塵蟎、潮濕牆壁、天花板、地毯和家具、維護不佳的除濕機、空調、寢俱及寵物	過敏、刺激呼吸道、眼睛、鼻子、發燒
燃燒產物	密閉空間的暖氣設備（以天然氣、煤油、燃油和木炭作為燃料）、密閉的瓦斯爐和壁爐、吸菸	**頭痛、嗜睡、頭暈（二氧化碳）**；視力及記憶力減退、不規律的心跳、噁心、精神錯亂、死亡（一氧化碳中毒）、呼吸困難和肺部損傷（二氧化氮）
甲醛	膠合的木板（三合板、粒合板、纖維板）以及利用這些木板製成的家具、含尿素甲醛的發泡絕緣材(UFFI)及塗料	刺激皮膚、眼睛、鼻子、呼吸道、癌症、染色體損傷
顆粒狀物	塵土、花粉、烹飪的油煙、香菸的煙、壁爐、煤油暖氣設備、密閉空間的瓦斯爐或暖氣設備	刺激眼睛、鼻子、咽喉、呼吸道感染和支氣管炎；肺癌（長期風險）
揮發性有機物	家庭化學製品和產品（殺蟲劑、油漆、溶劑、膠黏劑、清潔劑和蠟、空氣清淨劑、織品保護劑、含氯漂白劑）、氣膠推進劑、乾洗劑、菸草燃燒過程	頭痛、刺激眼睛和呼吸道、破壞神經系統、影響肝腎功能、癌症、染色體損傷

六、公害防治

(一) 公害定義

公害是人類行為因素汙染環境所致的惡果，最終影響人體健康。**加重公害的因素包含人口密度、國民生產總毛額、廢棄物數量等**；減輕公害的因素則有土地利用率、國民節約的情況（又稱國民勤儉度）及**國民對公害的認知程度**。公害之性質可分為：

1. **物理性**：熱汙染、噪音、地層下陷、振動、放射性汙染等。
2. **化學性**：**空氣**、水、土壤、食品、藥物、殺蟲劑、清潔劑、農藥汙染等。
3. 生物性：微生物及生物汙染等。
4. 精神性：視覺汙染、心理環境汙染。

(二) 空氣汙染

1. 空氣汙染物種類
   (1) 落塵(fall dust)：>10 μm 之固體物，如建築、修路之塵土。
   (2) **浮游塵**(suspending dust)：為直徑 0.1~10 μm 之空氣中微粒懸浮物，主要由煤煙、碳粉、灰及粉塵所組成，**為臺灣空氣汙染主要物**。
   (3) **一氧化碳：含碳燃料之不完全燃燒而產生**。空氣中含量主要來自於**汽車內燃機運作產生，易累積於交通頻繁地區及室內停車場**。進入人體易**降低氧氣運輸率**。高濃度曝露可造成視覺、靈活度、學習能力及複雜工作能力表現下降或損傷。
   (4) **硫氧化物：對人體的危害主要是引起氣喘及呼吸系統疾病**。**二氧化硫**為具刺激臭味之無色氣體，是**造成酸雨的原因之一**，高濃度會惡化呼吸道及心血管疾病，亦損害植物。

(5) **氮氧化物**：高溫燃燒產物，來自交通工具及發電廠，為**造成酸雨的原因之一**。刺激肺並降低對感染的抵抗力。其生成原因係來自燃燒過程中，空氣中氮或燃料中氮化物氧化而成。

(6) 臭氧：揮發性有機物光化反應的二級汙染物。易刺激眼、肺，對農作物有不良影響。

(7) 鉛：對血液、骨骼及神經有害，不易排泄。

(8) **光化學霧：氮氧化合物與碳氫化合物**經光化學反應所產生之微粒狀物質，懸浮於空氣中，造成視程障礙。

(9) 有毒氣體：氟化物、氯氣(Cl_2)、氨氣(NH_3)、硫化氫(H_2S)、甲醛(HCHO)、有機溶劑蒸氣、含重金屬之氣體、酸氣、氯乙烯單(VCM)、氣狀多氯聯苯(PCBS)、氰化氫(HCN)、戴奧辛(dioxins)及其他經中央主管機關公告之有毒氣體。

2. 空氣品質指標(air quality index, AQI)

(1) AQI 為參考美國標準而來，以前使用 PSI 值當作我國空氣汙染的指標，經相關衛生部門整合 $PM_{2.5}$ 與新增臭氧 8 小時兩個項目後，於 2016 年 12 月改用 AQI 值作為我國最新空氣品質判斷依據。

(2) AQI 共 7 項指標：**臭氧(O_3) 8 小時平均值、臭氧小時平均值、$PM_{2.5}$ 的 24 小時平均值、PM_{10} 的 24 小時平均值、一氧化碳(CO) 8 小時平均值、二氧化硫(SO_2)小時平均值、二氧化氮(NO_2)小時平均值**。採當日最嚴重的一副指標值作為 AQI 的數值。

(3) **懸浮粒(PM_{10})**：係指粒徑在 10 μm 以下之粒子，**又稱浮游塵，能深入人體肺部深處**，若該粒子附著其他汙染物，則將加深對呼吸系統之危害。主要來源包括道路揚塵、車輛排放廢氣、露天燃燒、營建施工及農地耕作等或由空氣汙染物轉化成之二次汙染物。

表 13-8 AQI 值與健康影響

AQI 值	空氣品質	影響
0~50	良好	汙染程度低或無汙染
51~100	普通	對少數極敏感族群產生輕微影響
101~150	**對敏感族群不健康**	可能對敏感族群健康造成影響，但對大眾的影響不明顯
151~200	**對所有族群不健康**	對所有人的健康產生影響，敏感族群可能有較嚴重的健康影響
201~300	**非常不健康**	所有人都可能產生較嚴重的健康影響
301~500	**危害**	健康威脅達到緊急，所有人都可能受到影響

(4) **懸浮粒($PM_{2.5}$)**：係指粒徑在 2.5 μm 以下之粒子，其餘描述同 PM_{10}。$PM_{2.5}$ 濃度分為 10 級並以顏色示警，當細懸浮微粒濃度 54 $\mu g/m^3$ 就達到紅色不良的**第七級（一般民眾應考慮減少戶外活動）**，71 $\mu g/m^3$ 以上達到第十級「紫爆」的非常不良。現行之空氣品質標準 PM2.5 **24 小時值訂為 35 $\mu g/m^3$**、**年平均值訂為 15 $\mu g/m^3$**。

3. **沙塵暴**：中國西北和華北、蒙古一帶之年降雨量在 400 mm 以下，且季節分布不均，為東亞發生沙塵暴現象的主要源地。好發於**冬末春季**，尤其 **3~5 月**。沙塵暴發生後可東移到日本、韓國及夏威夷，往南可擴及到**臺灣（主要由境外地區移入的空氣品質汙染）**、香港，甚至菲律賓，影響範圍相當遼闊。

(三) 熱汙染

1. 工業排出廢水致使承受水體溫度升高，影響生態，如秘雕魚。
2. 依規定工業廢水排放時不得使承受水體的水溫升高超過 0.5°C。

(四) 噪 音

1. 人耳有感覺的音壓位準為 0~140 dB。

2. 勞工健康保護規則中規定，噪音在 85 分貝以上之作業為特別危害健康之作業，必須每年實施聽力檢查。

表 13-9 噪音對人體的影響

噪音量	對人體的影響	噪音量	對人體的影響
50 分貝	干擾腦波	100 分貝	耳朵發癢
60 分貝	妨礙睡眠、呼吸、脈搏	120 分貝	耳朵發痛
80 分貝	加快新陳代謝率	**140 分貝**	**耳膜破裂**
90 分貝	**干擾內分泌與自主神經系統**		

表 13-10 噪音的管制

類 別	管制區域	標準值
第一類	特別寧靜區；如**醫院**、圖書館	40~55 分貝
第二類	**住宅區**	**50~65 分貝**
第三類	混合區（商業區及住宅）	55~75 分貝
第四類	工業區（工業區及其附近住宅）	65~80 分貝

(五) 放射性物質汙染

1. 放射性物質包括 α、β、γ 射線、X-ray、中子(n)及宇宙射線。
2. 防治原則
   (1) 時間：接觸時間越短越好；放射線廢棄物與人類生活環境隔離時間取決因素為半衰期長短。
   (2) 屏障：鉛衣、鉛磚等。
   (3) 距離：輻射與距離成反比，越遠越好。
3. 妥善處理放射性廢棄物
   (1) 液體廢料可經膠凝沉澱或蒸發濃縮處理後放流。

(2) 固體廢料置於鋼瓶中，外加混凝土固定，投棄於 2,000 公尺深海中或埋於陸地深處黏土層。

4. 根據行政院原子能委員會，核子事故警報時，民眾**自我防護措施**如下：**關緊門窗進入室內掩蔽**、**淋浴以去除放射線塵粒**、**避免飲用曝露於外的食物及飲水**、暫時停止學校及商業活動、進行人員及車輛管制、疏散等。

(六) 其他公害

1. 地層下陷：以屏東林邊沿海地區最嚴重（已下陷達 2.4 公尺），彰化雲嘉地區次之（已下陷達 1.4 公尺）。
2. 振動：可造成神經炎、白指症、骨性關節炎、胃下垂、頭痛、失眠。管制方法為改善振動源及防止傳播。

13-4 食品衛生

1. 意義：使食品由生產地經製造、加工、調配、包裝、儲存、運銷及販賣至消費者食用前的過程，均合乎安全、衛生及完美，以增進飲食者的健康。
2. 內涵

(1) 避免微生物危害，如食物中毒。

(2) 避免營養不當，如肥胖、消瘦。

(3) 避免環境汙染危害，如水俁病為汞汙染所致，米糠油事件為多氯聯苯汙染所致。

(4) 避免天然毒素中毒：如河豚內臟所致之神經麻痺、呼吸麻痺、花生的黃麴毒素。

(5) 避免農藥殘留危害。

(6) 避免食品添加物危害。

(7) 農藥及 GMP 標示。

3. 食品中毒分類：如表 13-11 所示。

表 13-11 食物中毒分類

類別		病原	來源	症狀
細菌性	感染型	**沙門氏菌**	牛、老鼠、**蛋**、肉類	**潛伏期 6~72 小時。輕度腹痛、腹瀉、噁心**
		腸炎弧菌	**海鮮、近海植物及泥土**	**潛伏期 4~90 小時，**發燒、噁心、嘔吐、腹痛、腹瀉
		魏氏梭菌	腸道、土壤	噁心、腹痛、腹瀉
		病原性大腸菌	水、腸道、汙染的食物	發燒、噁心、嘔吐、腹痛、腹瀉
	毒素型	葡萄球菌	鼻咽、傷口分泌物	**潛伏期短，1~6 小時。**急性腸胃炎
		肉毒桿菌	土壤、腸道、**醃漬食品**	**潛伏期 12~72 小時，**視力障礙、口乾、嘔吐、腹瀉，延髓神經麻痺致**呼吸麻痺，**食物中毒**致死率最高者，80°C 加熱 15 分或 100°C 加熱 3~5 分即能破壞細菌**
天然毒素		動物性	海產魚貝類、河豚為主：(1)體內毒素：章魚唾液、貽貝；(2)屍體毒素：熱帶魚；(3)生殖毒素：河豚卵巢	
		植物性	毒菇、發芽馬鈴薯為主：(1)毒蕈類：毒蠅蕈、瓢蕈；(2)花有毒：夾竹桃、水仙、蘇鐵；(3)其他：青梅核、發芽馬鈴薯的茄鹼	
化學性		化學物質	農藥、有毒非法食品添加物	
		有毒金屬	砷、鉛、銅、汞、鎘等	
類過敏性		組織胺、味精	不新鮮或腐敗的魚肉	
黴菌性		黃麴毒素	小麥、燕麥、稻穀、玉米、粟、高粱、豆類、甘藷等農作物→肝腎中毒→肝癌	
		青黴素	黃變米→肝臟纖維化→壞死	

4. 食物中毒之預防與處理

(1) 預防原則

A. 清潔：包括原料與食具。

B. 迅速：盡快烹調、處理、食用（烹調 2 小時內食畢）。

C. 溫度：細菌於 80°C 以上可殺滅，7°C 以下可抑制生長。冷凍室溫度應維持在-18°C 左右。

D. 新鮮。

E. 個人衛生：手有傷口應包紮才能處理食材。

(2) 處理方法

A. **盡快送醫**。

B. **採樣**：由主管單位以適當方法採取剩餘食品及病人吐瀉物或其他嫌疑物品、食具、人體檢體加以檢驗。

C. **24 小時內報告衛生主管機關**，如衛生所、衛生局。

D. 追蹤可能的汙染源：若為國內疫情，禁止該地的捕撈、生產、販售；若為國外疫情，禁止自疫區進口食品，已進口者應檢疫、銷毀。

5. 食品添加物：係指為了保存、增加營養、強化品質及改善色香味等用途，有意添加到某些食品的法定化學物質（不可單獨食用）。常用的食品添加物如下：

(1) 為滿足感官而添加：著色劑（如色素）、調味劑（如檸檬酸鈉、蘋果酸鈉）、香料（如桂皮）、漂白劑（亞硫酸鉀、亞硫酸鈉）、保色劑。

(2) 為保存食品而添加：**防腐劑**（如己二烯酸，可**抑制微生物生長**）、抗氧化劑（如維生素 E）、**保色防腐劑**〔如**硝酸鹽**和**亞硝酸鹽**，亦**可抑制肉類肉毒桿菌生長**〕、殺菌劑〔如**過氧化氫**(H_2O_2)**，可添加於魚肉煉製品，但不得殘留**〕。

(3) 為強化品質而添加：營養添加劑、膨脹劑、起泡劑。

(4) **瘦肉精**：最常見的是萊克多巴胺；添加於豬隻等動物飼料中長期食用，可促進蛋白質合成，增加瘦肉量。但瘦肉精屬於β－交感神經受體致效劑，食用**可能引起類交感神經興奮**。

(5) 其他：如口香糖及泡泡糖基礎劑等。

6. **食品安全衛生管理法**規定，食品及食品原料之容器或外包裝，需標示**食品淨重、容量或數量、食品添加物名稱**及**製造廠商**。

◆ 基因改造食品管理

聯合國糧農組織／世界衛生組織(FAO/WHO)針對基因改造食品之安全性，設立安全評估原則如下：

1. **實質等同**(substantial equivalence)：即食品的**分子、成分**與**營養**等數據，經過比對相等。如果**一種新的食品或成分**與**一種傳統的食品或成分「實質等同」**，則該種食品或成分即可視為**與傳統品種同樣安全**。其認定評估過程中，基因改良食品必須具有與傳統食品相同且相當的特性，而這特性相當程度變異度的判定取決於 2 種特性：遺傳表現型特性及組成分比較。

2. 過敏原：大部分食品過敏原幾乎均為蛋白質，因此在對現代生物科技改造出來的食品進行安全評估時，過敏誘發性即是相當重要的考量因子。潛在性過敏可經測試下列 5 項因素得知：(1)轉殖基因物質的來源（任何已知過敏原）；(2)新獲得蛋白質的分子量（大多數過敏原分子量在 10,000~40,000 之間）；(3)與已知過敏原的胺基酸序列相同性（序列比較）；(4)食品的加熱和加工安定性（對熱安定的過敏原需特別注意）；(5) pH 值及胃酸的安定性（大部分過敏原對胃及蛋白質分解酵素的分解具有抗性）。

3. 標識基因：標識基因有許多種類，FAO/WHO 會議結論是至今並沒有確實證據顯示，基因可從植物體內轉移至腸管中的微生物，故標識基因是否殘留亦是安全評估之重點。
4. 微生物之病原性：利用基因改造技術生產或製造食品時，所使用之微生物必須不具病原性。

QUESTION 題庫練習

1. 下列有關噪音對人體影響的描述，何者正確？(A)人耳有感覺的音壓位準為0到90分貝 (B)噪音對人體的直接影響是聽力的損失 (C)噪音對人體的影響不包括內分泌系統 (D) 100分貝的噪音會使人的耳膜破裂。 (97專普一)

   解析 人耳有感覺的音壓位準為0~140 dB。若噪音達90 dB時，會干擾內分泌系統及自主神經系統；若噪音達140 dB時，將會導致耳膜破損。

2. 以下對全球性環境危機之敘述，何者錯誤？(A)臭氧層稀薄化會使得人類較易罹患皮膚炎、白內障等疾病 (B)溫室效應會使冰山結凍、海平面下降，並造成傳染病與過敏疾病增加 (C)大量森林砍伐會造成生態景觀改變，生物多樣性損失，也會引起全球氣候的變化 (D)酸雨會造成土壤及湖泊酸化腐蝕建築物，也會引發人體呼吸系統的危害。 (97專普一)

   解析 溫室效應會使全球氣溫升高，導致冰河融化、海平面上升。

3. 淨水工程中的曝氣法主要目的為下列何者？(1)增加一氧化碳氣泡，使過量的金屬鹽類浮出 (2)去除水中二氧化碳及不良氣味 (3)還原被氧化的化學物質 (4)提高水中酸鹼值，以減低對水管的腐蝕性。(A) (1)(3) (B) (2)(4) (C) (1)(4) (D) (2)(3)。 (98專高一)

   解析 水質的處理方法包括：曝氣、硫酸銅處理、沉澱、過濾、消毒。

4. 臺灣空氣品質汙染中，由境外地區移入的汙染，主要是下列何者？(A)沙塵暴 (B)暴風雨 (C)龍捲風 (D)沙漠風暴。

   解析 中國西北和華北為東亞沙塵暴主要源地。冬末春季為主要發生季節，尤以3~5月為最。沙塵暴可東移到日本、韓國及夏威夷，往南影響到臺灣、香港，甚至菲律賓，範圍相當遼闊。 (98專高一)

5. 下列何種化學物質造成的水媒疾病，會引起嬰兒變性血色素症（俗稱藍嬰症）？(A)硝酸鹽 (B)砷 (C)鎘 (D)汞。

解答： 1.B 2.B 3.B 4.A 5.A

解析 由於硝酸鹽代謝成亞硝酸，會和血紅素結合，因此大大降低了血紅素的攜氧能力，造成嬰兒全身缺氧，膚色呈藍紫色，故俗稱藍嬰症(blue-baby syndrome)。 (98專高一)

6. 目前淨水廠的水質處理，以何種消毒法最為被廣泛使用，且價格最便宜？(A)臭氧消毒 (B)金屬離子消毒 (C)氯氣消毒 (D)紫外線消毒。 (98專高二)

7. 京都議定書的主要內容是對「人為溫室氣體(anthropogenic greenhouse gas)」排放做出全球性管制，該種氣體是：(A) CO_2 (B) SO_2 (C) NH_4 (D) CHF_2。 (98專高二)

8. 有關水俣病的敘述，下列何者正確？(A)含汞廢水汙染水質使魚類「生物濃縮」作用與「食物鏈」傳播，而造成中樞神經等病變 (B)地下水含砷等造成皮膚、心血管等病變 (C)含鎘廢水灌溉稻田，造成稻米的「生物濃縮」而引起骨骼等病變 (D)與水中之硝酸鹽或亞硝酸鹽過量有關。 (98專高二)

9. 病媒蚊管制中，治本的方法為何？(A)生物管制法 (B)物理管制法 (C)化學管制法 (D)環境管制法。 (98專普二)

10. 烏腳病是地下水含？(A)砷 (B)汞 (C)鉛 (D)硝酸鹽。 (99專高一)

11. 有關環境汙染的敘述，下列何者正確？(A)多氯聯苯不易被微生物分解 (B)地下水由於經地層的過濾，故不受地表水汙染的影響 (C)烏腳病是受汞汙染所致 (D)痛痛病是砷汙染所引起。

解析 烏腳病是受砷汙染所致；痛痛病是鎘汙染所引起。 (99專高一)

12. 按照廢棄物清理的相關規定，感染性事業廢棄物在5℃下冷藏至多可放置多久？(A) 1天 (B) 3天 (C) 5天 (D) 7天。 (99專高一)

13. 有關痛痛病(itai itai disease)的敘述，下列何者正確？(A)食用受到汞汙染之魚類所造成 (B)食用受鎘汙染之稻米所造成 (C)屬於腐敗性食物中毒 (D)屬於細菌毒素食物中毒。 (99專高二)

解析 痛痛病是食用受鎘汙染之稻米所造成的骨骼軟化與腎衰竭疾病；食用受到汞汙染之魚類可能會造成腦部或腎臟傷害。

解答： 6.C 7.A 8.A 9.D 10.A 11.A 12.D 13.B

14. 可燃性廢棄物最安全最衛生的處理方法為何？(A)焚化法 (B)衛生掩埋法 (C)堆肥法 (D)氣化法。 (99專高二)

解析 (A)可減少垃圾體積、可燒殺蟲類與細菌，若垃圾分類得當，僅有輕微的空氣汙染，是最安全最衛生的處理可燃性廢棄物方法。

15. 有關水質檢測的敘述，下列何者錯誤？(A)化學檢查以水之酸鹼度為指標 (B)物理檢查主要檢驗游離的氯及二氧化碳濃度 (C)微生物檢查主要檢驗大腸菌類密度 (D)包含放射性檢查。

解析 物理檢查是檢驗濁度、色度與臭度。 (99專普一)

16. 醫療院所的放射性廢棄物，應放置於什麼顏色之包裝袋中？(A)白色 (B)紅色 (C)黃色 (D)黑色。 (99專普二)

解析 (B)可燃感染性事業廢棄物放置於紅色塑膠袋中；(C)不可燃感染性事業廢棄物放置於黃色塑膠袋中；(D)一般事業廢棄物放置於黑色塑膠袋中。

17. 在噪音的管制分類上，醫院區之噪音範圍限制在多少分貝？(A) 20~29 (B) 30~39 (C) 40~49 (D) 50~60。 (100專高一)

18. 有關公害的敘述，下列何者正確？(1)公害不僅危害到人們日常生活，還會造成生命及財產的損失 (2)公害是由於天然因素使自然環境受到破壞，因而危害到人類的現象 (3)公害的範圍很廣，依其特性可分物理性、化學性、生物性及精神性 (4)加重公害因素包含：人口密度、國民生產總毛額、廢棄物數量等。(A) (1)(2)(3) (B) (2)(3)(4) (C) (1)(2)(4) (D) (1)(3)(4)。 (100專高一)

解析 公害是由於人類行為因素使自然環境受到破壞，危害到人類的現象。

19. 氣菌數(air bacteria count)與室內空氣清淨度有密切關係，通常在室內5分鐘的氣菌數不宜超過多少，較符合居住環境的需求？(A) 30 (B) 75 (C) 150 (D) 300。 (100專高一)

解析 (B)氣菌數＜75為普通空氣；(C)氣菌數＜150為空氣汙染臨界點；(D)氣菌數＜300為輕度汙染

解答： 14.A 15.B 16.A 17.CD 18.D 19.A

20. 下列何種疾病是屬於生物性的水媒疾病？(A)烏腳病 (B) A型肝炎 (C)水俣病 (D)痛痛病。 (100專高一)

解析 (A)(C)(D)屬化學性水媒疾病，(A)砷；(C)汞；(D)鎘。

21. 工廠、汽車所用之石化燃料，其主要排放的汙染物為何？(A) HO_2, CO (B) O_3, HCO (C) CO, SO_2 (D) HCO, SO_3。 (100專高二)

22. 有關全球環境改變之敘述，下列何者錯誤？(A)大氣中二氧化碳是造成「溫室效應」的重要成分 (B)石化燃料產生硫氧化物、氮氧化物，與水滴相結合形成酸雨 (C)大氣中因臭氧濃度升高，造成紫外線更易穿越大氣層照射地表 (D)有害廢棄物的越境擴散為其現象之一。 (100專高二)

解析 大氣中因臭氧濃度降低，造成紫外線更易穿越大氣層照射地表。

23. 最安全衛生的垃圾處理方法是：(A)衛生掩埋法 (B)傾倒法 (C)焚化法 (D)堆肥法。 (100專普一)

解析 對於有危險性、感染性的事業廢棄物、醫療廢棄物，以焚化法是較安全衛生的垃圾處理方法。

24. 有關空氣中「光化學霧(photochemical smog)」，是因何種汙染物經光化學反應所產生微粒狀物質，而懸浮於空氣中，造成視覺障礙？(A)氟化合物與氯氧化合物 (B)氮氧化合物與碳氫化合物 (C)硫化合物與氯化合物 (D)氟化氫與氯乙烯。 (100專普二)

解析 空氣中，含有大量石化燃料（如工廠與汽機車引擎排放氮氧化合物）及揮發性有機汙染物（如碳氫化合物）時，這些物質在光照與氣象條件下，在大氣中行光化反應，會生成二次汙染物，形成微粒狀物質，即光化學霧。

25. 下列有關水汙染的描述，何者錯誤？(A)若水中含磷程度高，表示受到工廠廢水、家庭汙水、清潔劑、肥料等汙染 (B)細菌總數越多表示汙染越嚴重 (C)一般汙染越嚴重，水中生物種類會增多但數量則減少 (D)熱汙染可能導致水中生物畸形。

解析 汙染越嚴重，水中生物種類會減少但數量則增多。 (101專高一)

解答： 20.B 21.C 22.C 23.C 24.B 25.C

26. 酸雨是由何種公害所造成？(A)空氣汙染　(B)水汙染　(C)土壤汙染　(D)噪音汙染。（101專高一）

解析 因汽機車燃料排放出的硫氧化物與氮氧化物散布於空氣中，遇雨水成為硫酸、硝酸，而造成酸雨。

27. 行政院原子能委員會發布核子事故警報時的自我防護措施，下列何者錯誤？(A)關緊門窗進入室內掩蔽　(B)立即服用碘片　(C)淋浴以去除放射線塵粒　(D)避免飲用曝露於外的食物及飲水。

解析 核子事故6小時內，服用碘片最恰當。（101專高一）

28. 空氣汙染物中的硫氧化物(SOx)對人體的危害主要是：(A)胎兒體重過輕　(B)氣喘及呼吸系統疾病　(C)消化系統　(D)中樞神經系統。（101專高二）

29. 關於醫療院所儲存曾與病患血液、體液、引流液或排泄物接觸之可燃性事業廢棄物的處理方法，下列何者正確？(1)以紅色可燃容器密封儲存，並標示感染性事業廢棄物標誌 (2)若於常溫下儲存者，以1日為限 (3)若於攝氏5度以下冷藏者，以14日為限 (4)若於攝氏5至10度冷藏者，以30日為限。(A) (1)(2)　(B) (1)(3)　(C) (2)(3)　(D) (3)(4)。（101專高二）

解析 依事業廢棄物儲存清除處理方法及設施標準，(3)以1日為限；(4)於攝氏零度以下冷凍者，以30日為限。

30. 若地球的臭氧層濃度減少，對人類罹患哪一種癌症的機率會增加？(A)皮膚癌　(B)肺癌　(C)淋巴癌　(D)胸腺癌。（101專普二）

解析 因臭氧可吸收紫外線，減少曝曬紫外線所造成的皮膚癌、白內障等病變。

31. 空氣汙染指標值(PSI)在哪一個範圍時，老年人及心臟血管疾病的人應留在室內，並減少身體活動？(A)小於50　(B) 51~100　(C) 101~199　(D) 200~299。（102專高一）

解析 (A)對一般民眾身體健康無影響；(B)對敏感族群健康無立即影響；(C)對敏感族群會有輕微惡化症狀；(D)對敏感族群會有明顯惡化現象。

解答：　26.A　27.B　28.B　29.A　30.A　31.D

32. 為確保自身食用安全，破壞肉毒桿菌毒素，罐頭食品加熱原則為何？(A)不需加熱 (B) 80℃加熱5分鐘 (C) 80℃加熱10分鐘 (D) 100℃加熱3~5分鐘。 (102專高一)

33. 細菌性食物中毒，下列何者致死率最高？(A)金黃色葡萄球菌 (B)黃麴黴菌 (C)肉毒桿菌 (D)沙門氏菌。 (102專高二)

解析 肉毒桿菌中毒可能會使延髓神經麻痺致呼吸麻痺，中樞神經麻痺而死亡；金黃色葡萄球菌、沙門氏菌感染症狀為腹瀉、噁心、嘔吐等；黃麴黴菌可能會致肝癌。

34. 水汙染的生物指標，下列何者正確？(A)結核菌 (B)大腸菌類 (C)葡萄球菌 (D)鏈球菌。 (103專高一)

解析 水質汙染的生物指標為大腸桿菌。

35. 肉毒桿菌中毒比較不容易發生在攝食下列何種食物之後？(A)醃漬類食品 (B)真空包裝食品 (C)低酸性罐頭類食品 (D)煮熟蔬菜。

解析 肉毒桿菌常發現於土壤、動物腸道、臘肉、香腸、罐頭、醃漬食物中。 (103專高一)

36. 有效解決廢棄物問題，通常以5R原則為基礎，下列何者不是5R中的項目？(A)就緒(readiness) (B)再利用(reuse) (C)拒絕(refuse) (D)回收(recycle)。 (103專高一)

解析 5R為垃圾減量的五項原則，分別為：Reduce：減少丟棄之垃圾量、Reuse：重複使用容器或產品、Repair：重視維修保養，延長物品使用壽命、Refuse：拒用無環保觀念產品、Recycle：回收使用再生產品。

37. 有關水媒疾病的敘述，下列何者錯誤？(A)氟過多會形成斑齒症 (B)有機汞汙染會造成痛痛病 (C)志賀氏桿菌汙染會造成細菌性痢疾 (D)砷汙染會造成烏腳病。 (103專高二)

解析 (C)志賀氏桿菌汙染會造成桿菌性痢疾。

38. 水質汙染程度的物理性指標中，下列何者錯誤？(A)溫度 (B)色度 (C)濁度 (D)酸度。 (103專高二)

解析 酸度為化學性指標。

解答： 32.D 33.C 34.B 35.D 36.A 37.B 38.D

39. 飲用水質受到糞便汙染的情形，可由何種指標看出？(A)大腸菌類密度 (B)濁度 (C) pH值 (D)餘氯量。 (104專高一)

解析 飲用水質細菌性標準是看大腸桿菌群及其總菌落數。

40. 有關重金屬汙染之敘述，下列何者錯誤？(A)鎘是汙染土壤，而進入植物 (B)鎘會造成骨骼組織病變 (C)兒童對鉛的吸收量比成人為高 (D)鉛主要的毒性在危害肝臟，造成肝腫大。

解析 鉛主要的毒性在危害神經系統。 (104專高一)

41. 自來水原水在淨水廠的處理程序依先後次序排列，其順序應為何？(1)過濾 (2)消毒 (3)曝氣 (4)膠凝沉澱。(A) (1)(3)(4)(2) (B) (1)(4)(3)(2) (C) (3)(4)(1)(2) (D) (4)(3)(2)(1)。 (104專高一)

解析 水質處理流程：曝氣→硫酸銅處理→沉澱→過濾→蓄水→消毒。

42. 工作環境若暴露於寄生蟲感染的危險中，易造成哪一類工作危險(work-related hazards)？(A)生物性 (B)物理性 (C)化學性 (D)社會心理性。 (104專高二)

解析 (A)生物性危害物為微生物、寄生蟲、昆蟲等；(B)物理性危害物為異常溫濕度、異常氣壓等；(C)化學性危害物為粉狀物質或液體氣體等；(D)社會心理性危害情形為人際關係或工作情境等。

43. 根據行政院環境保護署2005年公布，空氣汙染指標不包括的項目為下列何者？(A)臭氧 (B)二氧化碳 (C)二氧化硫 (D)懸浮微粒。 (104專高二)

44. 當接獲社區民眾通報有人攝食真空包裝加工食品後，出現噁心、嘔吐、腹瀉並合併有吞嚥困難等症狀，可能是因何種細菌造成的食物中毒？(A)沙門氏菌 (B)肉毒桿菌 (C)金黃色葡萄球菌 (D)黃麴黴菌。 (104專高二)

45. 使公害程度加重之原因為何？(1)土地低度使用 (2)低人口密度 (3)國民生產總毛額高 (4)廢棄物量增加 (5)垃圾分類。(A) (1)(2) (B) (3)(4) (C) (4)(5) (D) (2)(3)。 (104專高二)

解答： 39.A 40.D 41.C 42.A 43.B 44.B 45.B

46. 學校及教育場所、兒童遊樂場所、醫療場所、老人或殘障照護場所等二氧化碳(CO_2)暴露濃度標準為何？(A) 600 ppm以下 (B) 1,000 ppm以下 (C) 600 ppb以下 (D) 1,000 ppb以下。

解析 CO_2於室內空氣品質建議值為8小時內1,000 ppm。 (104專高二)

47. 通常自來水淨水處理之流程，下列排序何者正確？(A)沉澱、凝集、過濾、消毒 (B)凝集、沉澱、過濾、消毒 (C)凝集、過濾、沉澱、消毒 (D)沉澱、過濾、凝集、消毒 (105專高一)

48. 依據行政院環境保護署2015年公布，當空氣汙染指標值(Pollutant Standards Index, PSI)超過何種標準時，即對一般大眾健康產生不良影響？(A) 50 (B) 90 (C) 100 (D) 300。 (105專高一)

49. 根據京都議定書，為減少溫室氣體(Anthropogenic Greenhouse Gas)，應對何種氣體進行全球性管制？ (A)二氧化硫 (B)二氧化碳 (C)四氯化碳 (D)硝酸胺。 (105專高一)

50. 當室內二氧化碳濃度為多少時，會引起頭痛、疲倦、注意力差等生理反應？(A) 0.1~0.2% (B) 0.3~0.5% (C) 0.6~0.9% (D) 1~3%。

(105專高二)

51. 有關疾病與相對應的病媒之描述，下列何者錯誤？(A)疥瘡－疥蟲 (B)鼠疫－跳蚤 (C)回歸熱－體蝨 (D)登革熱－三斑家蚊。

解析 (D)登革熱－埃及斑蚊和白線斑蚊。 (105專高二)

52. 有關空氣汙染的敘述，下列何者正確？(1)空氣汙染指標值(PSI)是以二氧化碳汙染物濃度來換算 (2)空氣汙染指標值超過50即表示空氣品質不良 (3)空氣汙染物主要經由呼吸道侵入影響人體健康，易誘發慢性阻塞性肺部疾患 (4)汽車排放的廢氣中，造成空氣汙染的成分有一氧化碳、氮氧化物等。(A) (1)(2) (B) (2)(3) (C) (3)(4) (D) (1)(4)。 (105專高二)

解析 (1)空氣汙染指標值(PSI)是依據監測資料將當日空氣中懸浮微粒(PM_{10})、二氧化硫(SO_2)、二氧化氮(NO_2)、一氧化碳(CO)及臭氧(O_3)濃度等數值，以其對人體健康的影響程度；(2)空氣汙染指標值超過100即表示空氣品質不良。

解答： 46.B 47.B 48.C 49.B 50.D 51.D 52.C

53. 感染性醫療廢棄物中，下列何者是不可燃廢棄物？(A)透析廢棄液 (B)注射針頭 (C)殘肢 (D)血液。 （105專高二）

54. 臺灣水庫優養化現象，大多會利用下列何種水質處理方式以確保水質？(A)曝氣 (B)硫酸銅處理 (C)膠凝沉澱 (D)臭氧消毒。

解析 (A)去除水中的氯；(B)銅離子具殺藻性，因此硫酸銅長做為除藻劑；(C)去除汙泥等雜質；(D)用以殺菌。 （106專高一）

55. 下列何者不屬於物理性公害？(A)噪音汙染 (B)空氣汙染 (C)放射性汙染 (D)熱汙染。 （106專高一）

解析 空氣汙染屬於化學性公害。

56. 有關廢棄物處理程序的描述，下列何者錯誤？(A)分選壓縮法是屬於前處理 (B)海洋處理是屬於中間處理 (C)焚化法是屬於中間處理 (D)掩埋法是屬於最終處理。 （106專高一）

解析 前處理包含磨碎、壓縮、分類；中間處理包含堆肥法、焚化法、熱解法、垃圾衍生燃料法；最終處理包含掩埋法、海洋棄置。

57. 下列哪一個因素與公害程度成反比？(A)人口密度 (B)國民生產毛額 (C)能源消耗量 (D)國民對公害的認識。 （106專高一）

解析 與公害程度成反比意指此因素的增加可減輕公害的因素有：土地利用率、國民節約的情況（又可稱為國民勤儉度）及國民對公害的認知程度。

58. 根據行政院環境保護署的定義，酸雨指的是雨水酸鹼值(pH)低於多少？(A) 5.5 (B) 6.0 (C) 6.5 (D) 7.0。 （106專高二）

解析 臺灣目前以pH值小於5.0作為酸雨之定義。

59. 下列何種細菌最易汙染生鮮魚貝類，導致食物中毒？(A)腸炎弧菌 (B)肉毒桿菌 (C)沙門氏桿菌 (D)金黃色葡萄球菌。

解析 (B)常見於罐頭性食品、醃漬食品保存不當；(C)多因食用受汙染的雞蛋；(D)金黃色葡萄球菌廣泛存在皮膚及黏膜，常經傷口汙染食物。 （106專高二）

解答： 53.B 54.B 55.B 56.B 57.D 58.A 59.A

60. 小李食用真空包裝豆乾，半天後出現噁心、嘔吐、吞嚥困難及口乾、看不清楚、呼吸漸喘等症狀，最有可能是下列何種狀況？(A)金黃色葡萄球菌食物中毒 (B)沙門氏桿菌食物中毒 (C)吃到基因改良食物造成不適 (D)肉毒桿菌食物中毒。 (106專高二)

解析 肉毒桿菌中毒常見於罐頭性食品、醃漬食品保存不當。

61. 醫療院所產生的感染性廢棄物中如廢棄之針頭、刀片、縫合針等器械，需以何種顏色容器收集？(A)黃色 (B)紅色 (C)藍色 (D)黑色。 (106專高二補)

解析 醫院中感染性廢棄物中可燃性使用紅色垃圾袋包裝，不可燃性則使用黃色垃圾袋包裝，依據題意，廢棄針頭、刀片及縫合針等屬於不可燃性廢棄物。

62. 對全球性環境危機之敘述，下列何者正確？(A)臭氧層稀薄化會使得人類較易罹患皮膚癌 (B)溫室效應會使冰山結凍、海平面下降，並造成上呼吸道過敏疾病增加 (C)大量森林砍伐會造成生態景觀改變，生物多樣性增加，也會引起人體白內障疾病增加 (D)酸雨會造成土壤及湖泊酸化腐蝕建築物，也會引發心臟病增加。 (106專高二補)

解析 (B)空氣汙染會使呼吸道過敏疾病增加；(C)砍伐森林會降低生物多樣性；(D)酸雨中所含的汙染物吸進入肺中會刺激呼吸道。

63. 依據基因改造食品安全評估原則，如果某新的食品或成分與某傳統的食品或分子、成分與營養等數據，經過比對而認為是實質相等，則該種食品或成分即可視為與傳統品種同樣安全，這是何種概念？(A)生物多樣性(biological diversity) (B)實質等同(substantial equivalence) (C)標幟基因(genetic marker) (D)病原性微生物(pathogic microorganisms)。 (106專高二補)

解析 FAO/WHO發布的基因改造食品安全評估原則對於實質等同的定義為：如果一種新的食品或成分與一種傳統的食品或成分實質等同，則該種食品或成分即可視為與傳統品種同樣安全。

解答： 60.D 61.A 62.A 63.B

64. 有關空氣汙染指標(PSI)的敘述，下列何者正確？(A)空氣汙染物統計方式為8小時平均值 (B)以當日各項副指標之最大值為該測量站當日之PSI (C)主要是以二氧化碳汙染物濃度來換算 (D)空氣細懸浮微粒($PM_{2.5}$)是PSI的副指標。 (106專高二補)

解析 (A)是24小時平均值；(C)除二氧化碳為還會統計PM_{10}懸浮粒、二氧化硫、二氧化氮、一氧化碳及臭氧濃度；(D) PSI懸浮粒副指標是使用PM_{10}。

65. 食用未煮熟雞蛋而導致腸道疾病，最常見之細菌為何？(A)肉毒桿菌(Clostridium botulinum) (B)金黃色葡萄球菌(Staphylococcus aureus) (C)沙門氏菌(Salmonella) (D)仙人掌桿菌(Bacillus cereus) 。 (107專高一)

66. 布氏指數(Breteau Index)是病媒蚊幼蟲調查指數之一，是以何種單位計算有病媒蚊幼蟲陽性之容器總數？(A)每一百戶受調查的住家 (B)每一千戶受調查的住家 (C)每一百個積水容器 (D)每一千個積水容器。 (107專高一)

67. 造成細菌性食物中毒之病菌，具有革蘭氏陽性、附著於土壤及動物腸道、及對熱敏感100°C持續加熱3~5分鐘以上無法生存，為下列何者？(A)腸炎弧菌 (B)沙門氏菌 (C)金黃色葡萄球菌 (D)肉毒桿菌。 (107專高一)

68. 王先生外出用餐食用生鮮魚貝類，返家後開始出現下痢、腹痛、噁心、嘔吐、頭痛、腹瀉等急性腸胃不適，依此症狀判斷，最有可能由何種細菌引起？(A)金黃色葡萄球菌 (B)肉毒桿菌 (C)沙門氏桿菌 (D)腸炎弧菌。 (107專高二)

解析 (A)常見於傷口；(B)常見於罐頭、醃漬品；(C)常見於肉、蛋類。

69. 使用曝氣法處理水質的目的，下列何者正確？(A)去除水中二氧化碳及不良氣味 (B)提高水中酸值，去除水中濁度 (C)還原被氧化的化學物質 (D)抑制藻類的增生。 (107專高二)

解答： 64.B 65.C 66.A 67.D 68.D 69.A

70. 有關食物中毒的處理，下列敘述何者較不適當？(A)盡快將患者送醫 (B)保留剩餘食物及患者嘔吐物或排泄物，密封後置於冰箱冷凍庫內 (C)衛生單位應迅速以適當方法採取剩餘食品及病患吐瀉物或其他嫌疑物品、人體檢體加以檢驗 (D)醫療院所發現食物中毒患者，應在24小時內通知衛生單位。 (107專高二)

解析 (B)通報衛生主管單位進行採樣，以避免檢體汙染。

71. 依據臺灣的用水標準，適用於一級公共給水的河川生化需氧量(biochemical oxygen demand, BOD)標準為何？(A) 1 ppm以下 (B) 1~2 ppm (C) 3~4 ppm (D) 4 ppm以上。 (108專高一)

72. 空氣品質指標(AQI)所參照之汙染物濃度，不包括下列何者？(A)臭氧 (B)二氧化氮 (C)二氧化碳 (D)懸浮微粒。 (108專高二)

解析 AQI包括O_3 8小時平均值、O_3小時平均值、$PM_{2.5}$ 24小時平均值、PM_{10} 24小時平均值、CO 8小時平均值、SO_2小時平均值、NO_2小時平均值，共7項指標。

73. 有關醫療廢棄物的處理敘述，下列何者正確？(A)廢棄物處理辦法規定，感染性廢棄物絕不可在室溫下儲存 (B)不可燃的感染性廢棄物用黃色容器收集 (C)可燃的感染性廢棄物用白色容器收集 (D)放射線廢棄物應收集於紅色塑膠袋，交由原子能委員會處理。 (108專高二)

解析 (A) 5℃以上儲存者，以1日為限；5℃以下至零度以上冷藏者，以7日為限；0℃以下冷凍者，以30日為限；(C)以白色透明塑膠袋收集；(D)以白色塑膠袋收集，委託原子能委員會處理。

74. 陳先生早餐吃了蛋製品，餐後有腹瀉、腹痛、噁心、嘔吐及發燒症狀。他最有可能是下列何種細菌引起之食物中毒？(A)金黃色葡萄球菌 (B)肉毒桿菌 (C)沙門氏菌 (D)腸炎弧菌。

解析 (A)常見於遭傷口分泌物汙染的食物中毒；(B)常見於醃漬食品引起的食物中毒；(D)常見於海產類食物中毒。 (108專高二)

解答： 70.B 71.A 72.C 73.B 74.C

75. 對全球環境變遷所引起的問題之描述，下列何者正確？(A)臭氧層的破壞主要是石化燃料的大量排放二氧化碳所造成 (B)酸雨主要是因為工廠與機動車輛長期排放碳氧化物等 (C)溫室效應主要是因氟氯碳化物的大量使用 (D)土壤沙漠化主要是人為因素的森林濫伐，土地過度開發。 (108專高二)

解析 (A)由氟氯碳化物汙染造成；(B)由硫氧化物汙染造成；(C)二氧化碳汙染造成。

76. 下列何項不屬於物理性的公害？(A)熱汙染 (B)放射性汙染 (C)土壤汙染 (D)噪音汙染。 (109專高一)

解析 (C)屬化學性公害。

77. 有關細懸浮微粒($PM_{2.5}$)之敘述，下列何者錯誤？(A)因粒徑小於等於2.5 μm，較其他懸浮微粒在空氣中飄浮更久 (B)能深入肺部深處，對敏感族群之健康有害 (C)當細懸浮微粒日平均值或24小時值濃度達70 $\mu g/m^3$，表示空氣品質是普通 (D)細懸浮微粒($PM_{2.5}$)是空氣品質指標(AQI)的其中一個指標項目。 (109專高一)

解析 (C)標準為35 $\mu g/m^3$，70 $\mu g/m^3$代表空氣品質非常糟，可能造成眼痛、咳嗽或喉嚨痛，應考慮減少戶外活動。

78. 有關化學性水媒疾病，下列敘述何者正確？(A)水俁病是因含汞廢水汙染水質使魚類「生物濃縮」作用與「食物鏈」傳播，而造成中樞神經等病變 (B)痛痛病是因地下水含砷等造成皮膚、心血管等病變 (C)威爾遜症是因含鎘廢水灌溉稻田，造成稻米的「生物濃縮」而引起骨骼等病變 (D)烏腳病與水中之硝酸鹽或亞硝酸鹽過量有關。 (109專高一)

解析 (B)痛痛病是鎘造成；(C)威爾遜症是水質受銅汙染，人體因銅代謝障礙導致溶血性貧血及器官障礙；(D)烏腳病因水質含有砷，造成皮膚、心血管及骨骼系統病變。

79. 下列何種措施最有助於降低病態建築症候群(sick building syndrome, SBS)的發生？(A)增加室內光線 (B)增加室內通風 (C)增加室內濕度 (D)降低室內室溫。 (109專高一)

解答： 75.D 76.C 77.C 78.A 79.B

80. 有關食品安全衛生管理法規定，食品及食品原料之容器或外包裝，何者不需要強制性標示？(A)食品淨重、容量或數量 (B)食品添加物名稱 (C)製造方法 (D)製造廠商。 (109專高二)

解析 應標示品名、內容物名稱及淨重、容量或數量、食品添加物名稱、製造廠商或國內負責廠商名稱、電話號碼及地址。

81. 有關醫療廢棄物的處理，下列敘述何者正確？(A)按事業廢棄物貯存清除處理方法及設施標準規定，感染性廢棄物可在室溫下貯存7日 (B)不可燃的感染廢棄物經滅菌處理後，採用衛生掩埋法處理 (C)可燃的感染廢棄物用黃色容器收集，採用焚化處理 (D)放射線廢棄物應收集於紅色塑膠袋交由行政院原子能委員會處理。 (109專高二)

解析 (A)攝氏5度以上貯存者，以1日為限；(C)以白色透明垃圾袋包裝；(D)以白色塑膠袋收集貯放在標示「輻射性物質」圖案的特定容器，委託原子能委員會規定處理。

82. 依據行政院環境保護署發布室內空氣品質標準，各項室內空氣污染物之敘述，下列何者正確？(A)二氧化碳(CO_2) 1,000 ppm/8小時值以下 (B)一氧化碳(CO)100 ppm/8小時值以下 (C)甲醛(HCHO) 1 ppm/1小時值以下 (D) $PM_{2.5}$懸浮粒子75 μg/m^3/24小時值以下。 (109專高二)

83. 下列何者是堆肥法處理最主要的優點？(A)操作技術簡單，成本及操作維護費用便宜 (B)市場銷售穩定，不受季節性農作情況而改變 (C)利用生化作用將物質分解腐熟，可改善土壤 (D)為廢棄物處理最終處置。 (110專高一)

解析 (A)(B)操作技術複雜，堆肥市場銷售不定。

84. 水汙染越嚴重時，越容易發生下列哪種情況？(A)生化需氧量(BOD)越低 (B)水中生物種類會減少且數量也隨之減少 (C)水中溶氧量(DO)越高 (D)水中氨氮(NH_3-N)越高。 (110專高一)

解答： 80.C 81.B 82.A 83.C 84.D

解析 (A)(B) BOD越高，汙水中含有機物和微生物越多，水汙染程度越嚴重；(C)水中微生物在分解有機物時會消耗水中的溶氧，而造成DO降低。

85. 若紫外線指數為7，且空氣品質指標(AQI)為130，下列何者正確？(A)紫外線指數中量級：空氣品質指標為普通 (B)紫外線指數高量級：空氣品質指標對敏感族群不健康 (C)紫外線指數過量級：空氣品質指標對所有族群不健康 (D)紫外線指數危險級：空氣品質指標對敏感族群不健康。 (110專高一)

86. 當地球臭氧層被破壞時，最主要的危害為何？(A)地表溫室效應增加，全球氣溫上升 (B)地表有害的紫外線增加，生物健康受到影響 (C)地表冰川因太陽輻射量增加而融化，海平面上升 (D)太陽輻射增加，造成地表沙漠化。 (110專高一)

解析 (A)(C)與溫室效應有關；(D)與氣候變遷、過度開發等有關。

87. 下列何種食品添加物會引起類交感神經興奮？(A)銅葉綠素 (B)毒澱粉 (C)瘦肉精 (D)人工甘味劑。 (110專高二)

解析 (A)銅葉綠素是相當穩定的物質，裡面的銅不易釋放、造成毒素；(B)即順丁烯二酸，會造成腎損傷；(D)目前無直接證據顯示造成危害。

88. 有關醫療廢棄物的處理，下列敘述何者正確？(A)按廢棄物清理法規定，感染性廢棄物不可在室溫下貯存 (B)不可燃的感染廢棄物經滅菌處理後，可視為一般廢棄物清除 (C)可燃的感染廢棄物用黃色容器收集後，採焚化處理 (D)放射線廢棄物應收集於黑色塑膠袋後，交由行政院原子能委員會處理。 (110專高二)

解析 (A) 5℃以上儲存者以1日為限；(C)以紅色包裝袋收集；(D)應置於鉛桶。

89. 有關空氣汙染的敘述，下列何者正確？(A)使用「無鉛汽油」的汽車就不會造成空氣汙染 (B)空氣中過多的二氧化碳吸收紫外線是造成溫室效應的主因 (C)硫氧化物與氮氧化物是造成酸雨的主因 (D)空氣中的一氧化碳是造成臭氧層破洞的主因。

解答： 85.B 86.B 87.C 88.B 89.C

解析 (A)鉛不是造成空氣汙染的原因之一；(B)二氧化碳吸收的是紅外線；(C)雖為答案，但造成酸雨的主因應為硫氧化物及氮氧化物；(D)氟氯碳化物造成臭氧層破洞。 (111專高一)

90. 有關食品添加物之敘述，下列何者錯誤？(A)硝酸鹽與亞硝酸鹽添加，可抑制肉類肉毒桿菌生長 (B)防腐劑可抑制和殺死微生物的作用 (C)添加阿斯巴甜之食物，應標註「苯酮尿症患者」不宜食用 (D)過氧化氫(H_2O_2)可添加於魚肉煉製品，但不得殘留。 (111專高一)

解析 (B)防腐劑可抑制微生物生長，無法殺菌。

91. 自來水廠淨水工程中採用的曝氣法，主要目的為何？(1)增加一氧化碳，抑制藻類植物的生長 (2)去除水中有害氣體及不良氣味 (3)過濾及淨化水質 (4)提高pH值，以減少水管腐蝕性。(A) (1)(3) (B) (1)(4) (C) (2)(3) (D) (2)(4)。 (111專高一)

92. 有關鉛中毒的敘述，下列何者最不適當？(A)孩童比成人更容易鉛中毒 (B)建議水龍頭應選用不鏽鋼材質 (C)煮沸法可去除水中的鉛 (D)鉛可能導致嬰幼兒的學習能力障礙。 (111專高二)

解析 (C)需靠逆滲透過濾或蒸餾法去除。

93. 有關自來水廠水質處理工程中曝氣法(aeration)的目的，下列何者最適當？(1)增加水中溶氧量 (2)去除不良氣味 (3)降低pH值 (4)淨化水質。(A) (1)(2) (B) (2)(3) (C) (2)(4) (D) (3)(4)。

解析 曝氣是增加水與空氣中的氧接觸機會，以增加水中溶氧量，除去有害氣體、二氧化碳、不良氣味、提高pH值降低對水管腐蝕度及熱量。 (111專高二)

94. 社區舉辦長者用餐活動，希望參與者自備餐具。是符合5R廢棄物處理的何項原則？(A)重複使用(reuse) (B)回收(recycle) (C)再生(regeneration) (D)維修(repair)。 (112專高一)

解析 重複使用原則之定義為重複使用容器和產品，故自備餐具符合該原則。

解答： 90.B 91.D 92.C 93.A 94.A

95. 檢驗飲水及食物是否受到糞便汙染的生物指標，下列何者正確？(A)大腸桿菌　(B)腸炎弧菌　(C)葡萄球菌　(D)沙門氏菌。

解析 (B)存在於海產類食品；(C)多存在於口咽炎、化膿傷口；(D)常見受汙染的蛋。　(112專高一)

96. 有關均衡飲食的護理指導，下列何者正確？(A)每天均衡吃六大類食物，其中堅果類5份　(B)每日攝取1.5~2杯乳品類，每杯240 mL　(C)蔬菜類每餐至少3份、每份約半碗　(D)水果類每餐至少2份、每份約半碗。　(112專高二)

解析 (A) 1份；(C)蔬菜類3~5份；(D)水果類2~4份。

97. 有關一氧化碳的敘述，下列何者錯誤？(A)是無色無味的氣體，不易被察覺　(B)可由含碳燃料之不完全燃燒而產生　(C)易累積於交通頻繁地區及室內停車場　(D)會與血紅素結合形成碳氧血紅素，並易造成血紅素再生。　(112專高二)

解析 (D)易與血紅素結合，降低氧氣運輸量。

98. 下列何種食物中毒，潛伏期最短？(A)肉毒桿菌　(B)沙門氏菌　(C)金黃色葡萄球菌　(D)腸炎弧菌。　(112專高二)

解析 (A) 12~72小時；(B) 6~72小時；(C) 1~6小時；(D) 4~90小時。

99. 有關自來水淨水過程，下列何種消毒法最為廣泛且價格最便宜？(A)臭氧消毒　(B)金屬離子消毒　(C)氯氣消毒　(D)紫外線消毒。　(112專高二)

100. 某學校學生在校吃完中餐，多人在2~4小時後發生噁心、嘔吐、腹瀉等症狀，經送醫後醫療院所推論為食物中毒。下列敘述何者最不適當？(A)醫療院所應在24小時內通知衛生單位　(B)學校應留存剩餘食品、患者嘔吐物或排泄物　(C)推論應為沙門氏菌中毒　(D)感染源可能來自食品受到帶菌之傷口分泌物汙染。

解析 (C)沙門氏菌中毒潛伏期平均為6~72小時，應為潛伏期1~6小時的葡萄球菌較有可能。　(112專高三)

解答：　95.A　96.B　97.D　98.C　99.C　100.C

101. 有關焚化法之敘述，下列何者最適當？(A)操作維護技術較堆肥法低　(B)餘熱可再利用為能源　(C)為最經濟的處理方式　(D)為垃圾最終處理法。（112專高三）

解析 (A)(C)設備費及維護費昂貴；(D)為垃圾的中間處理。

102. 有關水媒疾病的敘述，下列何者正確？(A)水俁病是因含銅廢水汙染水質，引起中樞神經病變　(B)痛痛病是因地下水含砷所引起的皮膚、心血管病變　(C)威爾遜症是因水中含鎘所引起的骨骼病變　(D)嬰兒變性血紅素血症（藍嬰症）是因水中之硝酸鹽或亞硝酸鹽過量引起的病變。（112專高三）

解析 (A)是汞廢水所致；(B)是鎘汙染所致；(C)銅所引起的病變。

103. 有關細懸浮微粒(PM2.5)的敘述，下列何者最適當？(A)會影響呼吸道造成疾病，但不易進入肺泡　(B)濃度達第三級一般民眾要減少戶外活動　(C)第十級是指日平均值或24小時值濃度≧71 $\mu g/m^3$　(D)環境部現行安全標準年平均值訂為35 $\mu g/m^3$。

解析 (A) PM2.5能進入肺泡，堆積在下呼吸道，造成呼吸系統疾病；(B)第七級一般民眾要減少戶外活動；(D) PM2.5 24小時值訂為35 $\mu g/m^3$、年平均值訂為15 $\mu g/m^3$。（113專高一）

104. 有關醫療廢棄物的處理原則，下列何者最適當？(A)於5℃以上貯存以7日為限　(B)於0~5℃貯存以7日為限　(C)於0℃以下貯存以2個月為限　(D)於0℃以下貯存以18個月為限。（113專高一）

105. 有關酸雨的敘述，下列何者最正確？(A)是大氣中的CO_2溶解於雨水中所致　(B)能使岩石中有毒金屬元素溶解　(C)只影響水中的動物，對植物沒有影響　(D)是指酸鹼值小於6的雨水。

解析 (A)是汽機車及工廠所排放之硫化物所致；(C)會導致水生動植物之傷害及死亡；(D)指pH值小於5.0之雨水。（113專高一）

106. 在紅外線工作環境中最易引起的健康危害，下列何者正確？(A)惡性貧血　(B)白指症　(C)靜脈瘤　(D)白內障。（113專高一）

解析 紅外線常由灼熱物體產生，如眼睛經常直視紅熱物體易導致白內障。

解答： 101.B　102.D　103.C　104.B　105.B　106.D

題庫練習 113年第二次專技高考

1. 根據長期照顧十年計畫2.0，核定失能等級與給付額度，為下列何者？(A)出院準備服務中心個案管理員　(B)社區整合型服務中心A單位個案管理師　(C) B單位督導員　(D)長期照顧管理中心照顧管理專員

解析 長期照顧管理中心主要執行資源統籌與個案照顧管理工作。

2. 居家護理師發現一位老年個案有多重用藥狀況，下列護理措施何者最不適當？(A)清點完藥物後，多出的請個案自行丟棄　(B)評估個案是否有藥物交互使用的副作用症狀　(C)評估個案每日服用藥物狀況　(D)評估個案用藥知識

3. 有關篩檢工具效度的敘述，下列何者最適當？(A)敏感度又稱為真陰性　(B)特異性又稱為真陽性　(C)好的篩檢工具要敏感度越高越好，特異性越低越好　(D)偽陽性率與偽陰性率是為了瞭解篩檢結果的錯誤率

解析 (A)敏感度即可以正確判斷罹病者的能力；(B)特異性即精確度；(C)應兩者都高。

4. 有關疾病的流行情形，下列敘述何者最適當？(A)癌症是屬於短期流行　(B)食物中毒事件是屬於長期趨勢　(C)腸病毒是屬於週期變動　(D)產後憂鬱症是屬於週期變動

解析 (A)屬於中長期疾病；(B)屬短期趨勢；(D)症狀通常持續2週到數月不等。

5. 藉由病媒蚊傳播的疾病，下列何者正確？(1)流行性斑疹傷寒 (2)黃熱病 (3)瘧疾 (4)炭疽病 (5)茲卡病毒感染症。(A) (1)(2)(5)　(B) (1)(3)(4)　(C) (2)(3)(5)　(D) (3)(4)(5)

解析 (1)由人蝨感染造成；(4)由炭疽桿菌感染造成。

6. 護理師排定社區健康問題優先順序，下列何者需優先處理？(A)社區出現疑似肺結核個案　(B)社區婦女乳房攝影篩檢率低　(C)社區糖尿病照護資源不足　(D)社區長者衰弱症盛行率高

解答：　1.D　2.A　3.D　4.C　5.C　6.A

解析 在人力有限下，以越急、越重要及越有時間性的問題作優先處理。

7. 有關決定社區護理診斷排序的考量因素，下列何者最不適當？(A)解決問題的有效性 (B)對社區問題的了解 (C)護理人員的動機 (D)健康政策與目標

解析 優先順序的準則還包社區對解決問題的動機、問題的嚴重性、可利用的資源、預防的效果、護理人員解決問題的能力等。

8. 在社區健康評估的方法中，擋風玻璃式調查(windshield survey)的敘述，下列何者正確？(A)透過參與社區活動，進行對社區直接或間接的觀察，收集社區互動與溝通、領導型態等資料 (B)透過視、聽、嗅、味、觸等感官，收集社區民眾生活型態、物理環境及居民互動情形等資料 (C)透過溝通與訪談社區關鍵人物，收集社區發展、環境變遷及居民健康狀態等資料 (D)透過社區衛生護理師選取部分社區居民，瞭解其對社區特定事項的看法

解析 擋風玻璃法又稱走街法，即運用個人感官觀察，主觀收集資料。

9. 依學校衛生法，某國小全校班級數為45班，有關學校衛生人力配置之敘述，下列何者正確？(A)護理人員1名，營養師0名 (B)護理人員1名，營養師1名 (C)護理人員2名，營養師1名 (D)護理人員2名，營養師2名

解析 高級中等以下學校班級數未達40班者，應置護理人員1人；40班以上者，至少應置護理人員2人；班級數40班以上至少設一名營養師。

10. 有關生命統計之敘述，下列何者錯誤？(A)扶老比＝（65歲以上人口）／（15~64歲人口）＊100 (B)老化指數＝（65歲以上人口數／0~14歲人口數）*100 (C)一般生育率＝（該年出生數／該年育齡婦女數）*100 (D)扶養比＝〔（0~14歲人口數＋65歲以上人口數）／15~64歲人口數〕*100

解析 (C)一般生育率＝一年內活產總數／15~49歲育齡婦女年中人口數*1000。

解答： 7.C 8.B 9.C 10.C

11. 擬定老人肌少症護理指導計畫行為目標，下列何者最適當？(A)家屬能認同肌少症的運動措施　(B)老人每日能執行雙側下肢肌力運動至少30次　(C)家屬能鼓勵老人參與活動　(D)老人能說出肌力活動的益處

12. 社區護理師欲進行校園肺結核護理指導，下列何項主題較符合第一段預防的概念？(A)肺結核的藥物治療　(B)環境通風的重要性　(C)肺結核診斷法　(D)抗藥性肺結核嚴重性

解析 第一段預防主要在促進健康，目的在於促進宿主身心健全。

13. 有關職業健康危害因子，下列何者不屬於物理性危害？(A)高溫　(B)噪音　(C)反覆性動作　(D)游離輻射

14. 透過社區發展史的資料收集，最適合了解居民的下列何種特性？(A)社區的人口成長趨勢　(B)風俗習慣　(C)人口健康狀況　(D)娛樂設施

解析 (A)為人口特性；(C)為健康及社會系統的評估；(D)為社區娛樂系統的評估。

15. 有關食物中毒的緊急處理原則，下列何者錯誤？(A)儘快將患者送醫　(B)保留剩餘食物及患者嘔吐物或排泄物　(C)建議多喝水及補充營養素　(D)醫療院所發現食物中毒患者，應在24小時內通知衛生單位

16. 孫先生腦中風後右側偏癱，無法繼續開計程車，家庭陷入困境，就讀高二的獨子主動尋求里長和社區護理師的協助。護理師運用家庭功能量表(APGAR)評估，孫家符合下列那一項家庭功能？(A)適應度(adaptation)　(B)成長度(growth)　(C)情感度(affection)　(D)融洽度(resolve)

解析 (A)即遇到困難時，可以求助於家人；(B)即有新發展時家人能給予支持；(C)家人對其的情緒表達；(D)與家人相處時光的方式。

解答：　11.B　12.B　13.C　14.B　15.C　16.A

17. 全民健康保險中，為避免被保險人醫療資源不當使用，所導致的道德危害(moral hazard)，採用下列何項措施？(A)論量計酬(fee-for-service) (B)診斷關聯群(diagnosis-related groups) (C)部分負擔(copayment) (D)總額支付制度(global budget)

解析 道德危害即保險人及被保險人因雙方資訊不對等，被保險人於保險後從事利己行為（如重複就醫），造成保險人損失，部分負擔的設計則利用使用者付費的概念，藉以將低被保險人的自利行為。

18. 有關兒童事故傷害的敘述，下列何者最不適當？(A)嬰兒的安全座椅擺放位置應採前向式安裝 (B)兒童燒燙傷的主要發生地點為家庭 (C) 1歲以下嬰兒以溺水、窒息、異物吸入之事故傷害最多 (D)事故傷害是兒童及青少年首要死因

解析 (A) 2歲以下嬰幼兒，坐後向式座椅比較安全。

19. 提供社區經濟弱勢的獨居老人送餐服務，是屬於社區何種功能之發揮？(A)社會控制 (B)相互支援 (C)社會參與 (D)社會化

20. 有關社區護理師於長期照護之角色與職責，下列何者最不適當？(A)可幫助家庭進行調適 (B)可幫助個案利用健康照護資源 (C)可運用專業參與政策擬定，並做適當回饋 (D)可幫個案與家庭做決定，直接給予社會資源

21. 評估個案的失能狀況，下列何項身體功能評估工具最不適當？(A)工具式日常生活量表(IADLs) (B)日常生活活動量表(ADLs) (C)修正版柯式量表(modifed Karnofsky scale) (D)簡易智能量表(MMSE)

22. 有關長期照護中社區式照護的資源，下列何者不適當？(A)機構住宿 (B)在宅臨終安寧照護 (C)喘息服務 (D)日間照護

解析 社區式照護是長照服務中機構照護及居家照護的中繼，如日間照護、定點用餐、喘息服務、家庭托顧、照顧住宅等均屬之。

解答： 17.C 18.A 19.B 20.D 21.D 22.A

23. 依據長期照顧服務法，身心失能持續已達或預期達多久以上者，可依個人或照顧者需求，申請相關長照服務？(A)一個月 (B)三個月 (C)六個月 (D)十二個月

24. 有關糖尿病足部照護的衛教內容，下列何者錯誤？(A)足趾間最好塗點乳液避免皮膚乾燥裂開 (B)足部若無傷口，流汗時可於拭乾後擦爽身粉 (C)趾甲不可減得太短 (D)外出應穿著包鞋

解析 皮膚乾燥可以塗抹乳液，但趾間不要塗抹，應保持其清潔乾燥。

25. 社區護理師進行居家訪視為張先生測量血壓，血壓值為190/98mmHg，張先生表示頭痛、視力模糊，下列護理處置何者最適當？(A)建議張先生泡熱水澡放輕鬆 (B)建議張先生立即就醫 (C)建議張先生吃少油少鹽飲食 (D)建議張先生外出散步

解析 突發性高血壓可能造成器官損傷及生命危害，須立即處理。

解答： 23.C 24.A 25.B

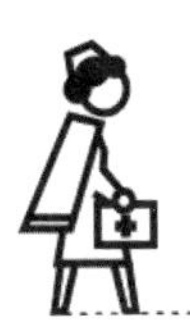

MEMO

MEMO

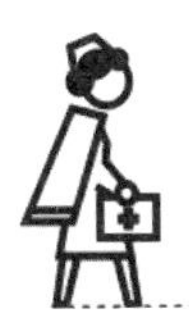

MEMO

MEMO

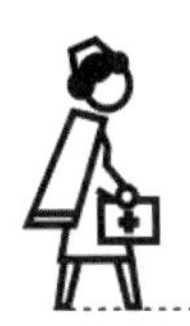

MEMO

國家圖書館出版品預行編目資料

全方位護理應考 e 寶典：社區衛生護理學／陳美滿
編著. -- 第十六版. -- 新北市：新文京開發出版
股份有限公司, 2024.09
面；　公分
ISBN　978-626-392-053-8（平裝）

1.CST: 社區衛生護理

419.86　　113012139

全方位護理應考 e 寶典－社區衛生護理學　（書號：B267e16）

編 著 者　陳美滿
出 版 者　新文京開發出版股份有限公司
地　　址　新北市中和區中山路二段 362 號 9 樓
電　　話　(02) 2244-8188（代表號）
F　A　X　(02) 2244-8189
郵　　撥　1958730-2
第十一版　西元 2019 年 03 月 10 日
第十二版　西元 2020 年 03 月 10 日
第十三版　西元 2021 年 03 月 20 日
第十四版　西元 2022 年 09 月 20 日
第十五版　西元 2023 年 09 月 10 日
第十六版　西元 2024 年 09 月 15 日

建議售價：320 元

法律顧問：蕭雄淋律師

ISBN　978-626-392-053-8

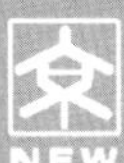

New Wun Ching Developmental Publishing Co., Ltd.
New Age · New Choice · The Best Selected Educational Publications—NEW WCDP

NEW WCDP
新文京開發出版股份有限公司
新世紀·新視野·新文京 — 精選教科書·考試用書·專業參考書